卵巣・卵管腫瘍病理アトラス

[改訂・改題第2版]

Atlas of Tumors Pathology of the
Ovary and Fallopian Tube, 2nd Ed.

編集

森谷卓也

手島伸一

文光堂

●編集

森谷卓也	川崎医科大学病理学 2　教授
手島伸一	湘南鎌倉総合病院病理診断部　部長

●編集協力

Steven G. Silverberg
　Professor Emeritus of Pathology, Maryland University

●執筆 (執筆順)

手島伸一	湘南鎌倉総合病院病理診断部　部長
森谷卓也	川崎医科大学病理学 2　教授
Steven G. Silverberg	Professor Emeritus of Pathology, Maryland University
岡本愛光	東京慈恵会医科大学産婦人科学講座　主任教授
矢内原　臨	東京慈恵会医科大学産婦人科学講座　講師
竹中将貴	東京慈恵会医科大学産婦人科学講座
田中優美子	公益財団法人がん研有明病院画像診断部　婦人科領域担当部長
小西郁生	独立行政法人国立病院機構京都医療センター　院長
松村謙臣	京都大学大学院医学系研究科器官外科学講座婦人科学・産科学　准教授
片渕秀隆	熊本大学大学院生命科学研究部産科婦人科学分野　教授
本原剛志	熊本大学大学院生命科学研究部産科婦人科学分野
加来恒壽	九州大学大学院医学研究院保健学部門　教授
渡邊壽美子	九州大学大学院医学研究院保健学部門
仲　正喜	九州大学病院病理診断科・病理部
清川貴子	東京慈恵会医科大学病理学講座　教授
青木大輔	慶應義塾大学医学部産婦人科学教室　教授
山上　亘	慶應義塾大学医学部産婦人科学教室
九島巳樹	昭和大学江東豊洲病院臨床病理診断科　教授
南口早智子	京都大学医学部附属病院病理診断科　准教授
安田政実	埼玉医科大学国際医療センター病理診断科　教授
田中祐吉	神奈川県立こども医療センター臨床研究所　所長
笹野公伸	東北大学大学院医学系研究科病理病態学講座病理診断学分野　教授
鈴木　貴	東北大学大学院医学系研究科保健学専攻病理検査学分野　教授
若狭朋子	近畿大学医学部奈良病院病理診断科　准教授
三上芳喜	熊本大学医学部附属病院病理診断科　教授
武島幸男	広島大学大学院医歯薬保健学研究院病理学研究室　教授
畑中佳奈子	北海道大学病院病理部
和仁洋治	日本赤十字社姫路赤十字病院病理診断科　部長
寺戸雄一	社会医療法人財団石心会 川崎幸病院病理科　部長
千葉知宏	杏林大学大学院医学研究科病理系専攻病理学分野　講師
岩政輝男	琉球大学　名誉教授
神山和也	社会医療法人友愛会 豊見城中央病院産婦人科　部長
柳井広之	岡山大学病院病理診断科　教授

岸　宏久	社会福祉法人同愛記念病院財団 同愛記念病院研究検査科　部長
長坂徹郎	名古屋大学大学院医学系研究科医療技術学専攻病態解析学講座　教授
松本俊治	順天堂大学医学部附属練馬病院病理診断科　特任教授
辻村　俊	しらさぎ診療所　院長
名方保夫	社会医療法人愛仁会 千船病院病理診断科　部長
八十嶋　仁	社会医療法人愛仁会 千船病院病理診断科　部長
笹島ゆう子	帝京大学医学部附属病院病理診断科　教授
[†]石倉　浩	前 千葉大学大学院医学研究院病態病理学　教授
古屋充子	横浜市立大学医学部分子病理学講座　准教授
津田　均	防衛医科大学校病態病理学講座　教授
山本宗平	JA愛知厚生連安城更生病院病理診断科
森谷鈴子	滋賀医科大学附属病院病理診断科（病理部）　准教授
長沼　廣	仙台市立病院　副院長
渡邊麗子	国立がん研究センター中央病院病理・臨床検査科
谷本昭英	鹿児島大学大学院医歯学総合研究科腫瘍学講座病理学分野　教授
山下依子	名古屋市立大学病院病理診断部　准教授
船田信顕	がん・感染症センター都立駒込病院病理科
矢内雅恵	東京医科歯科大学大学院医歯学総合研究科包括病理学分野
河内茂人	国立病院機構九州医療センター病理診断科　部長
松本　学	高知県・高知市病院企業団立高知医療センター病理診断科
前田大地	秋田大学大学院医学系研究科器官病態学講座　准教授
本山悌一	公益財団法人がん研究会 がん研究所病理部，山形大学　名誉教授
福永眞治	医療法人社団三成会 新百合ヶ丘総合病院病理診断科　部長
大石善丈	九州大学大学院医学研究院形態機能病理学　准教授
井上裕美	湘南鎌倉総合病院産婦人科　部長
出張玲子	川崎市立井田病院検査科　担当部長
加藤哲子	弘前大学医学部附属病院病理診断科　准教授
佐藤勇一郎	宮崎大学医学部附属病院病理診断科　准教授
山田隆司	大阪医科大学病理学教室　講師
仲里　巖	沖縄県立南部医療センター・こども医療センター病理診断科　部長
三浦泰朗	東芝病院病理科　部長
森　正也	社会福祉法人三井記念病院病理診断科　部長
二階堂　孝	立正佼成会附属佼成病院病理診断科　部長
廣瀬隆則	兵庫県立がんセンター病理診断科　部長
堀部良宗	社会医療法人宏潤会 大同病院病理診断科　部長
小島伊織	社会医療法人宏潤会 大同病院病理診断科
吉安可奈子	社会医療法人愛仁会 千船病院病理診断科
永井雄一郎	国立病院機構千葉医療センター臨床検査科病理/診断治療研究室　室長
岸本　充	千葉大学大学院医学研究院病態病理学　准教授
木村美葵	社会福祉法人賛育会 賛育会病院産婦人科　医長
高橋秀史	北海道立子ども総合医療・療育センター病理診断科　検査部長
岩本雅美	東京慈恵会医科大学附属病院病院病理部
高田明生	市立旭川病院病理診断科

目 次

I 総論

1. 卵巣腫瘍，卵管腫瘍の組織発生・分類 2
   Silverberg 先生の One Point Advice 卵巣腫瘍の病理診断を行う際の基本的アプローチ 14
2. 卵巣癌の発生・進展に関与する遺伝子 16
3. 卵巣腫瘍の画像診断 22
4. 卵巣がんの治療 31
5. 遺伝性乳癌卵巣癌 37
6. 卵巣腫瘍細胞診断の基礎 42
7. 卵管上皮内癌と卵巣癌 50
8. 卵巣腫瘍の取り扱いと肉眼観察の基礎 53
9. 卵巣腫瘍，卵管癌，腹膜癌の臨床的取扱い 58
10. 卵巣腫瘍の迅速診断 63
11. 免疫組織化学 68
12. 卵巣腫瘍と AFP 75
13. 小児の卵巣腫瘍 81
14. ヒト卵巣におけるステロイドホルモン産生機構 86
15. 機能性間質をもつ卵巣腫瘍 92
16. 境界悪性上皮性腫瘍の概念とその播種 97
17. 性分化疾患と性腺腫瘍（卵巣腫瘍） 103
18. 卵巣癌治療の組織学的治療効果 110

II 各論

A. 正常卵巣・卵管

1. 正常卵巣・卵管 118
   こんな症例も！ スーパーヌメラリーオバリー（多重卵巣） 126

B. 上皮性腫瘍

1. 良性漿液性腫瘍 128
2. 境界悪性漿液性腫瘍 132
3. 漿液性癌 138
   こんな症例も！ 24 年後に非浸潤性インプラントのシスター・ジョゼフ結節を生じた卵巣漿液性境界悪性腫瘍 147
4. 良性粘液性腫瘍 148
5. 粘液性境界悪性腫瘍 150
6. 粘液性癌 154
   こんな症例も！ 横紋筋肉腫を伴った卵巣粘液性癌 159

- 7. 子宮内膜症・良性類内膜腫瘍・異型子宮内膜症 160
- 8. 類内膜境界悪性腫瘍 166
- 9. 類内膜癌 170
  - こんな症例も！ 内分泌細胞小胞巣 177
- 10. 良性明細胞腫瘍，境界悪性明細胞腫瘍 178
- 11. 明細胞癌 182
- 12. ブレンナー腫瘍 190
- 13. 境界悪性ブレンナー腫瘍 194
- 14. 悪性ブレンナー腫瘍 196
- 15. 漿液粘液性腫瘍 200
  - こんな症例も！ 特徴的な形態を示す漿液粘液性腫瘍の亜型 MEBMMSO 206
- 16. 未分化癌 207
  - こんな症例も！ 卵巣原発の純粋な扁平上皮癌 210
  - Silverberg 先生の One Point Advice 卵巣上皮性腫瘍の鑑別診断 211

C. 間葉系腫瘍
- 1. 類内膜間質肉腫 214

D. 混合型上皮性間葉系腫瘍
- 1. 腺肉腫 217
- 2. 癌肉腫 220
  - こんな症例も！ 奇形腫様癌肉腫 223

E. 性索間質性腫瘍
- 1. 線維腫 225
- 2. 莢膜細胞腫 229
- 3. 硬化性腹膜炎を伴う黄体化莢膜細胞腫 233
  - こんな症例も！ 線維腫の悪性転化例 236
- 4. 硬化性間質性腫瘍 239
- 5. 印環細胞間質性腫瘍 244
- 6. microcystic stromal tumor 247
  - こんな症例も！ ギナンドロブラストーマ 250
- 7. 成人型顆粒膜細胞腫 251
- 8. 若年型顆粒膜細胞腫 257
- 9. セルトリ・ライディッヒ細胞腫 261
- 10. 輪状細管を伴う性索腫瘍 267
- 11. 門細胞腫（ライディッヒ細胞腫） 271
- 12. ステロイド細胞腫瘍 275
- 13. 低分化な性索間質性腫瘍 278
  - こんな症例も！ αフェトプロテイン（AFP）を産生したセルトリ・ライディッヒ細胞腫の一例 283
  - Silverberg 先生の One Point Advice 卵巣性索間質性腫瘍の鑑別診断 285

F. 胚細胞腫瘍
- 1. 未分化胚細胞腫/ディスジャーミノーマ 287
- 2. 卵黄嚢腫瘍 293

|こんな症例も！|多胎芽腫 ………………………………………………………………… 297

3. 胎芽性癌 ………………………………………………………………………………… 299
4. 非妊娠性絨毛癌 ………………………………………………………………………… 302
5. 混合型胚細胞腫瘍 ……………………………………………………………………… 305
6. 成熟奇形腫 ……………………………………………………………………………… 309
7. 未熟奇形腫 ……………………………………………………………………………… 315
    |こんな症例も！|膵組織を有する未熟奇形腫 …………………………………………… 319
    |こんな症例も！|前立腺組織および前立腺癌を有する卵巣奇形腫 …………………… 320
    |こんな症例も！|神経膠播種 …………………………………………………………… 321
8. 卵巣甲状腺腫 …………………………………………………………………………… 322
9. カルチノイド …………………………………………………………………………… 326
    Silverberg 先生の One Point Advice 卵巣胚細胞腫瘍の鑑別診断 ………………… 330
    |こんな症例も！|腹膜播種を示した卵巣甲状腺腫 …………………………………… 333
    |こんな症例も！|卵巣の PNET ………………………………………………………… 334
    |こんな症例も！|卵巣原発上衣腫 ……………………………………………………… 335
10. 悪性転化を伴う成熟奇形腫 …………………………………………………………… 336
    |こんな症例も！|横紋筋肉腫を発生した未熟奇形腫 ………………………………… 339
    |こんな症例も！|卵巣悪性黒色腫 ……………………………………………………… 340

G. その他の腫瘍カテゴリー

1. 性腺芽腫 ………………………………………………………………………………… 342
2. 小細胞癌 ………………………………………………………………………………… 346
3. ウォルフ管腫瘍 ………………………………………………………………………… 350
4. 卵巣網の腫瘍，腺腫様腫瘍 …………………………………………………………… 354
    |こんな症例も！|類肝細胞癌（肝様癌） ……………………………………………… 357
5. 悪性リンパ腫，形質細胞腫 …………………………………………………………… 358
6. 白血病の卵巣浸潤 ……………………………………………………………………… 362
    |こんな症例も！|両側卵巣転移と腹膜偽粘液腫を生じた低異型度虫垂粘液性腫瘍 … 365
7. 転移性卵巣腫瘍 ………………………………………………………………………… 366

H. 腫瘍様病変，その他

1. 妊娠黄体腫 ……………………………………………………………………………… 373
2. 間質莢膜細胞過形成 …………………………………………………………………… 376
3. 広汎性浮腫 ……………………………………………………………………………… 379
4. 多嚢胞性卵巣症候群 …………………………………………………………………… 382

I. 卵管・腹膜の病変

1. 卵管癌 …………………………………………………………………………………… 387
    |こんな症例も！|子宮広間膜原発の副腎遺残性腫瘍 ………………………………… 391
    |こんな症例も！|線維形成性小型円形細胞腫瘍 ……………………………………… 392
    |こんな症例も！|腹膜の播種性脱落膜症 ……………………………………………… 393
2. 中皮腫瘍 ………………………………………………………………………………… 394

序

　2004年3月に刊行された文光堂『卵巣腫瘍病理アトラス』（石倉　浩，手島伸一編）は厳選した肉眼写真，斬新な体裁，第一線の専門家による卓越した解説からなっており，肉眼像，組織像が極めて多彩な卵巣腫瘍をわかりやすく整理して解説したことによって，この10年間に多くの病理医，婦人科医，臨床検査技師の皆様から支持を得てきた．とくに，美しい肉眼写真の提示は当時の編者が最も力を入れた点であり，完成されたアトラスという感が強く印象に残った．

　しかし，その後の卵巣腫瘍病理学の進歩はめざましく，境界悪性腫瘍の新分類，卵巣癌の卵管上皮由来説，I型とII型癌の分類，microcystic stromal tumor などの新しい疾患が誕生してきた．組織分類も2009年12月には『卵巣腫瘍取扱い規約　第1部―組織分類ならびにカラーアトラス（第2版）』，2014年にWHO分類第4版が出版され，それを受けて2016年7月には『卵巣腫瘍・卵管癌・腹膜癌取扱い規約　病理編（第1版）』が出版されるに至った．また，それぞれの腫瘍を分子病理学的な観点からとらえる必要が生じており，本書の内容が古くなったとの印象はぬぐえない．

　このような背景から今回「卵巣腫瘍病理アトラス」の改訂を企画した．しかし初版の編者であった石倉先生が2006年に急逝されたため，手島伸一と『子宮腫瘍病理アトラス』でも編者に加わった森谷卓也との2名で編集を担当することとなった．前版でお世話になった先生方に加えて，新たに現在第一線で活躍中の若手の方々にも執筆をお願いした．

　書籍タイトルは，本書企画段階では『卵巣腫瘍病理アトラス　第2版』としていたが，刊行準備中に生じた取扱い規約の改名など，最新の状況に対応するために，最終的に『卵巣・卵管腫瘍病理アトラス　改訂・改題第2版』とした．卵巣腫瘍の病理診断については『腫瘍病理鑑別診断アトラス「卵巣腫瘍」』（本山・坂本編）をはじめ優れた書籍も多いことから，一目で『卵巣腫瘍病理アトラス』の改訂版とわかるスタイル（表紙，体裁，内容）を踏襲した．前版と同様に，肉眼写真を含めた画像にも注力したが，さらに各組織型に「21世紀の新知見」を記載していただき，前版からの学問的進捗が一目でわかるように心がけた．また，『子宮腫瘍病理アトラス』でも大変好評であったSteven G. Silverberg先生による疾患のとらえ方や実際の診断のポイント解説「Silverberg先生のOne Point Advice」を加えた．「こんな症例も！」も内容を一新した．

　以上のように，本書では前版の特徴を残しつつ，新しい書籍として昨今の卵巣病理診断学に即した内容となるよう心がけた．ぜひ多くの皆様に手に取っていただき，忌憚のないご意見，ご批判を賜れれば幸いである．最後に，本アトラスの企画・作成を担当いただき，私たちを粘り強く支えてくださった，株式会社文光堂企画部の日野水邦之氏に心より御礼を申し上げたい．

平成28年10月

森谷卓也／手島伸一

初版の序

　卵巣腫瘍と聞いてすぐに思い浮かぶことは，その肉眼像・組織像がきわめて多彩であることである．その理由は，胚細胞腫瘍や性索間質性腫瘍などの他臓器ではみられない細胞種から発生する良性・悪性の腫瘍が多数存在するからである．女性特有の臓器から発生する腫瘍であるにもかかわらず患者に男性化を起こしたり，ときには鮮やかな黄色や純白の割面を呈する腫瘍にも遭遇する．胚細胞腫瘍がしばしば個体発生を想起させるに十分な系統立った配列・構造を示すことがあるということも，この事情に加担する事実である．卵巣の腫瘍の中からヒトの髪の毛や歯・骨・軟骨などが出てくるなどの事実を目前にして，これまでいったいどれくらい多くの人間の想像力が掻き立てられてきたであろう．このような多彩性に翻弄されながら，卵巣腫瘍分類は変遷を繰り返し今日に至っている．この間，Teilumの著した卵巣・精巣腫瘍の組織発生に関する教科書を手にとり，驚きと興奮をまじえて勉強した年配の病理医・婦人科医も多数おられるであろう．

　編者の手島と石倉は大学院時代，席を同じくして学んだ先輩・後輩であり，あるときは友人として語らうこともある間柄である．大学院卒業後進む道は分かれたが，ともに一貫して卵巣腫瘍の人体病理学に興味をもち続けてきた．われわれはいずれも共通して卵巣腫瘍病理診断に際して肉眼所見を重視するよう努めてきた．多彩な組織像を呈する卵巣腫瘍を正確に診断するには肉眼での観察が必須である．われわれが各々の施設で独自に一例一例積み重ねてきた卵巣腫瘍の肉眼の記録は600例以上に及び，卵巣腫瘍の手組織型のほとんどを網羅するまでになった．これらの資料をもとにして文光堂『病理と臨床』の第16巻4号から第17巻7号まで，16回のシリーズで「卵巣腫瘍のカラーアトラス」を連載させていただいた．そのなかで最もわれわれが留意したのは美しい肉眼カラー写真を精選して掲載することであり，『病理と臨床』の読者から単行本にしてもらいたいとのコメントを多数いただいた経緯をもとに本書が企画された．

　ここに上梓する『卵巣腫瘍病理アトラス』は，「連載」の経験をもとに肉眼・病理組織像のさらなる充実を図り，画像所見・治療・最新のトピックスを系統的に網羅した卵巣腫瘍の図譜参考書として世に問うものである．本アトラスは「連載」の内容に加えて臨床関連の解説も積極的に加え，婦人科医にも親しみやすい卵巣腫瘍のアトラスを目指した．婦人科医の方々の多くが卵巣腫瘍について病理組織像を含め興味をもっているからである．

　本アトラスでは「連載」の規模を大幅に越え，多数の第一線の専門家に分担して加わっていただくことになった．各著者の方々には写真の質を厳選していただき，各項目に関して写真そのものに語ってもらうことを心がけるようお願いした．すなわち，細かな解説は最小限にして簡潔な記載を心がけた．専門的なこと，研究的なこと，最先端のことなどはトピックス的に扱った．「こんな症例も！」では卵巣腫瘍およびその関連領域病変のあっと驚く多彩性の一部を垣間見ていただくことを目指した．各腫瘍のカテゴリー化や配列・名称は2003年の新WHO分類を参考にした．読者諸氏の折に触れた忌憚のないご批判を賜れば幸いである．

　最後になるが，本アトラスの企画・作成を担当していただいた文光堂の佐藤真二氏・片岡　誠氏・竹田　興氏に感謝したい．また，編者が共通して一般病理学・卵巣腫瘍病理学の指導を受けた菊地由生子博士，仲　綾子博士，伊藤哲夫博士，中島伸夫博士，並木恒夫博士に深謝したい．国立がんセンター，同愛記念病院，北海道大学大学院医学研究科，千葉大学大学院医学研究院の病理技師や写真技師の方々には一方ならぬお世話をいただいてきた．この場を借りてお礼申しあげたい．

平成16年3月

石倉　浩／手島伸一

総 論
General Remarks

総論 1 卵巣腫瘍，卵管腫瘍の組織発生・分類

エッセンス

- WHO 分類第4版（2014年）では卵巣腫瘍の従来の組織発生，すなわち卵巣表層上皮由来，性索間質由来，胚細胞由来に，新たに卵管采由来が加わった．
- 卵巣癌に対して卵管・卵巣・腹膜癌として包括的にとらえる方向にある．
- わが国の卵巣腫瘍の頻度は，上皮性腫瘍が60～70％，胚細胞腫瘍が30％，性索間質性腫瘍が2～6％，その他が4％ほどである．悪性腫瘍の95％ほどが上皮性腫瘍（癌腫）で占められ，胚細胞腫瘍が4％である．
- わが国の漿液性癌の頻度は欧米に比して低いが，それが卵管采由来の高異型度漿液性癌の頻度が低いためか否か検討することが急務である．
- 子宮内膜症や子宮内膜症性嚢胞が類内膜癌や明細胞癌の前癌病変と考えられている．
- 卵巣癌の危険因子は，高齢，欧米人種，未産，肥満，*BRCA* 遺伝子変異，遺伝性卵巣癌，Lynch 症候群などであり，抑制因子は経口避妊薬，コンドーム，多産，卵管結紮術，予防的卵管卵巣摘出などである．

I 卵巣腫瘍，卵管腫瘍の組織発生

(1) 卵巣腫瘍分類の概念

卵巣には組織学的に皮質に表層上皮（胚上皮），卵胞（顆粒膜細胞，莢膜細胞），黄体，卵細胞，支持組織などが認められ，髄質には卵巣網，門細胞，疎な結合織が存在する．卵巣腫瘍は，正常卵巣の初期発生との対比の研究をもとに表層上皮性・間質性腫瘍，性索間質性腫瘍，胚細胞腫瘍，卵巣網やその他の腫瘍に大別され，さらにその中を形態的な類似性をもとに多数の組織型に分類されてきた．

しかし2001年にオランダのPiek らによって卵巣癌の中で最も頻度の高い漿液性癌の多くは卵管采由来であることが提唱され，婦人科病理に大きな衝撃を与えた[1]．卵巣や腹膜の高異型度の漿液性癌は卵管采 fimbria の上皮内癌に起因する，という新しい組織発生説は婦人科病理の21世紀最大のトピックスであり，分子病理学的，形態的裏づけがなされて急速に認知されつつある．そのような中で2014年に刊行された卵巣腫瘍のWHO 分類第4版「WHO Classification of Tumours of Female Reproductive Organs」は，漿液性癌に対する新しい概念を取り入れた分類となっており，従来のWHO 分類とは大きな違いがみられる[2]．そこで本項では，従来からの卵巣腫瘍の組織発生をも尊重しつつ，新WHO 分類に沿った解説を展開したい（表1，2）．

(2) 上皮性腫瘍，間葉系腫瘍の組織発生と組織分類

従来のWHO 分類では表層上皮性・間質性腫瘍とされていたが，WHO 分類第4版（2014年）では上皮性腫瘍 epithelial tumor，間葉系腫瘍 mesenchymal tumor，混合型上皮性間葉系腫瘍 mixed epithelial and mesenchymal tumor の3群（章）に分割された（表1）．良性腫瘍，境界悪性腫瘍，悪性腫瘍が定義されている．組織型の代表は漿液性腫瘍 serous tumor，粘液性腫瘍 mucinous tumor，類内膜腫瘍 endometrioid tumor，明細胞腫瘍 clear cell tumor，ブレンナー腫瘍 Brenner tumor で，漿液粘液性腫瘍 seromucinous tumor が新しく加えられた．

卵巣の上皮性腫瘍の組織発生に関しては3通りに大別できる．すなわち卵巣表層上皮由来，子宮内膜症由来，および新たに加わった卵管采の上皮内癌由来である（図1）．

第一は従来の卵巣表層上皮由来である．発生初期の中腎堤を覆う体腔上皮は陥入してミュラー管 Müllerian

表1 卵巣腫瘍の WHO 分類 第4版（2014年）

Epithelial tumours 上皮性腫瘍	
Serous tumours 漿液性腫瘍	
Benign 良性	
Serous cystadenoma 漿液性囊胞腺腫	8441/0
Serous adenofibroma 漿液性腺線維腫	9014/0
Serous surface papilloma 漿液性表在性乳頭腫	8461/0
Borderline 境界悪性	
Serous borderline tumour/Atypical proliferative serous tumour 漿液性境界悪性腫瘍/異型増殖性漿液性腫瘍	8442/1
Serous borderline tumour- micropapillary variant/Non-invasive low-grade serous carcinoma 微小乳頭状パターンを伴う漿液性境界悪性腫瘍/非浸潤性低異型度漿液性癌[*1]	8460/2
Malignant 悪性	
Low-grade serous carcinoma 低異型度漿液性癌	8460/3
High-grade serous carcinoma 高異型度漿液性癌	8461/3
Mucinous tumours 粘液性腫瘍	
Benign 良性	
Mucinous cystadenoma 粘液性囊胞腺腫	8470/0
Mucinous adenofibroma 粘液性腺線維腫	9015/0
Borderline 境界悪性	
Mucinous borderline tumour/Atypical proliferative mucinous tumour 粘液性境界悪性腫瘍/異型増殖性粘液性腫瘍	8472/1
Malignant 悪性	
Mucinous carcinoma 粘液性癌	8480/3
Endometrioid tumours 類内膜腫瘍	
Benign 良性	
Endometriotic cyst 子宮内膜症性囊胞	
Endometrioid cystadenoma 類内膜囊胞腺腫	8380/0
Endometrioid adenofibroma 類内膜腺線維腫	8381/0
Borderline 境界悪性	
Endometrioid borderline tumour/Atypical proliferative endometrioid tumour 類内膜境界悪性腫瘍/異型増殖性類内膜腫瘍	8380/1
Malignant 悪性	
Endometrioid carcinoma 類内膜癌	8380/3
Clear cell tumours 明細胞腫瘍	
Benign 良性	
Clear cell cystadenoma 明細胞囊胞腺腫	8443/0
Clear cell adenofibroma 明細胞腺線維腫	8313/0
Borderline 境界悪性	
Clear cell borderline tumour/Atypical proliferative clear cell tumour 明細胞境界悪性腫瘍/異型増殖性明細胞腫瘍	8313/1
Malignant 悪性	
Clear cell carcinoma 明細胞癌	8310/3
Brenner tumours ブレンナー腫瘍	
Benign 良性	
Brenner tumour ブレンナー腫瘍	9000/0
Borderline 境界悪性	
Borderline Brenner tumour/Atypical proliferative Brenner tumour 境界悪性ブレンナー腫瘍/異型増殖性ブレンナー腫瘍	9000/1
Malignant 悪性	
Malignant Brenner tumour 悪性ブレンナー腫瘍	9000/3

Seromucinous tumours 漿液粘液性腫瘍	
Benign 良性	
Seromucinous cystadenoma 漿液粘液性囊胞腺腫	8474/0
Seromucinous adenofibroma 漿液粘液性腺線維腫	9014/0
Borderline 境界悪性	
Seromucinous borderline tumour/Atypical proliferative seromucinous tumour 漿液粘液性境界悪性腫瘍/異型増殖性漿液粘液性腫瘍	8474/1
Malignant 悪性	
Seromucinous carcinoma 漿液粘液性癌	8474/3
Undifferentiated carcinoma 未分化癌	8020/3
Mesenchymal tumours 間葉系腫瘍	
Low-grade endometrioid stromal sarcoma 低異型度類内膜間質肉腫	8931/3
High-grade endometrioid stromal sarcoma 高異型度類内膜間質肉腫	8930/3
Mixed epithelial and mesenchymal tumours 混合型上皮性間葉系腫瘍	
Adenosarcoma 腺肉腫	8933/3
Carcinosarcoma 癌肉腫	8980/3
Sex cord-stromal tumours 性索間質性腫瘍	
Pure stromal tumours 純粋型間質性腫瘍	
Fibroma 線維腫	8810/0
Cellular fibroma 富細胞性線維腫	8810/1
Thecoma 莢膜細胞腫	8600/0
Luteinized thecoma associated with sclerosing peritonitis 硬化性腹膜炎を伴う黄体化莢膜細胞腫	8601/0
Fibrosarcoma 線維肉腫	8810/3
Sclerosing stromal tumour 硬化性間質性腫瘍	8602/0
Signet-ring stromal tumour 印環細胞間質性腫瘍	8590/0
Microcystic stromal tumour 微小囊胞間質性腫瘍	8590/0
Leydig cell tumour ライディッヒ細胞腫	8650/0
Steroid cell tumour ステロイド細胞腫	8760/0
Steroid cell tumour, malignant 悪性ステロイド細胞腫	8760/3
Pure sex cord tumours 純粋型性索腫瘍	
Adult granulosa cell tumour 成人型顆粒膜細胞腫	8620/3[*2]
Juvenile granulosa cell tumour 若年型顆粒膜細胞腫	8622/1
Sertoli cell tumour セルトリ細胞腫	8640/0
Sex cord tumour with annular tubules 輪状細管を伴う性索腫瘍	8623/1
Mixed sex cord-stromal tumours 混合型性索間質性腫瘍	
Sertoli-Leydig cell tumours セルトリ・ライディッヒ細胞腫	
Well differentiated 高分化型	8631/0
Moderately differentiated 中分化型	8631/1
With heterologous elements 異所性成分を伴うもの	8634/1
Poorly differentiated 低分化型	8631/3
With heterologous elements 異所性成分を伴うもの	8634/3
Retiform 網状型	8633/1
With heterologous elements 異所性成分を伴うもの	8634/1

Sex cord-stromal tumours, NOS その他の性索間質性腫瘍	8590/1
Germ cell tumours 胚細胞腫瘍	
Dysgerminoma 未分化胚細胞腫/ディスジャーミノーマ*³	9060/3
Yolk sac tumour 卵黄嚢腫瘍	9071/3
Embryonal carcinoma 胎芽性癌	9070/3
Non-gestational choriocarcinoma 非妊娠性絨毛癌	9100/3
Mature teratoma 成熟奇形腫	9080/0
Immature teratoma 未熟奇形腫	9080/3
Mixed germ cell tumour 混合型胚細胞腫瘍	9085/3
Monodermal teratoma and somatic-type tumours arising from a dermoid cyst 単胚葉性奇形腫および皮様嚢腫に伴う体細胞型腫瘍	
Struma ovarii, benign 良性卵巣甲状腺腫	9090/0
Struma ovarii, malignant 悪性卵巣甲状腺腫	9090/3
Carcinoid カルチノイド腫瘍	8240/3
Strumal carcinoid 甲状腺腫性カルチノイド	9091/1
Mucinous carcinoid 粘液性カルチノイド	8243/3
Neuroectodermal-type tumours 神経外胚葉性腫瘍	
Sebaceous tumours 脂腺腫瘍	
Sebaceous adenoma 脂腺腺腫	8410/0
Sebaceous carcinoma 脂腺癌	8410/3
Other monodermal teratomas 他の単胚葉性奇形腫	
Carcinomas 癌	
Squamous cell carcinoma 扁平上皮癌	8070/3
Others その他	
Germ cell-sex cord-stromal tumours 胚細胞・性索間質性腫瘍	
Gonadoblastoma, including gonadoblastoma with malignant germ cell tumour 性腺芽腫（悪性胚細胞腫瘍を伴う性腺芽腫）	9073/1
Mixed germ cell-sex cord-stromal tumour, unclassified 混合型胚細胞・性索間質性腫瘍	8594/1
Miscellaneous tumour その他の腫瘍	
Tumours of rete ovarii 卵巣網の腫瘍	
Adenoma of rete ovarii 腺腫	9110/0
Adenocarcinoma of rete ovarii 腺癌	9110/3
Wolffian tumour ウォルフ管腫瘍	9110/1
Small cell carcinoma, hypercalcaemic type 小細胞癌, 高カルシウム血症型	8044/3
Small cell carcinoma, pulmonary type 小細胞癌, 肺型	8041/3
Wilmus tumour ウィルムス腫瘍（腎芽腫）	8960/3
Paraganglioma 傍神経節腫	8693/1
Solid pseudopapillary neoplasm 充実性偽乳頭状腫瘍	8452/1
Mesothelial tumours 中皮性腫瘍	
Adenomatoid tumour アデノマトイド腫瘍	9054/0
Mesothelioma 中皮腫	9050/3
Soft tissue tumours 軟部腫瘍	
Myxoma 粘液腫	8840/0
Others その他	
Tumour-like lesions 腫瘍様病変	
Follicle cyst 卵胞嚢胞	
Corpus luteum cyst 黄体嚢胞	
Large solitary luteinized follicle cyst 大型弧在性黄体化卵胞嚢胞	
Hyperreactio luteinalis 黄体化過剰反応	
Pregnancy luteoma 妊娠黄体腫	
Stromal hyperplasia 間質過形成	
Stromal hyperthecosis 間質性莢膜細胞過形成	
Fibromatosis 線維腫症	
Massive oedema 広汎性浮腫	
Leydig cell hyperplasia ライディッヒ細胞過形成	
Others その他	
Lymphoid and myeloid tumours リンパ性・骨髄性腫瘍	
Lymphomas リンパ腫	
Plasmacytoma 形質細胞腫	9734/3
Myeloid neoplasms 骨髄系腫瘍	
Secondary tumours 二次性腫瘍	

日本語表記の多くは「卵巣腫瘍・卵巣癌・腹膜癌取扱い規約 病理編（第1版）」（2016年）に準じた．

*¹ serous carcinoma は serous adenocarcinoma〔WHO 分類 第3版（2003年）〕から変更されている．したがって日本語表記も漿液性癌とした．同様に mucinous carcinoma, endometrioid carcinoma, clear cell carcinoma は粘液性癌，類内膜癌，明細胞癌とした．しかし serous adenocarcinoma 漿液性腺癌のように adeno（腺）をつけても支障はない，と考えられる．

*² adult granulosa cell tumour は 8620/1〔WHO 分類 第3版（2003年）〕から 8620/3 へ変更されている．

*³ dysgerminoma の日本語表記は未分化胚細胞腫あるいはディスジャーミノーマの双方が用いられる．

duct を作り，その後卵管・子宮体部・頸部・腟上部へと成熟する．また中腎堤の体腔上皮は生殖堤を覆い，その後卵巣の表層上皮へ分化する．そのように卵巣の表層上皮はミュラー管由来の上皮に近接して存在することから，表層上皮由来の腫瘍はミュラー管由来の上皮に組織学的な類似性を求めることができる．すなわち，卵管上皮類似の漿液性腫瘍，子宮頸部の腺上皮類似の漿液粘液性腫瘍，子宮内膜腺上皮類似の類内膜腫瘍などに分けられる．また明細胞腫瘍はその類似性を妊娠時の子宮内膜の腺上皮に，粘液性腫瘍は胃腸管上皮に，ブレンナー腫瘍は尿路（移行）上皮に類似性をみることができる．さらに漿液性嚢胞腺腫や漿液性境界悪性腫瘍，低異型度漿液性癌，粘液性腫瘍などの嚢胞を作る上皮性腫瘍の多くは，表層上皮の陥入によって生じる表層上皮封入嚢胞 surface epithelial inclusion cyst に求められる．間葉系腫瘍（低異型度および高異型度類内膜間質肉腫）はミュ

表2 卵巣腫瘍のWHO分類 第4版（2014年）の主な変更点

1. 9群（章）から14群（章）に変更された．
   - 表層上皮性・間質性腫瘍 surface epithelial-stromal tumor が上皮性腫瘍 epithelial tumor，間葉系腫瘍 mesenchymal tumor，上皮・間葉系混合腫瘍 mixed epithelial and mesenchymal tumor の3群に変更された．
   - 性索間質性腫瘍 sex cord-stromal tumor が性索間質性腫瘍と混合型性索間質性腫瘍 mixed sex cord-stromal tumor に分けられた．前者はさらに純粋な間質性腫瘍 pure stromal tumor と純粋な性索腫瘍 pure sex cord tumor に分けられた．
   - 胚細胞腫瘍 germ cell tumor から単胚葉性奇形腫および皮様嚢腫に生じる体細胞型腫瘍 monodermal teratoma and somatic-type tumor arising from a dermoid cyst が独立した．
2. 漿液性腺癌 serous adenocarcinoma が漿液性癌 serous carcinoma となり，adeno（腺）が省かれた．同様に mucinous carcinoma 粘液性癌，endometrioid carcinoma 類内膜癌，clear cell carcinoma 明細胞癌となった．しかし本質的に腺癌であることにかわりはなく，漿液性腺癌 serous adenocarcinoma などとしても支障はないと考えられる．
3. 漿液性癌が高異型度漿液性癌 high grade serous carcinoma と低異型度漿液性癌 low grade serous carcinoma に分類された．
4. 高異型度漿液性癌が主に漿液性卵管上皮内癌 serous tubal intraepithelial carcinoma（STIC）由来であることが示された．
5. 境界悪性腫瘍 borderline tumor と異型増殖性腫瘍 atypical proliferative tumor が同義語となった．
6. 微小浸潤を伴う境界悪性腫瘍が5mm径未満の間質浸潤を有する像と定義された．
7. 類内膜癌や明細胞癌の前駆病変としての子宮内膜症性嚢胞の位置づけが明瞭となった．
8. 漿液粘液性腫瘍 seromucinous tumor が新しく定義された．
9. 移行上皮癌が削除され，高異型度漿液性癌に含まれた．
10. 微小嚢胞間質性腫瘍 microcystic stromal tumor が性索間質性腫瘍の新たな組織型として加えられた．
11. ギナンドロブラストーマ gynandroblastoma が削除された．
12. 卵黄嚢腫瘍 yolk sac tumor の定義が複雑となった．
13. 肝様癌 hepatoid carcinoma が削除された．
14. その他の腫瘍 miscellaneous tumor に充実性偽乳頭状腫瘍が加えられた．

ラー管由来の子宮内膜に発生する内膜間質肉腫に組織学的な類似性を求めることができる．

　第二は子宮内膜症由来である．類内膜腫瘍，明細胞腫瘍，漿液粘液性腫瘍の中には子宮内膜症を基盤として発生するものがあり，近年，子宮内膜症を類内膜腫瘍や明細胞腫瘍の発生母地とする考えが有力となっている．前癌病変としての異型子宮内膜症 atypical endometriosis の概念が明らかとなっている．

　第三は高異型度漿液性癌 high-grade serous carcinoma を卵管采由来に求める新しい考えである．卵管采が卵巣に接している部を卵巣采 ovarian fimbria と呼ぶ（図1）．同部は絶え間ない排卵を捕獲するためのミュラー管—中皮接合部を形成しており，絶えず刺激や炎症性サイトカイン，ホルモンなどの影響を受け，遺伝子変異が卵管采の上皮に生じている．そのために漿液性卵管上皮内癌 serous tubal intraepithelial carcinoma（STIC）が生じ，卵巣や腹膜の高異型度漿液性癌へと広がっていく[1~4]（図1, 2）．

　上皮性腫瘍に対して形態，予後，遺伝子変異の面から2群（Ⅰ型，Ⅱ型）に分類することが提唱されている．Ⅰ型は核異型が弱く，核分裂の頻度は低い．子宮内膜症や境界悪性腫瘍などの前駆病変を認め，緩徐に発育する．TP53遺伝子変異はみられない．Ⅱ型は核異型や多形性が目立ち，前駆病変がSTICと考えられ，進行癌として発見されることが多い．TP53遺伝子変異を有している．Ⅰ型には低異型度漿液性癌，低異型度類内膜癌，明細胞癌，粘液性癌などが，Ⅱ型には高異型度漿液性癌，高異型度類内膜癌，未分化癌などが含まれるが，各論で詳細に述べられている[4]．

(3) 性索間質性腫瘍の組織発生と分類

　性腺の発生過程中に観察される生殖索（性索）sex cord や皮質索 cortical cord，あるいは特殊な間質に由来する腫瘍である．性腺の原基はヒト胎生4週に中腎内側の体腔上皮の肥厚として現れ，上皮に連続して細胞索が原始胚細胞を取り囲むように間葉の中に増生するが，この細胞索が生殖索である．卵巣では生殖索は胚細胞を包み込むように配列する顆粒膜細胞の起源となる細胞であり，精巣では管状に配列して精細管を形成する．特殊な間質とは莢膜細胞，性索間質起源の線維芽細胞あるいはライディッヒ細胞の起源となる組織を意味する．したがって性索間質性腫瘍には，顆粒膜細胞，莢膜細胞，セルトリ細胞，ライディッヒ細胞，性索間質起源の線維芽細胞およびこれらの幼若細胞からなる腫瘍が単独に，あるいは種々の組み合わせで含まれている[4]．

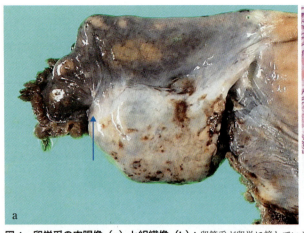
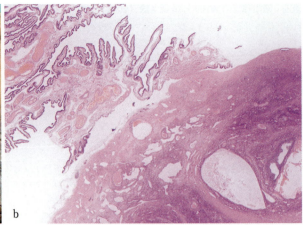

図1 卵巣采の肉眼像（a）と組織像（b）：卵管采が卵巣に接している部を卵巣采と呼ぶ（矢印）．同部は絶え間のない排卵を捕獲するためのミュラー管—中皮接合部を形成しており，絶えず刺激や炎症性サイトカイン，ホルモンなどの影響を受け，遺伝子変異が卵管采の上皮に生じている．それが卵管の上皮内癌の発生に起因し，卵巣の高異型度漿液性癌へと広がっていく．
a：左卵管，卵巣を後部から観察している．
b：（左上）卵巣采，（右下）卵巣の皮質．

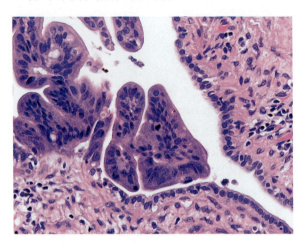

図2 卵管采上皮のSTIC：正常の上皮と連続性に，異型の目立つ漿液性腺上皮細胞がみられる．

（4）胚細胞腫瘍の組織発生と分類（図3）

　胚細胞を由来として発生すると考えられている腫瘍で，未熟な胚細胞に類似する未分化胚細胞腫（ディスジャーミノーマ）dysgerminoma，体外胚組織を模倣する絨毛癌 choriocarcinoma や卵黄嚢腫瘍 yolk sac tumor，胎生初期像を模倣する胎芽性癌 embryonal carcinoma，様々な成熟段階の体組織への分化像を示す奇形腫 teratoma など，極めて多彩な組織像がみられる．胚細胞腫瘍の組織発生は Teilum により以下のように体系づけられた[5]．すなわち，未熟な胚細胞から未分化な胚細胞腫瘍である未分化胚細胞腫が発生するという経路とは別に，未熟な胚細胞から多分化能を有する totipotential tumor cell を経て胎芽性癌が発生する．そしてさらにその胎芽外の組織へ分化した腫瘍として卵黄嚢腫瘍や絨毛癌が，一方，胎芽の3胚葉成分（外胚葉，中胚葉，内胚葉）へ分化した腫瘍として奇形腫が発生するというものである（図3）．

　卵巣の胚細胞腫瘍の起源は様々な成熟段階の胚細胞（卵細胞）と考えられる．また奇形腫の多くは第1減数分裂後の1個の胚細胞から発生した単為生殖性のものと考えられる．しかし，胚細胞がどの時期に腫瘍化した場合にどのような組織像の腫瘍が出現するかについてはいまだ不明である．Teilum が提唱した胚細胞腫瘍の組織発生は，50年後の今日でも高く評価されているが，近年，体細胞由来でも胚細胞腫瘍と同様の組織像を示す例が報告され，胚細胞腫瘍の組織発生にも新たな議論が生まれてきている[5,6]．

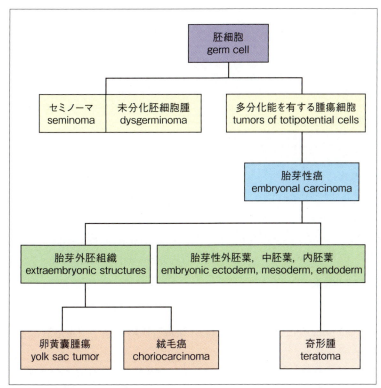

図3 胚細胞腫瘍の組織発生：未熟な胚細胞から未分化胚細胞腫が発生する．その経路とは別に未熟な胚細胞から多分化能を有する胎芽性癌が発生する．胎芽性癌から胎外胚組織としての卵黄嚢や絨毛を模倣した腫瘍が発生する．さらに胎芽性組織である3胚葉を模倣する奇形腫がみられる．

(文献5より作成)

(5) その他の腫瘍の組織発生と分類

卵巣原発の腫瘍の多くは上皮性腫瘍，性索間質性腫瘍，胚細胞腫瘍に含まれるが，それらとは異なる組織発生の腫瘍も存在する．卵巣網由来の腫瘍，ウォルフ管腫瘍 Wolffian tumor, 高カルシウム血症型の小細胞癌 small cell carcinoma, hypercalcemic type, 肺型の小細胞癌 small cell carcinoma, pulmonary type, 中皮腫瘍 mesothelial tumor などである．他臓器と同様に非特異的軟部腫瘍やリンパ球系および造血器系腫瘍も発生する．卵巣に特徴的な腫瘍様病変も数多く認められる．二次性腫瘍（転移性腫瘍）も卵巣には多い[4]．

(6) 卵巣，卵管，腹膜を包括した組織発生

卵巣癌のみでなく，卵管，腹膜に広がる漿液性癌の多くが卵管采の STIC に由来するという組織発生が WHO 分類の改訂の根幹にある．卵巣癌を卵巣・卵管・腹膜を包括した一連の腫瘍の中でとらえている．実際に，高異型度漿液性癌の場合には病理学的に，卵巣・卵管・腹膜のいずれかを決定できないことも多い．しかし STIC の存在がそのまま卵管癌原発を意味するか否かは今後の検討を待つ必要がある．卵巣や卵管の高異型度漿液性癌では卵管の詳細な組織学的検討が必要である．

(7) 卵管腫瘍分類の概念

卵管は長さ約10cmで子宮広間膜上縁に一対存在する．子宮部，峡部，膨大部，漏斗部から構成される．複雑なひだ構造を形成する粘膜臓器で，ひだは漏斗部で最も発達している．ひだが腹腔に面している部を卵管采と呼ぶが，卵巣に接するひだはとくに長く，卵巣采と称されている．排卵後の卵子・顆粒膜細胞複合体は卵巣采へと吸引され，膨大部付近で受精し，卵割が開始されて，子宮内膜に着床する．

腫瘍様病変には卵管上皮過形成，結節性卵管峡部炎 salpingitis isthmica nodosa, 化生性乳頭状腫瘍 metaplastic papillary tumor, 子宮内膜症，卵管内膜症 endosalpingiosis, モルガニ嚢胞 hydatid cyst などがある．良性腫瘍

表3 卵管腫瘍のWHO分類 第4版（2014年）

Epithelial tumours 上皮性腫瘍	
Papilloma 乳頭腫	
Serous adenofibroma 漿液性腺線維腫	9014/0
Serous tubal intraepithelial carcinoma (STIC) 漿液性卵管上皮内癌	8441/2
Serous borderline tumour/Atypical proliferative serous tumour 漿液性境界悪性腫瘍/異型増殖性漿液性腫瘍	8442/1
Low-grade serous carcinoma 低異型度漿液性癌	8460/3
High-grade serous carcinoma 高異型度漿液性癌	8461/3
Endometrioid carcinoma 類内膜癌	8380/3
Mucinous carcinoma 粘液性癌	8480/3
Transitional cell carcinoma 移行上皮癌	8120/3
Clear cell carcinoma 明細胞癌	8130/3
Undifferentiated carcinoma 未分化癌	8020/3
Tumour-like lesions 腫瘍様病変	
Hydatid cyst モルガニ嚢胞, 傍卵管嚢胞	
Tubal hyperplasia 卵管上皮過形成	
Tubo-ovarian abscess 卵管卵巣膿瘍	
Salpingitis isthmica nodosa 結節性卵管峡部炎	
Metaplastic papillary tumour 化生性乳頭状腫瘍	
Placental site nodule 胎盤部結節	
Endometriosis 子宮内膜症	
Endosalpingiosis 卵管内膜症	
Mixed epithelial-mesenchymal tumours 上皮間葉系混合腫瘍	
Adenosarcoma 腺肉腫	8933/3
Carcinosarcoma 癌肉腫	8980/3
Mesenchymal tumours 間葉系腫瘍	
Leiomyoma 平滑筋腫	8890/0
Leiomyosarcoma 平滑筋肉腫	8890/3
Mesothelial tumours 中皮性腫瘍	
Adenomatoid tumour アデノマトイド腫瘍	9054/0
Germ cell tumours 胚細胞腫瘍	
Lymphoid and myeloid tumours リンパ系腫瘍および骨髄系腫瘍	

若干簡略化した.

にはアデノマトイド腫瘍 adenomatoid tumor，乳頭腫，漿液性腺線維腫，平滑筋腫などが知られる．まれに境界悪性の漿液性囊胞腺腫が発生する．

卵管の悪性腫瘍は卵巣の悪性腫瘍に比して非常にまれで，卵巣癌の1/40ほどの頻度である．卵巣の上皮系腫瘍と同一組織型の腫瘍がみられるが，漿液性癌が最も多く，悪性腫瘍の大部分を占める．卵巣の高異型度漿液性癌の50〜60％にSTICがみられる．卵管采に生じた上皮内癌細胞が卵管壁に浸潤しないうちから卵巣表面に生着し卵巣で浸潤したものと考えられる（表3）．

(8) 腹膜や広間膜腫瘍分類の概念

腹膜には広間膜，大網，腸間膜などがみられ，その表面を覆う中皮は卵巣表層の上皮や卵管采の上皮と連続性がみられる．したがって，腹膜には卵巣の上皮や卵管采の上皮と連続性にあるいは多中心性に共通のスペクトラムの腫瘍がみられる．

腹膜や広間膜の腫瘍様病変には中皮過形成 mesothelial hyperplasia，子宮内膜症，異所性脱落膜 ectopic deciduas，脾症 splenosis などがある．良性腫瘍には高分化型乳頭状中皮腫 well-differentiated papillary mesothelioma，平滑筋腫，腺筋腫 adenomyoma などがある．境界悪性腫瘍として漿液性境界悪性腫瘍や骨盤線維腫症 pelvic fibromatosis などがみられる．まれなものとして腹膜播種性平滑筋腫症 leiomyomatosis peritonealis disseminate も認められる．広間膜に発生するウォルフ管腫瘍の多くは良性に経過するが，まれに悪性のウォルフ管腫瘍が認められる．

原発性腹膜癌 primary peritoneal carcinoma（腹膜癌）は，大網，横隔膜，腸管膜を覆う中皮細胞，さらにはこれと連続性がある卵巣表層上皮細胞から多中心性に発生する腫瘍である．卵巣の上皮性腫瘍と同様の病態を示し，漿液性癌がほとんどを占め，明細胞癌，粘液性癌，類内膜癌などが発生することは極めてまれである．これまで原始体腔上皮から発生した腹膜がその発生母地であると考えられていたが（secondary müllerian system 説），近年では卵巣の漿液性癌と同様に卵管采の上皮内癌を起源とする考えが広まっている．

腹膜癌に対しては従来，「正常大卵巣癌」，normal sized ovary carcinoma syndrome, serous surface papillary carcinoma（SSPC），papillary serous carcinoma of the peritoneum（PSCP），extraovarian peritoneal serous papillary carcinoma（EPSPC），extraovarian primary peritoneal carcinoma（EOPPC）など様々な名称が使われてきたが，すべて同一疾患と考えられる．一方，びまん性腹膜中皮腫は組織像や免疫組織化学的に腹膜癌とは区別する必要がある（表4）．

表 4　腹膜腫瘍・広間膜腫瘍の WHO 分類 第 4 版（2014 年）

Mesothelial tumours 中皮性腫瘍	
Well-differentiated papillary mesothelioma 高分化型乳頭状中皮腫	9052/0
Malignant mesothelioma 悪性中皮腫	9050/3
Epithelial tumours of Müllerian type ミュラー管型上皮性腫瘍	
Serous borderline tumor/Atypical proliferative serous tumour 漿液性境界悪性腫瘍/異型増殖性漿液性腫瘍	8442/1
Low-grade serous carcinoma 低異型度漿液性癌	8460/3
High-grade serous carcinoma 高異型度漿液性癌	8461/3
Mesenchymal tumours 間葉系腫瘍	
Leiomyoma 平滑筋腫	8890/0
Leiomyomatosis peritonealis disseminate 腹膜播種性平滑筋腫症	8890/1
Leiomyosarcoma 平滑筋肉腫	8890/3
Mixed epithelial and mesencymal tumours 上皮・間葉系混合腫瘍	
Adenomyoma 腺筋腫	8932/0
Adenosarcoma 腺肉腫	8933/3
Tumours of uncertain origin 起源不明の腫瘍	
Desmoplastic small round cell tumour 線維形成性小円形細胞性腫瘍	8806/3
Miscellaneous primary tumour その他の腫瘍	
Wolffian tumour ウォルフ管腫瘍	9110/1
Papillary cystadenoma 乳頭状嚢胞腺腫	8450/0
Solitary fibrous tumour 孤在性線維性腫瘍	8815/3
Solitary fibrous tumour, malignant 悪性孤在性線維性腫瘍	8815/3
Pelvic fibromatosis 骨盤線維腫症	8822/1
Inflammatory myofibroblastict tumour 炎症性筋線維芽細胞腫瘍	8825/1
Calcifying fibrous tumour 石灰化線維性腫瘍	8817/0
Extra-gastrointestinal stromal tumour 胃腸管外間質腫瘍	8936/3
Low-grade endometrioid stromal sarcoma 低異型度類内膜間質肉腫	8931/3
High-grade endometrioid stromal sarcoma 高異型度類内膜間質肉腫	8930/3
Ependymoma 上衣腫	9391/3
Tumour-like lesions 腫瘍様病変	
Mesothelial hyperplasia 中皮過形成	
Peritoneal inclusion cyst 腹膜封入嚢胞	9055/0
Transitional metaplasia 移行上皮化生	
Endometriosis 子宮内膜症	
Endosalpingiosis 卵管内膜症	
Histiocytic nodule 組織球性結節	
Ectopic decidua 異所性脱落膜	
Splenosis 脾症	
Adrenal cortical rests 副腎皮質	
Secondary tumours 二次性腫瘍	
Metastatic carcinoma 転移性癌	
Low-grade mucinous neoplasm associated with pseudomyxoma peritonei 腹膜偽粘液腫を伴う低異型度粘液性腫瘍	
Metastatic sarcoma 転移性肉腫	
Gliomatosis 神経膠腫症	

簡略化して記載した.

表 5　わが国の卵巣腫瘍の頻度

表層上皮性・間質性腫瘍　　良性	426 例（41.4%）
漿液性囊胞腺腫	308 例
粘液性囊胞腺腫	106 例
類内膜腺腫	3 例
腺線維腫	7 例
ブレンナー腫瘍	2 例
表層上皮性・間質性腫瘍	221 例（21.4%）
境界悪性，悪性	
境界悪性腫瘍	21 例（2.0%）
漿液性境界悪性腫瘍	11 例
粘液性境界悪性腫瘍	9 例
類内膜境界悪性腫瘍	1 例
明細胞境界悪性腫瘍	0 例
悪性腫瘍	200 例（19.4%）
漿液性癌	78 例
粘液性癌	51 例
類内膜癌	33 例
明細胞癌	28 例
悪性中胚葉性混合腫瘍	2 例
悪性ブレンナー腫瘍	1 例
混合型上皮性悪性腫瘍	1 例
未分化癌	6 例
分類不能・その他	0 例
性索間質性腫瘍　　良性	21 例（2.0%）
莢膜細胞腫	4 例
線維腫	16 例
セルトリ・間質性腫瘍，高分化型	1 例
性索間質性腫瘍　　境界悪性，悪性	9 例（0.9%）
顆粒膜細胞腫	7 例
線維肉腫	2 例
胚細胞腫瘍　　良性	268 例（26.0%）
成熟嚢胞性奇形腫	262 例
成熟充実性奇形腫	2 例
卵巣甲状腺腫	4 例
胚細胞腫瘍　　境界悪性，悪性	43 例（4.2%）
未熟奇形腫（G1, G2）	7 例
未熟奇形腫（G3）	1 例
甲状腺腫性カルチノイド	2 例
ディスジャーミノーマ	15 例
卵黄囊腫瘍	5 例
胎芽性癌	0 例
絨毛癌	1 例
悪性転化を伴う奇形腫	7 例
混合型胚細胞腫瘍	5 例
非特異的軟部腫瘍　　良性	2 例（0.2%）
非特異的軟部腫瘍　　悪性	1 例（0.1%）
悪性リンパ腫	1 例（0.1%）
転移性腫瘍	38 例（3.7%）
全症例	1,030 例（100%）
良性	717 例（69.6%）
境界悪性および悪性	313 例（30.4%）

（文献 7 より引用，一部改変）

表6 わが国の卵巣境界悪性腫瘍の頻度

表層上皮性・間質性腫瘍	433例 (82.1%)
漿液性境界悪性腫瘍	111例 (21.1%)
粘液性境界悪性腫瘍	299例 (56.7%)
類内膜境界悪性腫瘍	4例 (0.8%)
明細胞境界悪性腫瘍	8例 (1.5%)
増殖性ブレンナー腫瘍	3例 (0.6%)
境界悪性腫瘍,混合型	8例 (1.5%)
性索間質性腫瘍	47例 (8.9%)
顆粒膜細胞腫	40例 (7.6%)
セルトリ・間質細胞腫瘍	4例 (0.8%)
ステロイド細胞腫瘍	2例 (0.4%)
その他の性索間質性境界悪性腫瘍	1例 (0.2%)
胚細胞腫瘍	47例 (8.9%)
未熟奇形腫(G1,G2)	34例 (6.5%)
カルチノイド	9例 (1.7%)
その他の胚細胞性境界悪性腫瘍	4例 (0.8%)
その他の境界悪性腫瘍	0例 (0%)
合計	527 (100%)

注)わが国の卵巣境界悪性腫瘍の頻度で漿液粘液性腫瘍のデータはまだない.
(文献8より抜粋)

表7 わが国の卵巣悪性腫瘍の頻度

表層上皮性・間質性腫瘍	2,236例 (94.5%)
漿液性癌	807例 (34.1%)
粘液性癌	259例 (10.9%)
類内膜癌	400例 (16.9%)
明細胞癌	573例 (24.2%)
未分化癌	39例 (1.6%)
混合型	50例 (2.1%)
腺肉腫	12例 (0.5%)
中胚葉性混合腫瘍(癌肉腫)	17例 (0.7)
間質肉腫	1例 (0%)
悪性ブレンナー腫瘍	10例 (0.4%)
移行上皮癌	12例 (0.5%)
分類不能癌	28例 (1.2%)
その他の癌	28例 (1.2%)
悪性性索間質性腫瘍	5例 (0.2%)
セルトリ間質腫瘍(低分化型)	4例 (0.2%)
線維肉腫	1例 (0%)
悪性胚細胞腫瘍	99例 (4.2%)
未熟奇形腫(G3)	12例 (0.5%)
ディスジャーミノーマ	9例 (0.4%)
卵黄嚢腫瘍	28例 (1.2%)
悪性混合型胚細胞腫瘍	9例 (0.4%)
奇形腫の悪性転化	41例 (1.7%)
その他の悪性腫瘍	27例 (1.1%)
癌肉腫	6例 (0.3%)
小細胞癌	4例 (0.2%)
扁平上皮癌	6例 (0.3%)
悪性リンパ腫	4例 (0.2%)
分類不能	1例 (0%)
その他	6例 (0.3%)
合計	2,367例 (100%)

(文献8より抜粋)

II 組織型別頻度と好発年齢,病期,予後

(1) 組織型別頻度

わが国の卵巣腫瘍を組織型別にみると,最も頻度の高い群は上皮性腫瘍(従来の表層上皮性・間質性腫瘍)で,全卵巣腫瘍の約62%を占める.胚細胞腫瘍が約30%,性索間質性腫瘍は2〜6%,その他が約4%である.良悪性でみると,良性腫瘍が約70%,境界悪性腫瘍は3%,悪性腫瘍は27%である.良性腫瘍では漿液性嚢胞腺腫が全体の約30%,粘液性嚢胞腺腫が約10%,成熟奇形腫が約25%で,これら3種の良性腫瘍が全卵巣腫瘍に占める頻度は65%となっている[7,8](表5).

一方,境界悪性腫瘍についてみると,境界悪性腫瘍が上皮性腫瘍に占める頻度は4〜16%である.その大部分は漿液性境界悪性腫瘍と粘液性境界悪性腫瘍であり,明細胞境界悪性腫瘍と類内膜境界悪性腫瘍はまれである.同様に,良性の類内膜腫瘍と良性の明細胞腫瘍も同型の悪性腫瘍に比較して極めてまれな腫瘍である[7,8].

表8 悪性上皮性腫瘍の米国の頻度

悪性上皮性腫瘍	米国の頻度（%）
漿液性癌	293（67.4）
高異型度	214（49.2）
低異型度	17（3.9）
腹膜原発	62（14.3）
粘液性癌	13（3.0）
漿液粘液性癌	5（1.1）
類内膜癌	32（7.5）
明細胞癌	37（8.5）
悪性ブレンナー腫瘍	2（0.5）
混合型	18（4.0）
未分化癌	1（0）
癌肉腫	32（7.5）
扁平上皮癌	2（0.5）
合計	435（100%）

米国の頻度：Washington Hospital Center　1991-2009[4]

（文献4より作成）

　悪性腫瘍の内訳を組織型別にみると，わが国では悪性卵巣腫瘍の約95％を上皮性腫瘍が占め，そのうち最も多いのは漿液性癌で，癌全体の1/3ほどである．次いで粘液性癌，類内膜癌，明細胞癌などの上皮性腫瘍が多い．悪性の胚細胞腫瘍は境界悪性腫瘍と悪性腫瘍全体の4〜5％である．その中では卵黄嚢腫瘍，未分化胚細胞腫，奇形腫の悪性転化例が多い[7,8]（表5〜7）．

　組織型別頻度は欧米とわが国とに違いが認められる[4,7,8]．欧米では上皮性腫瘍の頻度が高く，全卵巣腫瘍の80％ほどを占めるのに対し，胚細胞腫瘍は20％以下である．境界悪性腫瘍と悪性腫瘍の頻度をわが国の頻度と比較すると，欧米では悪性の表層上皮性・間質性腫瘍（腺癌）の頻度が高く，その中でもとくに漿液性腺癌が多く認められ，腺癌の2/3が漿液性癌である．一方，明細胞性腺癌の頻度がわが国の明細胞癌の頻度に比して極めて低い（表8）．

　わが国の漿液性癌の頻度が欧米に比して少ない，漿液性癌はⅠ期の症例が18％と欧米に比して高い，わが国の漿液性癌は欧米に比して囊胞を形成する型が多い，などを考えると，わが国の漿液性癌は分子生物学的に欧米とは異なる可能性があり，また，漿液性癌も欧米の報告と同様に卵管采原発の頻度が高いか，多くの施設で精力的な解析が行われている．

　欧米での悪性胚細胞腫瘍は少なく，境界悪性と悪性腫瘍の全体の2〜3％が悪性胚細胞腫瘍である[4]．

(2) 年齢別頻度

　卵巣腫瘍は幼・若年者から老年婦人まであらゆる年齢層に発生するが，年齢により発生する腫瘍に大きな違いが認められる．表層上皮性・間質性腫瘍は閉経期前後に最も高頻度に認められる．平均年齢は漿液性癌55歳，粘液性癌47歳，類内膜癌50歳，明細胞癌62歳前後である．良性腫瘍は腺癌に比して5歳前後平均年齢が若く，境界悪性腫瘍の年齢は双方の中間に位置する．性索間質性腫瘍は全年齢層にわたって認められるが，若年に比較的多く生じる．胚細胞腫瘍は10代〜30代に好発する腫瘍である．

(3) 病期，予後，治療

　わが国の卵巣癌の5年生存率は59.2％，10年生存率は51.7％である．乳癌，子宮頸癌，子宮体癌の10年生存率はそれぞれ80.4％，73.6％，83.1％に比較すると卵巣癌の予後は低く，また5年以降も生存率が下がっていることがわかる．

　組織型別にみると，漿液性癌は他の組織型に比して明らかにⅢ期，Ⅳ期が多いため，漿液性癌の予後は他の組織型に比して不良であるが，各病期の中では組織像による予後の差は明瞭ではない（表9，10）．

表9 わが国の主要な癌の部位別10年生存率

部位	Ⅰ期	Ⅱ期	Ⅲ期	Ⅳ期	全体（5年生存率）
胃	95.1	62.7	38.9	7.5	69.0（70.9）
大腸	96.8	84.4	69.6	8.0	69.8（72.1）
気管支・肺	69.3	31.4	16.1	3.7	33.2（39.5）
肝臓	29.3	16.9	9.8	2.5	15.3（32.2）
膵臓	29.6	11.2	3.1	0.9	4.9（6.5）
前立腺	93.0	100	95.6	37.8	84.4（87.4）
乳腺	93.5	85.5	53.8	15.6	80.4（88.7）
子宮頸部	91.3	63.7	50.0	16.5	73.6（78.0）
子宮体部	94.4	84.2	55.6	14.4	83.0（84.8）
卵巣	84.6	63.2	25.2	19.5	51.7（59.2）

2016年全国がん（成人病）センター協議会による．http//www.zengankyo.ncc.go.jp/．etc/
1997～2016年の全がん協加盟17施設38,915症例のデータ集計．

表10 卵巣癌（上皮性）の組織型別，病期別の頻度と5年生存率

FIGO病期		漿液性	粘液性	類内膜	明細胞	その他	合計
Ⅰ	症例数（%）	121	176	213	369	37	916（45.4）
	5年生存率	93.00%	93.20%	94.10%	89.20%	82.80%	91.30%
Ⅱ	症例数（%）	55	21	67	59	19	221（11.0）
	5年生存率	79.80%	69.30%	83.50%	68.40%	73.30%	76.50%
Ⅲ	症例数（%）	378	44	76	111	79	688（34.1）
	5年生存率	49.80%	26.60%	57.80%	38.50%	35.30%	46.80%
Ⅳ	症例数（%）	111	14	25	17	25	192（9.5）
	5年生存率	34.50%	42.90%	30.80%	35.30%	12.50%	31.90%
	合計（%）	665（33.0）	255（12.6）	381（18.9）	556（27.6）	160（7.9）	2,017（100）

2,236例から病期不明12例と術前化学療法207例を省いた2,017例の結果． （文献8より抜粋）

表11 卵巣癌の主要な危険因子

Ⅰ．正の危険因子	Ⅱ．負の危険因子
1. 宿主要因 　高齢，欧米人腫，遺伝性乳癌卵巣癌，Lynch症候群 　子宮癌，大腸癌，乳癌の既往・家族歴， 　未産（不妊，未妊），少産，高年初産，排卵期間，肥満 2. 病原要因 　タルク使用，ホルモン補充療法，脂肪多食	1. 宿主要因 　授乳，子宮摘出，卵管結紮術，コンドーム使用，予防的 　卵管卵巣摘出術 2. 病原要因 　経口避妊薬使用

Ⅲ 卵巣癌，卵管癌の危険因子

卵巣癌の危険因子は表11のごとくである[9]．宿主要因として，高齢があげられるが，欧米の報告では40代より発生率が急激に増加する．排卵や妊娠，分娩の有無およびその回数は，卵巣癌発生に対する重要な因子とされ，卵巣癌患者は，妊娠や出産回数が少ないことが報告者間で一致している．肉類の摂取頻度が高いことや肥満が卵巣癌と関連性を示し，高年齢層におけるわが国の最近の卵巣癌死亡率の上昇と食習慣の変化との関係が論じられている．

抑制因子では経口避妊薬の服用が卵巣癌のリスクを低下させる．卵管結紮や子宮摘出をした場合，卵巣癌のリスクが低下するとの報告があるが，予想される理由の一つとしてタルクなどの有害物質の腹腔内への流入の減少

が考えられる．

　卵巣癌の約10%は遺伝性といわれている[9]．遺伝性乳癌卵巣癌 hereditary breast and ovarian cancer（HBOC）では BRCA1 遺伝子変異が75〜90%，BRCA2 遺伝子変異が10〜25%の頻度でみられる．欧米では一般に乳癌罹患の生涯リスクは10%を超える程度であるのに対し，BRCA 遺伝子変異をもつ女性の乳癌罹患の生涯リスクは82%とされている．一方卵巣癌では一般女性の卵巣癌罹患の生涯リスクは1.8%であるが，BRCA1 遺伝子変異をもつ女性の生涯リスクは54%，BRCA2 遺伝子変異をもつ女性の生涯リスクは23%である．したがって欧米ではこれらの遺伝子に変異がある症例には予防的卵管卵巣摘出術 risk-reducing salpingo-oophorectomy（RRSO）が広く行われている．わが国でも BRCA 遺伝子変異をもつ女性に対する RRSO が推奨されはじめている．また卵巣癌を併発する Lynch 症候群の大半に MSH2 または MLH1 遺伝子変異がみられることが多い．HBOC 以外でも親族に卵巣癌を認めると卵巣癌の発生が増加することが知られている．

IV　21世紀の新知見

　BRCA1 あるいは BRCA2 変異を有する女性の卵管采には高率に異形成 dysplasia が生じる，という2001年の Piek らの説は，卵巣癌の新しい組織発生に関する議論の引き金となり，短期間に多くの追試がなされた．その結果，卵巣，卵管，腹膜などに発生する漿液性癌の多くが卵管采に由来するという婦人科病理の21世紀最大の新知見が生まれ，2014年の WHO 分類改訂の根幹として大きく取り上げられている．

（手島伸一，森谷卓也）

文献
1) Piek JM, van Diest PJ, Zweemer RP, et al: Tubal ligation and risk of ovarian cancer. Lancet 2001, 358: 844（BRCA 遺伝子変異の女性に対しては卵管結紮ではなく，卵管采を含めて切除しなければ卵巣癌の予防は限られたものとなる，という卵管采に卵巣癌の起源を求めた嚆矢の論文）
2) Longrace TA, Wells M: Serous tumours. In: WHO Classification of Tumours of Female Reproductive Organs. (Kurman RJ, Carcangiu ML, Herrington CS. et al. eds.) IARC, Lyon, 2014, 15-16（卵巣腫瘍の新しい組織発生に関して簡潔に解説してある）
3) 三上芳喜：漿液性腫瘍．腫瘍病理鑑別診断アトラス．（本山悌一，坂本穆彦 編）文光堂，東京，2012，12-32（とくに境界悪性腫瘍の記載が詳細で新しい内容である．写真も典型像が多くわかりやすい）
4) Seidman JD, Cho KR, Ronnett BM, et al: Surface epithelial tumors of the ovary. In: Blaustein's Pathology of the Female Genital Tract. (Kurman RJ, Ellenson LH, Ronnett BM, eds.), 6th edition. Springer Verlag, New York, 2011, 680-784（漿液性腺癌の組織発生の詳細な解説）
5) Teilum G: Special tumors of ovary and testis. Munksgaad, Copenhagen, 1971（胚細胞腫瘍の総説，古典．胚細胞の組織発生説は現在も用いられている）
6) Nogales FF, Preda O, Nicolae A: Yolk sac tumors revisited. A review of their many faces and names. Histopathology 2012, 60: 1023-1033（卵黄嚢腫瘍の50年を振り返っている．primitive endodermal tumor という名称の提唱）
7) 中島久良，塩田　充，西田　敬：良性の卵巣腫瘍．新女性医学大系39：産婦人科の良性腫瘍．中山書店，東京，1999，90-139（わが国の卵巣腫瘍全体の組織型別頻度に関して1施設の統計での最も信頼できる統計）
8) 日本産科婦人科学会婦人科腫瘍委員会第55回治療年報：日本産科婦人科学会雑誌，2015，67：1189-1257（2007年の卵巣腫瘍全国集計2,367症例の組織像，病期，5年生存率が算出されている）
9) Goldgar D, Strawtton MR, Eeles R, et al: Inherited tumour syndrome. In: WHO Classification of Tumours. Pathology and Genetics of Tumours of the Breast and Female Genital Organs. (Tavassoli FA, Devilee P, eds.) IARC, Lyon, 2003, 335-363（卵巣腫瘍の WHO 分類第3版．旧分類であるが遺伝性乳癌卵巣癌を詳しく記述してある）

Silverberg 先生の *One Point Advice*

卵巣腫瘍の病理診断を行う際の基本的アプローチ

　一般的に，卵巣腫瘍（とくに悪性のもの）は発見時すでに大きく，通常は少なくとも局所切除（嚢胞摘出術），および多くの場合は卵管卵巣摘出術が行われる．したがって，外科病理医にとっても，この段階で何らかの腫瘍（腫瘤性病変という意味で）が存在するということが明らかにされるため，十分な組織を採取して検索を行うことが可能である．以上の2点における例外をあげるとすれば，悪性腫瘍が広範な播種を示している場合で，外科チームも卵巣原発であることを容易に認識できない．このような場合には生検のみが行われたり，術中迅速病理診断が依頼されることもある．

　そのような状況においては，小さい生検標本の肉眼所見自体は診断の参考になりにくいが，少なくとも病理医には播種病巣であるとの情報が入っている（もしそうでない場合も，病理医は可能な限り臨床情報と手術所見を入手すべきである．それらは卵巣以外の癌の病歴や術中の腫瘍出現部位の情報を含む）．術中には凍結切片作製，捺印ないし擦過細胞診，あるいは両者を実施することによって悪性（腺癌の頻度が最も高い）であることの診断は容易になされるが，その中の特異的な細胞型の判定はより難易度が高い（必ずしも術中にはそこまで求められないが）[1,2]．原発性卵巣腫瘍か，卵巣外の癌が卵巣そのほかに転移をきたしたものか（術中診断として重要である）の判定は，小さな生検標本のみでは不可能とまではいわないがやはり難しい．それは，卵巣の大きさ，多結節性かどうか，卵巣表面に病変が認められるか，および血管侵襲があるか（それらはいずれも鑑別のために有用な所見である）が評価できないからである

（表1）．

　多くの臓器では，腫瘤を形成する腫瘍様病変（類腫瘍）は腫瘍性病変との鑑別上重要である．しかし，卵巣では子宮内膜症を除けば，外科病理医がそのような非腫瘍性病変に遭遇する頻度は比較的少ない．妊娠黄体腫，間質莢膜細胞過形成，広汎性浮腫はいずれも極めてまれな病態である．ただし，多嚢胞性卵巣はより頻度が高い病変であるが，通常は生検を実施しなくても十分に診断が可能である．それらのすべての病理診断については本書のいずれかに記載されており，子宮内膜症ならびに異型を伴うその亜型も含まれる．

　卵巣原発性の腫瘍であることが診断確定すると，次の問題は腫瘍の性格が良性か，悪性かの確定である．卵巣腫瘍においては，境界悪性（低悪性度，異型増殖症）上皮性腫瘍という，女性生殖器腫瘍だけではなく外科病理学総論からみても特異的な分類が存在する．外科病理学において「異型」あるいは類似の用語が用いられる際には，通常そのような病変は経過観察することによって良性か悪性かが確定されるであろうと理解されるが，卵巣境界悪性腫瘍は独特の特徴的病理像と自然史を有する特異的な疾患概念である．したがって，卵巣上皮性腫瘍の中でも，常に2種類の鑑別診断が問題となり得る．すなわち，良性か境界悪性か，および境界悪性か癌腫か，である．ここで，覚えておかなければならない重要なことは，3種類の腫瘍の頻度とその鑑別診断は，組織型によって異なる点である（例えば漿液性と粘液性の良性および境界悪性腫瘍はよく経験されるが，明細胞腫瘍はほぼ全部が癌腫である）[3]．これらの病変については，本書で後に詳しく解説される．

表1 卵巣原発性腫瘍と転移性腫瘍の鑑別

特徴	原発巣の所見	転移癌の所見
両側性	組織型による	よくみられる
多結節性	珍しい	よくみられる
血管侵襲	HE染色標本ではまれ	よくみられる
卵巣表面の病巣	様々	定型的
大きさ>13cm	よくみられる	珍しい
汚いな壊死を伴う嚢胞性変化	珍しい	よくみられる
卵巣外への進展	多くは腹膜/大網	肝実質への進展も多い

　卵巣原発性腫瘍の鑑別診断は，一般的には主要なカテゴリーの間（上皮性腫瘍，性索間質性腫瘍，胚細胞腫瘍など）の判定から始まるが，しばしばそれらのカテゴリーにまたがった鑑別が必要になる．その例として，明細胞癌と卵黄嚢腫瘍またはステロイド細胞腫瘍，小細胞癌と成人型顆粒膜細胞腫，そして異所性成分を伴うセルトリ・ライディッヒ細胞腫 Sertoli-Leydig cell tumor と粘液性上皮性腫瘍あるいは奇形腫などがある．それらの鑑別，および類似の鑑別の問題についても，本書の様々なページで触れられている．

（S.G. Silverberg，和訳：森谷卓也）

文献
1) Heatley MK: A systematic review of papers examining the use of intraoperative frozen section in predicting the final diagnosis of ovarian lesions. Int J Gynecol Pathol 2012, 31: 111-115
2) Nochomovitz L, Sidawy M, Silverberg S, et al: Intraoperative Consultation: A Guide to Smears, Imprints, & Frozen Sections. ASCP Press, 1989, 24-41
3) Kigawa J, Kaku T, Sugiyama T, et al: Atlas of Clear Cell Carcinoma of the Ovary. A Pathological Guide. Springer Japan, Tokyo, 2015

総論
2 卵巣癌の発生・進展に関与する遺伝子

エッセンス

- 近年，形態学的および分子生物学的解析から，2つの卵巣癌発癌モデル（TypeⅠ，TypeⅡ）が提唱されている．
- TypeⅠ卵巣癌は，良性腫瘍や境界悪性腫瘍を経て比較的緩徐に発生し，緩徐に浸潤性の腫瘍に進行する．組織学的には低異型度漿液性癌，低異型度類内膜癌，明細胞癌，粘液性癌などが分類される．比較的安定したゲノム構造を有し，*ARID1A*，*PIK3CA*，*KRAS*，*BRAF*，*CTNNB1*，*PTEN* などの異常を特徴とする．
- TypeⅡ卵巣癌は，前駆病変なく急速に発生し，高異型度漿液性癌，高異型度類内膜癌などが分類される．ゲノム構造は不安定で，*TP53* や *BRCA1/2* の異常を特徴とする．

　早期卵巣癌症例は，手術療法と化学療法による集学的治療により，良好な予後が得られることが多い．進行癌においても，他の固形癌と比較すると初回化学療法への奏効率は良好だが，2年以内に約半数が再発し，化学療法抵抗性を示す．近年ゲノム解析技術の飛躍的な進歩により，卵巣癌細胞で生じている様々な遺伝子異常が明らかになってきている．そのためこれらを標的とした分子標的治療薬の開発が世界中で精力的に進められている．本稿では近年の知見を基に，卵巣癌の発生や進展に関与していると考えられている遺伝子について概説する．

Ⅰ 卵巣癌の発癌モデル

　形態学的および分子生物学的解析から，2つの卵巣癌の発癌モデル（TypeⅠ，TypeⅡ）が提唱されている[1]．TypeⅠ卵巣癌は，漿液性嚢胞腺腫，粘液性嚢胞腺腫，子宮内膜症などの良性腫瘍から，異常な増殖や境界悪性腫瘍を経て緩徐に発生し，最終的に浸潤性の腫瘍に進行する．組織学的には低異型度漿液性癌，低異型度類内膜癌，明細胞癌，粘液性癌などがこのタイプに分類される．比較的安定したゲノム構造を有しているが，*KRAS*，*BRAF*，*CTNNB1*，*PTEN*，*PIK3CA*，*ARID1A* などの遺伝子の異常が，発生や進展に関わっていると考えられている．一方，TypeⅡ卵巣癌は前駆病変なく急速に発生し進行する．組織学的には高異型度漿液性癌，高異型度類内膜癌などが分類される．ゲノム構造は不安定で，*TP53* や *BRCA1/2* の異常を特徴とする[2]（表1）．

Ⅱ TypeⅠ卵巣癌の発生・進展に関与する主な遺伝子

(1) *ARID1A*

　細胞核において，染色体DNAはクロマチンと呼ばれる高度に濃縮された高次構造をとっているが，このクロマチン構造をダイナミックに変化させ，DNA二重鎖へのDNA結合蛋白質のアクセスを制御することにより，DNAの転写，複製，修復など細胞の生存に必要な活動を調節している．このクロマチン構造の変化は，ヒストン修飾とクロマチンリモデリングという二種類の機構が協調して働くことで制御されるが，近年クロマチンリモデリングに関わる多くの遺伝子に変異が生じていることが明らかになってきた[3]．クロマチンリモデリングにはSWI/SNF，ISWI，IN080，SWR1などの蛋白質複合体が関与することが知られている．*ARID1A* はSWI/SNF複合体の構成蛋白質の一つであるBAF250をコードする遺伝子で，これまでに子宮内膜癌，肝細胞癌，胃癌，悪性黒色腫などで変異が認められている[4]．現時点ではSWI/SNF複合体を形成する遺伝子群の不活性化変異

表1 卵巣癌の発癌モデル（TypeⅠ，TypeⅡ）

分類	癌化・進展	組織型	前癌病変	異常が認められる主な遺伝子
TypeⅠ	緩徐	低異型度漿液性癌	漿液性嚢胞腺腫/腺線維腫 異型増殖性漿液性腫瘍 非浸潤性微小乳頭状漿液性腺癌	KRAS BRAF ERBB2 PIK3CA ARID1A CTNNB1 PTEN PIK3CA PPP2R1A マイクロサテライト不安定性
		低異型度類内膜癌	子宮内膜症 類内膜腺線維腫 異型増殖性類内膜腫瘍	
		明細胞癌	子宮内膜症 明細胞腺線維腫 異型増殖性明細胞腫瘍	
		粘液性癌	粘液性嚢胞線腫 異型増殖性粘液性腫瘍	
TypeⅡ	急速	高異型度漿液性癌	—	TP53 BRCA1/2 染色体不安定性
		高異型度類内膜癌	—	

は，癌抑制的な機能をもつと推察されているが，同複合体の異常により，様々な遺伝子の発現が変化することや，細胞増殖やDNA修復にも関わるという多彩な機能から，どのように癌化に関与しているかは明らかではない．卵巣癌においては，約半数の明細胞癌および30％の類内膜癌において変異が認められ，現在では子宮内膜症関連卵巣癌における重要な遺伝子であると考えられている[5]．ARID1A変異は，明細胞癌において予後不良因子だという報告もある一方，関連がみられないとの報告もあり，現時点で結論は出ていない[6,7]．

(2) PIK3CA

生体膜を介するシグナル伝達の要としてイノシトールリン脂質がある．phosphatidylinositol 3-kinase（PI3K）のサブユニットであるPIK3CAは，変異によりPI3K/AKT/mTOR経路の恒常活性化を示すことが知られている．この経路の活性化により，細胞の生存，増殖，分化などが促進され，癌化を引き起こすと考えられている．われわれは，2015年に72例の日本人卵巣癌を対象としたターゲットシークエンス解析を施行し，25％の卵巣癌でPIK3CA遺伝子の変異を検出し，とくに明細胞癌では約半数の症例で変異を検出した[8]．ほかにもこの経路の活性化に関わる異常として，AKT2の増幅や，この経路を負に制御するPTENの変異，欠失が報告されており，卵巣癌の癌化，進展における重要な経路と考えられている[9]．

(3) PTEN

様々な癌種において高頻度に遺伝子変異やコピー数変化が認められる癌抑制遺伝子で，ゲノムレベルのみならず蛋白質の発現異常も含めると，全悪性腫瘍の約半数近くで異常を認める．前述したとおり，PI3K/AKT/mTOR経路を負に制御するため，異常が生じると，この経路の恒常活性化が誘発され，細胞の生存，増殖，分化が引き起こされると考えられている．卵巣癌では，2000年にわれわれが初めてPTEN変異について報告したのを皮切りに，様々な組織型で検討がなされてきた[10]．類内膜癌においては約20％の症例で遺伝子変異が認められると報告されている[11]．

(4) KRAS

ラット肉腫から分離されたKirsten肉腫ウイルスのもつ癌遺伝子 v-K-ras に対応するヒト癌遺伝子として，1982年にヒト未分化肺癌細胞株より単離された．遺伝子産物は細胞膜に結合する形で細胞質に存在し，グアノシン5'-三リン酸（GTP）結合能およびGTPase活性を有する．細胞内への情報伝達機構に関与し，KRAS変異は細胞癌化の引き金となると考えられている．主にコドン12，13，61番目のアミノ酸置換をもたらすミスセンス変異により活性化を起こし，GTPase活性を低下させることで，蛋白質を活性化状態に保持させ，これによりRAF/MEK/ERK経路やPI3K/AKT/mTOR経路が活性化される．卵巣癌では20〜50％に変異を認め，組織型別では境界悪性腫瘍も含めた粘液性癌に多い[12,13]．明細胞癌ではKRAS変異はまれであるとされているが，

日本人卵巣癌を対象としたわれわれの検討では，26％の明細胞癌で *KRAS* 変異が検出されており，人種による生物学的特性の差異を含めた詳細な検討が必要であると考えられる[8]．また，変異群では非変異群と比較して，有意に予後不良であったとの報告もみられる[14]．

(5) BRAF

BRAF は，マウス・トリレトロウイルスの癌遺伝子として1984年に同定された．BRAF蛋白質は細胞質に存在しており，RAS蛋白質によって活性化され，下流分子であるMEK1およびMEK2蛋白質をリン酸化し，RAF/MEK/ERK経路を活性化する．V599E，L596V，G463A，G468Aなどの活性化変異が報告されており，ヒト癌ではメラノーマの40％，大腸癌の15％で遺伝子変異が生じていると報告されている[15]．卵巣癌においては，漿液性境界悪性腫瘍や低異型度漿液性癌において，*KRAS* および *BRAF* の変異が60〜70％の頻度で認められると報告されている[11]．多くの癌種において，*BRAF* 変異と *KRAS* 変異との排他性が観察されており，両遺伝子はシグナル経路の活性化において相補的に機能していることが考えられる．

(6) CTNNB1

CTNNB1 はWnt/β-カテニンシグナル経路に属し，変異によりβ-カテニン変異体が生じ，自身の分解制御から逸脱し蓄積する．β-カテニン蛋白質の蓄積はサイクリンD1，c-mycなどの過剰発現をもたらし，細胞の異常増殖をもたらすと考えられている．*CTNNB1* 変異は，エクソン3に生じることが知られており，卵巣癌では38〜60％の類内膜癌で生じていると報告されている[11]．さらに隣接する内膜症病変でも高頻度に同じ遺伝子変異を検出したことから，癌化における早期の異常であると考えられている[16]．

(7) ERBB2 (HER2)

ERBB2（*HER2*）は，ERBBファミリーチロシンキナーゼ受容体に属し，1980年代に上皮成長因子受容体 epidermal growth factor receptor（*EGFR*）と類似の構造を有する癌遺伝子として同定された．ホモ2量体，または他のERBBメンバーとヘテロ2量体を形成することで，強いチロシンキナーゼ活性を有し，MAPKシグナル経路やPI3K/AKTシグナル経路の活性化をもたらし，細胞の生存，増殖，分化を促進することが知られている．この遺伝子の増幅や蛋白質の過剰発現は約20％の乳癌で認められ，そのほかにも胃癌，大腸癌，膀胱癌などでも異常が報告されている．卵巣癌では，約15％の粘液性癌で増幅が認められるとしていると報告されている[17]．

(8) マイクロサテライト不安定性

マイクロサテライトとは，ゲノムDNAの中で，短い塩基配列が繰り返す場所を示し，DNAの複製時に繰り返し回数（反復回数）のエラーが生じやすい部分として知られている．その繰り返し数が複数の箇所において後天的に変化した状態をマイクロサテライト不安定性 microsatellite instability（MSI）と呼び，DNAミスマッチ修復遺伝子に異常がある場合に認められることが多い．正常細胞では，DNA複製時に塩基の不対合（ミスマッチ）がある場合，ミスマッチ修復機構が働いて，それを修復することが知られているが，ミスマッチ修復遺伝子の異常により，様々な遺伝子異常が蓄積し，細胞が癌化すると推察される．Lynch症候群は，ミスマッチ修復遺伝子である *MLH1*，*MSH2*，*MSH6*，*PMS2* などの生殖細胞系列の変異が原因であることが知られており，発生する腫瘍の〜90％でMSIが認められる[18]．

卵巣癌のうち，5〜15％は家族性卵巣癌であると報告されているが，そのうち65〜85％は，後述する *BRCA* 変異に起因するものと考えられ，一方ミスマッチ修復遺伝子異常に起因するものは10〜15％と報告されている．組織学的には類内膜癌が最も多く，続いて明細胞癌が高頻度に発生する[19]．Lynch症候群に起因する類内膜癌や明細胞癌の分子生物学的特性は，散発性症例とは大きく異なっており，*PIK3CA* や *KRAS* など，他の遺伝子異常はまれであると報告されている[20]．

III Type II 卵巣癌の発生・進展に関与する主な遺伝子

(1) TP53

TP53 がコードしているp53蛋白質は，1979年に腫瘍ウイルスSV40で形質転換した細胞に高発現する，分

表2 各組織型における代表的な分子生物学的特徴

組織型	分子生物学的特徴
高異型度漿液性癌	染色体不安定性・異数性（100％） *TP53* 変異（90％＜） 相同組換え遺伝子異常（51％） FoxM1 シグナル経路異常 RB シグナル経路異常 PI3K/RAS シグナル経路異常 Notch シグナル経路異常
低異型度漿液性癌	染色体2倍性 RAS/RAF シグナル経路異常 ER/PR 発現異常
明細胞癌	*ARID1A* 変異（46～57％） PI3K/AKT/mTOR シグナル経路異常 IL6-STAT3-HIF シグナル経路異常 マイクロサテライト不安定性 *HNF-1β* 発現異常 *MET* 増幅 酸化ストレス耐性 血管新生の亢進 糖代謝異常
粘液性癌	*KRAS* 変異（60％＜） *HER2* 増幅および発現異常
類内膜癌	PI3K/AKT/mTOR シグナル経路異常 Wnt/β-カテニンシグナル経路異常 *ARID1A* 変異 *PPP2R1A* 変異 マイクロサテライト不安定性

子量53kDaの蛋白質として発見された[21]．種々のストレスによりDNAがダメージを受けると活性化され，DNA修復蛋白質の活性化，アポトーシスの誘導，細胞周期の制御，セネッセンスの誘導，解糖系や活性酸素の調節などの多彩な機能により，損傷遺伝子をもつ細胞の増殖を防ぐ．アミノ末端には転写の活性化領域があり，正常型p53蛋白質は塩基特異的にDNAに結合することにより，様々な遺伝子の転写活性に関わる．ゲノム安定性にも関与しており，変異により他の遺伝子の異常が誘導され，癌化が引き起こされると考えられる．*TP53*変異は，ヒト癌の約半数で認められると報告されている．卵巣癌では，1991年にわれわれがRFLP解析，PCR-SSCP（一本鎖DNA高次構造多型ポリメラーゼ連鎖反応）解析により*TP53*の欠失および変異を報告したのを皮切りに，その後多くの検討がなされてきた[22]．とくに高異型度漿液性癌ではほぼ全例で変異が検出されており，高異型度漿液性癌を特徴づける重要な遺伝子異常であると考えられている[23,24]．

(2) *BRCA1/2*

相同組換え homologous recombination において協調的に機能している*BRCA1/2*は，遺伝性乳癌卵巣癌 hereditary breast and ovarian cancer（HBOC）の原因遺伝子として広く知られている．生殖細胞系列にこれらの遺伝子の変異が存在すると，ゲノムの不安定性から発癌が引き起こされると考えられている．生殖細胞系列に*BRCA1*変異を有する場合，70歳までに乳癌に罹患する確率は57～60％，卵巣癌に罹患する確率は40～59％と報告されている．一方*BRCA2*変異を有する場合は，乳癌に罹患する確率は49～55％，卵巣癌に罹患する確率は16.5～18％と報告されている[25,26]．高異型度漿液性癌を対象とした統合的ゲノム解析研究において，*BRCA1/2*の生殖細胞系列の変異，体細胞変異およびメチル化が33％の症例で検出され，さらに異常のメカニズムにより予後が異なると報告された[23]．また，それ以外にも，*EMSY*（8％），*PTEN*（7％），*RAD51C*（3％），*ATM*または*ATR*（2％），*FANCD2*（5％）などの相同組換え遺伝子に異常が検出されており，それらを含めると約

半数の高異型度漿液性癌で相同組換え経路に異常が認められたと報告された[23]．また近年，高異型度漿液性癌の全ゲノム解析研究において，*BRCA1/2* の復帰変異 reversion や *BRCA1* プロモーターのメチル化消失が報告された[24]．復帰変異とは，野生型から変異型の遺伝形質をもつようになった細胞を，もとの野生型の遺伝形質に戻すような二次的な突然変異のことをいう．*BRCA1/2* 異常を有する症例には，PARP 阻害薬の有効性が期待されているが，これらの二次的な変化は，PARP 阻害薬などの薬剤耐性にも関与している可能性も考えられ，今後の重要な検討項目となると考えられる[27]．

(3) 染色体不安定性

癌や様々な先天性疾患において染色体のコピー数の異常，欠失，転座などの異常が広範囲にわたる染色体の構造異常のことを染色体不安定性 chromosomal instability といい，疾患の発生に関与していると報告されている．以前は，中心体の過剰が無秩序な多極性紡錘体構造の形成を誘導して，染色体の分離異常と非対称的な細胞分裂を促進すると考えられていたが，現在では過剰な中心体が集まって適切な二極性紡錘体が形成された後に，動原体と微小管の異常な結合が残り，これによって染色体分離異常が生じやすくなるとの説が有力である．癌細胞では，染色体の全体もしくは一部分が，ダイナミックに獲得されたり失われたりすることにより，コピー数の異数性 aneuploidy と生物学的多様性が生じていると考えられている．TypeⅡ卵巣癌では，高度に染色体不安定性が生じていると報告されている[27]．

Ⅳ 21 世紀の新知見

本稿では，卵巣癌の発生や進展に関わると報告されている遺伝子の中でも，とくに重要と考えられるものについて概説したが，これら以外にも様々な遺伝子やシグナル経路の異常が報告されている．本稿のまとめとして，組織型ごとに重要と考えられる分子生物学的特徴について表 2 に提示した．近年，ゲノム網羅的シークエンス解析，発現解析，メチル化解析，免疫組織化学染色など，様々な解析手法を組み合わせた包括的ゲノム解析が主流となっており，特定のサンプルに対して様々な方面から統合的にアプローチすることにより，新たな分子生物学的特性の同定が可能になってきている．同一組織型においても生物学的多様性が示され，分子標的治療薬を用いた個別化医療を見据えた新たなグルーピングが注目されている．この 10 年間で新たな知見が蓄積され，卵巣癌に関わる遺伝子異常の常識は大きく変化したが，それらは今後さらに変化していくと考えられる．したがって，本稿で提示したデータの一部は temporary なものといわざるを得ない．いずれにしても，研究成果の蓄積により新たな治療法が開発され，卵巣癌患者の予後改善に寄与することを願う．

（竹中将貴，矢内原　臨，岡本愛光）

文献

1) Shih IeM, Kurman RJ: Ovarian tumorigenesis: a proposal model based on morphological and molecular genetic analysis. Am J Pathol 2004, 164: 1511-1518（卵巣癌の発生モデルを提唱）
2) Kurman RJ, Shih IeM: Molecular pathogenesis and extraovarian origin of epithelial ovarian cancer: shifting the paradigm. Hum Pathol 2011, 42: 918-931（TypeⅠ, TypeⅡ 卵巣癌の解説）
3) Clapier CR, Cairns BR: The biology of chromatin remodeling complexes. Annu Rev Biochem 2009, 78: 273-304（クロマチンリモデリング複合体の解説論文）
4) Oike T, Ogiwara H, Nakano T, et al: Inactivating mutations in SWI/SNF chromatin remodeling genes in human cancer. Jpn J Clin Oncol 2013, 43: 849-855（ヒト癌における SWI/SNF 複合体遺伝子の不活性化変異について書かれた報告）
5) Wiegand KC, Shah SP, Al-Agha OM, et al: ARID1A mutations in endometriosis-associated ovarian carcinomas. N Engl J Med 2010, 363: 1532-1543（卵巣癌において全 RNA シークエンスにより *ARID1A* 変異を報告した論文）
6) Katagiri A, Nakayama K, Rahman MT, et al: Loss of ARID1A expression is related to shorter progression-free survival and chemoresistance in ovarian clear cell carcinoma. Mod Pathol 2012, 25: 282-288（明細胞癌における ARID1A 蛋白低発現の臨床的意義を検討した論文）
7) Yamamoto S, Tsuda H, Takano M, et al: PIK3CA mutations and loss of ARID1A protein expression are early events in the development of cystic ovarian clear cell adenocarcinoma. Virchows Arch 2012, 460: 77-87（日本人明細胞癌における *PIK3CA* 変異，*ARID1A* 発現と臨床情報を比較した論文）
8) Takenaka M, Saito M, Iwakawa R, et al: Profiling of actionable gene alterations in ovarian cancer by targeted deep sequencing. Int J Oncol 2015, 46: 2389-2398（日本人卵巣癌における遺伝子異常プロファイリング，筆者論文）
9) Tan DS, Miller RE, Kaye SB: New perspectives on molecular targeted therapy in ovarian clear cell carcinoma. Br J Cancer 2013, 30: 1553-1559（明細胞癌の遺伝子異常に関するレビュー）
10) Saito M, Okamoto A, Takakura S, et al: Allelic imbalance and mutations of the *PTEN* gene in ovarian cancer. Int J Cancer 2000, 85: 160-165（卵巣癌における *PTEN* 変異の最初の報告，筆者論文）
11) Gurung A, Hung T, Morin J, et al: Molecular abnormalities in ovarian carcinoma: clinical, morphological and therapeutic correlates. Histopathology 2013, 62: 59-70（卵巣癌の生物学的特性に関するレビュー）
12) Enomoto T, Weghorst CM, Inoue M, et al: K-ras activation occurs frequently in mucinous adenocarcinomas and rarely in other common epithelial tumors of the human ovary. Am J Pathol 1991, 139: 777-785（粘液性癌において *KRAS* 遺伝子変化が高頻度であった最初の報告）

13) Mok SC, Bell DA, Knapp RC, et al: Mutation of K-ras protooncogene in human ovarian epithelial tumors of borderline malignancy. Cancer Res 1993, 53: 1489-1492（*KRAS* 変異が境界悪性腫瘍に認められた最初の報告）
14) Ratner ES, Keane FK, Linder R, et al: A KRAS variant is a biomarker of poor outcome, platinum chemotherapy resistance and a potential target for therapy in ovarian cancer. Oncogene 2012, 31: 4559-4566（*KRAS* 変異は予後不良因子であると報告）
15) Davies H, Bignell GR, Cox C, et al: Mutations of the BRAF gene in human cancer. Nature 2002, 417: 949-954（ヒト癌における *BRAF* 遺伝子変異の報告）
16) Matsumoto T, Yamazaki M, Takahashi H, et al: Distinct β-catenin and PIK3CA mutation profiles in endometriosis-associated ovarian endometrioid and clear cell carcinomas. Am J Clin Pathol 2015, 144: 452-463（内膜症関連卵巣癌における *CTNNB1*, *PIK3CA* 遺伝子プロファイルを調査した報告）
17) McAlpine JN, Wiegand KC, Vang R, et al: HER2 overexpression and amplification is present in a subset of ovarian mucinous carcinomas and can be targeted with trastuzumab therapy. BMC Cancer 2009, 9: 433（粘液性癌における *HER2* 異常）
18) Bewtra C, Watson P, Conway T, et al: Hereditary ovarian cancer: a clinicopathological study. Int J Gynecol Pathol 1992, 11: 180-187（Lynch 症候群）
19) Ketabi Z, Bartuma K, Bernstein I, et al: Ovarian cancer linked to Lynch syndrome typically presents as early-onset, non-serous epithelial tumors. Gynecol Oncol 2011, 121: 462-465（Lynch 症候群関連卵巣癌）
20) Niskakoski A, Kaur S, Renkonen-Sinisalo, et al: Distinct molecular profiles in Lynch syndrome-associated and sporadic ovarian carcinomas. Int J Cancer 2013, 133: 2596-2608（Lynch 関連卵巣癌と散発性卵巣癌の比較）
21) DeLeo AB, Jay G, Appella E, et al: Detection of a transformation-related antigen in chemically induced sarcomas and other transformed cells of the mouse. Proc Natl Acad Sci U S A 1979, 76: 2420-2424（p53 が発見された論文）
22) Okamoto A, Sameshima Y, Yokoyama S, et al: Frequent allelic losses and mutations of the *p53* gene in human ovarian cancer. Cancer Res 1991, 51: 5171-5176（卵巣癌における *TP53* 異常の最初の報告．筆者論文）
23) Cancer Genome Atlas Research Network: Integrated genomic analyses of ovarian carcinoma. Nature 2011, 474: 609-615（高異型度漿液性癌のエクソームシークエンス）
24) Patch AM, Christie EL, Etemadmoghadam D, et al: Whole-genome characterization of chemoresistant ovarian cancer. Nature 2015, 521: 489-494（高異型度漿液性癌の全ゲノムシークエンス）
25) Mavaddat N, Peock S, Frost D, et al: Cancer risks for BRCA1 and BRCA2 mutation carriers: results from prospective analysis of EMBRACE. J Natl Cancer Inst 2013, 105: 812-822（*BRCA1/2* 変異と癌化リスクについて）
26) Chen S, Iversen ES, Friebel T, et al: Characterization of *BRCA1* and *BRCA2* mutations in a large United States sample. J Clin Oncol 2006, 24: 863-871（25 と同様）
27) Bowtell DD: The genesis and evolution of high-grade serous ovarian cancer. Nat Rev Cancer 2010, 10: 803-808（高異型度漿液性癌のレビュー）

総論 3 卵巣腫瘍の画像診断

エッセンス

- 骨盤内腫瘤の鑑別診断は MRI で得られる T1 値，T2 値，造影効果，拡散係数など多彩な要素を駆使して行う必要がある．
- 悪性卵巣腫瘍の広がり診断には腹腔内播種の描出に優れる CT が有用である．また FDG-PET はとくに再発診断に優れており，必要に応じて用いられる．

I 卵巣腫瘍診療における画像診断の役割

卵巣・卵管からは極めて多種の腫瘍および腫瘍類似病変が発生し得る．これらの多くが腹部腫瘤や急性腹症といった非特異的な（すなわち鑑別診断に結びつかない）症状で受診し，鑑別診断の多くを画像に依存している．近年はいきなり CT が行われることも少なくないが，通常は経腹もしくは経腟超音波によって発見され，精査の必要のない機能性嚢胞が除外されて鑑別診断の段階に進む．

II 組織型推定に必要なモダリティと鑑別診断の基本

付属器腫瘍の画像による組織型の推定は，X 線被曝がなくコントラスト分解能にまさり，かつ多様な因子を用いて精査可能な MRI でなされなければならない．以下に MRI で用いられる主なシークエンスとそれによって得られる情報，実際の付属器腫瘍の鑑別に際して有用な点を述べる（表1）．

(1) T1 強調画像

水を多く含む組織が低信号に描出されるシークエンスであるが，その有用性は脂肪および血管外に逸脱した血液が高信号に描出されることにある．すなわち腹腔内外の脂肪が高信号を呈することから，これより信号の低い臓器組織，腫瘤の輪郭が明瞭化するので，これをトレースすることにより病変の由来臓器の特定や癒着の有無を知ることができる．また脂肪を含む腫瘍の代表格である成熟奇形腫（図1），血性の内容物を含み，周囲との癒着が診断の決め手となる内膜症性嚢胞（図2）の診断に有用なシークエンスである．

(2) T2 強調画像

水を多く含む組織が高信号を呈するシークエンスである．子宮においては内膜・junctional zone・漿膜側筋層の3層構造が明瞭化することから，子宮病変では，その局在の同定に役立つが，卵巣腫瘍においてはその内部構造を描出するのに優れている．すなわち自由水の豊富な液体部分は T2 強調画像で高信号を示し，同じ液体でも蛋白濃度の高い粘液（図3）や膿，充実部はより信号強度が低い．線維成分は細胞成分よりもさらに信号が低い（図4）．間質の線維成分と上皮の細胞成分の信号強度の差異や組織間に入り込んだ細胞外液の存在は病変の組織構築をよく反映する（図5）．しかし，その組織が真に充実性か否かを鑑別するためには，造影剤の投与を要することが多い（図3〜5）．

(3) 造影 T1 強調画像

現在，わが国において付属器腫瘍に対して使用可能な造影剤はガドリニウム製剤，すなわち細胞外液性の造影剤だけである．ガドリニウムは T1 短縮効果が強く，高濃度に造影剤が存在する領域が高信号に描出される．しかし病変の周囲には腹腔内外の脂肪織が豊富に存在し，これらに紛れて病変の増強効果が正確に評価できないことも多い．そこで造影後には次項に述べる脂肪抑制 T1 強調画像が用いられることが多い（図4, 5）．

表1 MRIの各シークエンスが反映する組織と鑑別診断にとくに有用な卵巣腫瘍

シークエンス	信号	反映する組織	鑑別診断にとくに有用な卵巣腫瘍
T1強調画像	高信号	脂肪，血液（還元型ヘモグロビン，メトヘモグロビン），膿，粘稠な液体	成熟奇形腫，子宮内膜症性嚢胞
	軽度低信号	充実性腫瘍	
	強い低信号	漿液性の液体	
T2強調画像	高信号	液体，壊死，浮腫の高度な組織，粘液の豊富な腫瘍	
	中間信号	充実性腫瘍	
	低信号	最近の出血，粘稠な液体，線維成分	線維腫
脂肪抑制T1強調画像	信号抑制あり	脂肪	成熟奇形腫，子宮内膜症性嚢胞
	信号抑制なし	血液，膿，粘稠な液体	
造影T1強調画像	増強効果あり	充実性成分	
	増強効果なし	嚢胞成分，壊死	
chemical shift imaging	opposed phaseで信号低下	微量の脂肪	成熟奇形腫，性索間質性腫瘍
拡散強調画像	拡散低下	細胞密度の高い腫瘍，膿，粘稠な液体	悪性リンパ腫，膿瘍
	拡散亢進	細胞密度の低い腫瘍，漿液性の液体	
dynamic contrast study	早期濃染	細胞密度の高い腫瘍	悪性腫瘍
	遅延性増強効果	線維成分の豊富な腫瘍，間質の浮腫，粘液腫様変性	線維腫
MR perfusion 灌流画像	K^{trans}, IAUGC*高値	血管新生の亢進	悪性腫瘍

*Initial Area Under the Gadolinium concentration Curve

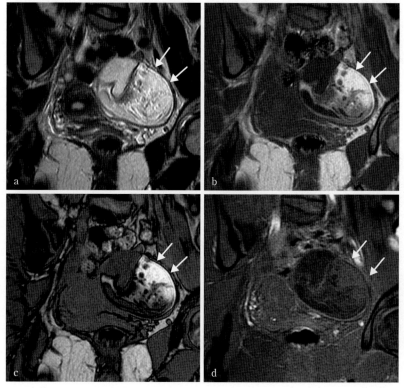

図1 27歳 成熟奇形腫：T2強調画像（a：冠状断，以下同様）で不均一な高信号を示す腫瘍の内容物（矢印）はin phaseのT1強調画像（b）で高信号を示す．多量の脂肪が塊として存在するので，微量の脂肪の検出に適するout of phaseのT1強調画像（c）では辺縁部を除いて信号変化を示さないが，脂肪抑制T1強調画像（d）では明瞭に信号抑制される．

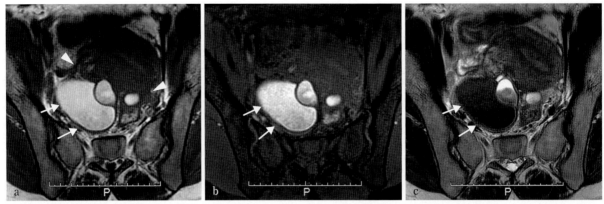

図2 38歳 子宮内膜症性嚢胞：T1強調画像（a：横断，以下同様）で子宮の後方に高信号の内容物を含む多房性嚢胞（矢印）を両側性に認め，子宮との間の脂肪織は消失している（▷）ことから，両者の癒着をうかがわせる．脂肪抑制T1強調画像（b）では明瞭に信号抑制され，T2強調画像（c）ではshading（内容物が背側を中心に低信号化すること）を示し，血性の内容物を含み周囲と癒着しながら発育する子宮内膜症性嚢胞の特徴を備えている．

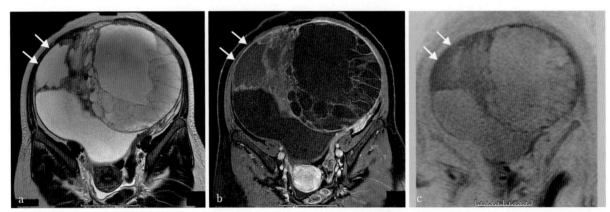

図3 44歳 粘液性境界悪性腫瘍：T2強調画像（a：斜冠状断，以下同様）で多数の隔壁で境された多彩な信号を示す巨大な腫瘤がみられ，造影脂肪抑制T1強調画像（b）にて，増強効果は被膜隔壁のみにとどまることから，嚢胞性腫瘍であることがわかる．典型的な粘液性腫瘍で，多数の細かな隔壁の存在は境界悪性以上の病変であることを示唆する．拡散強調画像では（c）一部の房が他に比べ強い拡散制限を示し（矢印），粘稠度の高い粘液を含むことがわかる．

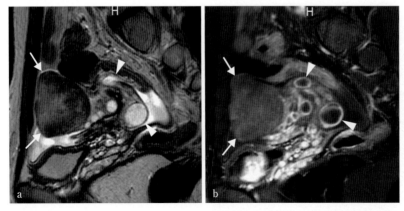

図4 29歳 線維腫：T2強調画像（a：矢状断，以下同様）で卵巣の前縁から突出する境界明瞭な，やや不均一だが信号強度の低い腫瘤（矢印）があり，造影脂肪抑制T1強調画像（b）にて，増強効果は健常卵巣組織内の卵胞や黄体の壁に比べ極めて弱い（▷）ことがわかる．やや多めの腹水の存在と併せ，典型的な線維腫である．

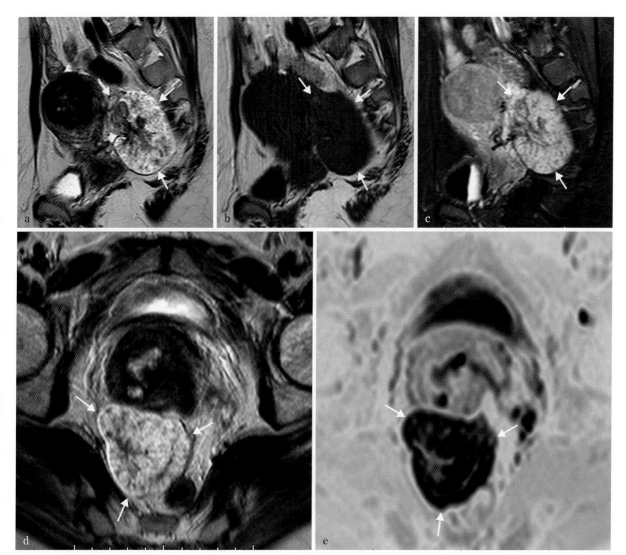

図5 46歳 漿液性境界悪性腫瘍：T2強調画像（a〜c：矢状断，d, e：横断）で辺縁が乳頭状の高信号，中心部に葉脈状の低信号を示す腫瘤があり，T1強調画像で一様な低信号（b）だが，造影脂肪抑制T1強調画像では辺縁の乳頭状部分がより強く増強される（c）．腫瘍細胞が密に増殖する乳頭状部分は拡散強調画像でも強い異常信号を示す（e）が，線維性の間質からなる葉脈状の部分では拡散が亢進している．典型的な漿液性腫瘍の形態である．

(4) 脂肪抑制T1強調画像

　脂肪を含む成熟奇形腫も，血液を含む子宮内膜症性嚢胞もT1強調画像では高信号を示すことから両者の鑑別に有用なシークエンスである（図1, 2）．脂肪抑制には種々の方法があるが，脂肪組織中のプロトンと水の中のプロトンの共鳴周波数の違いを利用して，前者の信号を選択的に抑制する方法が一般的である．脂肪と血液の分離のほか，腹腔内外の脂肪組織が高信号を呈するために，増強効果がわかりにくいという欠点を補う目的でも用いられる．

(5) chemical shift imaging（in phase & opposed phase）

　脂肪組織と水の中のプロトンは共鳴周波数が異なることから，両者の位相は周期的に同位相（in phase）と逆位相（opposed phase）を反復する．通常のMRIは脂肪と水のプロトンが同位相となるエコー時間に信号を収集するが，逆位相で信号収集を行うと，脂肪と水が互いの信号に打ち消し合うことから，両者が混在する組織では逆位相時に信号が低下する．これを利用して組織中の微量の脂肪を同定することができる．細胞質中に脂質を含有する副腎腺腫や脂肪肝の診断に用いられるが，成熟奇形腫では腫瘍の産生する皮脂成分が塊として存在する

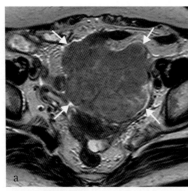
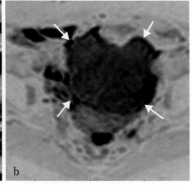

図6 76歳 悪性リンパ腫：T2強調画像（a：横断, 以下同様）で均一な中間信号を示す充実性腫瘤（矢印）があり, 拡散強調画像（b）にて極めて強い異常信号を示す. これは細胞密度の高い腫瘍であることを示唆し, リンパ腫や神経内分泌腫瘍にしばしば認められる所見である.

ことが多い（図1）ので，卵巣腫瘍の鑑別診断における有用性は高くない．

(6) 拡散強調画像

T2強調画像にmotion probing gradientを印加することにより組織中の水分子のブラウン運動を可視化したシークエンスである．一般的に悪性腫瘍では正常組織に比べ細胞密度が高いことから細胞間隙が狭く，水分子の拡散運動が障害されることを利用して，腫瘍の良悪性の鑑別に利用される．卵巣腫瘍においては，良性より悪性腫瘍のほうが見かけの拡散係数apparent diffusion coefficient（ADC）が低下している．ADCは絶対値として計測することができるので，視覚的のみならず，客観的評価が可能となる．拡散強調画像はT2強調画像にこのADCの因子が加わった画像で拡散の低下した領域が高信号となるが，背景のT2強調画像の影響が加わるので読影には注意が必要である．また後述するpositron emission tomography（PET）にならい，白黒反転表示して提示されることも多いので，この場合，拡散低下域は低信号域として描出される（図5, 6）．また嚢胞性腫瘤にあっては嚢胞内容物の粘稠度を反映して蛋白濃度の高い粘液，膿が異常信号を呈する（図3）ので，嚢胞性腫瘤においても付加する価値の高いシークエンスである．

(7) dynamic contrast enhancement（DCE）

造影剤投与後，経時的に同一部位を撮像して組織内の造影剤の動態を観察する方法である．多くの悪性腫瘍では血管新生が亢進しているので，造影剤投与後早期に強い増強効果を示すことが多いのに対し，線維腫（図4）に代表される間質に線維成分が豊富で，かつ乏血性の腫瘍においては，細胞外液腔に造影剤が到達するのに時間がかかることから，質的診断の一助に用いられる．

(8) MR perfusion（灌流画像）

DCEの時間分解能を密にして画像を収集し，その時間濃度曲線を解析し，血管から腫瘍間質への造影剤の移行係数（K^{trans}）などを求め，主として腫瘍の血管新生を数値化して表示する．腫瘍の良悪性の鑑別のほか，放射線照射や化学療法後の治療効果の判定に資する．

上記の各シークエンスにより描出される組織成分に加え，腫瘍の形態が鑑別診断の基本となることはいうまでもない（表2）．摘出標本の肉眼所見や病理組織所見を反映した特徴的な形態をもつ腫瘍も一部であるが存在する．漿液性腫瘍，とくに境界悪性腫瘍はその代表例で，卵巣表層上皮から卵巣外もしくは囊胞壁から内腔に向かって乳頭状の充実部を形成し，その辺縁部は乳頭状に増殖する上皮成分の間に腹水や嚢胞内容液が入り込むことからT2強調画像で高信号，中心部には乳頭の先端近くまで線維性の間質が葉脈状に分布する低信号域を配して描出される（図5）．粘液性腫瘍は漿液性腫瘍に比べ巨大な多房性嚢胞を形成することが多く，各房の大きさ，内容物の信号の多彩な，いわゆるステンドグラス腫瘍（図3）を形成する．病理組織学的にも原発性と転移性の粘液性腫瘍（多くは結腸癌の転移）はしばしば鑑別が問題となるが，転移では腫瘍を構成する房の大きさと内容

表2 特徴的な形態を示す卵巣腫瘍

組織分類	腫瘍	特徴的所見	所見の詳細	備考
上皮性腫瘍	漿液性腫瘍	papillary architecture and internal branching	T2強調画像で高信号の乳頭状構造を低信号の葉脈状構造が支える	境界悪性腫瘍で顕著
	粘液性腫瘍	stained glass appearance	多彩な信号を示す多房性嚢胞	
	ブレンナー腫瘍	T2強調画像で骨格筋と同程度の低信号	悪性では信号強度が上昇する	粘液性腫瘍との共存が多い
胚細胞腫瘍	成熟奇形腫	fat-fluid level	T1強調画像で高信号の脂肪と低信号の液体が液面を形成する	いずれも脂肪の存在がkeyとなる画像所見である
		chemical shift	嚢胞内の脂肪成分と非脂肪成分がその境界面で"縁取り"を形成する	
		palm tree appearance	毛髪に付着した皮脂やケラチンが形成する椰子の木のような形態の構造	
	卵巣甲状腺腫	T1強調画像で高信号，T2強調画像で低信号の嚢胞内容物	甲状腺コロイドもしくは出血を反映	
		凹凸のある輪郭をもった多房性嚢胞	粘液性腫瘍より粘稠な内容物が腫瘤辺縁を変形させる	
		CTで高吸収	甲状腺ホルモンがヨードを含むため	
	未熟奇形腫	scattered fat and calcification	腫瘍の充実部内に細かな石灰化や脂肪が散布された像を形成する	成熟奇形腫とオーバーラップあり
	未分化胚細胞腫	線維血管性隔壁	充実性腫瘍内を境するT2強調画像で低信号，造影される隔壁構造	
	卵黄嚢腫瘍	出血を伴う壁の薄い多血性嚢胞	T1強調画像で高信号を示す嚢胞内容物 隔壁に栄養血管を示すflow void（血流による信号欠損）	腫瘍マーカーとしてAFPが重要
性索間質性腫瘍	線維腫 線維莢膜細胞腫	T2強調画像で高信号		屡々変性による高信号部分を伴う
		delayed weak enhancement	dynamic contrast study が必須	
	顆粒膜細胞腫	出血を伴う壁の厚い多房性嚢胞	隔壁や被膜はT2強調画像で低信号を示す	左記は典型例で実際には多彩
	硬化性間質性腫瘍	pseudo-lobular pattern	T2強調画像で高信号の浮腫性の間質に高細胞密度の低信号部分が島状に浮遊	
		centripetal enhancement	dynamicで辺縁から中心部に向かう増強効果	
二次性腫瘍	転移性腫瘍	T2強調画像で低信号，よく増強される充実部	転移性腫瘍の新生血管と反応性の莢膜化過剰反応，線維化を反映	主として胃癌の転移
		境界明瞭な非浸潤性腫瘍		
		多房性嚢胞性腫瘍	原発性粘液性腫瘍に比べ嚢胞の大きさ，信号強度は多彩さに欠ける	主として大腸癌の転移
	悪性リンパ腫	follicle preserving sign	腫瘤辺縁の皮質領域に小嚢胞として卵胞が残存	広汎性浮腫と共通だが細胞密度が異なる
		強い拡散制限を呈する充実性腫瘤	高い細胞密度を反映	
腫瘍様病変	子宮内膜症性嚢胞	T1強調画像で高信号の内容物	血性の内容物を反映	
		T2強調画像でshading	高信号からなる液体の一部が低信号化すること	
		多房性，周囲との癒着	T1強調画像で周囲組織との間に介在する脂肪織の高信号が消失	直腸や子宮の癒着による牽引も
	卵巣卵管膿瘍	拡散強調画像で強い異常信号	粘稠な膿では水分子の拡散制限を生ずる	主たる起炎菌はクラミジア
		嚢胞壁の最内層がT1強調画像で高信号	嚢胞壁での激しい炎症に伴うヘモジデリン沈着	
	広汎性浮腫	浮腫により腫大した残存する卵胞が浮遊	T2強調画像で高信号の背景により高信号の小嚢胞が浮遊	不完全な卵巣茎捻転で誘発される

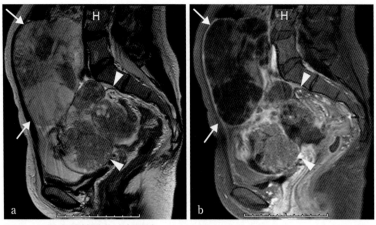

図7　38歳 転移性腫瘍（結腸癌）：子宮の右後方（▷）と左上方（矢印）に各々卵巣由来と考えられる腫瘤があり，前者のほうがT2強調画像（a：矢状断，以下同様）で信号強度が低く，造影脂肪抑制T1強調画像（b）で増強効果を有する充実部が豊富であるが，類似した多房性嚢胞性腫瘍である．両側性であることに加え，原発性卵巣粘液性腫瘍（図3）に比べ内容物の信号強度が均一で隔壁が厚く"汚らしい"ことが転移性粘液性腫瘍の特徴である．また充実部がT2強調画像で低信号を示し，充実性成分が豊富であるにもかかわらず浸潤傾向に乏しいことも転移性腫瘍の特徴である．

物の信号強度が卵巣原発の粘液性腫瘍に比べ，均一なことが多い．また転移性腫瘍はしばしば両側性で，原発性卵巣粘液性腫瘍に比べ，大きさの小さいことが多い．さらに，浸潤癌であっても原発性卵巣粘液性腫瘍が充実部をもつことは少ないが，転移性腫瘍ではしばしばT2強調画像で信号強度の低い充実部を有し，かつ周囲への浸潤傾向に乏しい（図7）．

　近年，multi-parametric MRIという考え方が急速に広まりつつある．これは前立腺癌のMRI診断で広く用いられている方法だが，卵巣腫瘍の良悪性の鑑別，また良性，境界悪性，悪性の鑑別に有用であるとの報告が婦人科領域でも相次いでいる．悪性度の高い腫瘍では血管新生が亢進し，細胞密度が高いという病理組織学的事実にもとづき，主として拡散強調画像やDCEが用いられる．筆者はこの手法はとくにT2強調画像で信号強度の低い充実性腫瘍の鑑別診断に有用であると考えている．すなわち線維腫に代表される，間質に線維成分に富む良性腫瘍は通常T2強調画像で信号強度が低く，経静脈性造影剤が間質に拡散するのに時間がかかるので，DCEでは造影剤投与後，長時間が経過してようやく一部が増強されるにとどまる．一方，転移性腫瘍や癌線維腫もその線維成分の豊富さから，T2強調画像で低信号を示し，しばしば非浸潤性の境界明瞭な腫瘍を形成する．しかしこれらの腫瘍では悪性腫瘍特有の血管密度の増加を反映して，DCEでは早期から濃染する．拡散強調画像でも，線維腫では細胞間に多量の線維成分が介在するために細胞密度は比較的低く，拡散制限はみられないことが多いが，腫瘍細胞の密に存在する腫瘍では，強い拡散制限を示す．ただし良性腫瘍でもブレンナー腫瘍や莢膜細胞腫では，純粋な線維腫に比べ拡散制限も，血管密度も高い傾向にあり，オーバーラップがあるので評価に際しては注意が必要である．

　以上に述べたシークエンスは常にすべてが撮像されるわけではなく，必要に応じて取捨選択される（病理組織診断における免疫組織化学染色に類似する）．また鑑別診断以前の問題として，目的とする腫瘍が真に付属器由来であるか否かについても十分な観察が必要で，常に子宮や，直腸をはじめとする消化管との連続性には留意する必要がある．さらに腫瘍が片側性か両側性か（漿液性癌や転移性腫瘍は両側性である頻度の高い腫瘍である），スキャン範囲に腹腔内播種やリンパ節転移はないか，子宮の形態に異常はないか（顆粒膜細胞腫をはじめとするエストロゲン産生腫瘍では，閉経後に萎縮するはずの子宮が大きく，内膜が肥厚していることがある．また，同時多発癌か，一方が他方の転移かが問題となるが，類内膜癌では子宮内膜にも病変を伴うことが多い），といった点も鑑別診断の重要なヒントになる．

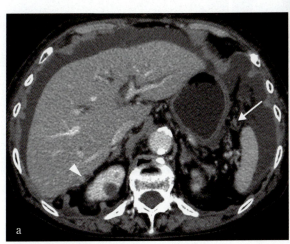
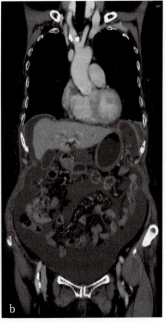

図8 85歳 卵巣癌（漿液性癌）腹腔内播種：CTはMRIに比べスライス厚を薄く設定することが可能なので，微小な播種を明瞭に描出する．本例ではモリソン窩（a：横断，▷）や胃脾間膜（矢印）に播種を確認できる．また横断像を任意の方向に再構成することにより，病変の広がりを立体的に把握できる．本例では鎖骨上窩までスキャンしており，冠状断（b）で腹水を伴う腹腔内播種があるが，胸水や鎖骨上窩リンパ節は伴わないことが一目瞭然である．

III 臨床進行期分類に必要なモダリティと診断の実際

　上記のような種々のMRI所見から，ひとたび卵巣悪性腫瘍であることが確定的になった場合は，次は臨床進行期の診断に移る．卵巣腫瘍の多くが上皮性悪性腫瘍，すなわち癌腫であり，欧米に比べるとその割合は低いが漿液性癌の頻度が最も高い．このため漿液性癌の主たる転移経路である腹腔内播種の診断が重要である．海外では診療報酬が高額なことから，付属器腫瘍の診断にMRI，CTの双方を用いることに否定的な意見が多く，拡散強調画像でCTと同等以上の診断能が得られるとの報告もあるが，短時間に横隔膜下から骨盤底まで一度にスキャンすることができるCTのほうが利点が多い．とくに近年はisotropic imaging（スライス厚を薄くすることによりXY方向だけでなくZ軸方向の空間分解能を向上させ，スキャン後に矢状断や冠状断，3D画像の作成を可能とする技法）の活用で，腹腔内播種をより立体的にとらえることが可能となっている（**図8**）．

　リンパ節転移の検索においては，近年，拡散強調画像の有用性，すなわち陽性リンパ節のADCが陰性リンパ節に比べ低いとの報告がなされているが，オーバーラップも多く，また視覚的に差異を認識することは困難で実際の臨床現場で応用するのは難しいと筆者は考えている．

　^{18}F-fluoro deoxy glucose（FDG）を核種として用いるPETも進行期の決定や再発の早期発見に有用である．FDGはグルコーストランスポーターにより細胞質内に取り込まれ，解糖系酵素のhexokinaseの作用により代謝されるが，ブドウ糖の代謝産物であるグルコース6リン酸と異なりFDG6リン酸はそれ以上代謝が進行することなく細胞内に蓄積するので，滞留した^{18}Fが放出した陽電子の消滅放射線を検知することでFDGの体内での分布を知ることができる．一般に悪性腫瘍ではグルコーストランスポーターの過剰発現や，hexokinaseの活性亢進により，正常細胞よりも糖代謝が亢進している．このため悪性腫瘍ではFDGの局所集積度が増すことから，FDG-PETが病変の良悪性の鑑別，転移・再発の診断に用いられている（**図9**）．PETではFDG局所への集積の程度をstandardized uptake value（SUV）として定量的に評価することができるので，SUV値が良悪性

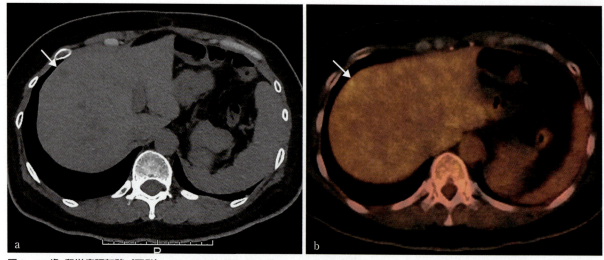

図9 47歳 卵巣癌肝転移（再発）PET：卵巣漿液性癌ⅢC期に対し，手術と化学療法後5年．非造影CT（a）で認められる肝S8の結節（矢印）にはFDGの集積が明瞭（b：PET-CT）で転移と診断できる．

の鑑別に用いられることも多いが，炎症性病変でもSUVが上昇するなどオーバーラップも多く，注意深い読影を要する．これに対し，再発診断におけるFDG-PETの他のモダリティに対する優位性は確立しているが，施行可能施設が限られること，高価であることから術前・術後ともルーチンに用いることは推奨されない．

Ⅳ 21世紀の新知見

拡散強調画像が多くの施設でルーチンに撮像されるようになり，従来のT1値，T2値，造影剤による増強効果に加え細胞密度の情報が鑑別診断に加わり，MRIによる鑑別診断，病変の広がり診断の精度が向上した．また今世紀に急速に普及したFDG-PETは，主として再発巣の早期発見や広がり診断に寄与している．

（田中優美子）

文献
1) Outwater EK, Dunton CJ: Imaging of the ovary and adnexa: clinical issues and applications of MR imaging. Radiology 1995, 194: 1-18（MRIによる付属器腫瘍の鑑別診断のUSに対する優位性を詳述した論文）
2) Siegelman ES, Outwater EK: Tissue characterization in the female pelvis by means of MR imaging. Radiology 1999, 212: 5-18（MRIの信号パターンと構成組織の対比の観点から付属器腫瘍の詳細な鑑別診断について述べた論文）
3) Jung SE, Lee JM, Rha SE, et al: CT and MR imaging of ovarian tumors with emphasis on differential diagnosis. Radiographics 2002, 22: 1305-1325（MRIでの信号パターンにCTで得られる知見も加えて付属器腫瘍の鑑別診断について述べた総説）
4) Vargas HA, Barrett T, Sala E: MRI of ovarian masses. J Magn Reson Imaging 2013, 37: 265-281（従来のMRIの信号パラメータにダイナミックコントラストスタディと拡散強調画像の知見を加えて付属器腫瘍の鑑別診断について述べた総説）
5) Lai CH, Lin G, Yen TC, et al: Molecular imaging in the management of gynecologic malignancies. Gynecol Oncol 2014, 135: 156-162（FDG-PETをはじめとする分子イメージングの婦人科腫瘍診療における現状と将来展望について述べた総説）
6) 田中優美子：産婦人科の画像診断．金原出版，東京，2014（付属器腫瘍の画像診断の要諦を網羅した和書）

総論 4 卵巣がんの治療

エッセンス

- 卵巣上皮性悪性腫瘍（卵巣癌）の標準治療は手術とそれに続く化学療法である．手術の目的は組織型の確定と surgical staging を行うことであり，手術の目標は最大限の腫瘍減量を行うことである．標準的化学療法はパクリタキセル＋カルボプラチン（TC）療法である．
- 表層上皮性境界悪性腫瘍や性索間質性腫瘍に対する手術は卵巣癌に対するものと同様であるが，系統的リンパ節郭清は不要で縮小手術が可能である．
- 胚細胞腫瘍は若年者に好発し，妊孕性温存手術が必要となる場合が多いが，ブレオマイシン＋エトポシド＋シスプラチン（BEP）療法が奏効し，治癒率は高い．
- 今後は卵巣癌の遺伝子発現サブタイプや *BRCA* 遺伝子変異の有無を調べ，ベバシズマブや olaparib の治療効果を予測し，個別化医療を行う時代になると考えられる．

I 卵巣上皮性悪性腫瘍（卵巣癌）

(1) 手術療法

術前・術中に卵巣癌 I 期が予想される症例では，両側付属器摘出術および子宮全摘術の施行，腹腔細胞診（腹水もしくは洗浄腹水），大網切除術，腹膜内各所の腹膜生検，骨盤から傍大動脈までのリンパ節郭清もしくは生検を行う．後腹膜リンパ節への転移頻度は，組織型では漿液性癌で頻度が高く，組織学的分化度（Grade）では Grade 3 ほど転移頻度が高い．なお粘液性癌は虫垂原発である可能性もあり，粘液性癌を疑う際には虫垂切除を行うことも考慮する．それ以外の組織型の場合，卵巣癌における虫垂の切除意義は確立していない．これら癌の広がりを検索するステージング手術は，病理組織学的に進行期を決定し，術後治療を省略できる症例を抽出する観点から勧められる術式であり，ステージング手術自体が直接予後を改善するかどうかのエビデンスはまだない．術後診断で I A 期，I B 期かつ Grade 1 の症例に対しては術後治療なしとして経過観察が可能である．また，Grade 2 でもステージング手術が十分に行われた I A 期，I B 期では再発のリスクが低く，術後治療を行わなくとも良好な予後が得られているとの報告がある[1]．

一方，進行卵巣癌においては術後の残存腫瘍径は予後と相関し，残存腫瘍径が小さいほど予後が良い．よって手術に際しては病巣の完全摘出を目指した最大限の腫瘍減量術 primary debulking (cytoreductive) surgery (PDS) を行うのが原則である．しかし進行癌で広汎な腹膜播種や転移巣を伴うために完全摘出が不可能と予想される症例，大量腹水症例，全身状態不良症例，血栓症などの重篤な合併症症例に対しては，術前化学療法 neoadjuvant chemotherapy (NAC) を数サイクル施行後の手術 interval debulking surgery (IDS) を考慮する．ランダム化比較試験によって，ⅢC・Ⅳ期では，NAC 後に IDS を行う群は，PDS 群と同等の無増悪生存期間 (PFS) と全生存期間 (OS) を示し，周術期合併症が軽減することが示されている[2]．

(2) 妊孕性温存手術

卵巣癌患者に対する妊孕性温存手術の基本術式は患側付属器摘出術および大網切除術である．さらにステージング手術として，腹腔細胞診＋骨盤・傍大動脈リンパ節郭清あるいは生検±対側卵巣生検±腹腔内各所の生検を行う．リンパ節郭清に関して，進行期 I 期かつ組織型が粘液性癌あるいは類内膜癌の場合は転移の頻度が低く，生検による検索にとどめることが許容される．進行期 I 期かつ Grade 1 の上皮性腫瘍症例においては，対側卵巣

への顕微鏡的転移はまれであり，術後癒着による不妊症を避けるために，肉眼的に正常な対側卵巣生検の省略は許容される．また，同時発生の子宮内膜癌を除外するために子宮内膜細胞診や組織診を行うことも考慮する．

妊孕性温存手術が推奨される病理学的条件として，組織型が漿液性癌，粘液性癌，類内膜癌で，進行期ＩA期，分化度がGrade 1またはGrade 2の場合である．また，卵巣癌患者において妊孕性温存手術が考慮されるのは，組織型が漿液性癌，あるいは粘液性癌，類内膜癌で，進行期ＩC期（片側卵巣限局，腹水細胞診陰性），分化度がGrade 1またはGrade 2の場合，そして，組織型が明細胞癌で進行期ＩA期の場合である[1]．病理診断の結果が妊孕性温存を判断する根拠となるが，術中迅速診断で判断するのは無理があり，永久標本による正確な病理診断に委ねて待機する必要がある．

妊孕性温存に際しては，病理学的な条件以外に下記のような臨床的な条件も重要である．①患者本人が妊娠への強い希望をもつこと．②妊娠可能な年齢であること（これは40歳未満を妥当とする報告がある[1]）．③婦人科腫瘍に精通した病理専門医による診断，および婦人科腫瘍に精通した婦人科医における注意深い腹腔内検索が可能であること．そして，④卵巣癌や乳癌に対する遺伝的素因がないこと．わが国でも*BRCA*遺伝子変異検査に関する対応について，今後コンセンサスを作っていく必要がある．さらに術前には，患者と家族に，術後の病理結果によっては妊孕性温存不可と判断し再手術を行うこともあることを説明し，同意を得る必要がある．また，治療後の長期にわたる厳重な経過観察についても説明し，出産後の手術の完遂なども話し合う必要がある．

(3) 化学療法

卵巣癌に対する現在の標準化学療法はパクリタキセル＋カルボプラチン（TC）療法である．何らかの理由でTC療法を施行できない場合は，ドセタキセル＋カルボプラチン（DC）療法や，シスプラチンあるいはカルボプラチン単剤療法が考慮される[1]．TC療法に新規化学療法薬を加えても，予後の改善は認められない．一方，わが国における臨床試験によって，weeklyパクリタキセル＋カルボプラチンの併用療法（dose-dense TC）は，TC療法に比して，PFSおよびOSの延長を認め[3,4]，dose-dense TC療法が今後標準治療となる可能性がある．

シスプラチンの腹腔内投与が静脈内投与に比して有意に生存に寄与するとの報告が複数ある[5,6]が，処置の煩雑さ，腹膜刺激による腹痛，局所の炎症，カテーテルの閉塞などの問題から，標準治療として広く普及するには至っておらず，投与レジメンについても確立されていない．

卵巣癌の中でも明細胞癌と粘液性癌はTC療法に抵抗性である．そのため，明細胞癌を対象とし，TC療法とイリノテカン＋シスプラチン療法を比較する臨床試験が実施されたが，それらの間では予後の差は認められなかった[7]．現在のところ組織型の違いによって，化学療法レジメンの変更を行うべきとするエビデンスはない．

(4) 分子標的薬

卵巣癌に対して，わが国で承認されている分子標的薬は血管内皮増殖因子vascular endothelial growth factor（VEGF）に対する抗体薬ベバシズマブである．卵巣癌に対する初回化学療法において，TC療法にベバシズマブを追加することにより，PFSの延長が認められた[8,9]．再発卵巣癌でも，プラチナ製剤感受性再発患者に，カルボプラチン＋ゲムシタビンへのベバシズマブの上乗せ効果が確認され[10]，プラチナ製剤抵抗性再発患者でも，化学療法へのベバシズマブの上乗せ効果が確認された[11]．これまでOS延長をもたらした結果はまだ報告されていないが，ベバシズマブは卵巣癌に有効な薬剤といえる．副作用として，消化管穿孔，血栓症，高血圧，蛋白尿などが報告されており，使用する際には，慎重な患者選択と，適切な副作用のモニターが必要である．

(5) 再発卵巣癌の治療

再発癌において，初回化学療法終了後から再発までの期間disease-free interval（DFI）と再発癌に対する化学療法の奏効率は相関し，DFIが6ヵ月以上の再発ではプラチナ製剤感受性，6ヵ月未満の再発症例ではプラチナ製剤抵抗性と判断される．タキサン製剤についても同様に評価される．プラチナ抵抗性癌に対しては，初回治療と交差耐性のないものを選択するとともに，毒性を考慮して単剤による治療を選択する必要がある．プラチナ感受性再発癌に対しては，プラチナ製剤を含む多剤併用療法が選択される．しかし再発癌に対する化学療法の奏効期間は初回化学療法の奏効期間を超えることはない．DFIが6ヵ月以上で，腫瘍の摘出が可能と考えられる症例では，secondary debulking（cytoreductive）surgeryが有効な場合がある．また，放射線治療は症状の緩

和を主な目的として施行される．再発癌は難治性であることから，治療の限界を十分に認識してその方法や適応を検討する必要がある．

II 浸潤性インプラントおよび，表層上皮性境界悪性腫瘍

(1) 手術療法

2015年版の「卵巣腫瘍・卵管癌・腹膜癌取扱い規約　臨床編（第1版）」では，浸潤性インプラントは卵巣癌に分類されることになった[12]が，2015年版の「卵巣がん治療ガイドライン（第4版）」では，境界悪性腫瘍に分類されており[1]，本稿ではここに記載する．浸潤性インプラントおよび表層上皮性境界悪性腫瘍に対する基本術式は，卵巣癌同様に両側付属器摘出術＋子宮全摘術＋大網切除術であり，これにステージング手術，腫瘍減量術を加える．とくに浸潤性腹膜インプラントは再発リスクがあり，術中に大網も含めた腹腔内精査を行うことが重要である．ただし早期例においては縮小手術も可能である．リンパ節転移陽性群と陰性群の予後に差はなく，系統的リンパ節郭清は不要である．腫大リンパ節を認めた場合には，生検により病理学診断を得る必要があるが，転移陽性であったとしてもその予後は良好である．頻度は2〜3%とまれではあるが浸潤癌として再発をきたすことがある．

早期の妊孕性温存症例に対しては原則として患側の付属器摘出術を行う．境界悪性腫瘍の嚢腫摘出術は付属器摘出術に比較して再発率が高いため，患者に十分な説明を行い，インフォームドコンセントを得ておく必要がある．卵巣癌とは異なり再発した場合でも，腫瘍の追加切除術を行うことで良好な予後が得られる．

(2) 化学療法

卵巣癌とは異なり，化学療法の有用性は証明されていない．早期の境界悪性腫瘍に対する術後化学療法は生存率を改善しない．一方，進行例では治療効果は認められるものの，ランダム化比較試験が存在しないため，確立された治療方針や化学療法のレジメンはない．NCCNのガイドラインでは，浸潤性インプラントの症例に対しては，経過観察もしくは卵巣癌に準じた治療を行うことが考慮されるとしている[13]．化学療法レジメンとしては，卵巣癌に準じてプラチナ・タキサン製剤が用いられる[13]．

III 胚細胞腫瘍

(1) 手術療法

胚細胞腫瘍は進展が早いため，早期診断のうえ，すみやかに治療を開始する．胚細胞腫瘍は10〜20代の若年層に好発し，化学療法に感受性が高く，95%程度が片側性である．したがって，妊孕性温存手術が選択肢の一つとなることが多い．妊孕性温存手術は予後に影響を及ぼさないとされる[14]．妊孕性を温存する症例では片側付属器切除＋腹腔細胞診を行い，腹腔内各所を注意深く観察する．術後の癒着や卵巣機能不全による不妊症を惹起しかねないので肉眼的に異常がなければ不必要な対側卵巣の生検は避ける．ディスジャーミノーマでは10〜15%が両側性であるため，対側卵巣のより慎重な観察が必要である．III，IV期であっても，妊孕性温存を要する症例では片側付属器摘出術にとどめることが可能である[15]．術中迅速病理検査の診断精度には限界があるため，過剰手術にならないように再手術の可能性も含めて術前に十分なインフォームドコンセントを得る必要がある．また，成熟奇形種の診断で嚢腫核出術を施行した後，未熟奇形腫（Grade 3）I期と診断された場合に，患側の付属器摘出術を追加すべきであるか，あるいは経過観察とするかに関しては，一定の見解が得られていない．

妊孕性温存が不要な場合は上皮性卵巣癌の手術に準じる[13]．ただし，ディスジャーミノーマIA期と未熟奇形腫（Grade 1）I期では片側付属器摘出術を施行で経過観察してもよい[15]．ディスジャーミノーマIA期（ステージング手術不適切例を含む）では補助療法なく経過観察して再発しても，化学療法が奏効するため，長期生存が可能である．III，IV期の進行症例では子宮全摘術，可及的転移巣切除術が標準術式となる．術後早期の化学療法の開始が必要であり，系統的リンパ節郭清や尿管切除，腸切除といった侵襲の大きな術式は避ける[15]．しかし，腫瘍減量術が進行期症例に対して，症例によっては有用であるという報告もある[14]．悪性卵巣胚細胞腫瘍の臨床進行期I期において，後腹膜リンパ節郭清や後腹膜リンパ節転移は予後に影響しないとされている．

(2) 化学療法

　1970 年代以前の悪性卵巣胚細胞腫瘍の報告では，手術のみの治療が行われた場合，進行例での治癒率はほぼゼロ，Ⅰ期でも 5～20% であった[14]．そして，ビンクリスチン，ダクチノマイシン，シクロフォスファミドによる VAC 療法により治癒率は 50% まで向上した．その後ブレオマイシン，エトポシド，シスプラチンからなる BEP 療法（3～4 コース）により，治癒率は早期ではほぼ 100%，進行例でも少なくとも 75% 以上にまで治療成績は向上してきた．なお，ⅠA 期のディスジャーミノーマと，ⅠA 期かつ Grade 1 の未熟奇形腫は，術後ルーチンで化学療法を行わなくとも，厳重な経過観察を行い再発した場合に BEP 療法を行うという戦略でも良好な予後が期待できる[14]．

　BEP 療法による良好な治療成績を保つためには，①むやみに薬剤投与量を減量しない，②むやみに薬剤を変更しない，③治療スケジュールを厳守することが肝要である．なお，治療により完治した若年のサバイバーは治療後に，卵巣の機能低下だけでなく，不安感の持続，高血圧症，二次発がんのリスクにも留意しておくべきである．

　初回化学療法終了後の再発例に対してはビンブラスチン+イホスファミド+シスプラチン（VeIP）療法，エトポシド+イホスファミド+シスプラチン（VIP）療法，パクリタキセル+イホスファミド+シスプラチン（TIP）療法が施行される．NCCN のガイドラインでは二次化学療法として TIP 療法が推奨されている[13]．

(3) 放射線療法

　卵巣胚細胞腫瘍のうちディスジャーミノーマは精巣のセミノーマと同様，放射線感受性の高い腫瘍である．このためシスプラチンを含む多剤化学療法が出現する以前の 1980 年代半ばまでは，放射線療法はディスジャーミノーマ症例の多くで行われていた．しかし 1980 年代後半以降は，化学療法によってより良好な治療成績が得られたこと，放射線療法では消化器などの急性毒性が化学療法より強く，また妊孕性の温存も不可能であることなどから，ディスジャーミノーマに対する放射線療法はほとんど行われなくなった．現在では放射線療法は，化学療法が困難な症例に対する根治照射や化学療法抵抗性の再発症例に対しての対症的治療に限定されている．

Ⅳ　性索間質性腫瘍

(1) 手術療法

　性索間質性腫瘍の手術では，卵巣癌に準じたステージング手術に加えて，腹膜播種病巣があれば病巣の完全摘出を目指した最大限の腫瘍減量 maximum debulking を行う[13]．本腫瘍においてはリンパ節転移陽性が極めてまれと考えられ，リンパ節郭清・生検は省略可能である[13]．ただし，本腫瘍は術前に卵巣癌との鑑別が困難な場合があり，組織型によっては術中の迅速病理診断の精度が高くないため，その場合はリンパ節郭清・生検も含んだステージング手術を施行すべきである[13]．

　また，顆粒膜細胞腫においては，子宮内膜癌が 10% 以下の頻度で合併すると報告されている[16]．したがって，顆粒膜細胞腫が疑われる症例では術前の子宮内膜の評価は必須であり，さらに，子宮摘出例においては手術中に摘出子宮の内膜の評価が重要である．

　妊孕性温存手術に関しては，顆粒膜細胞腫やセルトリ・ライディッヒ細胞腫の 95% は片側性で，Ⅰ期の予後は良好であり，ⅠA 期であれば対側卵巣の温存は可能である[16]．なお，対側卵巣の生検を支持している報告はない．ⅠC 期以上の場合，再発例が増加するため，対側卵巣の温存には慎重な対応が必要である．

(2) 化学療法

　性索間質性腫瘍に対する化学療法は，第Ⅲ相臨床試験が施行されていないが，進行・再発症例に対する臨床試験の結果から，本腫瘍に対する化学療法は有効と考えられる．初回手術時に残存病巣が存在する症例，再発例や臨床進行期Ⅰ期の高危険群およびⅡ期以上の再発リスクが高いと判断される症例には，PVB 療法（シスプラチン+ビンブラスチン+ブレオマイシン），BEP 療法，タキサン・プラチナ製剤との併用療法などの，プラチナ製剤を含む化学療法が行われる[13]．

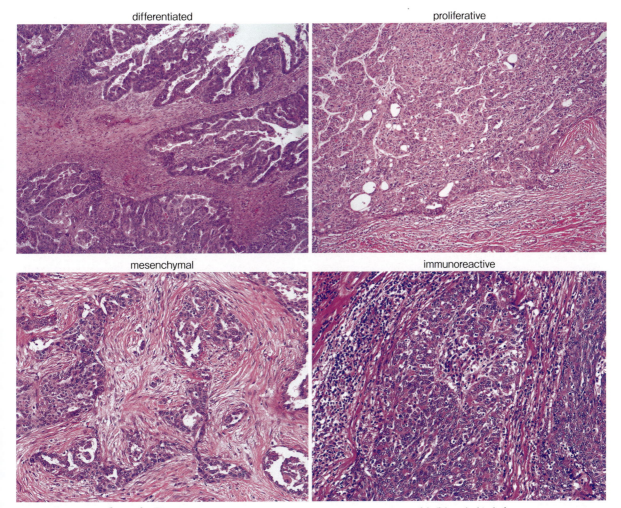

図1 HGSOC のサブタイプの図：differentiated, proliferative, mesenchymal, immunoreactive それぞれのサブタイプ.

(3) 放射線療法

放射線療法は，初回手術時に残存病巣が存在する症例，再発例や臨床進行期Ⅱ期以上の，再発リスクが高いと判断される症例に対しては，治療手段の一つになり得る[13].

V 21世紀の新知見

卵巣癌の中で最も高頻度かつ予後不良の高異型度漿液性癌 high-grade serous ovarian carcinoma（HGSOC）について，The Cancer Genome Atlas（TCGA）プロジェクトによりゲノムワイドな解析結果が報告された．その結果，HGSOC は遺伝子発現プロファイルにより mesenchymal, immunoreactive, proliferative, differentiated の4つの分子サブタイプに分類されることが明らかになった[17]．それら4サブタイプ間では予後が異なり，mesenchymal は予後不良で，immunoreactive は予後良好である．最近われわれは，それら4サブタイプが病理組織学的な特徴をもち，mesenchymal は著明な desmoplastic reaction, immunoreactive は著明なリンパ球浸潤，proliferative は充実性増殖，differentiated は乳頭状増殖を示すことを見いだした（図1）．そして，mesenchymal はプラチナ製剤抵抗性を示すがタキサン製剤感受性を示し，タキサン中心の化学療法レジメンが有用である可能性を示した[18]．またベバシズマブは immunoreactive では無効であるが[19]，proliferative と mesenchymal では有効と報告された[20]．このように，分子サブタイプは予後のみならず，薬剤感受性とも関連する可能性があ

る．

　また，米国食品医薬品局（FDA）は 2014 年 12 月に，生殖細胞系列の *BRCA* 遺伝子変異を有し，3 レジメン以上の化学療法の治療歴を有する卵巣癌患者に対する治療薬として，ポリ ADP リボースポリメラーゼ（PARP）阻害薬である olaparib を迅速承認した．FDA は同時にコンパニオン診断検査である BRACAnalysis CDx®も承認した．正式承認されるためには，2015 年 8 月現在実施されている第Ⅲ相臨床試験の全面的審査が必要となる．さらにわが国でも現在，第Ⅲ相試験が行われている．このように，卵巣癌においても，遺伝子異常の有無を調べ，それにもとづいて分子標的療法を行う時代になろうとしている．

（松村謙臣，小西郁生）

文献

1) 日本婦人科腫瘍学会編：卵巣がん治療ガイドライン 2015 年版（第 4 版），金原出版，東京，2015（わが国における卵巣がん治療のためのガイドライン）
2) Vergote I, Tropé CG, Amant F, et al: Neoadjuvant chemotherapy or primary surgery in stage ⅢC or Ⅳ ovarian cancer. N Engl J Med 2010, 363: 943-953（卵巣癌ⅢC〜Ⅳ期における，NAC＋IDS と PDS の間の第Ⅲ相ランダム化比較試験）
3) Katsumata N, Yasuda M, Takahashi F, et al: Dose-dense paclitaxel once a week in combination with carboplatin every 3 weeks for advanced ovarian cancer: a phase 3, open-label, randomised controlled trial. Lancet 2009, 374: 1331-1338（卵巣癌において，TC 療法に比して dose-dense TC 療法が PFS を延長させることを示した）
4) Katsumata N, Yasuda M, Isonishi S, et al: Long-term results of dose-dense paclitaxel and carboplatin versus conventional paclitaxel and carboplatin for treatment of advanced epithelial ovarian, fallopian tube, or primary peritoneal cancer（JGOG 3016）: a randomised, controlled, open-label trial. Lancet Oncol 2013, 14: 1020-1026（卵巣癌において，TC 療法に比して dose-dense TC 療法が OS を延長させることを示した）
5) Armstrong DK, Bundy B, Wenzel L, et al: Intraperitoneal cisplatin and paclitaxel in ovarian cancer. N Eng J Med 2006, 354: 34-43（Ⅲ期卵巣癌において，腹腔内 TP 療法は，静脈投与の TP 療法に比して予後を改善させることを示した）
6) Elit L, Oliver TK, Covens A, et al: Intraperitoneal chemotherapy in the first-line treatment of women with stage Ⅲ epithelial ovarian cancer: a systematic review with metaanalyses. Cancer 2007, 109: 692-702（化学療法薬の腹腔内投与が静脈投与に比してⅢ期卵巣癌の予後を改善させることをメタアナリシスで示した）
7) Okamoto A, Sugiyama T, Hamano T, et al: Randomized phase Ⅲ trial of paclitaxel/carboplatin（PC）versus cisplatin/irinotecan（CPT-P）as first-line chemotherapy in patients with clear cell carcinoma（CCC）of the ovary: a Japanese Gynecologic Oncology Group（JGOG）/GCIG study. J Clin Oncol 2014, 32: 5s（Suppl; abstr 5507）（卵巣明細胞癌における TC 療法と CPT-P 療法のランダム化比較試験）
8) Burger RA, Brady MF, Bookman MA, et al: Incorporation of bevacizumab in the primary treatment of ovarian cancer. N Engl J Med 2011, 365: 2473-2483（卵巣癌において TC 療法にベバシズマブを加えることで PFS を延長させることを示した）
9) Perren TJ, Swart AM, Pfisterer J, et al: A phase 3 trial of bevacizumab in ovarian cancer. N Engl J Med 2011, 365: 2484-2496（卵巣癌において TC 療法にベバシズマブを加えることで PFS を延長させることを示した）
10) Aghajanian C, Blank SV, Goff BA, et al: OCEANS: a randomized, double-blind, placebo-controlled phase Ⅲ trial of chemotherapy with or without bevacizumab in patients with platinum-sensitive recurrent epithelial ovarian, primary peritoneal, or fallopian tube cancer. J Clin Oncol 2012, 30: 2039-2045（プラチナ感受性再発卵巣癌において，化学療法にベバシズマブを加えると PFS が延長することを示した）
11) Pujade-Lauraine E, Hilpert F, Weber B, et al: Bevacizumab combined with chemotherapy for platinum-resistant recurrent ovarian cancer: The AURELIA open-label randomized phase Ⅲ trial. J Clin Oncol 2014, 32: 1302-1308（プラチナ抵抗性再発卵巣癌において，化学療法にベバシズマブを加えると PFS が延長することを示した）
12) 卵巣腫瘍・卵管癌・腹膜癌取扱い規約　臨床編（第 1 版）．金原出版，東京，2015
13) Ovarian Cancer including Fallopian Tube Cancer and Primary Peritoneal Cancer（Version 2.2013）. NCCN Clinical Practice Guidelines in Oncology（NCCN の卵巣がん治療ガイドライン）
14) Gershenson DM: Management of ovarian germ cell tumors. J Clin Oncol 2007, 25: 2938-2943（卵巣胚細胞腫瘍についてのレビュー）
15) NCI Ovarian Germ Cell Tumors treatment（PDQ®）Health Professional Version（09/10/2012）（NCI による卵巣胚細胞腫瘍のガイドライン）
16) Colombo N, Parma G, Zanagnolo V, et al: Management of ovarian stromal cell tumors. J Clin Oncol 2007, 25: 2944-2951（卵巣間質細胞腫瘍についてのレビュー）
17) Cancer Genome Atlas Research Network: Integrated genomic analyses of ovarian carcinoma. Nature 2011, 474: 609-615（TCGA による，卵巣高異型度漿液性癌のエクソームなどのゲノムワイドな解析結果）
18) Murakami R, Matsumura N, Mandai M, et al: Establishment of a novel histopathological classification of high-grade serous ovarian carcinoma correlated with prognostically distinct gene expression subtypes. Am J Pathol 2016, 186: 1103-1113（卵巣高異型度漿液性癌の遺伝子発現サブタイプと相関する病理組織亜分類を提唱した）
19) Gourley C, McCavigan A, Perren T, et al: Molecular subgroup of high-grade serous ovarian cancer（HGSOC）as a predictor of outcome following bevacizumab. J Clin Oncol 2014, 32: 5s（Suppl; abstr 5502）（卵巣高異型度漿液性癌の遺伝子発現サブタイプとベバシズマブ感受性の関連を示した）
20) Winterhoff BJN, Kommoss S, Oberg AL, et al: Bevacizumab and improvement of progression-free survival（PFS）for patients with the mesenchymal molecular subtype of ovarian cancer. J Clin Oncol 2014, 32: 5s（Suppl; abstr 5509）（卵巣癌の遺伝子発現サブタイプとベバシズマブ感受性の関連を示した）

総論 5 遺伝性乳癌卵巣癌

エッセンス

- 遺伝性乳癌卵巣癌は，*BRCA1* 遺伝子あるいは *BRCA2* 遺伝子の生殖細胞系変異に関連した遺伝性疾患であり，本疾患の家系内には乳癌ならびに卵巣癌が高率に発症する．
- 欧米においてはすでに，遺伝性乳癌卵巣癌における将来的な卵巣癌の発症を予防する目的で，risk-reducing salpingo-oophorectomy（RRSO）が広く行われており，早期発見や死亡率の減少などその有効性が明らかにされている．
- *BRCA* 遺伝子変異に関連した卵巣癌と散発性の卵巣癌との比較において，腫瘍の組織型や組織学的異型度，さらには臨床進行期や予後などに関して，両者はそれぞれ異なる臨床病理学的特性を有している．
- 近年，遺伝性乳癌卵巣癌の分子生物学的特性を基盤として開発された PARP 阻害薬の有効性が示されており，これらの分子標的治療は卵巣癌に対する将来的な個別化治療へと展開される可能性がある．
- *BRCA* 遺伝子変異保有者に対する RRSO によって摘出された卵巣および卵管の詳細な病理組織学的検討の結果から，骨盤腔内に進展する漿液性癌が卵管上皮を起源として発生している可能性が指摘されている．

I 遺伝性乳癌卵巣癌

　家族性腫瘍とは家系内に癌の異常集積を示す腫瘍性疾患であり，家族集積性を広く包含する臨床用語である．これには単一遺伝子が責任遺伝子として関与し，常染色体優性遺伝形式を示す遺伝性腫瘍のほか，非腫瘍性病変を一次形質として発症し，常染色体劣性遺伝形式を示す高発癌性遺伝性疾患が含まれる．その中で，遺伝性腫瘍の原因となる責任遺伝子には，癌遺伝子，癌抑制遺伝子，ミスマッチ修復遺伝子があり，癌の易罹患性に関与するこれらの遺伝子の生殖細胞系変異がメンデルの法則に従って次の世代へと遺伝する．1990 年代に遺伝性疾患の原因遺伝子が相次いで同定された結果，現在では遺伝性腫瘍の診断は種々の遺伝子検査によって診断することが可能となっている．婦人科領域における代表的な遺伝性腫瘍としては，*BRCA1* 遺伝子あるいは *BRCA2* 遺伝子の変異に関連した遺伝性乳癌卵巣癌 hereditary breast and ovarian cancer（HBOC）や，ミスマッチ修復遺伝子である *MSH2* や *MSH6* などの異常による Lynch 症候群，さらには Peutz-Jeghers 症候群や Cowden 症候群などがあげられる（表1）．

　遺伝性乳癌卵巣癌は，*BRCA1* 遺伝子あるいは *BRCA2* 遺伝子の生殖細胞系変異に関連した遺伝性疾患であり，家系内に乳癌あるいは卵巣癌の異常集積性を示す．*BRCA1* 遺伝子および *BRCA2* の遺伝子変異は，他の遺伝性腫瘍と同様に常染色体優性遺伝の形式をとるため，性別にかかわらず，50％の確率で次の世代へと遺伝子変異が受け継がれる．*BRCA1* 遺伝子は，1994 年に Miki らによって遺伝性乳癌卵巣癌の原因遺伝子の一つとしてクローニングされた[1]．これは，17 番染色体長腕（17q21）に位置し，DNA 損傷修復，転写調節，クロマチンリモデリングなどに関与している．さらに，1995 年に Wooster らは，*BRCA1* 遺伝子変異陰性である男性乳癌を含む乳癌家系の解析から，13 番染色体長腕（13q13）に位置する *BRCA2* 遺伝子のクローニングに成功した[2]．癌抑制遺伝子として機能する *BRCA* 遺伝子は「ゲノムの管理人 caretaker」として多様な機能を有してお

表1 婦人科領域に関する遺伝性腫瘍

原因遺伝子	染色体転座	発生する腫瘍の種類	疾患名	遺伝形式
BRCA1	17q21	乳癌，卵巣癌，前立腺癌	遺伝性乳癌卵巣癌	常染色体優性遺伝
BRCA2	13q13	乳癌，卵巣癌，前立腺癌，膵癌，Fanconi貧血	遺伝性乳癌卵巣癌	常染色体優性遺伝
			Fanconi貧血	常染色体劣性遺伝
MLH1	3p21.3	子宮体癌，卵巣癌，大腸癌，その他	Lynch症候群	常染色体優性遺伝
MSH2	2p22-p21	子宮体癌，卵巣癌，大腸癌，その他	Lynch症候群	常染色体優性遺伝
MSH6	2p16	子宮体癌，卵巣癌，大腸癌，その他	Lynch症候群	常染色体優性遺伝
PMS2	7p22	子宮体癌，卵巣癌，大腸癌，髄様癌，グリオーマ	Lynch症候群	常染色体優性遺伝
STK11/LKB1	19q13.3	卵巣癌，子宮頸部悪性腺腫，卵巣性索間質性腫瘍，小腸過誤腫，その他	Peutz-Jeghers症候群	常染色体優性遺伝
FH	1q42.1	子宮平滑筋腫，腎癌	遺伝性子宮平滑筋腫，腎癌	常染色体優性遺伝
PTEN	10q22-q23	子宮体癌，乳癌，甲状腺癌，子宮平滑筋腫	Cowden症候群	常染色体優性遺伝

り，ゲノム安定化に関与している．そして，その機能不全は遺伝子不安定性につながり，最終的に細胞の癌化を引き起こすことになる．

BRCA1遺伝子あるいはBRCA2遺伝子に変異が認められる女性では，乳癌や卵巣癌に加え，卵管癌や腹膜癌の発症リスクが高まることが示されている．一般に卵巣癌罹患の生涯リスクは約1％とされているが，BRCA遺伝子の変異を有する女性の卵巣癌の生涯発症危険率は，BRCA1変異保有者で36～63％，BRCA2変異保有者では10～27％と報告されている．遺伝性乳癌卵巣癌における乳癌発症の平均年齢は，BRCA1変異保有者で43歳，BRCA2変異保有者では47歳であり，卵巣癌ではそれぞれ52歳と62歳であることから，多くの症例で乳癌のほうが卵巣癌よりも若年で発症する．したがって，遺伝性乳癌卵巣癌における乳癌発症後の卵巣癌の発症リスクの評価ならびに適切なスクリーニング，さらには発症予防の対策は極めて重要な側面を担っている．

NCCNガイドライン2014年版における遺伝性乳癌卵巣癌の検査基準を表2に示す[3]．遺伝性乳癌卵巣癌の発症リスクに関して，以下の条件に当てはまる場合には遺伝カウンセリングやBRCA遺伝子検査を勧める根拠となる．すなわち，患者自身が45歳以下で乳癌を発症した場合，50歳以下で複数箇所に乳癌が認められた場合，60歳以下でトリプルネガティブ乳癌と診断された場合，さらには家系内の血縁者に乳癌や卵巣癌，膵臓癌および前立腺癌の発症がみられた場合，などが一次検査基準の条件として掲げられている．なお，日本産科婦人科学会の「用語集・用語解説集編集委員会（片渕秀隆委員長）」で改訂作業が進められている中で，hereditary breast and ovarian cancerの和訳として「遺伝性乳癌卵巣癌」を使用する方向で検討されており，本稿ではこの用語に統一した．

II 遺伝性乳癌卵巣癌における卵巣癌スクリーニングと卵巣癌発症予防としてのRRSO

欧米においてはすでに，遺伝性乳癌卵巣癌の遺伝カウンセリングやBRCA遺伝子検査，そしてそれにもとづくスクリーニングおよび治療方針の決定などは，日常診療で広く行われている現状にある．卵巣癌に対するスクリーニング法として経腟超音波断層法検査や血清CA125測定が施行されているが，卵巣癌の早期発見および死亡率の低下に寄与しないことから有効性に乏しいとされてきた[4]．しかし近年では，スクリーニングの対象者に対するリスク評価を詳細に検討，分類することで，スクリーニングの有効性が高まる可能性が示されている．現在，英国ならびに米国において，BRCA1遺伝子およびBRCA2遺伝子変異を有する，あるいは卵巣癌に関連した家族歴を有するハイリスク女性を対象とした卵巣癌スクリーニングに関する前方視的な臨床研究（UK FOCSSならびにGOG-199）が行われている．先に示されたUK FOCSSの第I相試験の結果では，年に1回以上の頻回のスクリーニングと適切な外科的介入が卵巣癌の早期発見につながることが示されており[5]，今後の解析結果が待たれるところである．

現在欧米においては，遺伝性乳癌卵巣癌における将来的な卵巣癌の発症を予防する目的で，RRSOが行われて

表2 遺伝性乳癌卵巣癌の検査基準（NCCNガイドライン2014年版より抜粋）

1. *BRCA1/2* 遺伝子変異のある家族がいる
2. 乳癌患者のうち，以下の条件を1つ以上満たすもの
    1) 45歳以下発症
    2) 50歳以下発症で　2つ以上の原発乳癌
       年齢を問わず近親者に乳癌患者がいる
       家族歴が不明，あるいは限定的にしかわからない
    3) 60歳以下発症で　トリプルネガティブ（ER PR HER2）乳癌患者
    4) 年齢かかわらず　1名以上の50歳以下発症の近親者乳癌患者がいる
       2名以上（年齢不問）の近親者乳癌患者がいる
       1名以上の近親者上皮性卵巣癌患者がいる
       2名以上の膵臓癌または前立腺癌（Gleason>7）がいる
3. 上皮性卵巣癌/卵管癌/腹膜癌患者
4. 男性乳癌患者
5. 膵臓癌または前立腺癌（Gleason>7）のうち
   2名以上の近親者乳癌/卵巣癌/膵臓癌/前立腺癌の家族歴がある
6. 家族歴で以下の条件を満たすもの
    1) 第1度または第2度近親者が上記基準に合致する
    2) 第3度近親者が乳癌または卵巣癌患者であり，さらに2名以上の乳癌および卵巣癌の近親者がいる

おり，卵巣癌の早期発見および死亡率の減少などその有効性が証明されている．2008年に報告された2,840人の *BRCA1* 遺伝子および *BRCA2* 遺伝子変異を有する女性のメタアナリシスでは，RRSOを施行した症例における卵巣癌および卵管癌の発症リスクが統計学的な有意差をもって減少することが示された[6]．さらに1974年から2008年までに登録された2,482人の *BRCA* 遺伝子変異保有者における前方視的な多施設共同のコホート研究の結果が報告された[7]．その解析では，乳癌の既往にかかわらず，RRSOが *BRCA* 遺伝子変異保有者における卵巣癌発症リスクを有意に低減することが明らかとなった[7]．また，RRSO施行後の生存率に関する検討において，RRSOを施行した症例ではRRSOを行っていない症例と比較して，卵巣癌，乳癌，および原因を問わずすべての死亡率を低下させることが示された[7]．これらの解析の結果を踏まえて，NCCNガイドライン2014年版では，35～40歳の出産終了時あるいは家系内で最も早い卵巣癌診断年齢を考慮した年齢でのRRSOを推奨している．わが国における「卵巣がん治療ガイドライン2015年版[3]」では，「遺伝カウンセリング体制ならびに病理医の協力体制が整っている施設において，倫理委員会による審査を受けた上で，日本婦人科腫瘍学会婦人科腫瘍専門医が臨床遺伝専門医と連携してRRSOを行うことが推奨される」と明記されている．とくに，遺伝性疾患は人種や地域による差異が顕著であることから，*BRCA* 遺伝子検査およびRRSOの有効性評価のためには，日本人を対象とした臨床研究が重要であることは論をまたない．

III 遺伝性乳癌卵巣癌に関連した卵巣癌の臨床病理学的特性

BRCA1 遺伝子および *BRCA2* 遺伝子変異に関連した卵巣癌と，通常みられる散発性の卵巣癌との比較において，両者は臨床病理学的にそれぞれ異なる性質を有することが知られている．*BRCA* 遺伝子変異陽性ならびに陰性の女性における卵巣癌の組織型の割合を表3[8]に示す．漿液性癌が全体に占める割合は，*BRCA* 遺伝子変異陽性の卵巣癌においては63～86%であり，これは *BRCA* 遺伝子変異陰性の卵巣癌と比較して高率である．また，組織学的異型度G3の頻度をみると，*BRCA* 遺伝子変異陰性の卵巣癌と比較して，*BRCA* 遺伝子変異陽性の卵巣癌では63～74%と有意に高い割合を示している（表3）．これらの結果は，*BRCA* 遺伝子変異陽性の卵巣癌とhigh-grade漿液性癌との強い関連性を示唆するものである．その他，*BRCA* 遺伝子変異保有者における粘液性癌の発生は極めてまれであることが報告されている．*BRCA* 遺伝子変異の有無と境界悪性卵巣腫瘍の発生頻度に関する検討では，*BRCA1* 遺伝子あるいは *BRCA2* 遺伝子変異を有する47家系に発生した全86例の悪性卵巣腫瘍において1例も境界悪性腫瘍がみられなかったことが報告されている．以上の結果を鑑みると，*BRCA* 遺伝子変異を有する卵巣癌においては，散発性の卵巣癌とは異なる発癌機構が存在することが推察される．さら

表3 BRCA1/2遺伝子変異に関連した卵巣癌と散発性の卵巣癌の臨床病理学的特徴

検討項目		BRCA1/BRCA2遺伝子変異陽性の女性（%）	BRCA1/BRCA2遺伝子変異陰性の女性（%）
組織型	漿液性癌	63〜86	44〜59
	類内膜癌	6〜12	7〜14
	粘液性癌	0〜6	9〜23
	その他の癌	7〜8	0〜6
組織学的異型度	G1〜2	21〜38	38〜40
	G3	63〜74	48〜58
臨床進行期	Ⅰ期	12〜17	21〜43
	Ⅱ期	2〜19	8〜17
	Ⅲ〜Ⅳ期	72〜81	40〜71

（文献8を一部改変）

に，過去に報告されたDNAマイクロアレイを用いた網羅的な遺伝子解析においても，BRCA遺伝子変異を有する卵巣癌と非家族性の卵巣癌ではそれぞれ異なる遺伝学的背景を有することが示されており，これらの解析結果は発癌機構を含めた分子遺伝学的な特性が両者で異なることの証左である．

　遺伝性乳癌卵巣癌に関連した卵巣癌の臨床進行期に関するこれまでの報告では，BRCA遺伝子変異陽性の卵巣癌は散発性の卵巣癌と比較して，Ⅲ・Ⅳ期の進行癌で診断される症例が多く，Ⅰ期で診断される症例が有意に少ないことが示されている（表3）．その一方で，BRCA遺伝子変異を有する卵巣癌は，散発性の卵巣癌と比較してその予後が良好であることが明らかにされている．2008年にTanらは，BRCA遺伝子変異を有する卵巣癌の22症例と非家族性の卵巣癌の44症例における治療および予後を比較した後方視的検討において，BRCA遺伝子変異陽性の卵巣癌は非家族性卵巣癌と比較して，統計学的な有意差をもって予後が良好であることを示した[9]．加えて，多変量解析による検討においても，BRCA遺伝子変異の有無は全生存期間および初回再発後の生存期間に関して，独立した予後因子であることが見出されている．一方，初回化学療法による完全奏効率の比較では，BRCA遺伝子変異陽性の卵巣癌の81.8%に対して非家族性卵巣癌は43.2%であり，明確な有意差が示されている．さらに，白金製剤を含む二次あるいは三次化学療法の奏効率においても，BRCA遺伝子変異を有する卵巣癌は非家族性卵巣癌と比べ有意に高い奏効率を示している（二次化学療法：91.7%対40.9%，三次化学療法：100%対14.3%）[9]．これまで報告されたin vitroでの基礎的解析において，BRCA遺伝子がアポトーシス作用を介する抗癌剤感受性に関与することが示されており，BRCA遺伝子変異を有する腫瘍細胞では抗癌剤に対する感受性が亢進していることが実験的に証明されている．

Ⅳ 遺伝性乳癌卵巣癌におけるPARP阻害薬の有効性

　散発性の卵巣癌においては，BRCA1遺伝子およびBRCA2遺伝子の体細胞変異を示すことは少ないとされているが，その一方で遺伝子プロモーターの高メチル化あるいはヘテロ接合性の消失によるBRCA1およびBRCA2の機能不全（BRCAness）は多くの症例でみられることが報告されている．そして近年，これらBRCA機能不全を示す腫瘍に対して，分子標的薬であるpoly（ADP-ribose）polymerase（PARP）阻害薬を用いた新たな治療戦略が展開されている．PARP阻害薬は，一本鎖DNAの修復に深く関わるPARPを阻害することで，合成致死（synthetic lethality）機構によりBRCA機能不全によって癌化した細胞に対して特異的に細胞死を誘導する．

　2014年にLancet Oncology誌において，PARP阻害薬の有効性に関する第Ⅱ相試験の結果が報告された[10]．この臨床試験では，再発したプラチナ製剤感受性のhigh-grade漿液性癌265症例（PARP阻害薬投与群136例，プラセボ群129例）を対象として，PARP阻害薬であるolaparibによる経口維持療法の治療効果が検証された．その解析の結果，BRCA遺伝子変異の有無にかかわらず，PARP阻害薬投与群ではプラセボ群と比較して無増悪生存期間が有意に延長することが示された（PARP阻害薬投与群：8.4ヵ月対プラセボ群：4.8ヵ月）．遺伝性乳癌卵巣癌に関連した卵巣癌では，その発症にDNAの修復機構の異常が深く関与しており，散発性の卵巣癌と

は異なる分子遺伝学的背景を有している．遺伝性乳癌卵巣癌に対する分子生物学的特性を基盤とした病態の解明は，有望な新規分子標的薬の開発，さらには将来的な個別化治療へとつながっていくことが期待される．

V 遺伝性乳癌卵巣癌に関連した漿液性癌における発癌機構についての新たな概念

卵巣癌は腹腔内の不可視領域より発生することから，その発生母細胞を含めた発癌機構についてはいまだ解明されておらず，様々な議論が交わされている．従来，卵巣癌の起源は卵巣表層上皮 ovarian surface epithelium（OSE）であることが自明の理としてとらえられてきたが[11]，近年における BRCA 遺伝子変異保有者に対する RRSO によって摘出された卵巣および卵管の網羅的な病理組織学的検討の結果から，骨盤腔内に進展する漿液性癌が卵管上皮を起源としている可能性が示されている．2006 年に Medeiros らは，BRCA 遺伝子変異を有する女性に対して RRSO が施行された症例において，Sectioning and Extensively Examining the FIMbriated end（SEE-FIM）と呼ばれる卵管の全長に及ぶ網羅的な病理学的検討を行った．その結果，肉眼的に異常が認められなかった卵管遠位部，とくに卵管采上皮において漿液性卵管上皮内癌 serous tubal intraepithelial carcinoma（STIC）が高頻度にみられることが示された[12]．同様に，骨盤腔内に進展した散発性の漿液性癌の摘出組織を詳細に検討した報告においても，2/3 以上の症例に STIC が併存していることが明らかにされた．したがって，これらの現象は，BRCA 遺伝子変異の有無にかかわらず，ある一定の頻度で骨盤腔内に進展する漿液性癌の発生に STIC が関与している可能性を示唆している．漿液性癌の発癌機構の究明のためには，骨盤腔内に進展した漿液性癌の病理組織学的診断において，STIC の好発部位である卵管采を含む卵管遠位部の網羅的な観察を行うことが必要であり，その重要性は今後さらに高まっていくであろう．

VI 21 世紀の新知見

BRCA 遺伝子変異保有者に対する RRSO の摘出組織の病理組織学的検討を端緒として，卵管采における STIC を起源とする漿液性癌の組織発生論が提唱された．

遺伝性乳癌卵巣癌の分子生物学的特性を基盤として開発された PARP 阻害薬は，卵巣癌に対する将来的な個別化治療へと展開される可能性がある．

(本原剛志，片渕秀隆)

文献
1) Miki Y, Swensen J, Shattuck-Eidens D, et al: A strong candidate for the breast and ovarian cancer susceptibility gene BRCA1. Science 1994, 266: 66-71（遺伝性乳癌卵巣癌の原因遺伝子の一つとして BRCA1 遺伝子がクローニングされた）
2) Wooster R, Bignell G, Lancaster J, et al: Identification of the breast cancer susceptibility gene BRCA2. Nature 1995, 378: 789-792（男性乳癌を含む乳癌家系の解析から，BRCA2 遺伝子がクローニングされた）
3) 日本婦人科腫瘍学会編：卵巣がん治療ガイドライン 2015 年版．金原出版，東京，2015（遺伝性乳癌卵巣癌の検査基準が示された）
4) Buys SS, Partridge E, Black A, et al: Effect of screening on ovarian cancer mortality. The Prostate, Lung, Colorectal and Ovarian (PLCO) cancer screening randomized controlled trial. JAMA 2011, 305: 2295-2303（卵巣癌に対するスクリーニングは卵巣癌の死亡率の低下に寄与しない）
5) Rosenthal AN, Fraser L, Manchanda R, et al: Results of annual screening in phase I of the United Kingdom familial ovarian cancer screening study highlight the need for strict adherence to screening schedule. J Clin Oncol 2013, 31: 49-57（卵巣癌のハイリスク女性を対象とした頻回のスクリーニングと適切な外科的介入は卵巣癌の早期発見につながる）
6) Kauff ND, Domchek SM, Friebel TM, et al: Risk-reducing salpingo-oophorectomy for the prevention of BRCA1- and BRCA2-associated breast and gynecologic cancer: a multicenter, prospective study. J Clin Oncol 2008, 26: 1331-1337（BRCA 遺伝子変異保有者におけるメタアナリシスの結果，RRSO を施行した症例において卵巣癌の発症リスクが有意に減少することが示された）
7) Domchek SM, Friebel TM, Singer CF, et al: Association of risk-reducing surgery in BRCA1 or BRCA2 mutation carriers with cancer risk and mortality. JAMA 2010, 304: 967-975（RRSO を施行した症例では BRCA 遺伝子変異保有者の卵巣癌発症リスクを有意に低減する）
8) Pal T, Permuth-Wey J, Betts JA, et al: BRCA1 and BRCA2 mutations account for a large proportion of ovarian carcinoma cases. Cancer 2005, 104: 2807-2816（BRCA 遺伝子変異に関連した卵巣癌と散発性の卵巣癌との比較において，両者は臨床病理学的に異なる特性を有している）
9) Tan DS, Rothermundt C, Thomas K, et al: "BRCAness" syndrome in ovarian cancer: a case-control study describing the clinical features and outcome of patients with epithelial ovarian cancer associated with BRCA1 and BRCA2 mutations. J Clin Oncol 2008, 26: 5530-5536（BRCA 遺伝子変異を有する卵巣癌は非家族性の卵巣癌と比較して抗癌剤感受性が高く予後が良好である）
10) Ledermann J, Harter P, Gourley C, et al: Olaparib maintenance therapy in patients with platinum-sensitive relapsed serous ovarian cancer: a preplanned retrospective analysis of outcomes by BRCA status in a randomised phase 2 trial. Lancet Oncol 2014, 15: 852-861（再発したプラチナ製剤感受性の high-grade 漿液性癌を対象として PARP 阻害薬の治療効果を検証した結果，PARP 阻害薬の有効性が示された）
11) Okamura H, Katabuchi H, Ohba T: What we have learned from isolated cells from human ovary? Mol Cell Endocrinol 2003, 202: 37-45（ヒト OSE を用いた発癌モデルの樹立によって，卵巣癌が OSE を起源としている可能性が示された）
12) Medeiros F, Muto MG, Lee Y, et al: The tubal fimbria is a preferred site for early adenocarcinoma in women with familial ovarian cancer syndrome. Am J Surg Pathol 2006, 30: 230-236（卵管の全長に及ぶ網羅的な病理学的検討の結果，卵管采上皮に STIC が高頻度にみられることが示された）

総論 6 卵巣腫瘍細胞診断の基礎

> ### エッセンス
> - 卵巣腫瘍細胞診は手術材料の捺印細胞診が主であるが，腹水，腹腔内洗浄液，擦過，圧挫などからも採取，作製される．
> - 判定はまず検体の適正・不適正を判断した後，陽性・疑陽性・陰性の3つのカテゴリーで報告する．
> - 悪性と境界悪性の鑑別を細胞診のみで判断するのは困難な場合が多い．
> - 組織型が推定できる場合は記載する．

「細胞診ガイドライン1 婦人科・泌尿器 2015 年版」[1]（以下，ガイドライン）で卵巣腫瘍も取り上げられた．本稿はこのガイドラインに沿った内容である．WHO 分類は 2014 年に改訂された（第4版）[2]．また FIGO 進行期分類（2014年）（FIGO2014）は発生に関する新たな知見，共通する主な組織型，さらに臨床的管理の類似性より「卵巣癌，卵管癌，原発性腹膜癌」を包括して病理的な分類が改定されている[3]．

I 報告様式

報告様式は，ガイドラインでは卵巣腫瘍について下記のように提示されている[1]．

陽性：悪性または境界悪性腫瘍の細胞を認める．
疑陽性：悪性または境界悪性腫瘍の細胞が疑われる．
陰性：良性の腫瘍細胞を認める，または反応性の異型や炎症細胞がみられる．
検体の適正・不適正を判断し，不適正の場合はその理由を記載する．

腹腔洗浄細胞診などでは，生理食塩液などを用いるので，細胞異型の膨化・細胞質の空胞化・核の淡明化などを生じる．また捺印や穿刺細胞診では乾燥が起こりやすい．

なお改訂された WHO 分類 第4版（2014年）で腺癌 adenocarcinoma は癌 carcinoma に変更された．また漿液性癌は高異型度漿液性癌 high-grade serous carcinoma と低異型度漿液性癌 low-grade serous carcinoma に分類されているのでそれに準じる[2,3]．

II 卵巣腫瘍の細胞所見

(1) 上皮性（間質性）腫瘍

上皮成分からなる腫瘍である．良性腫瘍（腺腫），境界悪性腫瘍，悪性腫瘍（癌）に分類される．一部に間質成分を伴う腺線維腫・ブレンナー腫瘍も含まれる．

漿液性腫瘍：漿液性腺腫では立方状ないしは円柱状の上皮細胞がシート状の細胞集塊を形成する．境界悪性腫瘍は乳頭状発育，細胞密度が低く，細胞異型も軽度である（図1, 2）．漿液性癌は球状あるいは乳頭状の発育を示す．高異型度漿液性癌では散在性に存在することが多い．腫瘍細胞は異型が強く核は類円形で大小不同があり，核縁は肥厚している．クロマチンは粗大顆粒状で，1～数個の核小体を有す．球状ないしは乳頭状の細胞集塊を呈する．砂粒体を伴うことがある（図3～5）．低異型度漿液性癌の頻度は約5%と低い．結合性は比較的強く，核は類円形でクロマチンは微細顆粒状に分布し，細胞質はライトグリーン好性で一部に空胞状を呈することがある．比較的均一な細胞集塊である．

粘液性腫瘍：粘液性腺腫は粘液を豊富にもち，核異型のない極性の保たれた細胞が平面状に配列し，核も円形あ

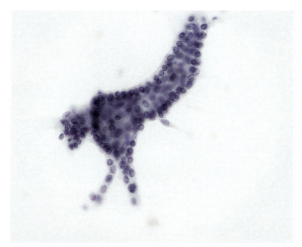

図1 漿液性境界悪性腫瘍（40代）：検体は腹水．腫瘍細胞は1〜2層で軽度の大小不同を示し，クロマチンは細顆粒状である．
対物40倍（Pap染色）

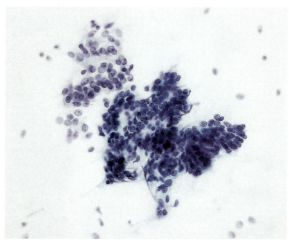

図2 漿液性境界悪性腫瘍（40代）：検体は腹水．腫瘍細胞は軽度の重積，核は軽度の大小不同を示し，クロマチンは細顆粒状である．
対物40倍（Pap染色）

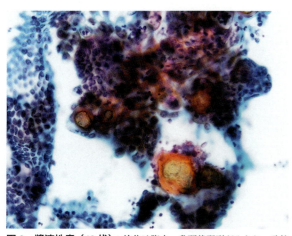

図3 漿液性癌（40代）：検体は腹水．乳頭状配列がみられ，砂粒体を伴っている．腫瘍細胞は核の大小不同があり，N/C（核/細胞質）比が高く，クロマチンも増量している．左側に境界悪性腫瘍に相当の細胞集塊がみられる．
対物20倍（Pap染色）

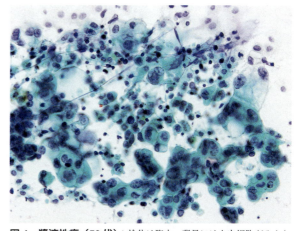

図4 漿液性癌（50代）：検体は腹水．背景には中皮細胞がみられる．乳頭状配列を示す．腫瘍細胞は立方状ないしは円柱状でN/C比が高く，異型が強い．
対物40倍（Pap染色）

るいは類円形で均一で，クロマチンは微細顆粒状である（図6）．粘液性境界悪性腫瘍は細胞密度の高い細胞集塊がみられ，乳頭状・腺管状配列を示す．粘液がみられ，核は類円形，円形でクロマチン増量があり，軽度の大小不同と異型を呈し，核小体が1〜2個みられる（図7）．粘液性癌は背景が壊死性で汚く，不整で高度の重積性を示す細胞集塊が出現する．核の大小不同が高度で形状は不整で，クロマチンも粗大顆粒状である．核小体が腫大している（図8，9）．また乳頭状構造がある（図8）．

類内膜腫瘍：大部分は類内膜癌である．子宮内膜の類内膜癌に類似した所見である．背景は壊死性で汚い（図10）．高円柱状の異型細胞が密に増殖し，重積を呈する．小細胞集塊，腺管状集で出現し，乳頭状発育も示す（図10〜12）．腫瘍細胞は円柱状で核は大小不同で核クロマチンが増量し粗大顆粒状を示し，核小体をもつ（図13）．しばしば扁平上皮への分化を示す腫瘍細胞も出現する．

明細胞腫瘍：良性腫瘍，境界悪性腫瘍はまれである．明細胞癌の背景は壊死性で汚い．腫瘍細胞はしばしばシート状配列を示し，細胞境界は明瞭で，胞体は淡明で明るくグリコーゲンに富む．好酸性の胞体をもつ細胞も出現

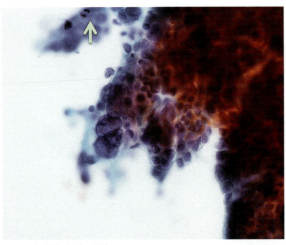

図5　漿液性癌（60代）：検体は腫瘍捺印．乳頭状配列．腫瘍細胞は重積し核の大小不同がある．核分裂像（左上矢印）があり，クロマチンも増量し異型が強い．
対物40倍（Pap染色）

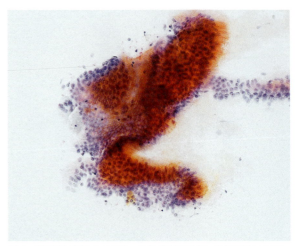

図6　粘液性腺腫（40代）：検体は腫瘍捺印．粘液細胞は1層に配列し，重積もなく，核は円形で均一である．
対物10倍（Pap染色）

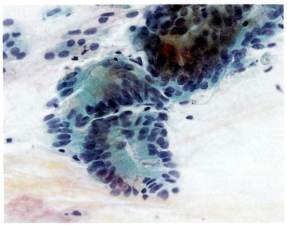

図7　粘液性境界悪性腫瘍（70代）：検体は腫瘍捺印．腫瘍細胞は腺管状で，2～3層に重積している．胞体は高円柱状で粘液をもち，類円形～長円形の核は軽度の大小不同で，クロマチンは細顆粒状である．
対物40倍（Pap染色）

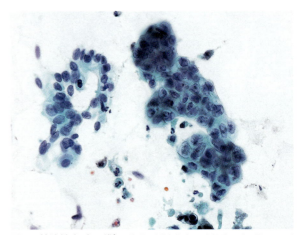

図8　粘液性癌（50代）：検体は腫瘍捺印．癌細胞は乳頭状に配列し，類円形の核の大小不同．クロマチンは粗大顆粒状で核小体もみられる（右側）．また円柱状の粘液上皮からなる境界悪性腫瘍に相当する腺管もみられ，核は類円形でクロマチンは微細顆粒状を示し，大小不同が軽度である（左側）．
対物20倍（Pap染色）

する．またしばしば腫瘍細胞の核が腺腔内あるいは遊離面近くに突出するhobnail細胞もみられる．腫瘍細胞は軽度の重積性を示し，核はほぼ中央に位置する．クロマチンは増量し，核小体が1～2個みられることがある．また類円形の集塊を形成し（図14～16），中央部に分泌物様の好酸性の淡い基質をもち，ミラーボール状集塊も出現する（図14，15）．中央部に血管に乏しい硝子様物質を有し，シアノグリーン好性に濃く染まるラズベリー小体と呼ばれ（図17），免疫組織染色でラミニン，Ⅳ型コラーゲンが陽性を示す．腫瘍細胞が産生した基底膜様物質が沈着したものである．核分裂は少ない．砂粒体が出現することもある[4]．

ブレンナー腫瘍：良性のブレンナー腫瘍は異型のない尿路上皮に類似した移行上皮細胞の胞巣が線維性の間質に囲まれて存在する腫瘍である．背景は清で，シート状，一部重積性の胞巣としてみられる．腫瘍細胞は，類円形の核，coffee-bean様の核溝，小型の核小体，境界不明瞭で豊かな胞体を有する．一部で管状構造を示すことがある．また間質の線維芽細胞様の紡錘形細胞を混じる（図18）．境界悪性ブレンナー腫瘍および悪性ブレンナー腫瘍はまれであるが，基本的には移行上皮由来の腫瘍で，多くは良性ブレンナー腫瘍の細胞集団が混在してい

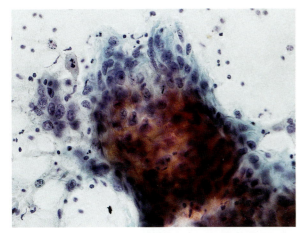

図9 粘液性癌（60代）：検体は腫瘍捺印．長円形ないしは類円形の癌細胞は重積し密に配列する．核は大小不同を示し，クロマチンは粗大顆粒状である．
対物40倍（Pap染色）

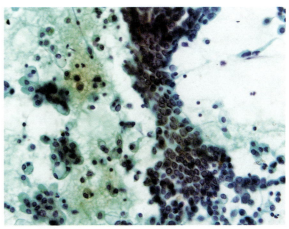

図10 類内膜癌（50代）：検体は腹水．背景は出血壊死で汚く，腫瘍細胞が集塊を形成し，核は中等度の大小不同と軽度の重積を呈する．
対物20倍（Pap染色）

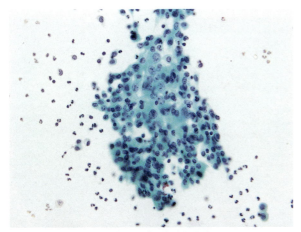

図11 類内膜癌（30代）：検体は腹水．腫瘍細胞が重積し密に増殖して，乳頭状発育も示す集塊を形成し，核は中等度の大小不同と軽度の重積を呈する．
対物20倍（Pap染色）

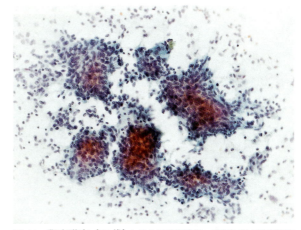

図12 類内膜癌（50代）：検体は腫瘍捺印．高円柱状の腫瘍細胞が重積し密に増殖して，乳頭状発育も示す．核は大小不同で核クロマチンが増量し核小体をもつ．
対物20倍（Pap染色）

る．細胞診での診断は困難なことが多い．

(2) 性索間質性腫瘍

線維腫：捺印標本でしかみられない．良性の紡錘形から卵円形の線維芽細胞と膠原線維からなる．硝子化を伴うこともある（図19）．

莢膜細胞腫：捺印標本でしかみられない．細胞が疎な細胞集塊あるいは孤在性に裸核状態で出現する．線維芽細胞/線維細胞の細長くより辺縁が鋭な核に比べ莢膜細胞の核はやや楕円形である（図20）．

顆粒膜細胞腫：成人型は，捺印標本には不整な島状細胞集塊として出現することが多い．微小な濾胞様構造がみられることがある．細胞質は淡く辺縁は不明瞭である．核は円形から類円形のものが多く，クロマチン分布は比較的均一である．核溝がみられることがある．核小体は小型ながら明瞭なものが1〜2個みられることが多い（図21，22）．若年型では，微小濾胞様構造はうかがいにくく，核溝もみられず，他方莢膜細胞様細胞や黄体化細胞が多くみられる．

セルトリ・ライディッヒ細胞腫：主としてセルトリ細胞が出現し，不整な島状の細胞集塊，管状配列を含む細胞

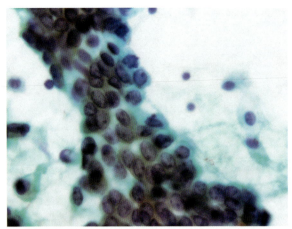

図13 類内膜癌（50代）：検体は腹水．円柱状の腫瘍細胞は重積して増殖し，核は軽度の大小不同で核クロマチンが増量し粗大顆粒状を示し，核小体をもつ．
対物40倍（Pap染色）

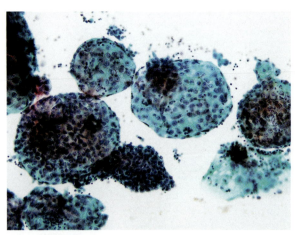

図14 明細胞癌（40代）：検体は腹水．淡明な細胞質をもつ腫瘍細胞は類円形の集塊（ミラーボール状集塊）を形成する．腫瘍細胞は胞体が広く，核は類円形である．
対物20倍（Pap染色）

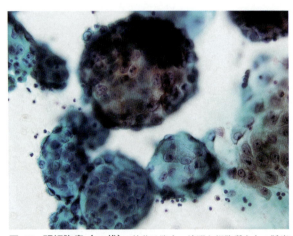

図15 明細胞癌（40代）：検体は腹水．淡明な細胞質をもつ腫瘍細胞はミラーボール状集塊を形成する．腫瘍細胞は胞体が広く，核は類円形で比較的均一で核小体がみられる．
対物40倍（Pap染色）

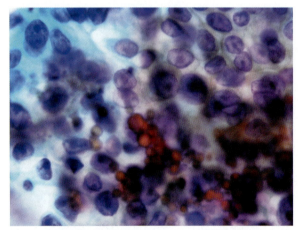

図16 明細胞癌（70代）：検体は腹水．淡明な細胞質をもつ腫瘍細胞は胞体が広く，核は類円形で比較的均一で核小体がみられる．また球状の硝子様物質がみられる．
対物100倍（Pap染色）

集塊として出現する．散在性に出現するものは，ほとんど裸核状である．管状配列では細胞境界は不明瞭である．管状配列の外縁は不整で，核が突出してみえるものもある．核は円形あるいは類円形，クロマチン分布は比較的均一で核小体を1～3個有するものが多い．またエストロゲン産生腫瘍では腟細胞診で成熟指数が右方移動し，アンドロゲン産生腫瘍では左方移動する．

(3) 胚細胞腫瘍

　胚細胞腫瘍の大部分は3胚葉成分からなる成熟奇形腫である．時に単胚葉成分からなる卵巣甲状腺腫やカルチノイドなどがみられる．悪性胚細胞腫瘍の代表に未分化胚細胞腫/ディスジャーミノーマと卵黄囊腫瘍があり，体腔液中に腫瘍細胞がみられることがある．

未分化胚細胞腫/ディスジャーミノーマ：淡明な細胞質と明瞭な細胞膜を有する大型の腫瘍細胞が散在性に，あるいは疎な結合性を示して平面的な集塊を形成している．核は大型円形から類円形，核小体は明瞭，核クロマチンは粗から細顆粒状に濃染することが多い．背景には多数のリンパ球を認め，2相性を呈する（図23，24）．腹水では悪性リンパ腫や大型の腫瘍細胞からなる未分化癌との鑑別を要する．

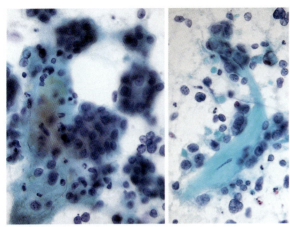

図17 明細胞癌（50代）：検体は腫瘍捺印．淡明な細胞質をもつ腫瘍細胞は中央に腺腔様の円形集塊（ミラーボール状集塊）を形成する（左図）．淡明な細胞質をもつ腫瘍細胞の中央にシアノグリーンに染まる硝子様物質（ラズベリー小体）が認められる（右図）．
対物40倍（Pap染色）

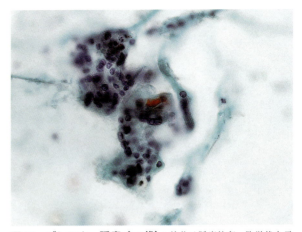

図18 ブレンナー腫瘍（50代）：検体は腫瘍捺印．胞巣状を示し，異型のない上皮性の類円形の腫瘍細胞と周囲に散在性に紡錘形の間質性細胞がみられる．
対物40倍（Pap染色）

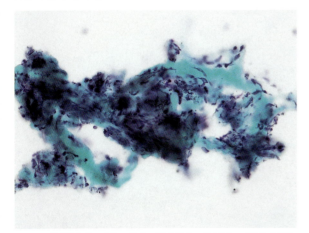

図19 線維腫（60代）：検体は腫瘍捺印．紡錘形の変性した核と硝子化した間質がみられる．
対物20倍（Pap染色）

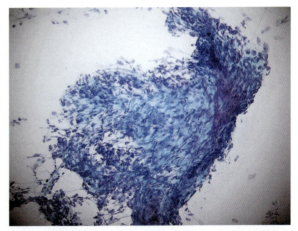

図20 莢膜細胞腫（60代）：検体は腫瘍捺印．紡錘形の間質性細胞がみられる．核はやや細長い楕円形である．
対物20倍（Pap染色）

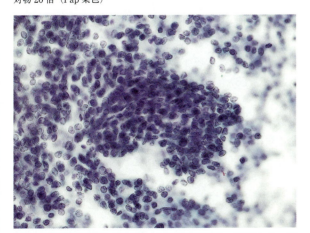

図21 顆粒膜細胞腫（60代）：検体は腫瘍捺印．島状ないし一部は小濾胞様に出現し，細胞質は淡く辺縁は不明瞭で，核は円形〜類円形，クロマチン分布は比較的均一である．
対物40倍（Pap染色）

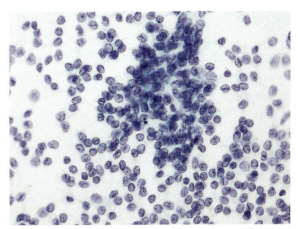

図22 顆粒膜細胞腫（60代）：検体は腫瘍捺印．腫瘍細胞は散在性に分布し，核は類円形で，一部に核溝がみられる．
対物40倍（Pap染色）

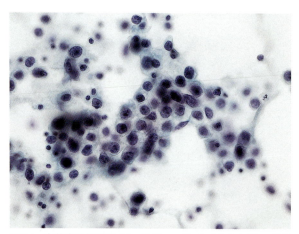

図23 未分化胚細胞腫/ディスジャーミノーマ（10代）：検体は腫瘍捺印．腫瘍細胞は大型の淡明な細胞質と明瞭な細胞境界をもち，核小体が目立ち，集塊あるいは散在性に出現する．周囲にはリンパ球を認める．
対物40倍（Pap染色）

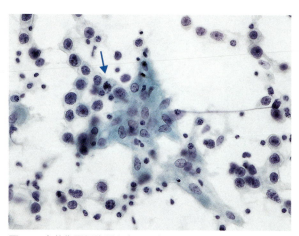

図24 未分化胚細胞腫/ディスジャーミノーマ（10代）：検体は腫瘍捺印．腫瘍細胞は類円形で大型の核小体が目立ち，核分裂像もみられる（矢印）．リンパ球も認める．
対物40倍（Pap染色）

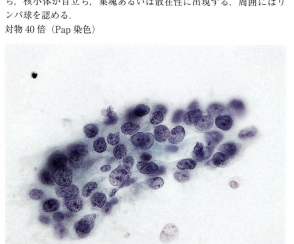

図25 卵黄嚢腫瘍（20代）：検体は腫瘍捺印．多彩な細胞像を呈する．胞巣状の腺癌様細胞の集塊がみられる．核の大小不同と核小体がみられる．
対物40倍（Pap染色）

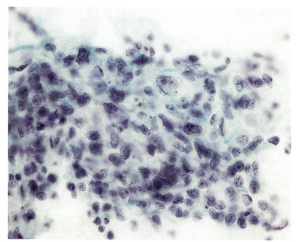

図26 卵黄嚢腫瘍（20代）：検体は腫瘍捺印．腫瘍細胞は大型の淡明な細胞質をもつが細胞境界は不明瞭な集塊を形成している．核形の不正，大小不同が著明で核小体も出現する．
対物40倍（Pap染色）

卵黄嚢腫瘍：壊死性背景に，大型で異型の強い腺癌様細胞が重積性集塊を形成する．核の大小不同がみられ，核小体は大型である．細胞質は豊富で細胞膜は不明瞭である（図25，26）．細胞内外に硝子様小球を認める．捺印で組織の亜型をとらえるのは困難である．

奇形腫：成熟奇形腫の捺印細胞像は極めて多彩であり，重層扁平上皮，腺細胞，軟骨細胞，脂肪細胞，グリア，神経細胞などがみられる（図27，28）．未熟奇形腫は壊死性背景に，幼弱な扁平上皮や腺細胞などとともに未熟な神経管がみられる（図29，30）．単胚葉性奇形腫の一つである卵巣甲状腺腫の捺印細胞診では甲状腺でみられる濾胞上皮細胞とコロイドがみられる．

二次性腫瘍（転移性腫瘍）：卵巣は他臓器からの転移が多く認められる．臨床的には両側性が多いが，片側性もまれでない．原発巣よりも転移巣のほうが大きく腫大し，しばしば卵巣腫瘍として発見されることもある．原発巣としては子宮，消化管（胃，大腸，胆囊，胆管，膵臓など），乳腺，造血器（白血病，悪性リンパ腫）などがあげられる．転移経路としては血行性，リンパ行性，播種性および直接浸潤などがある．とくに胃癌からの転移性卵巣腫瘍をKrukenberg腫瘍と呼び，組織学的に印環細胞が増生の著しい間質結合織内にみられる．細胞診で

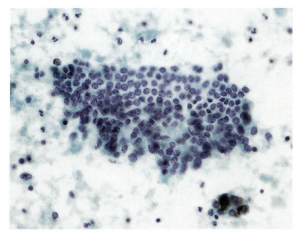

図27 成熟奇形腫（30代）：検体は腫瘍捺印．胞巣状の上皮性細胞は類円形で軽度の大小不同はみられるが，クロマチンの増量などはみられない．
対物40倍（Pap染色）

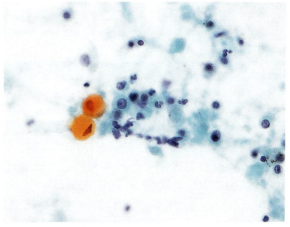

図28 成熟奇形腫（30代）：検体は腫瘍捺印．オレンジ色の扁平上皮細胞と炎症細胞が出現している．
対物40倍（Pap染色）

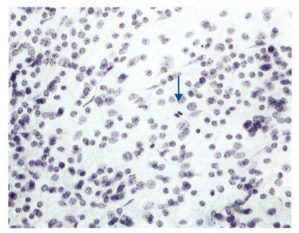

図29 未熟奇形腫（20代）：検体は腫瘍捺印．未熟な類円形の核をもつ神経細胞がびまん性に発育している．クロマチンも粗顆粒状で増量し，核分裂像（矢印）もみられる．
対物40倍（Pap染色）

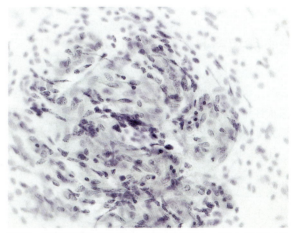

図30 未熟奇形腫（20代）：検体は腫瘍捺印．未熟な長円形の核をもつ紡錘形の間質性細胞が渦巻き状に配列している．
対物40倍（Pap染色）

も粘液豊富な細胞質をもった異型腺細胞が小集塊でみられ，核の偏在した印環細胞状もみられる．

III 21世紀の新知見

漿液性腫瘍の発生が卵管采の上皮に由来するという概念がWHO分類 第4版（2014年）に取り入れられた．
　FIGO2014は発生に関する新たな知見，共通する主な組織型，さらに臨床的管理の類似性より「卵巣癌，卵管癌，原発性腹膜癌」を包括した病理的な分類に改定された．
（加来恒壽，渡邊壽美子，仲　正喜）

文献
1) 日本臨床細胞学会 編：細胞診ガイドライン1　婦人科・泌尿器 2015年版：外陰/腟/子宮頸部/子宮体部/卵巣/泌尿器．金原出版，東京，2015，109-166
（卵巣腫瘍の細胞診について細胞採取，標本作製，報告様式，各組織別の詳細な細胞所見の解説）
2) Kurman RJ, Carcangiu LC, Herrington CS, et al. eds: WHO Classification of Tumours of Female Reproductive Organs. 4th edition. IARC, Lyon, 2014（発生に関する新たな知見，共通する組織型などより卵巣癌，卵管癌，原発性腹膜癌を包括した新しい病理的分類）
3) 日本産科婦人科学会・日本病理学会 編：卵巣腫瘍・卵管癌・腹膜癌取扱い規約　臨床編．金原出版，東京，2015〔FIGO進行期分類（2014）に対応して「卵巣癌，卵管癌，原発性腹膜癌」の臨床的取り扱いを解説〕
4) Kigawa J, Kaku T, Sugiyama T, et al: Atlas of Clear Cell Carcinoma of the Ovary: A Pathological Guide. Springer, Heidelberg, 2015（明細胞癌600症例にもとづく病理学的所見および細胞診所見の解説）

総論 7 卵管上皮内癌と卵巣癌

エッセンス

- 卵巣ないし腹膜原発と考えられてきた高異型度漿液性癌（HGSC）の中には卵管原発HGSCの卵巣や腹膜転移例が含まれている可能性が指摘されている．
- 漿液性卵管上皮内癌（STIC）とは，HGSCと同様の腫瘍細胞が既存の卵管上皮を置換して増殖する非浸潤癌で，HGSCの前駆病変である．
- 卵巣ないし腹膜HGSCの40～60％にSTICを認める．
- STICは腹腔内播種や転移をきたし得る．
- STICないし初期卵管癌のほとんどは卵管采に局在することから，これらの病変の診断には卵管采の検索が必須である．

I 卵巣癌および腹膜癌のHGSC

卵巣悪性腫瘍の約90％は上皮性腫瘍であるが，漿液性癌の上皮性悪性腫瘍に占める割合は，欧米では約70％，明細胞癌の頻度が高いわが国では約40％とされる．子宮以外の骨盤臓器，すなわち卵巣，卵管，腹膜の漿液性癌は，組織像，形質（免疫組織化学），遺伝子異常，発生機序，生物学的態度のいずれの点からも異なる高異型度漿液性癌（HGSC）と低異型度漿液性癌に分けられる．

HGSCは漿液性癌の90％以上を占め，卵巣悪性腫瘍の中で最も頻度の高い組織型であり，ほとんどは進行癌として発見され，化学療法に対する感受性が高いものの，予後不良である．また，女性の腹膜には卵巣と同様の腫瘍を認めることがあるが，そのほとんどがHGSCである．HGSCは*TP53*遺伝子変異や高度の遺伝子不安定性を示し，*KRAS*遺伝子および*BRAF*遺伝子異常との関連は薄い．半数には，生殖細胞系列（後述）ないし体細胞での*BRCA1/BRCA2*異常（変異やプロモーター領域のメチル化）を認める．生殖細胞系列における*BRCA1/BRCA2*変異を有する女性では，乳癌および卵巣癌の発症リスクが高く，遺伝性乳癌卵巣癌 hereditary breast and ovarian cancer（HBOC）と呼ばれるが，この場合の卵巣癌のほとんどはHGSCである．

II 卵巣癌と卵管

従来，HGSCは，前駆病変を有さず，排卵後に卵巣に形成される表層上皮封入嚢胞から発生すると考えられてきた．また，同一組織型の腫瘍が卵巣や腹膜を含む複数の臓器に広がっている場合，原発巣の決定には，①腫瘍の主座（最も大きい腫瘍）が存在する臓器を原発巣とする，②腹膜と卵巣に同じ組織型の癌が存在する場合，卵巣実質の腫瘍径が5mm未満の例のみ腹膜癌とする，③卵巣表層を主座とする腫瘍は卵巣原発とする，という基準が用いられてきた．

近年，HBOCの発症リスクを低減する目的で行われた卵管・卵巣摘出術検体についての詳細な検索，さらに非HBOCも含めた sectioning and extensively examining the fimbria（SEE-FIM）と呼ばれる卵管全割による前方視的研究の結果，HGSCの卵管起源説が提唱された[1~5]．すなわち，これまで卵巣ないし腹膜原発と考えられてきたHGSCの中には卵管原発HGSCの卵巣や腹膜転移例が含まれている可能性がある．それを支持する事象として以下があげられる．

①リスク低減卵管・卵巣摘出術検体中10～15％において卵管に漿液性卵管上皮内癌 serous tubal intraepithelial carcinoma（STIC）や早期癌を認める．

②それらの中には卵巣にも微小なHGSCを認めるものがある．
③非HBOCで偶然発見されるHGSCは卵巣ではなく卵管に存在することが多い．
④HBOCか否かにかかわらず，卵巣ないし腹膜HGSCの40〜60％にSTICを認める．
⑤HGSCにSTICを伴う例では両者が共通の*TP53*変異と染色体コピー数異常を示す．
⑥HGSCにSTICを伴う例でのテロメアおよびセントロソームの解析でSTICがHGSCに先駆けて発生したことが示唆される．
⑦卵巣および卵管にHGSCを認める例では，卵管は片側性で卵巣は両側性に腫瘍を認めることが多い．

HGSC以外の卵巣腫瘍ではSTICを認めることは極めてまれである．HGSC以外の卵巣癌の発生には，表層上皮封入嚢胞や子宮内膜症が関与していると考えられるが，表層上皮封入嚢胞についても卵管上皮起源説が提唱されている．すなわち，表層上皮封入嚢胞は，従来考えられていた排卵時に傷害された卵巣表層上皮の再生過程で形成されるのではなく，排卵時に卵巣表面を覆った卵管采上皮が卵巣表面の破綻部にインプラントして形成されるという説である．

Ⅲ STICとその検索法

STICは，HGSCと同様の形態や形質を示す腫瘍細胞が既存の卵管上皮を置換して増殖する非浸潤癌であり，HGSCの前駆病変であるが，腹腔内播種や転移を主にし得る（卵管癌の項も参照）．

STICは，2007年にKindelbergerらによって記載，命名されたが，その際用いられたSEE-FIMと呼ばれる卵管全割方法は，卵管采は長軸方向に細割し，残りの卵管は3〜4mm間隔に長軸に対して垂直に全割してすべてを標本として観察するものである[3,4]．STICないし初期卵管癌のほとんどは卵管采に局在することから，これらの病変を確認するためには，少なくとも卵管采をSEE-FIM法に準じて切り出す必要がある．

Ⅳ HGSCの原発巣の決定法

2014年に改訂された婦人科腫瘍のWHO分類 第4版では，HGSCの原発巣が卵管，卵巣，腹膜のいずれであるかをできる限り記載することを推奨している．しかし，多くのHGSCが卵管原発であることを示唆しているものの，原発巣の決定に関する明確な基準の記載はなく，"最も大きい腫瘍が存在する臓器を原発巣とする既定の概念にとらわれずに，新たな概念，事実，経験にもとづいて決定する"との言及にとどめている．

婦人科腫瘍の進行期はInternational Federation of Gynecology and Obstetricsの進行期分類（FIGO分類）が用いられ，日本産科婦人科学会腫瘍登録もこれに沿って行われている．従来，FIGO分類はUnion for International Cancer Control（UICC）によるTNM分類と連動して改訂されてきたが，TNM分類8版に先立ち2014年に改訂されたFIGO分類（FIGO2014）では，卵巣腫瘍，卵管癌，腹膜癌を包括した進行期分類となった．これは，従来卵巣や腹膜のHGSCと考えられてきたものの中に卵管原発例が存在すること，卵巣悪性腫瘍に分類されてきた腫瘍の中で最も頻度が高い組織型がHGSCであることから，卵巣，卵管，腹膜HGSCを一連の病変として扱うというWHO分類 第4版の考えが反映されているものといえる．FIGO2014でもHGSCの原発部位を明記することを求めているが，STICを認めれば卵管原発と確定できるわけではないという立場をとり，一側の卵巣に限局するHGSCとSTICが認められた場合，STICから卵巣への直接進展がない場合は卵巣癌ⅠA期としSTICを併記，STICから卵巣への進展所見があれば卵管癌ⅡAとする旨を公式見解としている[6]．また，卵巣，卵管，腹膜のいずれが原発巣かを確定できない場合は，原発巣不明と記載することを求めている．

2015年8月に発行されたわが国の「卵巣腫瘍・卵管癌・腹膜癌取扱い規約　臨床編（第1版）」では，卵巣癌，卵管癌，腹膜癌とはそれぞれの臓器を原発巣とする上皮性悪性腫瘍を指すとしたうえで，HGSCの場合は肉眼的に外見上卵管・卵管采に異常がみられない場合でも，卵管采を含む卵管を全割して検索することが望ましいとし，HGSCの原発巣の決定法はFIGO2014に準じて以下のように記している．

1）卵管に高異型度漿液性癌ないし漿液性卵管上皮内癌（STIC）が存在していても，卵巣病変が卵管からの転移あるいは直接浸潤であることを示唆する所見がなければ卵巣原発とする．すなわちSTICの存在がそのまま

卵管原発であることを示すわけではない．
2）病理学的に卵巣・卵管・腹膜のいずれが原発巣であるかを確定できない場合は，卵巣・卵管・腹膜（分類不能）とする．
3）卵管癌と確定できない例でSTICを認める場合は併記する．

一方，Singhらは，HGSCの原発巣の決定法について新たな基準を提案している[7]．彼らの基準を用いた診断には卵管の切り出しも重要で，SEE-FIM法に準じた方法で少なくとも卵管采を全割し標本化し：①STICないし卵管粘膜内に浸潤するHGSCの少なくともいずれか一方が確認されれば，腫瘍の主座にかかわらず卵管癌，②卵管采ないし卵管全体が卵巣の腫瘍と一塊となっている場合は卵管癌，③卵巣に腫瘍を認め，卵管粘膜に腫瘍がない場合は卵巣癌，④腫瘍の主座が腹膜でSTICを認めない場合には腹膜癌，と診断する．さらに彼らは，定義上STICは上皮内癌であるが腹腔内播種や転移をきたし得るため，卵管癌ⅠA期（pT1a）とするべきであるとしている．

卵管の詳細な検索によってもSTICを見いだせないHGSCもあること，STICがHGSCとは独立して同時多発的に発生する可能性があること，形態的にSTICとしてとらえられる病変の中に卵巣や腹膜原発のHGSCが卵管上皮内を進展している例もあり得ることを含めて，HGSCのすべてが卵管由来であるとはいえない．HGSCのほとんどは進行癌で，卵管，卵巣，腹膜のいずれが原発巣でも治療方針が変わらないため，原発巣の特定は臨床的に必須とはいえないが，STICの扱いや原発巣決定法の基準についてのコンセンサスは十分とはいえず，卵管の検索法もそれぞれの施設や診断医の判断に委ねられていることから，卵管癌，卵巣癌，腹膜癌，原発巣不明のHGSCの頻度には施設間で差が生じることが容易に予想される．

Ⅴ　21世紀の新知見

従来卵巣ないし腹膜原発と考えられてきたHGSCには，卵管原発癌の卵巣，腹膜への転移が含まれている可能性が指摘された．卵管HGSCの前駆病変としてSTICの概念が確立され，STICないし早期卵管癌のほとんどは卵管采に局在することから，これらの診断には卵管切り出し法が重要であることが明らかにされた．

（清川貴子）

文献

1) Piek JM, van Diest PJ, Zweemer RP, et al: Dysplastic changes in prophylactically removed Fallopian tubes of women predisposed to developing ovarian cancer. J Pathol 2001, 195: 451-456（卵巣漿液性癌の卵管起源説に言及した初期の論文．家族歴で卵巣癌のリスクがある女性のリスク軽減卵管・卵巣摘出検体の半数に卵管上皮の異型を認めた）
2) Colgan TJ, Murphy J, Cole DE, et al: Occult carcinoma in prophylactic oophorectomy specimens: prevalence and association with BRCA germline mutation status. Am J Surg Pathol 2001, 25: 1283-1289（卵巣漿液性癌の卵管起源説に言及した初期の論文．家族歴から卵巣癌リスクがある女性のリスク軽減卵管・卵巣摘出検体では卵管を全割して検索する必要がある）
3) Medeiros F, Muto MG, Lee Y, et al: The tubal fimbria is a preferred site for early adenocarcinoma in women with familial ovarian cancer syndrome. Am J Surg Pathol 2006, 30: 230-236（BRCA異常の女性のリスク軽減卵管・卵巣摘出検体にける卵管癌は卵管采に好発すること，診断率の向上に適切なSEE-FIM法という卵管の切り出し法について述べられている）
4) Kindelberger DW, Lee Y, Miron A, et al: Intraepithelial carcinoma of the fimbria and pelvic serous carcinoma: evidence for a causal relationship. Am J Surg Pathol 2007, 31: 161-169（骨盤内漿液性癌の手術検体を用いてSEE-FIM法による卵管の検索を行った前方視的研究．55例中75％に卵管に癌を認め，そのうち70％が上皮内癌であった）
5) Gilks CB, Irving J, Köbel M, et al: Incidental nonuterine high-grade serous carcinomas arise in the fallopian tube in most cases: further evidence for the tubal origin of high-grade serous carcinomas. Am J Surg Pathol 2015, 39: 357-364（生殖系列のBRCA異常のない女性に偶然発見される微視的高異型度漿液性癌は卵管ではなく卵管に多い）
6) Prat J: Staging classification for cancer of the ovary, fallopian tube, and peritoneum: abridged republication of guidelines from the international federation of gynecology and obstetrics (FIGO). Obstet Gynecol 2015, 126: 171-174（2014年に改訂されたFIGO進行期分類についての解説）
7) Singh N, Gilks CB, Wilkinson N, et al: Assignment of primary site in high-grade serous tubal, ovarian and peritoneal carcinoma: a proposal. Histopathology 2014, 65: 149-154（骨盤内漿液性癌の原発巣決定に関する新たな診断基準が提案されている）

総論
8 卵巣腫瘍の取り扱いと肉眼観察の基礎

エッセンス

- 組織診断のためには肉眼観察に習熟し，的確な切り出しを行うことが大切である．
- 卵巣であることの確認を行う．
- 卵管を観察する．
- 肉眼的に境界悪性腫瘍が疑われた際には癌の有無を慎重に検索する必要がある．
- 粘液産生の豊富な腺癌をみた際には転移性腺癌の可能性を念頭に置く．
- 組織診断に悩む症例では，肉眼所見を再度検討することが確診に結びつく．

I 摘出標本の取り扱いと肉眼観察

　卵巣腫瘍の最終的な診断は顕微鏡的に行うのは当然であるが，組織診断の前提として詳細な肉眼観察と的確な切り出しが大切である．肉眼所見と発生年齢から良・悪性の判定や組織型が推測可能である．以下の事項に注意して肉眼観察し記録する．

(1) 卵巣であることの確認

　卵巣腫瘍の臨床診断のもとに摘出された標本であっても，周囲組織の腫瘍のことがある．腫瘍に割を入れる前に十分表面を観察する．卵管，卵巣間膜，卵巣提索，固有卵巣索などが合併切除されていない場合や腫瘍切除（核出）術の場合，卵巣であることの確認がとれないときがある．子宮内膜症性囊胞（チョコレート囊胞）は卵巣や周囲組織との癒着のため分割して提出され，位置関係が不明のことがある．そのような場合には術者に問い合わせる（表1）．

(2) 大きさ，重量

　腫瘍の大きさと良・悪性，予後とは相関しない．小さな腫瘍が極めて予後不良のことも多く，反対に巨大な腫瘍は良性腫瘍のことが多い．

(3) 両側発生の有無

　両側性の腫瘍の有無を確かめる．左右に異なった性状の腫瘍が生じることもある．

(4) 表面の性状

　多くの腫瘍は表面が平滑であるが，細顆粒状や乳頭状の病変の有無をみる．表面が破綻していることがある．硬度，色調，透光性を観察する．子宮，卵管が切除されているときは癒着の有無をみる．

(5) 割面の性状

　腫瘍の最大割面を観察できるように切開を入れる．大きな腫瘍の場合にはさらに数ヵ所に割を加え，腫瘍全体の肉眼像を観察する．ほとんどの腫瘍は程度の差はあれ囊胞を形成するが，囊胞性腫瘍では漿液性，粘液性，皮脂状，バター状，粥状，泥状，出血性などの内容液の性状をみる．隔壁の厚さや性状，壁内面の乳頭状病変や結節状病変の有無，毛髪や骨などの有無が診断の指標となる．充実性であっても肉眼で注視すると種々の程度の囊胞や空洞を形成していることが多い．充実部の硬さや色調，出血や壊死の有無を調べる．

(6) 卵管や合併切除された臓器の観察

　卵管を確認し，卵管采と卵巣腫瘍の関係を観察する．子宮体部ほかの腫瘍の有無，転移の有無を観察する．内膜の萎縮や過形成の有無を検索する．

表1 摘出標本では卵巣と確認できないときに考えられる疾患

1. 卵巣が確認しづらい	2. 卵巣外の腫瘍性病変をみている
・卵巣腫瘍切除（核出）標本 ・分割された標本 ・大きな卵巣腫瘍 ・進行した高異型度漿液性腺癌 ・周囲との癒着（腫瘍の浸潤や炎症による）	・卵管腫瘍や類腫瘍病変 ・傍卵巣嚢胞 ・骨盤内の子宮内膜症 ・子宮の腫瘍（とくに子宮漿膜下筋腫） ・卵管や腹膜（卵巣間膜，子宮広間膜）の腫瘍

(7) 固定

組織診断には通常は10%ホルマリン液あるいは10%中性緩衝ホルマリン液での固定標本を用いる．固定の良い標本を得るために大きな腫瘍のときには最大割面に加えて2〜3cm幅に割を入れる．子宮とともに摘出された場合は，卵巣を両手を広げたように板に張りつけて固定する．固定時間は免疫組織化学や分子病理学的手法を併用することを考えて長過ぎないように努める．

(8) 切り出し

小さい標本では最大割面の切片が容易に得られるが，大きな腫瘍では最大全割面に加えて肉眼所見が異なる部位の標本を作製するよう努める．切り出す個数は症例によって異なり，単房性嚢胞性の症例で，充実部や乳頭部がなければ多くの場合良性であるので切り出す個数は少ない．嚢胞性腫瘍では充実部や乳頭状の部分を探して切り出す．境界悪性腫瘍，充実性の奇形腫，ディスジャーミノーマ，混合型胚細胞腫瘍などが疑われる場合，とくに部位による肉眼像の違いに留意して標本を作製する．「卵巣腫瘍・卵管癌・腹膜癌取扱い規約（病理編）」では標本数の大まかな目安として腫瘍最大径1〜2cm当たり1個を採取することを勧めている．

対側卵巣が同時に摘出されたときは，肉眼的に著変がなくとも，卵巣門部を含む最大割面を切り出す．子宮頸部，体部や卵管に肉眼的に著変がない場合にも同様に必ず標本を作製する．

卵管は必ず切り出す．とくに高異型度漿液性腺癌が疑われるときには卵管の全割，全包埋標本を作製する（図1）．

(9) 腹腔鏡手術による標本の検索

腹腔鏡手術による採取標本は切開が加えられ，嚢胞内容が抜かれていて変形していることが多い．腹腔鏡手術の対象は臨床的に良性病変に限られているが，病理学的検索で悪性腫瘍が見つかる頻度は0.6%であり，腹腔鏡手術標本を安易に良性病変と断定してはならない．標本を肉眼的にくまなく観察して明らかに良性病変と確診できる際にはブロック数は少なめでよい．

II 肉眼観察と推測すべき腫瘍

卵巣腫瘍は最終的には組織学的に確診するとしても，肉眼的に組織像の推測が可能なものが多い[1〜3]．表面や割面の所見，内容液や充実部の性状などの肉眼観察に有用な指標を記載した（**表2**）．とくに顕微鏡的に組織像が類似する腫瘍の鑑別には臨床所見とともに肉眼所見を振り返ることが大切である．例えば，上皮性腫瘍では境界悪性腫瘍と悪性腫瘍の診断は切り出す箇所で異なってくる．卵黄嚢腫瘍と明細胞腫瘍，類内膜腫瘍とセルトリ細胞腫，ディスジャーミノーマと卵黄嚢腫瘍，卵巣甲状腺腫と粘液性腫瘍などの鑑別は肉眼所見で決まることが多い．顕微鏡所見では時として鑑別診断に苦慮する顆粒膜細胞腫・低分化型癌・悪性リンパ腫などの小型円形細胞の腫瘍，莢膜細胞腫・硬化性間質性腫瘍・線維腫・広汎性浮腫などの紡錘形細胞の腫瘍などでも肉眼観察が有用である．

以下に，近年の卵巣腫瘍のトピックスを中心に，いくつかの知っておくべき特徴的な肉眼像と，肉眼的な鑑別診断および切り出しの要点を示す．

(1) 漿液性腫瘍の肉眼的特徴

漿液性腫瘍は卵巣腫瘍の30〜40%を占める．良性腫瘍の多くは単房性の嚢胞性腫瘍である．嚢胞壁は薄く透光性を示す．境界悪性腫瘍では嚢胞壁からの上皮の乳頭状増殖性隆起が多数認められるが，嚢胞内面に隆起する場合と，嚢胞外面に外方性に発育する場合とがある．それら乳頭状の隆起は大きめで比較的そろっている．漿液

表 2 肉眼所見と推測すべき腫瘍

1. 嚢胞形成を主体とする腫瘍

主な所見		性状	推測すべき主な腫瘍
内容液の性状	漿液性	水様透明液，透光性，緊満性	漿液性腫瘍（良性〜低異型度腺癌），明細胞腫瘍（良性〜悪性），そのほかの良性〜悪性の腫瘍
	粘液性	ゼリー，コロイド状（体外で，固定後），粘稠内容物，半流動性	粘液性腫瘍（良性〜腺癌），粘液癌の転移，卵巣甲状腺腫
	半固形	黄色脂肪から皮脂性，グリース，バター，おから状内容物，毛髪を充満，粘土状触感で圧痕を生ずる	成熟奇形腫
	糸を引くような高粘稠液	微小嚢胞に充満	腺線維腫（粘液性，明細胞），ブレンナー腫瘍（嚢胞型），卵黄嚢腫瘍，クルケンベルグ腫瘍
	出血を主体	出血性嚢胞，チョコレート嚢胞（周囲との癒着が強い）	子宮内膜症，内膜症性嚢胞
	壊死を主体	内容物の混濁，壊死を伴う	嚢胞性腺癌（漿液性，粘液性，類内膜，明細胞），転移性腺癌
嚢胞の性状	単房性多房性	嚢胞内面や壁，表面の性状を観察する 壁の厚さ，乳頭状病変や結節の有無をみる	ほとんどの卵巣腫瘍は程度の差はあれ，嚢胞を形成する
	巨大な嚢胞	10kgを超える	ほとんどは粘液性嚢胞腺腫
	微小嚢胞性	線維性組織に富む	腺線維腫，ブレンナー腫瘍
		弾性軟〜硬	卵巣甲状腺腫，顆粒膜細胞腫，未熟奇形腫
		スポンジ状，水っぽい	卵黄嚢腫瘍
随伴する充実部の性状	嚢胞壁の内面に充実性	毛髪，骨，歯牙など類臓器構造	成熟奇形腫，粘液性腫瘍と奇形腫の合併
		成熟・未熟組織が不規則に混在	未熟奇形腫
		壁在結節	粘液性腫瘍（良性〜悪性），明細胞腫瘍（良性〜悪性），奇形腫
		小龍包様	明細胞腺癌
	壊死を伴う	隔壁部が厚く壊死を伴うほど悪性の可能性が大きい	低異型度漿液性腺癌，粘液性腺癌
	嚢胞壁の内面に乳頭状	乳頭状部が不規則で壊死が強いほど悪性を疑う	漿液性腫瘍（境界悪性〜悪性），ブレンナー腫瘍（境界悪性〜悪性）
	嚢胞壁の表面に乳頭状	乳頭状部が不規則で壊死が強いほど悪性を疑う	低異型度漿液性腫瘍（境界悪性〜悪性），高異型度漿液性腺癌

2. 充実性病変を主体とする腫瘍

主な所見		性状	推測すべき主な腫瘍
塊状		卵巣外に主座がある	高異型度漿液性腺癌，腹膜悪性中皮腫
板状硬		割面平坦，線維束の走行をみる 小嚢胞形成をみる	線維腫，線維筋腫，腺線維腫，ブレンナー腫瘍
		黄色調黄色〜茶色	莢膜細胞腫，ライディッヒ細胞腫
弾性軟〜硬		硬度は細胞成分により異なる	卵巣甲状腺腫，莢膜細胞腫，顆粒膜細胞腫，ディスジャーミノーマ，悪性リンパ腫
浮腫状		軟	広汎性浮腫
脆い		硬いが弾力性がなく，こわれやすい，壊死や出血をみるものが多い	悪性腫瘍とくに類内膜癌，高異型度漿液性腺癌，未分化癌
		一部に軟骨をみる	癌肉腫（異所性）
		一部に毛髪や軟骨をみる	奇形腫の悪性転化
光沢がある		水っぽく，スポンジ状，糸を引くような粘液	卵黄嚢腫瘍
		成熟・未熟組織が混在	未熟奇形腫，混合型胚細胞腫瘍
出血が目立つ		びまん性出血（壊死）	良性腫瘍の茎捻転
		不規則な出血巣，壊死を伴う	絨毛癌，その他悪性腫瘍
石灰化をみる		砂様のざらざら感	ブレンナー腫瘍
		壁の一部の石灰化	線維腫
黄色を呈する		軟〜硬	莢膜細胞腫，ライディッヒ細胞腫，類内膜腫瘍，妊娠黄体腫
乳頭状増生		比較的小さな充実性腫瘍で表面に乳頭状増生を示す	高異型度漿液性腺癌
随伴する嚢胞・空洞の性状	嚢胞	充実性の一部に嚢胞形成	腺癌
		一般的に充実性であるが半数で大小の嚢胞を形成	顆粒膜細胞腫
		時に微小嚢胞を形成	腺線維腫，腺癌線維腫，ブレンナー腫瘍
		内膜症性嚢胞を伴う	類内膜腫瘍（境界悪性〜悪性），明細胞腫瘍（境界悪性〜悪性）
		時に多房性の嚢胞性腫瘍となる	卵巣甲状腺腫
	嚢胞性奇形腫	時に奇形腫を伴う	ブレンナー腫瘍，線維腫，卵巣甲状腺腫
	空洞	浮腫，軟化，空洞を伴う	広汎性浮腫，線維腫，硬化性間質性腫瘍，腺癌とくに類内膜腺癌，未分化癌

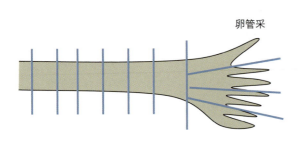

図1 卵管の切り出し例：漿液性腺癌が疑われた際にはこのように卵管の全割，全包埋標本を作製する．（卵巣腫瘍・卵管癌・腹膜癌取扱い規約（病理編）を参考に作成）

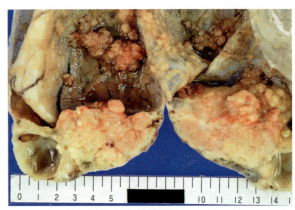

図2 低異型度漿液性腺癌：囊胞壁に乳頭状増殖と充実部がみられる．

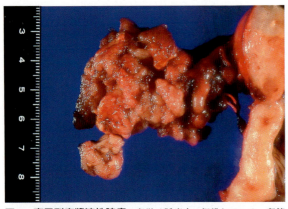

図3 高異型度漿液性腺癌：卵巣は腫瘍内に埋没している．卵管采原発と考えられる．

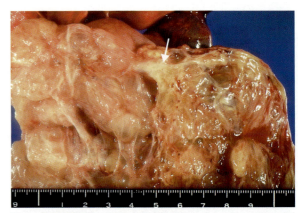

図4 粘液性腺癌：粘液性境界悪性腫瘍のごく一部の充実部（矢印）に浸潤癌像がみられ，腺癌と確診された．

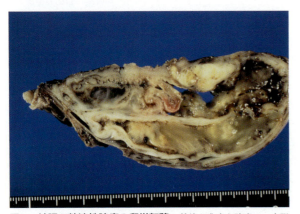

図5 結腸の粘液性腺癌の卵巣転移：粘液が豊富な腺癌で，肉眼的には卵巣の粘液性腺癌との鑑別が困難である．

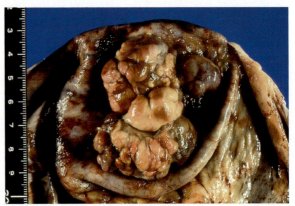

図6 明細胞腺癌：小籠包様の肉眼像を呈する．囊胞壁は内膜症性囊胞からなる．

性腺癌は低異型と高異型に分けられ，低異型度漿液性腺癌では囊胞壁に乳頭状の増生がみられるが，境界悪性腫瘍に比べると不ぞろいで密度が高い（図2）．高異型度漿液性腺癌は囊胞が小さいか，囊胞を伴わない充実性腫瘍のことが多く，発見時にはすでに卵巣外に広がる進行癌のことが多い（図3）．高異型度漿液性腺癌の多くは卵管采の上皮由来と考える説が有力となっており，卵管采を含めた卵管の全割，全包埋標本の作製が推奨される[2~4]．

(2) 骨盤腔に広がっている小さな卵巣癌

腫瘍の直径が5cm以下の卵巣癌で，腫瘍が卵巣にとどまっているⅠ期の癌はまれである．卵巣に囊胞を作らずに，充実性あるいは乳頭状の小腫瘤を形成し，卵巣の腫瘍自体は小さいにもかかわらず，卵管表面や骨盤腔に腫瘍が広がっていることがある．組織学的には高異型度漿液性腺癌のことが多い．このような癌は卵管采の上皮由来の"de novo carcinoma"と考えられる．従来いわれている"小さな卵巣癌"，"腹膜原発の漿液性腺癌"の多くは卵管采由来の高異型度漿液性腺癌と考えられてきている．骨盤内に進展し，卵管，卵巣が腫瘍で一塊となっているような症例では卵管の詳細な観察が必要である[2~4]（図3）．

(3) 粘液産生の豊富な腫瘍

粘液性腫瘍は卵巣腫瘍の10~15%を占める．粘液性の良性腫瘍や境界悪性腫瘍は肉眼的に大型の単房性あるいは多房性の囊胞を形成し，内腔に粘液を充満する．粘液性腺癌は多房性の囊胞性腫瘍で，内壁の種々の大きさの充実部を伴う．1つの腫瘍内に良性・境界悪性・悪性が混在することが多い．したがって，肉眼的に境界悪性腫瘍が疑われた際には，悪性腫瘍の可能性を考え，充実部や浸潤が疑われる部を丹念に探す（図4）．

粘液性腺癌と転移性腺癌との鑑別も大切で，卵巣にみられる粘液細胞からなる腺癌の多くは転移であり，原発巣としては結腸，虫垂，胃，膵，胆囊などが多い．転移性腫瘍でもあたかも卵巣の境界悪性腫瘍のような分化した像を呈することがあり，粘液産生の豊富な腺癌の診断に際しては常に転移性腺癌の可能性を念頭に置く必要がある（図5）．肉眼的には，両側性ならば転移，片側性かつ腫瘍径が10cm以上なら原発性を強く示唆する[5]．

(4) 小籠包様の肉眼像を呈する腫瘍

線維性の比較的厚い壁からなる単房性囊胞の内腔に広茎性隆起が形成されるような腫瘍は上海料理の小籠包 xiaolongbao（しょうろんぽう，シャオロンパオ）様と称され，明細胞腺癌に比較的特徴的とされている[6]（図6）．隆起部は充実性でその表面は平滑なことが多い．囊胞内面には褐色あるいは黄色のプラークがみられる．子宮内膜症性囊胞（チョコレート囊胞）を母地として生じたと考えられる．本肉眼像を呈する腫瘍は明細胞腺癌のみでなく，類内膜腺癌でもみられることがあり，また，チョコレート囊胞を伴わない充実性の明細胞腺癌もみられる．隆起部の腫瘍の組織像のみでなく，囊胞内面の子宮内膜症の有無を十分検討する必要がある．

Ⅲ 肉眼所見と組織像に乖離がみられるとき

組織像が肉眼所見を反映していないときには，肉眼写真を見直したり，保管してある切り出し後のホルマリン固定標本の再度の観察や切り出しを行って追加ブロックを作製し，組織診断を再確認するなどの努力が必要である．免疫組織化学や分子病理学的検査が必要なことも生じる．常日ごろ，肉眼的に腫瘍をくまなく観察し，肉眼割面所見を見落とさないように習熟しておくことが大切である．

Ⅳ 21世紀の新知見

卵巣の漿液性腫瘍が卵管采の上皮由来であるという説，とくに高異型度漿液性腺癌の多くは卵管采部の上皮の de novo carcinoma 由来であるという説は卵巣腫瘍の観察方法や取り扱い，切り出し方法を大きく変えた．卵巣の漿液性腫瘍が疑われた際には卵管を詳細に観察することが推奨された．粘液産生の豊富な腺癌の多くは転移性腺癌であることが示された．明細胞腺癌の多くは小籠包（上海料理）に類似する，との肉眼的特徴が示された．

（手島伸一）

文献

1) Wenzl R, Lehner R, Husslein P, et al: Laparoscopic surgery in cases of ovarian malignancies: an Austrian-wide survey. Gynecol Oncol 1996, 63: 57-61（腹腔鏡下手術された16,601例の卵巣囊腫の中で，108例に悪性腫瘍がみられた）
2) Piek JM, van Diest PJ, Zweemer RP, et al: Tubal ligation and risk of ovarian cancer. Lancet 2001, 358: 844（BRCA1遺伝子変異を有する卵巣癌患者の卵管には前駆病変としての上皮内異型病変がみられるとした嚆矢の論文）
3) Seidman JD, Cho KR, Ronnett BM, et al: Surface epithelial tumors of the ovary. In: Blaustein's Pathology of the Female Genital Tract. (Kurman, RJ, Ellenson LH, Ronnett BM, eds.), 6th edition. Springer Verlag, New York, 2011, 847-909（漿液性腺癌の組織発生の詳細な解説）
4) 前田大地：漿液性腺癌．特集卵巣腫瘍のトピックス．病理と臨床 2011, 29：811-819（高異型度漿液性腺癌と卵管全割，全包埋法の解説）
5) Seidman JD, Kurman RJ, Ronnett BM: Primary and metastatic mucinous adenocarcinomas in the ovaries: incidence in routine practice with a new approach to improve intraoperative diagnosis. Am J Surg Pathol 2003, 27: 985-993（52例の卵巣の粘液性腫瘍のうち40例が転移で，その多くは両側性である）
6) 清川貴子：卵巣腫瘍の病理．日本産科婦人科学会熊本地方部会雑誌 2009, 53：35-39（明細胞腺癌が小籠包に類似することに言及した初めての論文）

総論 9 卵巣腫瘍，卵管癌，腹膜癌の臨床的取扱い

> **エッセンス**
> ● 卵巣癌・卵管癌・腹膜癌進行期分類が改訂されたことに伴い，「卵巣腫瘍取扱い規約」が大幅に改訂され，2015年に「卵巣腫瘍・卵管癌・腹膜癌取扱い規約　臨床編（第1版）」が発刊された．それに伴うTNM分類との乖離や所属リンパ節の取り扱いの変更などに留意すべきである．

2014年International Federation of Gynecology and Obstetrics（FIGO）において，卵巣癌の手術進行期分類が改訂され，新たに「卵巣癌・卵管癌・腹膜癌進行期分類（FIGO2014）」が作成された[1]．それに伴い，日本産科婦人科学会では新たな手術進行期分類（日産婦2014）を作成するとともに，従来の「卵巣腫瘍取扱い規約」を改訂し，「卵巣腫瘍・卵管癌・腹膜癌取扱い規約　臨床編（第1版）」を作成した[2]．従来の取扱い規約では卵巣腫瘍のみが対象であったが，FIGO2014の概念に則り，対象疾患が卵巣腫瘍，卵管癌，原発性腹膜癌へ拡充された．

本稿では，これらの腫瘍の臨床的な取り扱いについて述べる．

I 卵巣癌，卵管癌，腹膜癌の定義について

卵巣癌，卵管癌，腹膜癌とは，それぞれの臓器を原発巣とする上皮性悪性腫瘍を指す．しかしながら，しばしば本疾患は複数の臓器に病変を認め，原発巣の同定に難渋することがある．そこで，新しい取扱い規約[2]では下記の規定を参考として，原発巣を特定することとしている．

1. 原則として腫瘍の主座が存在する臓器を原発巣とする．
2. 腹膜と卵巣に同じ組織型の癌が存在する場合，卵巣実質の腫瘍径が5mm未満の例のみ腹膜癌とする．
3. 卵巣表層を主座とする腫瘍は卵巣原発とする．
4. 高異型度漿液性癌の場合には，卵巣・卵管・腹膜の一連の病変として扱う．
   ①卵管に高異型度漿液性癌ないし漿液性卵管上皮内癌 serous tubal intraepithelial carcinoma（STIC）が存在していても，卵巣病変が卵管からの転移あるいは直接浸潤であることを示唆する所見がなければ卵巣原発とする．すなわち，STICの存在がそのまま卵管原発であることを示すわけではない．
   ②病理学的に，卵巣・卵管・腹膜のいずれが原発巣であるかを確定できない場合は，卵巣・卵管・腹膜（分類不能）とする．
   ③卵管癌と確定できない例で，STICを認める場合には併記する．

II 進行期分類

卵巣腫瘍・卵管癌・腹膜癌は術後病理診断に従って，進行期分類を決定する．手術進行期分類（日産婦2014，FIGO2014）の概略を表1に示す．組織型や組織学的異型度も予後に強く関連するため，手術進行期分類とともに記録を行う．

(1) I期

I期は卵巣または卵管内に限局発育する腫瘍が該当する．したがって，腹膜癌I期は存在し得ない．

IA期は腫瘍が片側の卵巣または卵管内に限局するもの，IB期は腫瘍が両側の卵巣または卵管内に発生したものが該当する．IB期はあくまで両側発生した腫瘍が該当し，一方の卵巣・卵管に発生した腫瘍が，対側の卵巣・卵管に明らかに播種・転移したと観察されるものはIB期に含めず，IIA期とする．

表1　卵巣腫瘍・卵管癌・腹膜癌手術進行期分類（日産婦 2014，FIGO2014）

ⅠA期	腫瘍が一側の卵巣（被膜破綻がない）あるいは卵管に限局し，被膜表面への浸潤が認められないもの．腹水または洗浄液の細胞診にて悪性細胞の認められないもの
ⅠB期	腫瘍が両側の卵巣（被膜破綻がない）あるいは卵管に限局し，被膜表面への浸潤が認められないもの．腹水または洗浄液の細胞診にて悪性細胞の認められないもの
ⅠC期	腫瘍が一側または両側の卵巣あるいは卵管に限局するが，以下のいずれかが認められるもの
ⅠC1期	手術操作による被膜破綻
ⅠC2期	自然被膜破綻あるいは被膜表面への浸潤
ⅠC3期	腹水または腹腔洗浄細胞診に悪性細胞が認められるもの
ⅡA期	進展ならびに/あるいは転移が子宮ならびに/あるいは卵管ならびに/あるいは卵巣に及ぶもの
ⅡB期	他の骨盤部腹腔内臓器に進展するもの
ⅢA1期	後腹膜リンパ節転移陽性のみを認めるもの（細胞学的あるいは組織学的に確認）
ⅢA1（ⅰ）期	転移巣最大径 10mm 以下
ⅢA1（ⅱ）期	転移巣最大径 10mm をこえる
ⅢA2期	後腹膜リンパ節転移の有無にかかわらず，骨盤外に顕微鏡的播種を認めるもの
ⅢB期	後腹膜リンパ節転移の有無にかかわらず，最大径 2cm 以下の腹腔内播種を認めるもの
ⅢC期	後腹膜リンパ節転移の有無にかかわらず，最大径 2cm をこえる腹腔内播種を認めるもの（実質転移を伴わない肝および脾の被膜への進展を含む）
ⅣA期	胸水中に悪性細胞を認める
ⅣB期	実質転移ならびに腹腔外臓器（鼠径リンパ節ならびに腹腔外リンパ節を含む）に転移を認めるもの

ⅠC期は，従来は自然被膜破綻か術中被膜破綻か，洗浄腹腔液細胞診が陽性か，腹水細胞診が陽性かにより亜分類がなされていたが，本進行期分類ではⅠC1期が手術操作による被膜破綻，ⅠC2期が自然被膜破綻あるいは被膜表面への浸潤，ⅠC3期が腹腔洗浄細胞診または腹水細胞診で悪性細胞が認められるものと，明確に分類されるようになった．なお，従来，卵巣被膜の擦過細胞診で陽性だった症例がⅠC期に分類されていたが，本進行期分類ではその規定はなくなっている．また，手術操作による被膜破綻であっても，組織学的に証明された腫瘍細胞の露出を伴う強固な癒着を有している場合にはⅡ期とする．

(2) Ⅱ期

Ⅱ期は卵巣あるいは卵管原発腫瘍がさらに骨盤内（小骨盤腔）に進展を認めるもの，または原発性腹膜癌で骨盤内（小骨盤腔）にとどまるものが該当する．ⅡA期は卵巣または卵管，子宮に進展/転移する腫瘍が該当する．旧進行期分類では卵巣腫瘍が卵管，子宮に進展/転移をしたものをⅡa期とし，両側の卵巣に腫瘍を認めるものはⅠb期としていたが，本進行期分類では卵巣・卵管・子宮への進展/転移であれば，両側の卵巣/卵管に腫瘍がとどまっていてもⅡA期とする．

ⅡB期はその他の骨盤部腹腔内臓器に腫瘍が進展/転移するものが該当する．従来のⅡb期とほぼ同様であるが，本進行期分類では膀胱・直腸に加えて，S状結腸も骨盤内臓器と定義されており，これらの臓器への播種はⅡB期とされる．なお，腸管の貫壁性転移については，本進行期分類ではⅣB期に分類されるため，留意されたい．

旧進行期分類ではⅡc期が存在し，Ⅰc期と同様に亜分類がなされていたが，本進行期分類ではⅡC期の分類はなく，被膜破綻や腹腔細胞診が陽性であってもⅡA期かⅡB期に分類される．

(3) Ⅲ期

Ⅲ期は卵巣，卵管原発腫瘍あるいは原発性腹膜癌で，細胞学的あるいは組織学的に確認された骨盤外の腹膜播種ならびに/あるいは後腹膜リンパ節転移を認めるものが該当する．

ⅢA期はⅢA1期，ⅢA2期に亜分類される．ⅢA1期は骨盤外への腹膜播種を伴わない後腹膜リンパ節転移が該当する．後腹膜リンパ節の範囲については，後述するが，従来Ⅲ期とされていた鼠径リンパ節転移は本進行期分類ではⅣB期と分類する．後腹膜リンパ節転移の転移巣の大きさによりさらに細分類され，転移巣が10mm以下のものをⅢA1（ⅰ）期，10mmをこえるものをⅢA1（ⅱ）期とする．後腹膜リンパ節転移はあくまで細胞学

表2 TNM 分類（UICC 第7版）

1. T分類（原発腫瘍の進展度）	
TX	原発腫瘍の評価が不可能
T0	原発腫瘍を認めない
T1	卵巣（片側あるいは両側）に限局する腫瘍
T1a	一側の卵巣に限局する腫瘍；被膜破綻なく，卵巣表面に腫瘍がない．腹水または腹腔洗浄液に悪性細胞なし
T1b	両側卵巣に限局する腫瘍；被膜破綻なく，卵巣表面に腫瘍がない．腹水または腹腔洗浄液に悪性細胞なし
T1c	一側または両側の卵巣に限局する腫瘍で，以下のいずれかを伴う；被膜破綻，卵巣表面の腫瘍，腹水または腹腔洗浄液に悪性細胞
T2	一側または両側の卵巣にあり，骨盤に浸潤する腫瘍
T2a	子宮，および/または卵管に進展し，および/または播種する腫瘍．腹水または腹腔洗浄液に悪性細胞なし
T2b	他の骨盤組織に進展し，腹水または腹腔洗浄液に悪性細胞なし
T2c	骨盤内に進展（2aまたは2b）し，腹水または腹腔洗浄液に悪性細胞
T3	一側または両側の卵巣に浸潤する腫瘍で，顕微鏡的に確認された骨盤外の腹膜転移
T3a	骨盤外の顕微鏡的腹膜転移
T3b	骨盤外に肉眼的腹膜転移があり，その最大径2.0cm以下
T3c	最大径が2.0cmをこえる骨盤外腹膜転移
2. N分類（所属リンパ節）	
NX	所属リンパ節転移の評価が不可能
N0	所属リンパ節転移なし
N1	所属リンパ節転移あり
3. M分類（遠隔転移）	
M0	遠隔転移なし
M1	腹膜転移以外の遠隔転移あり

表3 TNM 分類（UICC 第8版改訂案）

1. T分類（原発腫瘍の進展度）	
TX	原発腫瘍の評価が不可能
T0	原発腫瘍を認めない
T1	卵巣あるいは卵管内限局発育
T1a	腫瘍が一側の卵巣（被膜破綻がない）あるいは卵管に限局し，被膜表面への浸潤が認められないもの．腹水または洗浄液の細胞診にて悪性細胞の認められないもの
T1b	腫瘍が両側の卵巣（被膜破綻がない）あるいは卵管に限局し，被膜表面への浸潤が認められないもの．腹水または洗浄液の細胞診にて悪性細胞の認められないもの
T1c	腫瘍が一側または両側の卵巣あるいは卵管に限局するが，以下のいずれかが認められるもの
T1c1	手術操作による被膜破綻
T1c2	自然被膜破綻あるいは被膜表面への浸潤
T1c3	腹水または腹腔洗浄細胞診に悪性細胞が認められるもの
T2	腫瘍が一側または両側の卵巣あるいは卵管に存在し，さらに骨盤内（小骨盤腔）への進展を認めるもの，あるいは原発性腹膜癌
T2a	進展ならびに/あるいは転移が子宮ならびに/あるいは卵管ならびに/あるいは卵巣に及ぶもの
T2b	他の骨盤部腹腔内臓器に進展するもの
T3	腫瘍が一側または両側の卵巣あるいは卵管に存在し，あるいは原発性腹膜癌で，細胞学的あるいは組織学的に確認された骨盤外の腹膜播種
T3a	骨盤外に顕微鏡的播種を認めるもの
T3b	最大径2cm以下の腹腔内播種を認めるもの
T3c	最大径2cmをこえる腹腔内播種を認めるもの
2. N分類（所属リンパ節）	
NX	所属リンパ節転移の評価が不可能
N0	所属リンパ節転移なし
N1	所属リンパ節転移あり
N1a	転移巣最大径10mm以下
N1b	転移巣最大径10mmをこえる
3. M分類（遠隔転移）	
M0	遠隔転移なし
M1	遠隔転移あり
M1a	胸水中に悪性細胞を認める
M1b	実質転移

的，組織学的に腫瘍の存在が証明される必要があり，従来のように術中の触診による腫大のみでは転移とはしない．ⅢA2期，ⅢB期，ⅢC期はいずれも，後腹膜リンパ節転移の有無を問わずに腹膜播種巣の大きさで分類を行う．ⅢA2期は骨盤外に顕微鏡的播種を認めるもの，ⅢB期は最大径2cm以下の腹腔内播種を認めるもの，ⅢC期は最大径2cmをこえる腹腔内播種を認めるものがそれぞれ該当する．なお，実質転移を伴わない肝や脾の被膜への進展はⅢC期とする．

（4）Ⅳ期

Ⅳ期は腹膜播種を除く遠隔転移を有するものが該当する．本進行期分類ではⅣA期とⅣB期に亜分類された．ⅣA期は胸水中に悪性細胞を認めるものが該当し，それ以外の腹腔外転移や実質臓器転移，臍転移はⅣB期とする．なお，大網からの肝や脾への腫瘍の進展はⅣB期とせず，ⅢC期とする．

表4 FIGO分類（2014）とTNM分類（UICC第8版改訂案）の対応表

ⅠA期	T1a	N0	M0
ⅠB期	T1b	N0	M0
ⅠC1期	T1c1	N0	M0
ⅠC2期	T1c2	N0	M0
ⅠC3期	T1c3	N0	M0
ⅡA期	T2a	N0	M0
ⅡB期	T2b	N0	M0
ⅢA1(ⅰ)期	T1-2	N1a	M0
ⅢA1(ⅱ)期	T1-2	N1b	M0
ⅢA2期	T3a	N0/N1	M0
ⅢB期	T3b	N0/N1	M0
ⅢC期	T3c	N0/N1	M0
ⅣA期	T1-3	N0/N1	M1a
ⅣB期	T1-3	N0/N1	M1b

Ⅲ TNM分類とpTNM分類

　TNM分類はUnion for International Cancer Control（UICC）により作成された進行期分類であり，T分類（原発腫瘍の進展度），N分類（所属リンパ節の状態），M分類（遠隔転移の有無）の3因子にもとづき，病変の解剖学的進展度を記載する．TNM分類はFIGO分類と対応するよう適宜改訂されるが，2015年9月現在のTNM分類は第7版[3]（表2）であり，FIGO2014とは対応していない．第8版でFIGO2014と対応する予定であるが，2016年秋に発行，2017年1月より適用される予定であり，注意が必要である．本稿では第8版改訂案[4]（表3）およびFIGO2014とTNM分類の対応表（表4）を示す．

　pTNM分類は手術所見などの病理組織学的検索によりTNM分類を補足修正したものである．pT分類，pN分類，pM分類として表し，その内容はTNM分類に準じる．なお，手術前に他の治療法が行われている場合にはy記号をつけて区別し，再発腫瘍ではr記号をつける．

〈境界悪性腫瘍の腹膜インプラントや所属リンパ節転移と進行期分類〉
　境界悪性腫瘍の非浸潤性インプラントや所属リンパ節転移は悪性腫瘍と異なり，予後には影響しないという報告が多い．しかし，本進行期分類では，境界悪性腫瘍の腹膜インプラントは浸潤性，非浸潤性を問わず，播種病変としてとらえることとしている．すなわち，インプラントが骨盤内に存在すればⅡ期（T2）とし，骨盤外であればⅢ期（T3）とする．同様に所属リンパ節転移もN1とする．

Ⅳ 卵巣癌・卵管癌・腹膜癌の所属リンパ節について

　卵巣癌・卵管癌・腹膜癌の所属リンパ節は，骨盤リンパ節および傍大動脈リンパ節（図1）である．骨盤リンパ節は鼠径上（大腿上）リンパ節，閉鎖リンパ節，外腸骨リンパ節，内腸骨リンパ節，総腸骨リンパ節，基靱帯リンパ節，仙骨リンパ節を含む．

　傍大動脈リンパ節は横隔膜下の傍大動脈リンパ節（326a＋326b領域）が含まれる．下腸間膜動脈分岐部より頭側を高位傍大動脈リンパ節，尾側を低位傍大動脈リンパ節とする．なお，鼠径リンパ節は所属リンパ節には含まれない．

〈卵巣腫瘍・卵管癌・腹膜癌における傍大動脈リンパ節と鼠径リンパ節〉
　旧進行期分類では鼠径リンパ節転移陽性であっても，後腹膜リンパ節転移陽性とともに，Ⅲc期としていたが，本進行期分類では遠隔転移としてⅣB期とされる．傍大動脈リンパ節の範囲は子宮頸癌，子宮体癌と異なり，本進行期分類のみならず旧分類においても，腎静脈分岐部より頭側の傍大動脈リンパ節が含まれているので，注意が必要である．

Ⅴ 21世紀の新知見

26年ぶりに卵巣癌・卵管癌・腹膜癌の進行期分類が大幅に改訂され，それに伴い2015年に取扱い規約も改訂

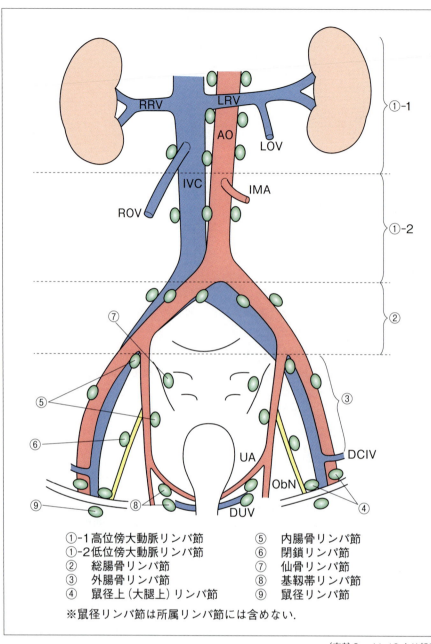

図1 卵巣腫瘍・卵管癌・腹膜癌に関連するリンパ節
AO：腹部大動脈（abdominal aorta）
IVC：下大静脈（inferior vena cava）
IMA：下腸間膜動脈（inferior mesenteric artery）
DCIV：深腸骨回旋静脈（deep circumflex iliac vein）
ObN：閉鎖神経（obturator nerve）
UA：子宮動脈（uterine artery）
DUV：深子宮静脈（deep uterine vein）
ROV：右卵巣静脈（right ovarian vein）
LOV：左卵巣静脈（left ovarian vein）
RRV：右腎静脈（right renal vein）
LRV：左腎静脈（left renal vein）

（文献2 pp11-13 より転載）

された．本稿では臨床的取扱いについての概略について述べたが，詳細については「卵巣腫瘍・卵管癌・腹膜癌取扱い規約　臨床編（第1版）」をぜひ参考にされたい．

（山上　亘，青木大輔）

文献
1) Prat J, FIGO Committee on Gynecologic Oncology: Staging classification for cancer of the ovary, fallopian tube, and peritoneum. Int J Gynaecol Obstet 2014, 124: 1-5〔改訂された進行期分類（FIGO2014）について解説された論文〕
2) 日本産科婦人科学会，日本病理学会 編：卵巣腫瘍・卵管癌・腹膜癌取扱い規約　臨床編（第1版）．金原出版，東京，2015（2015年に改訂された卵巣腫瘍・卵管癌・腹膜癌取扱い規約）
3) Leslie HS, Christian W 編：TNM 悪性腫瘍の分類（第7版 日本語版）．(UICC 日本委員会 TNM 委員会 訳)．金原出版，東京，2010（UICC の TNM 分類第7版）
4) UICC: TNM Classification of Malignant Tumours 7th edition. 7th edition TNM and Ovary, Fallopian tube and primary peritoneal carcinoma FIGO 2014. 〈http://www.uicc.org/sites/main/files/atoms/files/TNM_7_FIGO_OVARY_2014% 20FINAL_0.pdf〉[Cited 25 Jan 2015]（UICC の TNM 分類第8版改訂案）

総論

10 卵巣腫瘍の迅速診断

エッセンス

- 組織診断の確定を目的とし，その結果で処置が決定される．
- 術中迅速診断では肉眼観察と写真撮影を含め，的確で迅速な検体採取（切り出し）がとくに重要である．
- 外観（表面）と最大割面を観察し，とくに充実性および乳頭状の部分から必要最小限の切り出しを行う．
- 日ごろから凍結切片標本によくある人工産物（細胞・組織形態の変化）に慣れておく．
- 発生年齢などの臨床所見や手術野の所見を参考にする．
- 捺印（または擦過）細胞標本が役立つことがある．
- 迅速診断の限界を知ることも大切である．

I 術中迅速診断の目的

卵巣腫瘍の迅速診断は組織診断の確定を目的として行われる．まれに術前の臨床・画像所見と手術所見の間に不一致があり，急に術中迅速診断が必要になる場合もあるが，通常は臨床所見，画像（超音波検査，CT，MRI）所見などから迅速診断の適応が決定される．すなわち，壁の薄い囊胞性病変，囊胞性奇形腫（皮様囊腫），内膜症性囊胞などが予想される場合には迅速診断が行われないことが多い．筆者の経験では，上皮性腫瘍の199例中113例（56.8％），囊胞性奇形腫の217例中37例（17.1％），内膜症性囊胞の237例中20例（8.4％）に迅速診断が行われていた（表1）．

後述のように，上皮性腫瘍の一部に境界悪性，悪性の病変が潜んでいる場合，囊胞性奇形腫の一部に未熟成分や悪性転化がある場合，さらには内膜症性囊胞の一部に悪性腫瘍の発生する場合などがあるので，とくに多房性の囊胞や充実性部分がある卵巣腫瘍の手術では，可能な限り迅速診断を行ったほうがよい．

II 摘出材料の取り扱いと肉眼観察

総論8（53頁）で述べられているように，肉眼観察と写真撮影および切り出しを迅速に行うことが大切である．臨床所見や手術野の所見も役立つので，可能であれば無影灯などにビデオカメラを設置し，手術野の肉眼像をリアルタイムに病理組織診断室で観察できるようなシステムを採用するとよい．以下，実際の術中迅速診断の手順（図1）に従って解説する．

①外観（表面）と割面の写真撮影を行いながら，肉眼観察と捺印または擦過細胞標本の採取をする．

②肉眼観察では表面と最大割面を観察し，充実性および乳頭状の部分から必要最小限の切り出しを行う．図2は漿液性囊胞性腫瘍であるが，内面はビロード状で，低い乳頭状病変の存在がうかがわれる．下方のわずかに白色調で，隆起してみえる部分（矢印）にのみ図3に示すような間質浸潤が認められた．後日，最大割面の永久標本を作製して確認したが，他の部分に間質浸潤はみられなかった．このように正確な病理診断をするためには切り出しが重要である．

③凍結切片標本作製を行う人数やクリオスタットの数には制限があり，1症例について多数の部位から切り出すことは時間的に困難である．したがって，筆者は通常1症例につき1〜2ヵ所から切り出すのを基本にし，病変が多彩な場合などに切り出し数を増やすようにしている．

表1　卵巣腫瘤性病変の迅速診断実施率

	組織診総数	迅速診断	実施率（%）
上皮性腫瘍	199	113	56.8
奇形腫（未熟奇形腫を含む）	217	37	17.1
内膜症性嚢胞（内膜症を含む）	237	20	8.4
その他の非腫瘍性疾患（卵胞由来など）	166	22	13.3
その他の腫瘍（転移性腫瘍，線維腫など）	59	31	52.5
計	878	223	25.4

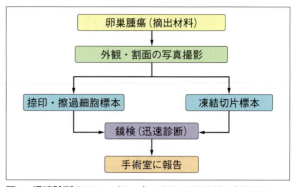

図1　迅速診断のフローチャート：実際の迅速診断の手順を示す．

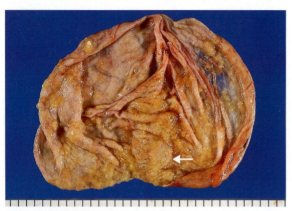

図2　漿液性嚢胞性腫瘍：嚢胞性病変に割を入れて内面を展開すると一見ビロード状に低乳頭状病変が存在し，写真の下方の一部にわずかな白色隆起がうかがわれた（矢印）．

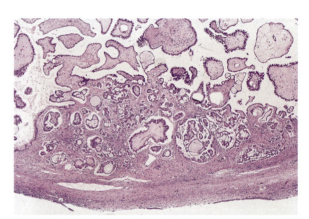

図3　図2と同一症例：組織像．乳頭状増殖する上皮性腫瘍細胞と間質浸潤がみられる．

④標本作製にかかる時間を考慮すれば，写真撮影を含めた，切り出しに費やせる時間はせいぜい数分以内である．可能な限り，標本を観察した瞬間に切り出し部位が頭に浮かび，手が動き始めるようにしたい．とくに病理医で，手術まで患者を診察していない場合は，迅速診断の前に年齢，臨床診断，検査データを含む臨床所見などを把握し，画像所見から検索が必要な部位の予測を立てておくとよい．さらに手術野の状態をモニターなどで観察すると切り出しの参考になる．もちろん執刀医とのコミュニケーションは大切である．

III　凍結切片標本の作製

切り出された組織片は種々の方法で凍結するが，コンパウンドに包埋して，液体窒素，アセトン（またはアルコール）＋ドライアイス，−80℃のディープフリーザーで冷却したn-ヘキサンなどに浸す方法が適している．スプレー式の冷却法もあるが，凍結にやや時間がかかり，後述のような人工産物が発生しやすいので，補助的に用いられることが多い．通常，凍結切片標本は病理部門に所属する専門の臨床検査技師が作製するが，病理医自身も凍結切片の薄切を経験しておくとよい．すなわち，ブロックが大き過ぎたり，ブロックに石灰化組織，脂肪組織などが多く含まれたりすると薄切が困難であることを体験することは，切り出しをするうえで大切である．経験を積んだ検査技師の作製した凍結切片標本は，永久標本とほぼ同等の情報が得られることが多い[1]．染色はHE染色を基本とする．技師の人数が確保できれば，必要に応じて粘液染色などの特殊染色や免疫組織化学的染色も可能であるが，筆者は通常は行っていない．

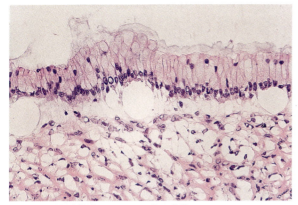

図4　凍結切片標本にみられた人工産物：1列に並ぶ高円柱状上皮細胞および下方にみえる間質細胞の核の中に空胞様に抜けてみえるものがある．

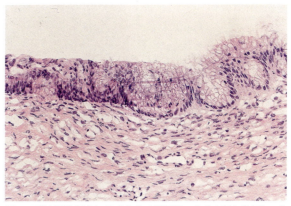

図5　凍結切片標本にみられた人工産物：切片が折れ曲がり，本来は1層性の上皮細胞が重層しているようにみえる．

IV　迅速診断で凍結切片標本を鏡検するときのポイント

　まず，迅速組織標本を見る前に，診断する症例の臨床所見を把握しておく．年齢，ホルモン症状（エストロゲン過剰，男性化，カルチノイド症候群），血清中腫瘍マーカー値〔例えばα-フェトプロテイン（AFP），ヒト絨毛性ゴナドトロピン（hCG），CA125，癌胎児性抗原（CEA）〕などを知ることによって，予想される組織型が限られてくる．血清中の腫瘍マーカーでは，AFP が著明な高値を示す場合は卵黄囊腫瘍 yolk sac tumor の可能性があり，未熟奇形腫などでも軽度の AFP 上昇がみられることがある．また，血清 hCG が高値なら絨毛癌 choriocarcinoma や一部のディスジャーミノーマ dysgerminoma with syncytiotrophoblast cells などが考えられる．

　次に各組織型の発生頻度と好発年齢を知っている必要がある[2]．例えば，卵巣腫瘍はほとんどが上皮性，性索間質性，胚細胞腫瘍であり，他の組織型は極めて少ない．悪性腫瘍では上皮性腫瘍が圧倒的に多い．また好発年齢では，上皮性腫瘍は 15 歳以下にはまれで，とくに悪性のものは高齢者に多い．胚細胞腫瘍は若年者に多く，高齢者には少ない[2]．ただし，好発年齢以外にもこれらの腫瘍がみられる場合があるので，それぞれの組織学的特徴を確実に把握していることも必要である．

　凍結切片標本の見方は永久標本（パラフィン包埋切片）とほぼ同様であるが，日常業務の中で凍結切片標本によくみられる人工産物に慣れておくことは大切である．核所見では，凍結までの時間が長い場合や温度が高い場合などに空胞様あるいは核内封入体様の変化がみられやすく（図4），クロマチンパターンが判定できない場合が多く，細胞質も空胞様変化や不明瞭なものがある．そこで，組織構築が最も重要となる．しかし，上皮細胞と間質の間に裂隙が生じたり，切片が折れ曲がったりして（図5），そのままでは組織構築が読み取れないこともある．また凍結温度が低過ぎる場合は切片が断片状になることがある．診断時に，頭の中で人工産物の影響を除外して病変の構造を推定する作業はかなり熟練を要し，筆者の経験では病理医として 10 年以上，積極的に病理診断に従事しないと自信をもって診断できなかった．したがって，当初は経験を積んだ病理医に指導を受けながら診断するべきだが，2 人以上の病理医が確保できない施設ではテレパソロジーの装置を導入し，遠隔地から診断の支援を受けるのもよい[3]．迅速診断の結果の報告は正確でなければならない．病理医が電話で手術室へ連絡すると同時に伝票（報告書）を記載する施設が多いと思われるが，とくに電話で連絡する場合には聞き取りやすい言葉で，誤解のないようにすることが重要である．

V　細胞診断の応用

　細胞標本は凍結切片標本と比較すると，より広い範囲の病変から，より早く標本を作製できる長所がある．後述のように，われわれの検討によれば，迅速診断では良性とされた粘液性腫瘍で，永久標本では境界悪性の部分

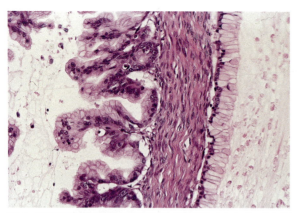

図6 粘液性囊胞性腫瘍：迅速診断では良性とされたが，永久標本では一部の上皮細胞成分に境界悪性の像（左）がみられた．

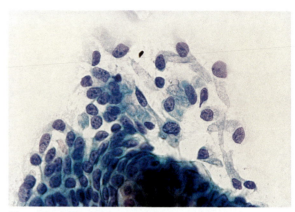

図7 図6と同一症例：捺印細胞標本．迅速診断時に採取された細胞標本に少数ではあるが，核腫大し，細胞の重積性を示す異型細胞がみられた．

表2 迅速診断と最終診断の比較（上皮性腫瘍）

迅速診断＼最終診断	良性	境界悪性	悪性	合計
良性	32	7	0	39
境界悪性	0	7	3	10
悪性	0	0	29	29
合計	32	14	32	78

数字は病変数

表3 迅速診断と最終診断の不一致の原因

1. 検体採取（切り出し）：迅速診断では切り出し部位が制限される
2. 凍結切片標本の作製（人工産物）：凍結切片標本の作製時には人工産物が生じやすい
3. 標本の読み（病理診断）：病理医の経験不足，誤診

が一部に存在した症例（図6）が比較的多くみられた[4]．これらの症例の迅速診断時に作製した捺印細胞標本を見直すと，異型のある上皮細胞が少数ながら認められたものがあり（図7），細胞診を同時に行うことによって迅速診断がより正確にできる可能性が示された[4]．

VI 迅速診断の限界

以上のように凍結切片標本と捺印細胞標本を用いれば迅速診断はかなり正確になるが，前述のように限界もあることを知っておく必要がある．迅速診断の精度管理のために永久標本との比較検討は重要で，両者の不一致の原因を究明しておくことが大切である[5]．

最近，迅速診断と最終診断が比較できた上皮性腫瘍78病変の内訳を表2に示す．ここではoverdiagnosisはみられなかったが，境界悪性，悪性で合計10病変がunderdiagnosisされた．考えられる原因は表3にまとめた．すなわち，検体採取では，迅速に報告するために切り出しの個数を可能な限り少なくするので，標本作製部位が制限され，悪性度の高い病変が一部分にしかない場合，十分な検索ができないことがある．また，凍結切片標本の作製では前述のような人工産物が加わり，組織所見が十分に観察できないことがある．さらに，標本の読みでは，病理医の経験不足などで推定診断ができないことや，思い込みにより判断を誤ることもある．その結果，後日，永久標本を観察してからようやく診断が確定できたり，一部診断を変更・訂正しなければならないこともある．診断を変更・訂正した場合には病理医は直ちに執刀医（主治医）に報告をすることが必要であるが，執刀医も迅速診断には限界があることを理解して，結果を受け取る必要がある．そのためには，手術中でも執刀医と病理医が対話できる環境が必要である．また，日ごろから術前・術後の症例に対して，臨床医と病理医のカンファレンスを行っておくとよい．

VII 21 世紀の新知見

　術中迅速診断において，前述の粘液性腫瘍以外でも上皮性腫瘍の微小浸潤の有無などの判定は依然として困難なことが多く，その限界を病理医と臨床医が理解し，共通認識をもつことの大切さは変わらない．免疫組織化学的染色の応用に関しては，一般的に使用されているものはなく，本書を参考に肉眼像・HE 染色標本の読みなどの経験をさらに深める必要がある．

（九島巳樹）

文献
1) 石黒信吾，春日井務，真能正幸，他：術中迅速診断の有効性と限界．病理と臨床 2001, 19: 10-14（各臓器の術中迅速診断について，一般的な注意点を含め総論的・実際的に解説）
2) 中島伸夫：卵巣腫瘍の凍結標本．病理と臨床 1991, 9: 465-466（卵巣腫瘍の迅速診断について，実施上の注意点や問題点について簡潔に記載）
3) 寺山清美，向井万起男：術中迅速病理診断の精度管理に関する検討．病理と臨床 2001, 19: 15-20（術中迅速診断の限界と留意点について，誤診評価を含む解説）
4) Kushima M: Problems in the pathological diagnosis and intraoperative rapid diagnosis of mucinous tumor of the ovary. Showa Univ J Med Sci 2013, 25: 1-7（卵巣の術中迅速診断において，とくに粘液性腫瘍の病理診断が困難であることを示した）
5) Stewart CJ, Brennan BA, Koay E, et al: Value of cytology in the intraoperative assessment of ovarian tumors: a review of 402 cases and comparison with frozen section diagnosis. Cancer Cytopathol 2010, 118: 127-136（卵巣腫瘍の術中迅速診断で一般的に行われている凍結切片標本による診断と比較した細胞診の価値について検討）

総論 11 免疫組織化学

エッセンス

- 多彩な組織型の鑑別に有用な抗体と染色パターン，その意義を理解する．
- 上皮性腫瘍の鑑別には，組織発生母地や遺伝子変異の違いなどを利用したマーカーの選択を行う．
- 免疫染色は有用ではあるが，組織分類において，1種類のみの染色で確定できるような絶対的なマーカーは存在せず，目的に合わせた効果的な染色パネルの構築が重要である．

I 上皮性腫瘍

　上皮性腫瘍の組織型分類において，類内膜癌，漿液性癌，明細胞癌 clear cell carcinoma，粘液性癌の鑑別は，それぞれ，予後・化学療法の種類・効果が異なることから診断の重要性は高く，また，頻度も高いことから卵巣癌の診断において主軸をなすともいえる．HE 標本の所見が最も重要であるが，充実性病変が主体の高異型度漿液性癌 high grade serous carcinoma と Grade 3 の類内膜癌，あるいは，明細胞癌と明細胞変化を示す漿液性癌や類内膜癌との鑑別などはしばしば問題となる．また，いずれも管状・乳頭状構造などの類似構造を示し，混合性腫瘍の場合もあることから，HE 標本のみでは，鑑別困難な例がある．

　診断の補助的役割として免疫染色が有用となってきており，効果的な染色パネル（ER/PR，WT-1，p53，p16，HNF-1βなど）を用いて，組織像を併せれば，鑑別が可能になってきた[1~4]．表1のようにまとめる．この中で最も特異性の高いマーカーは WT-1 である（図1）．

　漿液性癌では，高異型度，低異型度ともにびまん性に核陽性を示すが，類内膜癌・明細胞癌，粘液性癌では陰性である．p53 では，高異型度漿液性癌では 80% 以上に核陽性を示すが，注意すべき点としては，完全に陰性となる null cell pattern である．これは，*TP53* 遺伝子に non-sense mutation がみられるか欠損している場合

表1　卵巣癌の免疫組織化学的特徴

		CK7	CK20	ER/PR	WT-1	p53	HNF-1β	napsin A	ARID1A	β-catenin
類内膜癌		+	−	+ 低分化；減弱	−	wild	−	−	−* 40%	+** 40%・核陽性
漿液性癌	高異型度	+	−	±	+	+/null	−	−	wild	wild
	低異型度	+	−	+	±	wild	−	−	wild	wild
明細胞癌		+	−	−	−	wild	±	+	−* 60%	wild
粘液性癌		+	±	−	−	wild	−	−	wild	wild

CK7：cytokeratin 7，CK20：cytokeratin 20，ER：estrogen receptor，PR：progesterone receptor，WT-1：Wilms tumor gene product，HNF-1β：hepatocyte nuclear factor 1β，ARID1A：AT-rich interactive domain 1A，wild：wild type pattern で散在性に核陽性，+/null：+とは 80% 以上の核陽性，null とは null cell pattern で一様に陰性，±：一部陽性
*：正常組織や wild type pattern には発現（核陽性），遺伝子変異により蛋白発現消失（陰性）
**：細胞質，核への異常集積による核陽性，陰性は細胞膜のみ陽性

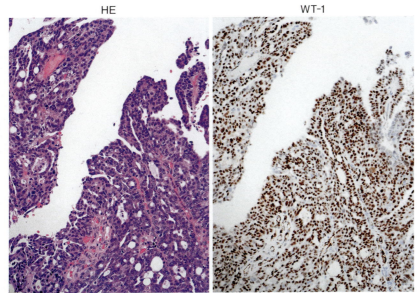

図1 高異型度漿液性癌

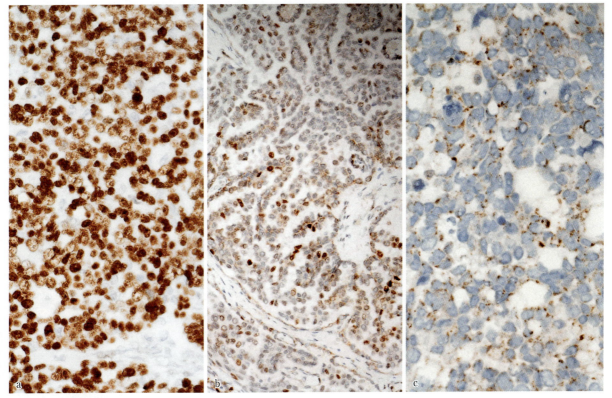

図2 p53の染色パターン
a：高異型度漿液性癌　overexpression pattern.
b：低異型度漿液性癌　wild type pattern.
c：高異型度漿液性癌　null cell pattern.

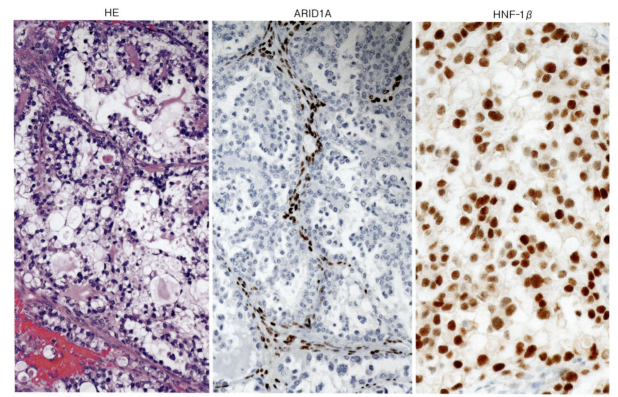

図3　明細胞癌：遺伝子変異がある場合は陰性となる．非腫瘍である間質細胞の核は陽性．

に，蛋白自体が完全に欠如していることを示す．他の組織型では，散在性に陽性を示す wild type pattern を示すことから，判断時には単に陽性・陰性だけでなく，その陽性率に注目し，p53 がびまん性に陽性，あるいは完全に陰性である all or nothing pattern は高異型度漿液性癌であることに留意する（図2）．この null cell pattern の場合には p16 がびまん性に陽性となる．

　低異型度漿液性癌では p53 は wild type pattern を示すが，p16 は陰性なので，null cell pattern の判定が難しい場合は，p16 も併せて高異型度・低異型度漿液性癌の判定の補助が可能である[4]．高異型度類内膜癌（Grade 3）も p53 陽性率が高い場合があるが，WT-1 陰性を確認することが重要である．ER は類内膜癌でほとんどの細胞が陽性を示し，漿液性癌は一部陽性となる．

　感度は高くないが，内膜症関連腫瘍である類内膜癌と明細胞癌では，クロマチンリモデリング複合体 SWI/SNF サブユニットの一つであり，遺伝子発現の調節を行っている AT-rich interactive domain 1A（ARID1A）遺伝子の変異がみられることがあり，漿液性癌との鑑別にも利用できる（図3）．ARID1A は，変異がない場合は通常核陽性として，上皮，間質の正常組織にも広くみられるが，遺伝子変異のある腫瘍では，腫瘍細胞は陰性，背景の間質細胞は核陽性となる[2〜4]．感度が高いとはいえないが，欠失をみた場合は，有用である．明細胞癌は，淡明な細胞質，明瞭な核小体をもつ大型核，hobnail pattern や hyaline globule など HE 標本における特徴的な組織像が最も重要であるが，HNF-1β，napsin A，glypican 3 などが部分的に陽性，ARID1A が陰性になることは診断の補助的役割を示す（図3）．ER は通常は陰性である[2〜4]．

　境界悪性腫瘍では，漿液性境界悪性腫瘍 serous borderline tumor は，低異型度漿液性癌，粘液性境界悪性腫瘍 mucinous borderline tumor は粘液性癌にそれぞれ免疫組織化学的特徴も類似する．漿液粘液性境界悪性腫瘍 seromucinous borderline tumor は，肉眼・組織所見は漿液性境界悪性腫瘍に類似するが，背景に内膜症性嚢胞を伴うことが多く，ER 陽性を示す点は，内膜症関連腫瘍と共通する[3]．

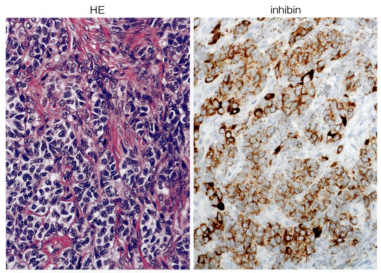

図4 成人型顆粒膜細胞腫

II 性索間質性腫瘍

　性索間質性腫瘍での免疫染色の役割は，その組織亜型の鑑別ではなく，非性索間質性腫瘍との鑑別である．これらの鑑別に用いる性索間質性腫瘍に陽性像を示す抗体は，inhibin（**図4**），calretinin，WT-1のほか，近年注目されている核陽性を示すsteroidogenic factor-1（SF-1），forkhead box protein L2（FOXL2）などがあがる．陰性を示すEMAとの組み合わせが免疫染色パネルとしては有用である[2,3]．性索間質性腫瘍と卵巣原発性および転移性を含めた上皮性腫瘍の鑑別にはinhibin，calretinin，FOXL2，SF-1が陽性を示し，CK7，EMAなどの上皮マーカーは陰性となる．*FOXL2*遺伝子変異は成人型顆粒膜細胞腫 adult granulosa cell tumorに特異的であるが，*FOXL2*蛋白の発現は，莢膜細胞腫・線維腫，セルトリ・ライディッヒ細胞腫にもみられるので，免疫染色においては組織亜型分類が可能なマーカーではない．非特異的であるが陽性を示す抗体としては，CD99，vimentin，CD56，ER，PRなどがあるが，HE標本で鑑別したい組織型と結果は重複することも考え，これらは常に染色する必要はない．CD56は，正常の卵胞と顆粒膜細胞腫の鑑別には役立つ．Sertoliform variantの類内膜癌とセルトリ細胞腫/セルトリ・ライディッヒ細胞腫の鑑別が問題となる場合に，セルトリ細胞腫でもCK7，CAM5.2，CK8/18，AE1/AE3が種々の程度に陽性となることがあるが，EMAは陰性であり，EMAをパネルに加えることは重要である．

III 胚細胞腫瘍

　最も頻度の高い成熟奇形腫の診断において，免疫染色が必要になることはないが，卵黄囊腫瘍 yolk sac tumor（**図5**）と胎芽性癌との鑑別や，絨毛癌の成分が混合性腫瘍として一部にみられる場合などに，HE所見を支持する補助的役割を担う．**表2**にまとめたように，免疫染色は胚細胞腫瘍では，それぞれの組織型で特徴的な所見を示すことから，組織型の鑑別に役立つ．SALL4は，胚細胞腫瘍のマーカーとして，AFPよりも感度が高く，有用なマーカーであるが，ディスジャーミノーマ dysgerminoma，卵黄囊腫瘍，胎芽性癌，未熟奇形腫でも陽性となり，組織型分類にはHE所見や他のマーカーと併せた総合的な判断が必要である[1~3]．

IV 卵巣原発腫瘍と転移性腫瘍との鑑別

　卵巣腫瘍としてHE標本との鑑別で最も問題となるのは，卵巣原発粘液性癌と大腸癌，胃癌，膵癌などの消化器系腺癌の転移性腫瘍との鑑別である．胃癌・膵癌の転移は，粘液が豊富な場合は，HE像は酷似する．また，

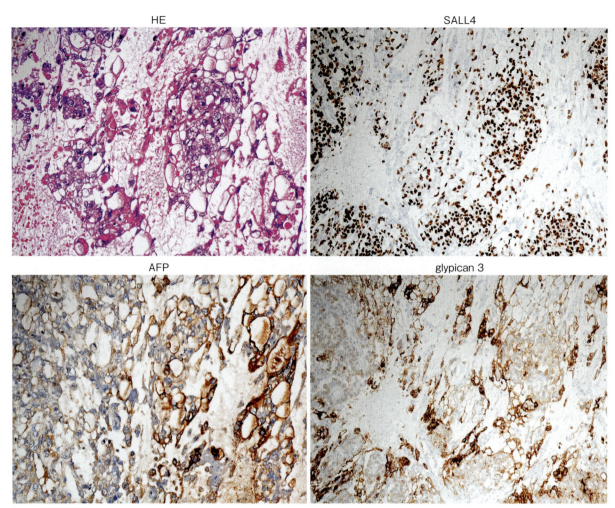

図5 卵黄嚢腫瘍

表2 胚細胞腫瘍の免疫組織化学的特徴

	OCT3/4	D2-40	SALL4	PLAP	KIT (CD117)	keratin	AFP	CD30	hCG	GPC3
dysgerminoma	+	+	+	+	+	±	−	−	±	±
卵黄嚢腫瘍	−	±	+	±	−	+	+	−	−	+
胎芽性癌	±	−	+	+	−	+	±	+	±	−
絨毛癌	−	−	±	±	−	+	−	−	+	+

OCT3/4：octamer-binding transcription factor 3/4, D2-40：podoplanin, SALL4：Sal-like protein 4, PLAP：placental alkaline phosphatase, AFP：α-fetoprotein, hCG：human chorionic gonadotropin, GPC3：glypican 3, ±：一部陽性

　大腸癌は，壊死が豊富であることや腫瘍細胞像（クロマチン増量が著明で核重積が目立つ長紡錘形核）から，多くはHE標本で鑑別可能であるが，卵巣原発腸型粘液性癌や類内膜癌に壊死を伴う場合に組織像は酷似する．転移性腫瘍との鑑別に免疫染色は効果的である．表3に，消化器系転移性癌と腹膜中皮腫，卵巣原発腫瘍の免疫組織化学的特徴をまとめた．卵巣原発粘液性腫瘍と消化器系腺癌との腫瘍鑑別は，CK7，CK20，CDX2が有用である（図6）．転写因子PAX8も腎腫瘍やミュラー管由来腫瘍に特異的に陽性となることから，非婦人科領域腫瘍との鑑別に有用である[5]．筆者の検討でも高異型度漿液性癌，類内膜癌，明細胞癌も陽性となった．しか

表3 転移性消化器系腺癌と卵巣原発癌・腹膜中皮腫との鑑別

		PAX8	CK7	CK20	CDX2	ER	WT-1	calretinin
転移性腺癌	大腸	−	−	+	+	−	−	−
	胃・膵	−	+	±	−	−	−	−
腹膜中皮腫		−	+	−	−	−	+	+
卵巣原発	粘液性癌	−	+	+	+	±	−	−
	類内膜癌	+	+	−	−	+	−	−
	漿液性癌	+	+	−	−	+	+	−
	明細胞癌	+	+	−	−	−	−	−

PAX8：paired box gene 8, CDX2：caudal type homeobox 2，±：一部陽性

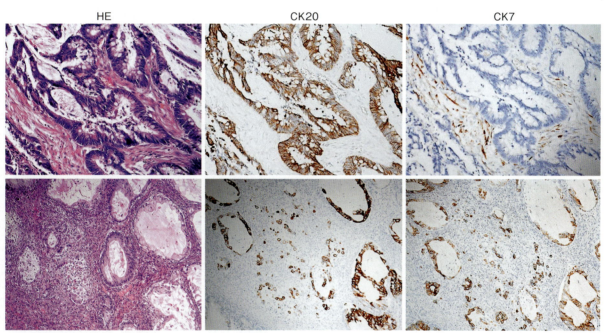

図6 粘液性癌（上段：大腸癌の卵巣転移，下段：卵巣原発）：CK20陽性は共通であるが，CK7は大腸癌転移の場合は陰性，卵巣原発腫瘍は陽性．

し，卵巣原発粘液性癌は陰性であり，粘液性腫瘍の場合は，PAX8は役に立たない（図7）．また，PAX8は神経内分泌腫瘍に陽性になるほか，甲状腺腫瘍にも陽性となる．既出報告でも，一部の類内膜癌では陰性であり，癌肉腫・未分化癌なども陰性および部分陽性にとどまる[5]．

リンパ節転移巣や腹腔内播種巣のみ提出された原発不明癌においては，臨床的には進行癌で画像的に広範囲に進展している場合も多く，病理診断において，組織型・原発巣決定を委ねられる．この場合は，さらに広く他臓器原発腫瘍か卵巣原発腫瘍かの鑑別において効果的な免疫染色パネルが必要となる．PAX8陽性であれば，ほかに婦人科系腫瘍のマーカーとしてER，PRを加える．PAX8は，腎・尿路系腫瘍も陽性となるので，尿路上皮癌では，GATA3陽性，淡明細胞型腎細胞癌では，CD10やvimentin陽性になることなどを考慮してパネルに加える[1~3]．

また，腹腔内腫瘍として，卵巣・卵管・腹膜原発漿液性癌と腹膜中皮腫が鑑別にあがることがある．女性の腹膜中皮腫は非常にまれであることから，診断には慎重を期する必要があることを念頭におくべきである．免疫組織学的には，いずれもWT-1が陽性になることから，ピットフォールになる可能性があるが，PAX8は漿液性癌に陽性，中皮腫はごく一部で弱陽性になると報告されている．calretinin，D2-40など他の中皮腫マーカーや

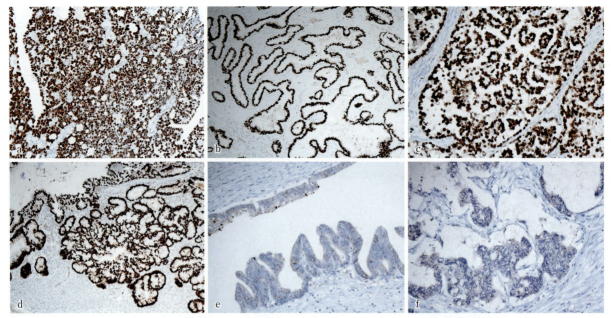

図7 卵巣腫瘍における PAX8 の染色結果の比較：卵巣腫瘍は，卵巣原発粘液性癌以外は陽性，転移性腫瘍は陰性となる．
a：漿液性癌，b：漿液粘液性腫瘍 seromucinous tumor，c：明細胞癌，d：類内膜癌，e：粘液性腫瘍（腸型），f：膵癌卵巣転移

BerEP4 などの上皮系マーカーを加えることと，臨床像の確認が重要である．

しかし，転移性腫瘍との鑑別に最も重要な点は，既往歴，臨床像，マクロ所見，HE 所見も併せた総合的な判断である[5]．

V 21世紀の新知見

卵巣腫瘍の鑑別においても，遺伝子異常や組織発生を反映した抗体や転写因子が用いられるようになってきた．高異型度漿液性癌における WT-1 と p53，ミュラー管由来腫瘍に核陽性を示す PAX8，感度の良い胚細胞腫瘍マーカーの SALL4 などは，いずれも核陽性を示し，背景の過染のない，判定が容易な点も利点である．

（南口早智子）

文献
1) Dabbs DJ: Immunohistology of the female genital tract. In: Diagnostic Immunohistochemistry, 3rd edition. Saunders, Philadelphia, 2010, 721-742（免疫染色に特化した著書．卵巣腫瘍診断における免疫組織学的特徴を総括的に記載）
2) Kaspar HG, Crum CP: The utility of immunohistochemistry in the differential diagnosis of gynecologic disorders. Arch Pathol Lab Med 2015, 139: 39-54（現時点で最新の婦人科領域腫瘍の鑑別に必要な免疫染色パネルが記述されている）
3) 前田大地：腫瘍の鑑別に用いられる抗体（各臓器別）―女性生殖器；卵巣．病理と臨床 臨時増刊号 2014, 32: 191-200（卵巣腫瘍の鑑別診断において，免疫染色が有用となり得るシチュエーションも併せて記述されている）
4) Köbel M, Bak J, Bertelsen BI, et al: Ovarian carcinoma histotype determination is highly reproducible, and is improved through the use of immunohistochemistry. Histopathology 2014, 64: 1004-1013（免疫組織化学を利用した卵巣腫瘍の鑑別のアルゴリズムの図は頭に入れておく価値あり）
5) Roma AA, Downs-Kelly E: Reliability of PAX8 in clinical practice to accurately determine primary site of origin in female pelvic or abdominal lesions. Ann Diagn Pathol 2014, 18: 227-231（婦人科関連腫瘍と他臓器由来腫瘍の鑑別における PAX8 の信頼性を自験例および既出報告も併せて解析）

総論 12 卵巣腫瘍とAFP

エッセンス

- AFP産生卵巣腫瘍（APOT）は，「若年女性に発生するもの」と「中高年女性に発生するもの」に大別される．
- 中高年女性に発生するAPOTは若年女性に発生するものに比べるとかなり頻度が低い．
- 若年女性のAPOTは古典的な卵黄嚢腫瘍（YST）が大半を占める．
- 中高年女性のAPOTは，「YSTと上皮性腫瘍が共存・移行するタイプ」や「上皮性腫瘍でAFP産生を示すタイプ」，および「肝様癌」など多彩な組織像を示す．

I APOTの頻度

　昨今のわが国の婦人科腫瘍登録によると，AFP産生卵巣腫瘍AFP-producing ovarian tumor（APOT）の代表である卵黄嚢腫瘍yolk sac tumor（YST）が悪性胚細胞腫瘍の中で最も頻度が高い．YSTに未分化胚細胞腫，未熟奇形腫が続き，これらの好発年齢は20代にピークがある．米国では悪性胚細胞腫瘍の中で最も多いのが未分化胚細胞腫で，未熟奇形腫，YSTと続く．一方，若年女性に発生する卵巣腫瘍全体では子宮内膜症性嚢胞〔WHO分類第4版（2014年）で良性腫瘍に位置づけられることになった〕を除くと圧倒的に成熟奇形腫が多く，YSTを含む悪性胚細胞腫瘍は1～2％と考えられる（小児の卵巣腫瘍の項参照）．

　閉経を境として中高年女性では，YSTを含む悪性胚細胞腫瘍の頻度は極めて低い．実際，わが国では50歳以上で経験される悪性胚細胞腫瘍は50歳未満の1/13で，YSTに限ってみれば1/19とさらに少ない．中高年女性の卵巣腫瘍に対して血清AFP値を測定する動機づけが低いのも，この絶対的な頻度の違いからわかる．また，病理診断において，免疫組織化学的にAFPの発現検討を迫られることもそれほど一般的ではないため，通常の上皮性腫瘍などでAFPを産生するものがどのくらいあるのか明確にはわからない．筆者の検討において，ランダムに抽出した55歳以上の様々な卵巣腫瘍150例ほどで，カットオフ値を超えたのは1例であった（ただし，診断が確定していたAPOTは含まず）．

II APOTの組織型/像のヴァリエーション

(1) 若年女性

　AFPを産生する卵巣腫瘍としてYSTが大半を占める中で（YSTの頁参照），まれな組織型に異所性成分を伴うセルトリ・ライディッヒ細胞腫 Sertoli-Leydig cell tumor with heterologous elements がある．

(2) 中高年女性

　先のごとく，中高年女性で経験されるAPOTはかなりまれであるが，この年齢層の組織像は変化に富み，定型的なYSTをみることは少ない．閉経前後 perimenopause 以降の女性を対象に，血清AFP値の上昇が証明されている卵巣腫瘍の報告例を検索してみると，それらは以下の4群に整理することができる．

①群：YSTのみからなる，もしくはYSTを含む胚細胞腫瘍（図1，2）．子宮内膜症性嚢胞を背景にもつ例がみられ，それらでは組織発生において，子宮内膜症との関連が示唆されている．

②群：上皮性腫瘍（図3～5）．組織像からは従来の上皮性腫瘍に当てはまるもので，悪性の漿液性・粘液性・類内膜・明細胞腫瘍などがある．自験例にも漿液性癌，類内膜癌，明細胞癌，粘液性境界悪性腫瘍がある．

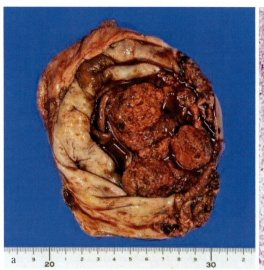 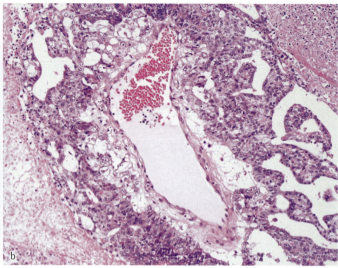

図1 定型的な YST
a：子宮内膜症性嚢胞の内面に隆起性充実状の定型的な"従来の YST"をみる.
b：Schiller-Duval body が形成されている（HE 染色）.

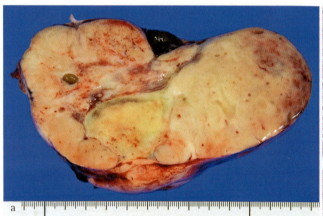 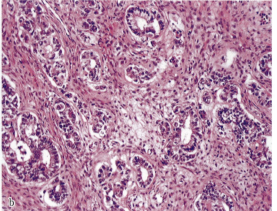

図2 腺管状構造をなす YST
a：淡黄～灰白色調の充実性増殖を示す.
b：幼若な管状構造と豊富な間質からなる（HE 染色）.

③群：YST と上皮性腫瘍の混合型（図6，7）. YST と合併する上皮性腫瘍は類内膜癌が大半を占め（7割），次に明細胞癌が続く[1~3]. YST と上皮性腫瘍との関連について，WHO 分類 第4版（2014年）でも，"in older patients, …an association with a surface epithelial tumour, usually endometrioid" と記載されている．さらに，臨床的な意義が "if associated with somatic neoplasm, …less responsive to chemotherapy" に込められている．実際このような混合型はⅠ期でも予後は不良とされる．なお，この群では上皮性腫瘍と YST が互いに「明瞭な境界・隔壁」で分け隔てられて共存する例と，「境界が曖昧」で2つの成分が互いに入り交じるように観察される例がある．

④群：肝様癌．1987年に石倉，Scully によって提唱された腫瘍で，肝細胞癌に組織学的に類似し AFP 産生を特徴とする，と定義されている．診断確定には転移性肝細胞癌が除外されることが絶対条件となる．WHO 分類 第3版（2003年）でまれな卵巣腫瘍 miscellaneous tumours の一つに取り上げられていたが，2014年版では「肝細胞型をとる YST との鑑別が困難で，独立性に疑問がある」ことを根拠に分類項目から削除された．報告例のう

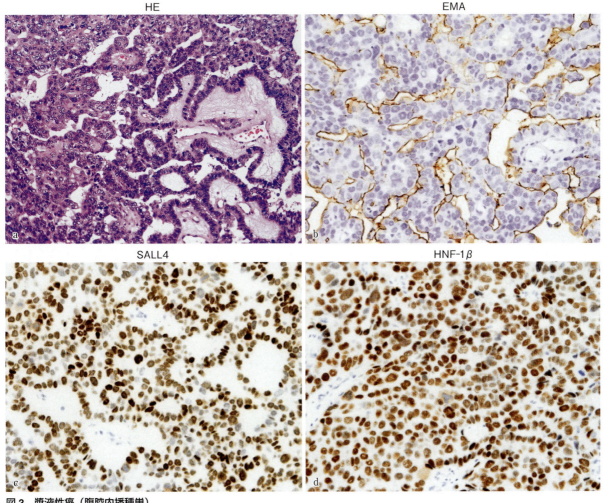

図3 漿液性癌(腹腔内播種巣)
a:乳頭状増殖が優勢に観察される.
b:細胞膜表面に陽性反応がみられる.
c:核に明瞭な陽性反応がみられる.
d:核に明瞭な陽性反応がみられる.

えでは閉経後APOTのおよそ半数が肝様癌で占められている.

III APOTの診断

　見かけ上は通常の上皮性と考えられる腫瘍が前述の②群に相当し,それらの一部の症例は肝様癌と重なると思われる.筆者の経験でも肝様癌との鑑別に迷う例がある.また,これまで卵巣腫瘍では,AFP産生が証明されている低分化ないし未分化な癌の診断名として肝様癌以外には適切なものが存在しなかった.古典的なYSTを除けばAPOTの診断確定には血清AFP値の情報が必須であり,かつ以下に記述する免疫組織化学が有効な手だてとなる.③群において,上皮性腫瘍とYSTの境界が明瞭な例では,YSTをとらえることはそれほど困難ではないが,2つの成分が互いに入り交じって境界が曖昧な例では,免疫組織化学の補助は必須である.

　診断に有用な陽性マーカーパネルにsal-like protein 4 (SALL4), glypican 3, HNF-1βが,陰性マーカーパネルにPAX8, ER, PgR, OCT-4があげられる.ただし,SALL4はYSTに特異性が高いとされていたが,様々な上皮性腫瘍でも想定以上に多種の腫瘍で陽性頻度が高いとする報告がある[4].また,glypican 3に関しても,明細胞癌の一部で陽性を呈することが知られている.一方で,PAX8も上皮性腫瘍の組織型によって陽性率

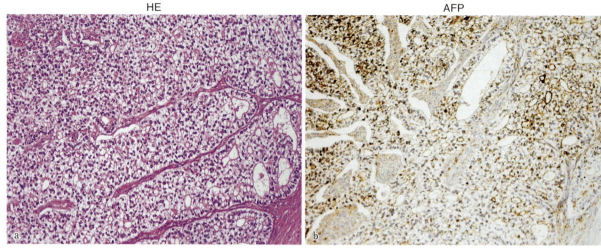

図4 明細胞癌
a：明るい胞体を特徴とし大型胞巣をなす．
b：びまん性の陽性反応がみられる．

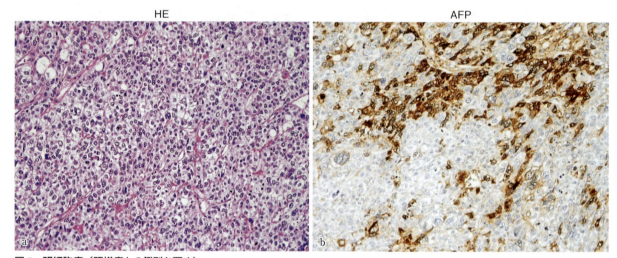

図5 明細胞癌（肝様癌との鑑別を要す）
a：明るい胞体をもつ腫瘍細胞が充実性に増殖している．
b：部分的に強い陽性反応がみられる．

が異なることに留意する必要がある．

　AFPの免疫組織化学的発現は，組織片全体に染み出したような態度をとることがあるが，一概に非特異反応とはいえない．また，血清値と陽性反応の強弱や範囲が決して相関しないことにも留意する．一方で，わずかでも明瞭な陽性域が観察された場合は血清値が上昇している可能性が示唆される．術前にAFP値が測定されていなくても，術前血清が保存されていれば病理側から依頼をしてAFP産生を確認することが求められる．また，術直後であれば術前のAFP値を知ることも可能である．なお，AFPの半減期は4日ほどである．

Ⅳ APOTの予後

　卵巣以外で比較的周知度の高いAFP産生腫瘍として，AFP産生胃癌がある．胆汁産生を示すことがあると報告されており，本来の肝細胞への分化を備えている．また，肝転移をきたしやすい特徴をもつ．APOTでは胆

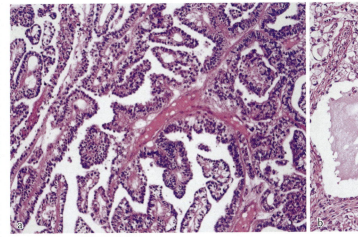
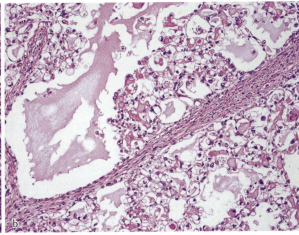

図6　YSTと明細胞癌の共存
a：管状・乳頭状構造を特徴とするYSTと考えられる（HE染色）．
b：YSTと明瞭な境界をもって明細胞癌が共存している（HE染色）．

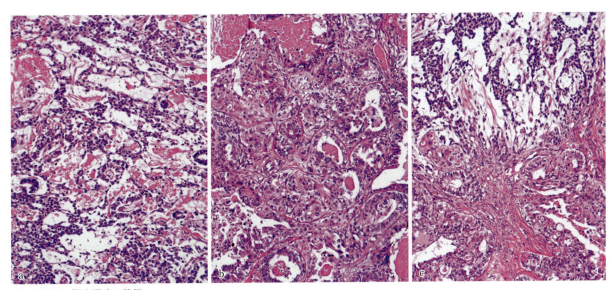

図7　YSTと類内膜癌の移行
a：microcystic patternを呈している（HE染色）．
b：管状構造をなし一部では扁平上皮化生をみる（HE染色）．
c：YST（上方）と類内膜癌（下方）が移行し合う（HE染色）．

汁産生の報告はなく，肝転移が好発しやすいとはいえない．ただし，予後においては自験例および文献例をみても決して思わしくなく，この点はAFP産生胃癌と同様である．

V　APOTの組織発生と概念

　通常のYSTの組織発生は原始胚細胞 primordial germ cell 由来と考えられるが，"混合型"は上皮性腫瘍を前景とした先祖返り retro-differentiation によると解釈されている[5]．先にも触れたように，"…may originate from somatic tumours, usually endometrioid epithelial tumours"とWHO分類 第4版（2014年）にも記載されている．また，昨今，YSTの代名詞のごとくに用いられてきた内胚葉洞腫瘍 endodermal sinus tumor よりも原始内胚葉腫瘍 primitive endodermal tumor のほうが，YSTの本質を反映する名称であるとの主張がみられる[6]．APOT

は，若年女性ではほぼYSTとして置き換えることができるが，中高年女性では，ここに紹介するように"4群の亜型"が存在し，組織像は極めて変化に富む．肝様癌は中高年女性のAPOTの代表格でもあるが，本来YST自体が様々なpatternをとることを特徴とし，その一つに類肝細胞型もある．また，肝様癌は通常の上皮性腫瘍（腺癌）との移行を示すものがあることから，腫瘍としての独立性を担保した定義づけが難しくなってきた経緯がうかがわれる．

　本来，YSTはラット胎盤やヒトの卵黄嚢を模倣する腫瘍として概念が確立されてきた．しかしながら昨今は，「YSTは原腸から，胚外組織（二次卵黄嚢）と胚組織に由来する様々な内胚葉成分（腸管や肝臓など）の原器を模倣する腫瘍」と解釈されるようになり，概念の枠が広がりつつある．YSTは子宮内膜症性嚢胞や上皮性腫瘍との合併例・移行例が報告されるようになり，加えて肝様癌も含めて上皮性腫瘍（あるいは上皮性といわざるを得ない腫瘍）にも少なからずAFPを産生するものがあることが次第に認識されるようになってきている．今後は定型的な"従来のYST"とAPOTの境界がますます混沌としてゆくと思われる．また，ここではあくまでも"AFP産生を示す卵巣腫瘍"として取り扱ってきたが，卵巣は基本的にintactで腫瘍が存在しない例，すなわち，病変の主座を根拠に腹膜癌とするのが妥当ではと考えられる例にも遭遇している．やがては，AFP-producing ovarian/peritoneal tumor APO/PTと呼ぶことになるかもしれない．

VI　21世紀の新知見

　APOTの代表であるYSTの組織像に多くのヴァリエーションが認知されるようになったこと，YSTと上皮性腫瘍との合併・移行例が中高年層で散発的に経験されることなどが，次第に浸透してきた．今や，APOTの組織発生は原始胚細胞由来のみでなく体細胞由来もあると考えられている．肝様癌はWHO分類 第4版（2014年）では項目から除外されたが，今後は肝様癌も含めてAPOT（とくに上皮性）の存在が次第に明るみになっていくものと思われる．

（安田政実）

文献
1) Nogales FF, Bergeron C, Carvia RE, et al: Ovarian endometrioid tumors with yolk sac tumor component, an unusual form of ovarian neoplasm. Analysis of six cases. Am J Surg Pathol 1996, 20: 1056-1066（類内膜癌と卵黄嚢腫瘍の合併例を報告している）
2) Roth LM, Talerman A, Levy T, et al: Ovarian yolk sac tumors in older women arising from epithelial ovarian tumors or with no detectable epithelial component. Int J Gynecol Pathol 2011, 30: 442-451（上皮性腫瘍と卵黄嚢腫瘍の合併例を報告している）
3) Roma AA, Przybycin CG: Yolk sac tumor in postmenopausal patients: pure or associated with adenocarcinoma, a rare phenomenon. Int J Gynecol Pathol 2014, 33: 477-482（上皮性腫瘍と卵黄嚢腫瘍の合併例を報告している）
4) Miettinen M, Wang Z, McCue PA, et al: SALL4 expression in germ cell and non-germ cell tumors: a systematic immunohistochemical study of 3215 cases. Am J Surg Pathol 2014, 38: 410-420（多種の上皮性腫瘍でSALL4は陽性になる例が少なくないことを紹介している）
5) Hanna JH, Saha K, Jaenisch R: Pluripotency and cellular reprogramming: facts, hypotheses, unresolved issues. Cell 2010, 143: 508-525（上皮性腫瘍から胚細胞腫瘍が発生する機序の基礎的研究を紹介している）
6) Nogales FF, Preda O, Nicolae A: Yolk sac tumours revisited. A review of their many faces and names. Histopathology 2012, 60: 1023-1033（卵黄嚢腫瘍の歴史を知り，かつ概念の変遷を理解することができる）

総論
13 小児の卵巣腫瘍

エッセンス

- 小児期にも，ほぼ全種類の卵巣腫瘍が発生し得る．
- 小児期の卵巣腫瘍の頻度は，全年齢層におけるものより低いが，年齢とともに上昇する．
- 20歳未満では，上皮性腫瘍の占める割合は15～20%と少なく，また思春期以前はとくに少ない．
- 20歳未満における卵巣腫瘍の主体（約60%）は胚細胞腫瘍であり，その約1/4～1/2は未熟型や悪性のものである．
- 卵黄嚢腫瘍，若年型顆粒膜細胞腫，網状型retiform typeのセルトリ・ライディッヒ細胞腫，小細胞癌高カルシウム血症型など，小児・若年者に頻度の高い腫瘍がある．

I 小児の卵巣腫瘍と頻度

　小児の卵巣腫瘍の病理組織学的分類は，基本的に成人のものに準ずる．多臓器でみられる神経芽腫，腎芽腫，肝芽腫のように幼児期に好発する特異な胎児性腫瘍は卵巣ではみられないが，卵黄嚢腫瘍，若年型顆粒膜細胞腫，セルトリ・ライディッヒ Sertoli-Leydig 細胞腫の網状型 retiform type，硬化性腹膜炎を伴う黄体化莢膜細胞腫など，小児・若年者に好発する腫瘍が含まれる．

　同じ生殖器系腫瘍でも，精巣腫瘍（大部分は胚細胞腫瘍）が5歳未満の幼児期に大きな発生頻度のピークを示すのに対し，卵巣腫瘍の頻度は小児期でも年齢とともに増加する．1970年代の欧米でのデータ（**表1**）では，卵巣腫瘍の発生頻度は0～19歳まで5年ごとにおおむね倍々に増えていくという．Armed Forces Institute of Pathology（AFIP）の例では0～4歳5%，5～9歳10%，10～14歳23%，15～19歳61%で，15歳未満では0～4歳13%，5～9歳26%，10～14歳60%である．筆者の施設では，15歳未満に限定すれば，0～4歳26%，5～9歳31%，10～14歳43%であり，類似の傾向がみられる（**表2**）．悪性例もまた，年齢とともに増加する傾向にある．

　全年齢層の卵巣腫瘍では，上皮性腫瘍が卵巣腫瘍の70%程度を占めるとされるが，小児期では15～20%にとどまり，またその多くは思春期以降に発見される．思春期以前では，胚細胞腫瘍が卵巣腫瘍の主体をなす．したがって，小児期を何歳までに規定するかにより小児の卵巣腫瘍の頻度と内訳はかなり異なり，小児期の卵巣腫瘍を15歳未満，20歳未満に分ければかなりの相違がある（**表1**）．また，データの出所が医療施設か小児医療専門施設かによっても違いが出てくる（前者では乳幼児の手術はしばしば敬遠され，後者では思春期以降の事例は一般に少ない）．

II 各腫瘍（群）の小児期における特徴

　小児期に生ずる卵巣腫瘍の種類は多岐にわたるが，いずれも成人に発生し，他の項でそれぞれ詳述される．よって本稿では，各腫瘍の小児期における頻度や，小児期に生じた場合の特徴に絞って解説を加えることにする．

(1) 上皮性腫瘍

　10歳未満ではまれだが，10歳を超えると頻度が増し，15歳以上では胚細胞腫瘍を上回る報告もある．成人に比べて悪性例の頻度は低いが，各種の組織型の悪性例の報告も散見される（**図1**）[1〜3]．漿液性・粘液性の別で

表1 小児卵巣腫瘍の年齢分布

種類*	年齢（歳）				合計数
	0〜4	5〜9	10〜14	15〜19	
胚細胞腫瘍	7	25	65	108	205
成熟奇形腫	2	3	14	52	71
未熟奇形腫＋混合型胚細胞腫瘍	2	13	18	21	54
未分化胚細胞腫	0	7	17	24	48
卵黄嚢腫瘍/胎児性癌	3	2	16	11	32
表層上皮性・間質性腫瘍	0	1	5	61	67
良性	0	1	4	54	59
境界悪性	0	0	0	5	5
悪性	0	0	1	2	3
性索間質性腫瘍	9	8	6	39	62
線維腫/莢膜細胞腫	2	2	1	18	23
男性化細胞腫	0	1	1	12	14
顆粒膜細胞腫	5	0	2	5	12
分類不能	2	5	2	4	13
その他	2	2	6	9	19
合計	18	36	82	217	353

*文献1の診断名をそのまま使用　　　　　　　　　　　（文献1を引用改変）

表2 15歳未満小児卵巣腫瘍の年齢分布（神奈川県立こども医療センター）

種類*	年齢（歳）			合計数
	0〜4	5〜9	10〜14	
胚細胞腫瘍	26	33	38	97
成熟奇形腫	22	25	22	69
未熟奇形腫	1	6	3	10
未分化胚細胞腫	0	1	9	10
卵黄嚢腫瘍	3	1	4	8
表層上皮性・間質性腫瘍	1	0	7	8
良性	0	0	7	7
境界悪性	0	0	0	0
悪性	1	0	0	1
性索間質性腫瘍	2	1	2	5
線維腫/莢膜細胞腫	0	0	1	1
セルトリ・ライディッヒ細胞腫	1	0	0	1
顆粒膜細胞腫	1	1	1	3
分類不能	0	0	0	0
その他	0	0	0	0
合計	29	34	47	110

*文献1の診断名を改変

は，多くの報告では良性粘液性腫瘍が多く，悪性漿液性腫瘍はごくまれである．

(2) 性索間質性腫瘍

　小児・若年者が大部分の事例を占めるものとして若年型顆粒膜細胞腫があり（図2），小児性索間質性腫瘍の約半分を占める．20歳未満でも先天性のものから思春期過ぎまで幅広い年齢に発生し，また多発性軟骨腫，Drash症候群や奇形症候群に合併するなど多系統疾患の一部を形成することもあり，小児領域ではとくに重要な卵巣腫瘍である．若年型顆粒膜細胞腫は，その組織像と好発年齢の重なりから，小細胞癌，卵黄嚢腫瘍などとの

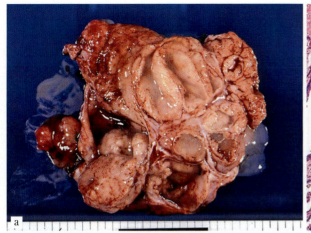
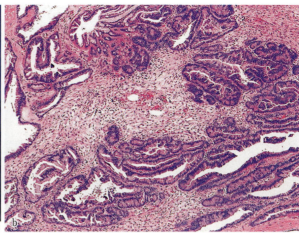

図1　粘液性嚢胞腺癌（10数年後に肺転移合併例）
a：粘液をいれる多嚢胞性の肉眼所見を示す.
b：粘液を含む細胞質をもった上皮細胞の重層性増殖を示し，間質への浸潤が示唆される.

鑑別が問題になることがある．成人型顆粒膜細胞腫，線維腫，莢膜細胞腫，ステロイド細胞腫瘍，輪状細管を伴う性索腫瘍なども少数ながら小児例の報告がある．線維腫は基底細胞母斑症候群に伴うものが知られており，しばしば両側性・多発性である．黄体化莢膜細胞腫は比較的若年者に多く，硬化性腹膜炎を伴うものは多くは両側性で10～20代が約半分を占める．この場合，肉眼上は腹膜播種＋卵巣転移と見誤られることがある．セルトリ・ライディッヒ細胞腫は全体としては20～30代に頻度のピークを示すが，網状型 retiform type は平均発症年齢15歳であり，10歳未満のセルトリ・ライディッヒ細胞腫の主体をなす[4]．この腫瘍は上皮様の組織形態（図3）と，時に血中α-フェトプロテイン（AFP）の上昇を示すことなどから，（漿液性）上皮性腫瘍，卵黄嚢腫瘍などと誤診されやすいので注意を要する．セルトリ・ライディッヒ細胞腫の半数以上に，*DICER1* の変異が報告されている[5]．硬化性間質性腫瘍は10代後半からみられ，20代に頻度のピークを示す．

（3）胚細胞腫瘍

奇形腫：成熟奇形腫は，全年齢層でみた場合，全卵巣腫瘍の10～20％，胚細胞腫瘍の90％以上を占め，ピークは30歳前後にある．20歳未満での平均発症年齢は13～15歳で，5歳未満は少ない．小児胚細胞腫瘍の中でも最も多いが，未熟型や悪性例が小児期に多いため，相対的な頻度は低くなる．代表的な単胚葉性奇形腫である卵巣甲状腺腫やカルチノイドは20歳未満ではまれである．報告例は少ないが，神経外胚葉性腫瘍は10代に多い．未熟奇形腫は，全年齢では胚細胞腫瘍の数％にすぎないが，20歳以下では約20％を占める．小児卵巣未熟奇形腫の臨床病理像については古くから議論が多い．従来，主に神経系の未熟成分の割合で grading（0～3）がなされており，Grade2, 3 は原則的に悪性として扱われてきたが，Grade よりも卵黄嚢腫瘍様成分の混在の有無が再発に密接に関連するという見解も出されている．小児未熟奇形腫の予後は良好で，十分に外科切除ができていればGrade にかかわらず化学療法は行わない傾向も強いが（悪性再発した場合のみ行う），慎重な組織学的検索とAFP など腫瘍マーカーの経時的測定が望まれる．

　奇形腫に胚細胞腫瘍以外の悪性成分が合併する頻度は1～5％とされるが，小児ではさらにまれである．成人例ではこうした悪性成分の大半は扁平上皮癌だが，小児例では未熟神経外胚葉性腫瘍や横紋筋肉腫などの報告が多い．なお，卵巣の神経外胚葉性腫瘍や横紋筋肉腫の報告例には奇形腫成分が併存している場合があり，このジャンルに入れるのが適当と思われるものである．"卵巣神経外胚葉性腫瘍" では小児例でより未熟型の組織像を示すことが多く，小細胞癌や転移性腫瘍との鑑別を要することがある．

未分化胚細胞腫：30歳未満例が約80％，20歳未満例が半数近くを占めるとされるが，5歳未満では極めてまれである．約5％は異形成性性腺 pure/mixed gonadal dysgenesis に発生するとされ，その母体と推測されている

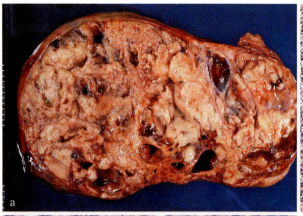
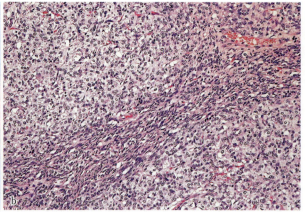
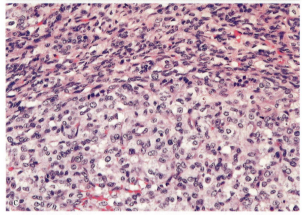

図2 若年型顆粒膜細胞腫（Maffucci 症候群合併症例）
a：囊胞性部分と充実性部分の混在した割面を示す．
b：顆粒膜細胞ないし莢膜細胞様の腫瘍の増生を認め，部分的に囊胞形成を示す．
c：腫瘍細胞の核は類円形で核溝を欠き，分裂像が散見される．細胞質はしばしば脂質に富み，いわゆる黄体化を示す．

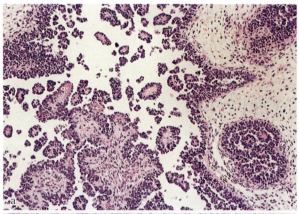
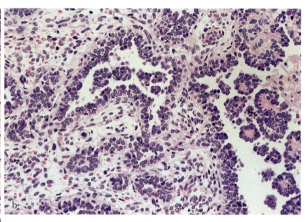
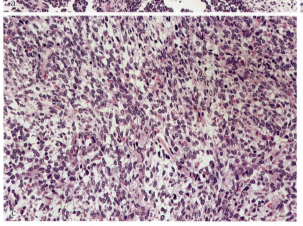

図3 セルトリ・ライディッヒ細胞腫，網状型 retiform type（4歳男児例）
a：重層性の腫瘍細胞が乳頭状に増殖する部分で，上皮性腫瘍に類似している．
b：乳頭状・網様構造を形成する腫瘍細胞の核は類円形で均質，異型性は乏しい．細胞境界は不明瞭である．
c：同じ腫瘍の別の部分で，短紡錘形細胞の増殖からなり，特定の配列を示さない．

性腺芽腫が共存していることもある．
卵黄嚢腫瘍：平均発症年齢は19歳，思春期前症例が23%を占めるとの報告がある．古い文献では卵巣胎芽性癌とされていたものの多くは卵黄嚢腫瘍と思われる．
胎芽性癌/絨毛癌：いずれも純粋型は全年齢層を通じてまれであり，多くは奇形腫や卵黄嚢腫瘍の一部としてみられるが，純粋型小児例の報告もある．
混合型胚細胞腫瘍：10〜20代に多く，悪性胚細胞腫瘍の8%程度を占める．構成要素としてはディスジャミノーマが最も多く（約75%），卵黄嚢腫瘍，未熟奇形腫，胎芽性癌，絨毛癌，成熟奇形腫などが続く．ディスジャミノーマを含むことが多いことと関連して異形成性性腺に生ずることもある．

(4) その他の腫瘍

小細胞癌高カルシウム血症型は高悪性度の腫瘍の一つで，平均発症年齢は22歳で小児例もみられる．小型で核細胞質比の高い腫瘍細胞が，びまん性にあるいは索状・胞巣状などのパターンを示して増殖し，時に濾胞構造もみられるので，若年型顆粒膜細胞腫との鑑別が問題となることがある．高カルシウム血症を伴うのは約60%の症例である．一部の症例ではラブドイド細胞がみられる．多くの症例で*SMARCA4/BRG1*の欠失が認められる[6]．卵巣原発の横紋筋肉腫の報告もあり，その約30%は小児例であり，*DICER1*の変異を伴うものもある．線維肉腫では，基底細胞母斑症候群やMaffucci症候群に生じたものなどが報告されている．悪性リンパ腫はアフリカの一部では小児卵巣腫瘍の主体をなすが，欧米やわが国ではまれである．

(5) 転移性腫瘍

成人と異なり上皮性悪性腫瘍が少ないため，白血病，悪性リンパ腫，神経芽腫，ユーイングEwing肉腫ファミリー腫瘍などが主体である．卵巣腫瘍で発見された神経芽腫の事例もある．

III 21世紀の新知見

20世紀の知見がおおむね確認された．

小細胞癌高カルシウム血症型の*SMARCA4/BRG1*変異，セルトリ・ライディッヒ細胞腫や横紋筋肉腫と*DICER1*変異の関係などが新たに見いだされた．

（田中祐吉）

文献

1) Norris HJ, Jensen RD: Relative frequency of ovarian neoplasms in children and adolescents. Cancer 1972, 30: 713-719（AFIPの20歳未満原発性卵巣腫瘍353例のまとめ．診断名は現在のものと一致しない部分がある）
2) Lack EE, Young RH, Scully RE: Pathology of ovarian neoplasms in childhood and adolescence. Pathol Annu 1992, 27: 281-356（広範な小児・若年者卵巣腫瘍のreview）
3) Hazard FK, Longacre TA: Ovarian surface epithelial neoplasms in the pediatric population: incidence, histologic subtype, and natural history. Am J Surg Pathol 2013, 37: 548-553（18歳以下の上皮性腫瘍64例の報告）
4) Young RH, Scully RE: Ovarian Sertoli-Leydig cell tumors with a retiform pattern: a problem in histopathologic diagnosis. A report of 25 cases. Am J Surg Pathol 1983, 7: 755-771（小児・若年者に好発する，retiform patternを示すセルトリ・ライディッヒ細胞腫の臨床病理像を詳述）
5) Heravi-Moussavi A, Anglesio MS, Cheng SW, et al: Recurrent somatic DICER1 mutations in nonepithelial ovarian cancers. N Engl J Med 2012, 366: 234-242（セルトリ・ライディッヒ細胞腫の大半，卵黄嚢腫瘍や若年型顆粒膜細胞腫の一部で*DICER1*の変異がみられたとする報告）
6) Witkowski L, Carrot-Zhang J, Albrecht S, et al: Germline and somatic SMARCA4 mutations characterize small cell carcinoma of the ovary, hypercalcemic type. Nat Genet 2014, 46: 438-443（卵巣小細胞癌高カルシウム血症型の大部分に*SMARCA4/BRG1*変異が認められたとする報告）

総論 14 ヒト卵巣におけるステロイドホルモン産生機構

エッセンス

- ヒト正常卵巣では莢膜細胞で産生されたアンドロゲンが顆粒膜細胞でエストロゲンに転換される．
- 多くの発達卵胞のうち，ただ1個だけが排卵し黄体となるが，その主席卵胞のみでエストロゲンがアロマターゼにより産生される．
- 主席卵胞の顆粒膜細胞では産生されたエストロゲンがエストロゲン受容体を介して直接作用する．
- ヒト正常卵巣ではマクロファージはステロイドホルモン合成とは直接関係なく，黄体の退縮に関係する．

ヒト卵巣はエストロゲン，プロゲステロン，アンドロゲンといった性ステロイドホルモンの産生臓器であることはよく知られている．これらの性ステロイドホルモンの産生・分泌は，閉経期以前の女性では下垂体前葉細胞から分泌される卵胞刺激ホルモン follicle-stimulating hormone（FSH），黄体化ホルモン luteinizing hormone（LH）の分泌に伴い周期的に変化することも知られている．ヒト卵巣における性ステロイドホルモン合成・分泌は，上記の下垂体前葉ホルモンに加えて，性ステロイドホルモンそのもの，サイトカイン，成長因子などの卵巣局所因子，さらには結合する物質は明らかにはされていない，いわゆる種々の核内の orphan receptor などによっても制御されていることが明らかにされ，複雑な様相を呈してきている．また，ヒト卵巣はこの性周期に伴って卵胞期から黄体期へとその形態像も大きく変動することが知られている．すなわち，ヒト卵巣のどの周期のどの細胞で何のステロイドホルモンが合成・分泌されているのかということを知ることが非常に重要である．

そこで，本稿ではヒト卵巣における性ステロイドホルモン産生機構を，上述の性ステロイドホルモンの局在性を中心に解説を加えていく．

I ヒト卵巣における性ステロイドホルモン合成経路

図1にヒト閉経期以前の卵巣の性ステロイドホルモン合成経路を記す．卵巣のこのような性ステロイドホルモン合成経路はステロイドホルモンの構造の変化を追いかけると非常に複雑な経路である．しかし，このステロイドホルモンの反応を触媒する酵素蛋白は限られており，この酵素蛋白の発現動態から検索すると，この複雑な性ステロイドホルモン合成経路もわかりやすくなってくる．

卵巣は副腎皮質などと同様に血液中から取り入れる，あるいは一部ではコレステロールエステルとして細胞内に貯留されていたコレステロールを StAR（steroidogenic acute regulatory protein）と呼ばれる蛋白によってミトコンドリアに運び込み，そこで P450$_{scc}$（side chain cleavage）と呼ばれる酵素によりプレグネノロンまで転換する．このプレグネノロンは主にII型の 3β-HSD（hydroxysteroid dehydrogenase，水酸化ステロイド脱水素酵素）によってプロゲステロンに転換されると同時に，17α-hydroxylase（水酸化酵素），17, 20-lyase という2つの酵素活性を有するシトクロム P450 蛋白である P450$_{c17}$ により，17α-ヒドロキシプレグネノロンおよび 17α-ヒドロキシプロゲステロン，デヒドロエピアンドロステロン（DHEA），アンドロステンジオンに転換される．そして，この産生されたアンドロステンジオンあるいは一部ではテストステロンといった男性ホルモンをエストロン（E$_1$），エストラジオール（E$_2$）といったエストロゲンに転換するのがシトクロム P450 蛋白に属するアロマターゼ aromatase（P450$_{arom}$）である．E$_1$ を E$_2$ に転換する 17β-HSD type 1 も，さらに E$_2$ を E$_1$ に転換

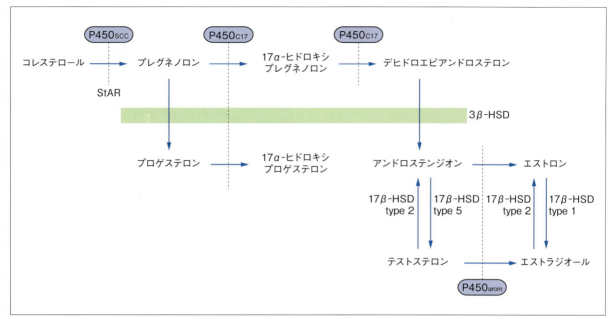

図1 ヒト閉経期以前の正常卵巣における性ステロイドホルモン合成経路

する17β-HSD type 2も，卵巣におけるエストロゲン合成・分泌にあたっては重要な役割を果たしている．

しかし，いわば男性ホルモンを女性ホルモンに転換するという性状の異なるホルモン間の作用を行う酵素蛋白であるアロマターゼが卵巣におけるエストロゲン合成・分泌の律速段階であることはいうまでもない．このアロマターゼは，ヘムを含有するシトクロムP450蛋白として上述の男性ホルモンを女性ホルモンに転換する部位と，NADPH依存性の電子伝達系システムの最終段階である酸化酵素oxidaseとして作用する部位から構成されている．

次には，この卵巣の性ステロイドホルモンを中心としたホルモン合成がどこの細胞で卵巣周期のどの時期に行われているのか，ということを知ることが重要になってくる．

II ヒト卵巣のステロイドホルモン合成の局在性

(1) 卵胞期におけるエストロゲン合成

卵胞期の卵巣にはよく発達した卵胞が認められており，卵胞は莢膜細胞 theca cells と顆粒膜細胞 granulosa cells とから構成されている．さらにこの莢膜細胞は内莢膜細胞 theca interna cells と外莢膜細胞 theca externa cells とからなっている．卵胞期において，これらの細胞のうちどの細胞が何の性ステロイドホルモンを合成・分泌しているのかということが大きな問題になる．P450scc，3β-HSD，P450c17などのステロイドホルモン合成酵素は卵胞の発達段階のうち原始卵胞の段階ではほとんど発現は認められていないが，莢膜細胞が形成されてくる preantral follicles などの段階になると，これらの酵素蛋白が発現してくる．そして antral follicles，preovulatory follicles と卵胞の構造が発達するにつれて，これらの酵素蛋白の発現も亢進してくる．また，P450scc，3β-HSDは莢膜細胞，顆粒膜細胞双方に認められるが，莢膜細胞における発現のほうがより顕著である（図2）．そして重要なことは，顆粒膜細胞では antral follicles，preovulatory follicles となっても P450c17 はまったく発現してはいないことである（図3）[1,2]．

卵胞期におけるエストロゲン合成・分泌に関してはかなりの論議があった．すなわち，多くの in vitro の研究では莢膜細胞でアンドロゲンが，顆粒膜細胞でエストロゲンが合成されるということであったが，実際のヒトの卵胞期においてエストロゲンがどのように合成・分泌されているのかは不明のままであった．大きく分けて，顆

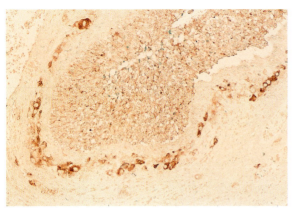

図2 ヒト正常卵巣の卵胞期における3β-HSDの免疫組織化学：酵素の発現は内莢膜細胞でより著明に認められ，顆粒膜細胞ではあまり顕著ではない．

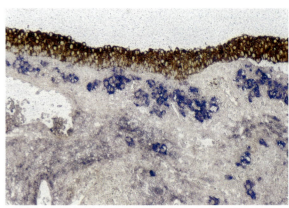

図3 ヒト正常卵巣の卵胞期におけるP450$_{C17}$とアロマターゼの発現：P450$_{C17}$をfast blueで発色させた青色で，アロマターゼのほうをDABで発色させた茶色で示してある．P450$_{C17}$は莢膜細胞のみで，アロマターゼは顆粒膜細胞のみで発現しているのがわかる．

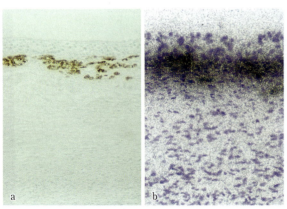

図4 ヒト正常卵巣の卵胞期におけるアロマターゼの免疫組織化学（a）とmRNA *in situ* hybridization（b）：mRNA，蛋白双方のレベルでアロマターゼの発現は顆粒膜細胞に限局しているのが認められる．

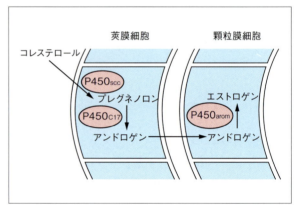

図5 ヒト正常卵巣の卵胞期におけるエストロゲン合成の概念図

粒膜細胞のみがコレステロールの取り込みからエストロゲン産生までを行っているといういわゆる"one cell theory"と，莢膜細胞と顆粒膜細胞双方がエストロゲン産生に関与しているという"two cell theory"があった．このアロマターゼの卵胞内局在に関しても論議がみられたが，われわれの検討などからアロマターゼは蛋白，mRNA双方のレベルでpreovulatory folliclesの顆粒膜細胞のみで発現しているのが明らかにされた（図4）．このことから，図3，4に示すように卵胞期の卵巣の卵胞，とくにpreovulatory folliclesでは内莢膜細胞で合成されたアンドロゲンが顆粒膜細胞に運ばれそこでaromatizationを受けてエストロゲンに転換されるということが示されて，"two cell theory"が卵胞におけるエストロゲン合成を最も的確に示していることがわかってきた（図5）[1,2]．

一方，もう1つの問題点として，卵胞期において多くの卵胞が発達してくるが，排卵をして黄体となる卵胞は原則的に1つであり，いわゆる主席卵胞dominant follicleと呼ばれる．そしてこの発達してくる多くの卵胞の中からこの1つの卵胞が選択される機序，すなわちfollicular selectionが多くの注目を集めてきた．現在ではエストロゲン合成の最終段階に関与するアロマターゼが顆粒膜細胞で発現するpreovulatory folliclesは1つであることがわかってきており，主席卵胞の形成に顆粒膜細胞でのアロマターゼの発現，すなわち局所でのエストロゲンの産生が深く関与することが示されてきている．また，E_1をより生物学的活性の高いエストロゲンであるE_2

に転換する 17β-HSD type 1 もこの主席卵胞の顆粒膜細胞のみで発現しており，後述するようにエストロゲン受容体α（ERα）も主席卵胞の顆粒膜細胞のみで発現がみられ，卵の選択，すなわち発達してきている卵胞でどの卵胞が排卵を行い黄体になるのかという事象にエストロゲンが深く関与している可能性が考えられてきている．

(2) 黄体期におけるエストロゲンの局在性

黄体期において，いわゆる主席卵胞は排卵を行い黄体を形成する．この黄体においても卵胞における莢膜細胞，顆粒膜細胞の特徴は保持されており，形態学的に外側に認められる黄体化莢膜細胞と内側に認められる黄体化顆粒膜細胞に分類される．エストロゲン合成の局在性をみてみると，男性ホルモン合成に関与する P450c17 は黄体化莢膜細胞でのみその発現が認められ，P450c17 により産生された男性ホルモンであるアンドロゲンをエストロゲンに転換するアロマターゼは黄体化顆粒膜細胞でのみその発現が認められることがわかった（図6）．このようなことから，主席卵胞が排卵をして黄体化しても莢膜細胞と顆粒膜細胞におけるエストロゲン産生・分泌動態の局在性は保持されていることが判明している[1〜3]．

(3) 閉経期以降におけるヒト卵巣においての性ステロイドホルモン産生

閉経期以降になると，ヒト卵巣ではエストロゲンを含む性ステロイドホルモンの合成能が非常に低下することはよく知られている．閉経期以降の女性の血中に存在するエストロゲンも，その多くは副腎皮質網状層を中心に合成・分泌される DHEA やアンドロステンジオンといった比較的生物学的活性の低いアンドロゲンが筋肉や脂肪組織といった部位で発現しているアロマターゼによってエストロゲンに転換されて認められている．すなわち卵巣そのものからのエストロゲン産生はほとんどない．しかし，卵巣の間質細胞はアンドロゲン産生までの性ステロイドホルモン合成能は基本的に有している．そして後述する間質莢膜細胞過形成などの病態になると，閉経期以降の卵巣からも男性ホルモンが過剰産生され，末梢組織でエストロゲンに転換され不正性器出血などを呈してくることも知られている．

III ヒト卵巣のステロイドホルモン合成の局所調整機構

閉経期以前のヒト卵巣において，エストロゲンを含む性ステロイドホルモンの合成・分泌を調整している大きな因子として下垂体前葉から分泌される LH と FSH があるのはいうまでもない．しかし，卵巣のステロイドホルモン合成に関与する種々の因子が明らかにされてきて，ヒト卵巣におけるステロイドホルモン合成に関して局所で制御している因子の重要性も大きく注目されるようになってきている．ここでは大部分のステロイドホルモン合成における転写制御因子であることが判明してきている steroid factor-1（SF-1），および卵巣で産生されるエストロゲンそのものによる卵巣のステロイドホルモン合成の調整，そして種々のサイトカインほかによる卵巣のステロイドホルモン合成に焦点を当てて解説を加えていく．

(1) 卵巣における steroid factor-1（SF-1）

近年，ウシのステロイドホルモン合成酵素の一つである *CYP11B* 遺伝子のプロモーター領域の解析から，ほとんどすべてのステロイドホルモン合成酵素の cAMP 依存性の遺伝子発現に必要とされる adrenal 4（Ad4）site の存在が明らかになってきた．そしてこの Ad4 site または SF-1 binding site と呼ばれるこの遺伝子配列は，ステロイドホルモン合成に関わるすべてのシトクロム P450（*CYP*）遺伝子の上流に存在することが判明してきた．そしてこの Ad4 site に特異的に結合する orphan receptor である SF-1 がウシ副腎皮質から純化・精製され，この SF-1 がステロイドホルモン合成酵素のいわゆる転写制御因子として大きな注目を集めるようになってきたわけである．SF-1 はステロイドホルモン合成という機能的な側面以外にも，副腎皮質などのステロイドホルモン合成組織の発達・分化にも重要な働きをしていることが考えられるようになってきている．

卵巣においては，顆粒膜細胞および莢膜細胞を含むステロイドホルモン合成酵素が発現しているすべての細胞で SF-1 の発現が認められている．副腎皮質同様に，エストロゲン，アンドロゲン，プロゲステロンといった産生されるホルモンの種類に関係なくこの SF-1 の発現は認められている．性周期との関連でこの SF-1 の発現を調べてみると，ステロイドホルモン合成酵素の発現よりもより広く分布していたことが判明した．すなわち，退縮黄体などではステロイドホルモン合成酵素の発現がなくなっても SF-1 はまだ発現し続けることが明らかに

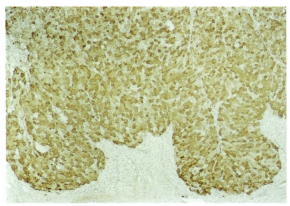

図6 ヒト正常卵巣の黄体期におけるアロマターゼの免疫組織化学：アロマターゼの発現は顆粒膜細胞でのみ認められるのがわかる．

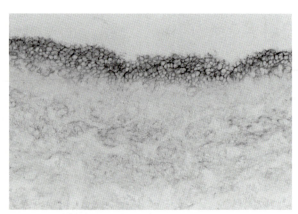

図8 ヒト正常卵巣卵胞期でのEGFRの免疫組織化学：EGFRの発現は顆粒膜細胞の細胞膜のみで認められるのがわかる．

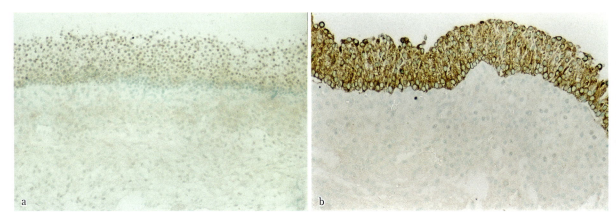

図7 ヒト正常卵巣の卵胞期での主席卵胞におけるERαの免疫組織化学：ERαの発現（a）は隣接切片でアロマターゼの発現が認められる顆粒膜細胞（b）のみで認められることがわかる．

なった．このように，SF-1はヒト卵巣におけるステロイドホルモン合成・分泌で極めて重要な役割を果たしていることが明らかになってきている[4]．

(2) ヒト卵巣におけるエストロゲンそのものによる局所調節

卵巣で産生されるエストロゲンそのものが直接卵巣機能を調整していることが明らかになってきた．とくに顆粒膜細胞でのステロイドホルモン合成ならびに顆粒膜細胞そのものの細胞増殖に深く関与していると考えられるようになった．ERには少なくともαとβの2つのアイソフォームがあることが知られているが，エストロゲン作用においてERαを通した経路のほうがより作用が大きいことも知られている．ヒト閉経期以前の卵巣においては，ERαは図7に示すようにアロマターゼの発現が認められる主席卵胞の顆粒膜細胞のみで発現していることが明らかになってきた．このことから，主席卵胞の顆粒膜細胞で合成されたエストロゲンはその産生の場である顆粒膜細胞に直接作用して，エストロゲン合成の局所制御ばかりでなく，どの卵胞が排卵して主席卵胞になるのかという，いわゆる卵胞の選択においても極めて重要な役割を果たしていることが明らかにされてきている[5]．

(3) サイトカイン，成長因子ほかによる卵巣のステロイドホルモン産生動態の調整

ヒト卵巣におけるステロイドホルモン合成・分泌とサイトカインの関係は従来注目を集めていた．しかし，閉経期以前の卵巣でサイトカイン分泌の主体となるマクロファージの詳細な分布様式が明らかにされてきたことから，マクロファージは黄体の退縮過程におけるscavenger，すなわち貪食機能を主体としており，サイトカイン

の分泌などによるステロイドホルモン合成・分泌の調整，制御にはあまり関与していないことが判明してきた[6]．とくにマクロファージの有するMn-SOD（マンガン・スーパーオキシドジスムターゼ）がこの黄体の退縮過程では重要な役割を果たしていることも明らかにされてきた[7]．

発達卵胞の顆粒膜細胞では上皮増殖因子受容体 epidermal growth factor receptor（EGFR）が著明に発現していることはよく知られていた（**図8**）．このEGFRに結合して作用を生じさせる様々な成長因子の中でも，トランスフォーミング増殖因子（TGF）αが莢膜細胞で合成されて，顆粒膜細胞で発現しているEGFRにパラクリン的に作用して顆粒膜細胞の細胞増殖，ステロイドホルモン合成に深く関与していることが明らかにされてきた[8]．

IV 21世紀の新知見

ほかにも近年 prohibitin, chemerin, visfatin, resistin など多くの卵胞でのステロイドホルモン合成制御因子が報告されてきている[9,10]．

（笹野公伸，鈴木　貴）

文献

1) Sasano H: Functional pathology of human ovarian steroidogenesis: normal cycling ovary and steroid-producing neoplasms. Endocr Pathol 1994, 5: 81-89（ヒト正常卵巣におけるステロイドホルモン合成動態，とくにステロイドホルモン産生の場をまとめた総説）
2) Suzuki T, Sasano H, Tamura M, et al: Temporal and spatial localization of steroidogenic enzymes in premenopausal human ovaries: in situ hybridization and immunohistochemical study. Mol Cell Endocrinol 1993, 97: 135-143（ヒト正常卵巣において性周期のどの時期に，どの細胞で何のステロイドホルモンが産生されるかをまとめた論文）
3) Sasano H, Suzuki T: Localization of steroidogenesis and steroid receptors in human corpus luteum. Classification of human corpus luteum（CL）into estrogen-producing degenerating CL, and nonsteroid-producing degenerating CL. Semin Reprod Endocrinol 1998, 15: 345-351（ヒト正常卵巣における黄体でのステロイドホルモン合成をまとめた総説）
4) Takayama K, Sasano H, Fukaya T, et al: Immunohistochemical localization of Ad4-binding protein with correlation to steroidogenic enzyme expression in cycling human ovaries and sex cord stromal tumors. J Clin Endocrinol Metab 1995, 80: 2815-2821（Ad4BPのヒト正常卵巣における局在性を初めて検証した論文）
5) Suzuki T, Sasano H, Kimura N, et al: Immunohistochemical distribution of progesterone, androgen and oestrogen receptors in the human ovary during the menstrual cycle: relationship to expression of steroidogenic enzymes. Hum Reprod 1994, 9: 1589-1595（ヒト正常卵巣における性ステロイドホルモンの直接作用を初めて明らかにした論文）
6) Takaya R, Fukaya T, Sasano H, et al: Macrophages in normal cycling human ovaries; immunohistochemical localization and characterization. Hum Reprod 1997, 12: 1508-1512（ヒト正常卵巣においてマクロファージがサイトカインの分泌などで卵巣の機能を調整しておらず黄体の退縮の貪食に関係していることを示した論文）
7) Suzuki T, Sugino N, Fukaya T, et al: Superoxide dismutase in normal cycling human ovaries: immunohistochemical localization and characterization. Fertil Steril 1999, 72: 720-726（ヒト正常卵巣におけるSODの関与を初めて検証した論文）
8) Tamura M, Sasano H, Suzuki T, et al: Expression of epidermal growth factors and epidermal growth factor receptor in normal cycling human ovaries. Hum Reprod 1995, 10: 1891-1896（ヒト正常卵巣におけるEGFRと結合する成長因子の作用・発現を初めて検証した論文）
9) Reverchon M, Cornuau M, Ramé C, et al: Chemerin inhibits IGF-1-induced progesterone and estradiol secretion in human granulosa cells. Hum Reprod 2012, 27: 1790-1800（近年卵巣のステロイドホルモン合成制御因子として大きな注目を集めている chemerin の作用をヒト顆粒膜細胞で初めて明らかにした論文）
10) Reverchon M, Cornuau M, Cloix L, et al: Visfatin is expressed in human granulosa cells: regulation by metformin through AMPK/SIRT1 pathways and its role in steroidogenesis. Mol Hum Reprod 2013, 19: 313-326（visfatinのヒト卵巣でのステロイドホルモン合成に対する影響を，現在非常に注目されているAMPK/SIRT1経路との関係で検討した初めての論文．肥満と性周期異常との関連性にも言及している）

総論
15 機能性間質をもつ卵巣腫瘍

エッセンス
- 卵巣腫瘍の非腫瘍性間質成分が性ステロイドホルモンを産生する場合を指す．
- 間質成分の少ない，壁の薄い腫瘍でも起こり得る．
- 粘液性腫瘍や転移性腫瘍などに比較的多いが，ほぼあらゆる型の卵巣腫瘍で認められる．
- 妊娠に合併した症例では多毛やニキビなど男性化徴候を呈することがある．

　卵巣固有の紡錘細胞性間質の最大の特徴は，性ステロイドホルモン（エストロゲン，プロゲステロン，アンドロゲン）を産生する細胞に分化し得ること，すなわち莢膜細胞や黄体細胞などに分化することである．腫瘍化すると莢膜細胞腫 thecoma，線維腫 fibroma などとなり，ホルモン産生をきたすことはよく知られている．

　転移性を含めた卵巣腫瘍一般において，反応性に卵巣固有間質細胞が増生し，ホルモン産生を示すことがある．このような場合，それらの卵巣腫瘍を「機能性間質をもつ卵巣腫瘍」（図1, 2）と呼ぶ[1〜3]．

I 基礎的事項

(1) 定義

　Scullyらは臨床的，生化学的，病理学的に内分泌作用が証明されることに加えて，形態的に間質に黄体化などホルモン産生に合致する像を認めるものと定義している[3]．すなわち，狭義には密な紡錘細胞性間質の中に黄体化細胞（図1, 2），門細胞（ライディッヒ Leydig 細胞，図3）が認められるものを指す．

　粘液性腫瘍に発生した報告が多いが，転移性腫瘍や胚細胞腫瘍でも起こり得る（図4）．

　間葉系成分が，腫瘍成分の増殖に刺激されて反応性に増殖したものに，黄体化ホルモン（LH），卵胞刺激ホルモン（FSH），ヒト絨毛性ゴナドトロピン（hCG）などが作用し，ホルモン産生をきたしたと考えられることが多い．

　産生されるホルモンはエストロゲン，プロゲステロン，アンドロゲンのいずれの場合もあり得るが，日本においては保険診療上，エストラジオール（E2），プロゲステロン，テストステロンしか測定が認められていないため，エストロン（E1）など弱いホルモン活性を有する前駆物質の動態については報告が少ない．

(2) 臨床症状

　性成熟期，妊娠中の女性においては，エストロゲン作用，プロゲステロン作用を評価することが難しいことから，アンドロゲン作用がとらえられることが多い．妊娠中に発症した症例では子宮内胎児発育遅延を起こした症例が報告されている．

　閉経後女性においては年齢に不相応なエストロゲン作用としてとらえられることが多く，不正出血や内膜肥厚として発見されることが多い．また内診上，年齢に比して子宮，外性器に萎縮がないなど estrogenic な影響がみられる例が多い．

　機能性間質が合併すること，そのものは内膜肥厚や不正出血，男性化徴候などホルモン症状をきたすこと以外には予後に影響を与えないとされている．発生した各々の腫瘍の進行期，組織型による予後をたどるのが通常である[1]．しかし機能性間質から産生されるエストロゲンの持続的な作用により二次的に子宮内膜に類内膜癌や内膜増殖症をきたすことが少なくないことから，卵巣腫瘍だけではなく子宮内膜を含めた十分な術前検索を行うことが推奨される．

(3) 肉眼所見

機能性間質を有する場合，囊胞を取り巻く部分に黄色の帯状着色がみられたとする報告もあるが，多くは特徴的な肉眼所見が得られないことが多い（図5）.

妊娠時はhCGが非常に高値であることから，機能性間質の形成も高度となる傾向がある．妊娠中に切除された卵巣腫瘍では機能性間質形成の可能性を考慮して観察，切り出しを行うことが推奨される．

(4) 病理組織所見

卵巣腫瘍においてその間質に卵巣固有の紡錘形細胞の増生が誘導される所見を見逃さないことが重要である（図6）．それらは緻密な配列を示し腫瘍細胞に隣接して存在する．この密な紡錘形間質細胞の増生を背景に好酸性，あるいは淡明な広い細胞質を有する黄体化細胞が数層にわたり認められる．門細胞の同定にはReinke結晶の確認が必須である．黄体化細胞は腫瘍細胞，囊胞壁に近い部分に認められることが多いが，門細胞は腫瘍組織から少し離れて取り巻くように存在することが多いとされている（図3）．しかし大型の腫瘍の場合，このような機能性間質細胞の同定が困難な場合も多い．

しばしば間質の血管の拡張や出血が認められる場合がある（図7）.

免疫染色では黄体化間質細胞はビメンチンやα-インヒビンが陽性である[1]．

捺印細胞診では黄体化細胞は中心核と豊かで泡沫状の細胞質を有するα-インヒビン陽性間質細胞として同定できる場合がある[1]（図8, 9）.

ここで大切なことは，組織標本において黄体細胞がごく少量しか認められなかったとしても，卵巣腫瘍全体に形成された黄体細胞の総量は非常に多くなることである．仮に直径3cmの囊胞4個からなるoligocysticな卵巣腫瘍において，その壁にわずか幅50μmの機能性間質が形成されたとすると，計算上それらの機能性間質細胞の総体積は直径1cmの黄体にほぼ相当することになる．もちろん，本来の黄体を形成する黄体細胞と，反応性に出現する機能性間質に存在する黄体化細胞では細胞1個当たりのホルモン産生能に差異がある可能性は考えられるが，大型の腫瘍の場合，ホルモン産生総量としては無視できないレベルに達している可能性がある．

II 関連事項

(1) 臨床症状とホルモン値

閉経後症例の場合，エストロゲンの長期持続的な曝露により，不正出血を主訴に受診することが多い．内膜肥厚や内膜増殖症を呈することもある．また閉経後症例の場合は，エストロゲン作用のために，子宮や腟の萎縮が軽度であることが知られている．卵巣腫瘍で受診した閉経後患者の腟細胞診において成熟指数の増加（オレンジG好性の表層細胞の増加）は往々にして経験することである（図10）．古典的な技術であるが，閉経後の卵巣腫瘍患者におけるホルモン産生能のスクリーニング，また術前のホルモン状態を推定する術として，ホルモン細胞診は有用である．

一方卵巣腫瘍の術後にホルモン欠落症状を呈して，いわゆる更年期障害を訴える患者も報告されている．

(2) 妊娠と機能性間質の形成

妊娠中は胎盤から分泌される大量のhCGのLH作用が機能性間質を誘導すると考えられている．hCG産生腫瘍の場合でも機能性間質細胞が誘導される場合があることが知られている[1]．とくに妊娠中は大量に分泌されているhCGのために形成された機能性間質の程度が高度になることが多い（図11, 12）.

また男性化などのandrogenicなホルモン徴候を示す機能性間質をもつ卵巣腫瘍症例の多くは妊娠を伴うことが報告されている．生理的に妊娠中の血中E2値は780～4,500 pg/mLと非常に高値となっている．このことから，機能性間質由来のエストロゲンの作用は妊娠によって分泌されているエストロゲンにマスクされてとらえにくくなり，結果的にアンドロゲン作用が前面に発現すると考えられる．性成熟期女性に発生した報告ではその多くが男性化を契機に発見されていることにも合致する．

(3) 閉経後女性における機能性間質形成誘導の機序

閉経後女性において機能性間質を誘導する因子としては閉経後のLH高値が考えられている．閉経後女性では

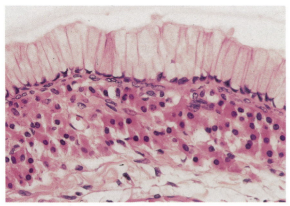

図1　機能性間質をもつ粘液性嚢胞腺腫：粘液性上皮細胞層の基底膜直下の間質に数層にわたり好酸性細胞質をもつ黄体化細胞が認められる．粘液性腫瘍は機能性間質を誘導する頻度が比較的高い．

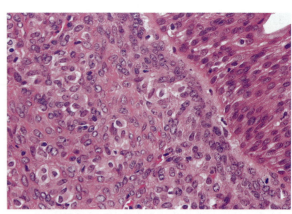

図2　72歳閉経後女性に発生した機能性間質を有する悪性ブレンナー腫瘍 Brenner tumor：この症例における黄体化細胞は淡明な泡沫様細胞質をもち，背景に紡錘形間質細胞を伴っている．

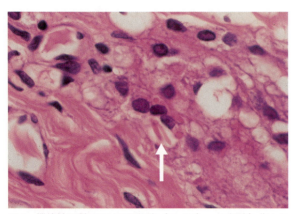

図3　機能性間質における門細胞（ライディッヒ細胞）化：矢印は Reinke 結晶を示す．

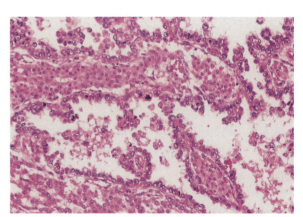

図4　32歳女性の機能性間質をもつ卵黄嚢腫瘍：核異型の顕著な卵黄嚢腫瘍細胞に混じり，核異型に乏しい機能性間質細胞の広範な増生がみられる．

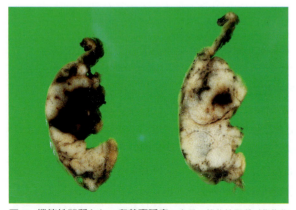

図5　機能性間質をもつ卵黄嚢腫瘍：多量の機能性間質（黄体化細胞）が認められた症例であるが，割面ではとくに黄色を示していない．機能性間質による黄色味が肉眼で観察されるという報告もある．

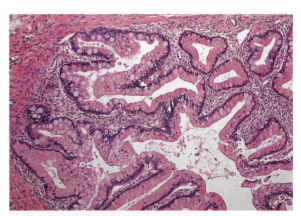

図6　粘液性境界悪性腫瘍における機能性間質誘導：上皮性腫瘍細胞に隣接して分布する紡錘形細胞．このような間質の存在を背景として黄体化細胞が出現することが多い．

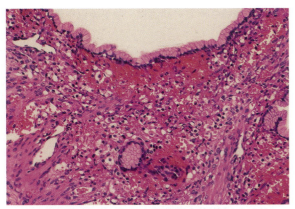

図7 粘液性嚢胞腺腫にみられた機能性間質誘導：黄体化間質に一致して血管の拡張や出血がみられる場合も多い．

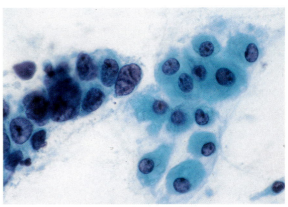

図8 機能性間質をもつ卵黄嚢腫瘍の捺印細胞像（Papanicolaou染色）：黄体化間質細胞集団（右側）が卵黄嚢腫瘍細胞集団（左側）に隣接して認められる．

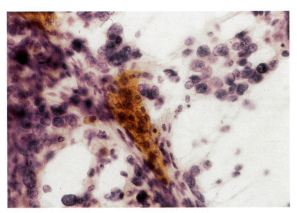

図9 機能性間質におけるα-インヒビン染色：機能性間質をもつ卵黄嚢腫瘍に対する捺印細胞診材料を用いてα-インヒビン染色を行ったところ，機能性間質に対応する間質細胞集団に一致して陽性所見が得られた．

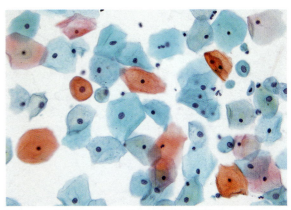

図10 72歳閉経後女性に発生した機能性間質を有する悪性ブレンナー腫瘍症例の子宮頸部擦過細胞診（図2と同一症例）：高齢女性ではエストロゲン効果の低下により核が小型で細胞質の広い表層細胞が少なくなるのが特徴であるが，本症例では表層細胞が優位で炎症所見も乏しい．

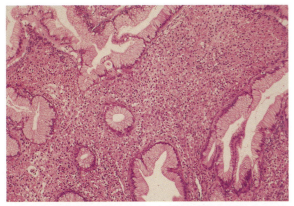

図11 32歳女性の妊娠を合併した粘液性嚢胞腺腫における高度の機能性間質誘導：写真にみられるほぼすべての腫瘍間質細胞は黄体化している．

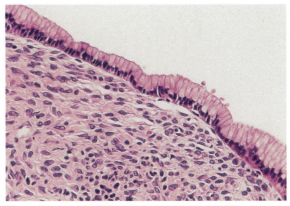

図12 図11と同一症例：腫瘍細胞の増殖巣から離れた部分においてさえも著しい間質の黄体化が認められる．

一般的に血中のLHが高値となっていることが多い．閉経後女性の機能性間質の誘導は，腫瘍細胞や囊胞形成による物理的刺激と閉経後の高LH状態によると推測されている．

また，これまで報告されている閉経後の機能性間質を有する卵巣腫瘍症例における血中E2値は50～200pg/mL程度が多い[4]．この値は非妊婦の血中E2値にほぼ合致する．そして，これら症例においてはLH，FSHが年齢に比して低値となっている例が多い．すなわち，機能性間質はあくまで非腫瘍性間質であり，エストロゲン産生にはLH，FSHのネガティブ・フィードバックが作用しており，その結果，性索間質性腫瘍に認められるような極端なエストロゲン高値を示さないのだと考えられる．

III 21世紀の新知見

間質に黄体化細胞の出現を認めない，莢膜細胞様の紡錘形細胞だけからなる腫瘍であってもエストロゲン産生を認める症例が少なくないことが報告されている[4]．今後ホルモン合成酵素の免疫染色の普及により機能性間質の同定が容易にできるようになり，機能性間質についての研究がさらに進むものと考えられる．

本稿は故・石倉浩先生による前版の文章に拠って作成しました．石倉浩先生に深く感謝いたします．

（若狭朋子）

文献
1) 石倉 浩：機能性間質をもつ卵巣腫瘍．卵巣腫瘍病理アトラス（石倉 浩，手島伸一 編）．文光堂，東京，2004，330-333（機能性間質について体系的にまとめて記載した初めてのアトラス）
2) 石倉 浩：機能性間質を誘導する卵巣病変の解析．病理と臨床 1998, 16: 691-694（わが国における1,249例の卵巣腫瘍の解析にもとづき，機能性間質の発現頻度，鑑別診断についてまとめた優れた総論）
3) Scully RE, Young RH, Clement PB: Tumors of the ovary, maldeveloped gonads, fallopian tube, and broad ligament. In: Atlas of Tumor Pathology 3rd series, fascicle 23. AFIP, Washington DC, 1998, 373-378（機能性間質について形態的特徴，鑑別診断について詳しい）
4) Kato N, Hayasaka T, Takeda J, et al: Ovarian tumors with functioning stroma: a clinicopathologic study with special reference to serum estrogen level, stromal morphology, and aromatase expression. Int J Gynecol Pathol 2013, 32: 556-561（ホルモン合成酵素の局在の検討から，莢膜様細胞からもホルモン産生が行われていることを示したもの）

総論
16 境界悪性上皮性腫瘍の概念とその播種

> **エッセンス**
> - 卵巣上皮性腫瘍は臨床的取り扱いによって良性，境界悪性，悪性のいずれかに分類される．
> - 異型増殖性腫瘍は境界悪性腫瘍と同義語である〔WHO分類 第4版（2014年）〕．
> - 境界悪性腫瘍は予後良好であるが，長期的には頻度は低いものの死亡例，悪性転化する例がある．
> - 組織学的には腫瘍細胞が軽度～高度の核異型，核重積を示すが，破壊性間質浸潤が認められない．
> - 上皮内癌，微小浸潤を伴う腫瘍は境界悪性腫瘍として取り扱われる．

I 境界悪性腫瘍の用語と定義

　一般的には境界悪性腫瘍 borderline tumor という名称は，形態的あるいは生物学的に良性腫瘍と悪性腫瘍の中間に位置づけられる腫瘍に対して用いられるが，時に良性と悪性の判別が困難な腫瘍を意味することがある．臨床的には予後良好だが，長期経過観察を行った場合には局所再発や遠隔転移，あるいはより悪性度が高い腫瘍への転化をきたすことがある．そのため，境界悪性腫瘍は悪性腫瘍に準じて進行期評価の対象となる．形態的な診断基準は腫瘍によって様々だが，①質的診断基準（組織型が確定した段階で境界悪性腫瘍として取り扱われる），②量的診断基準（悪性成分の量によって境界悪性腫瘍として扱われる），③分化度に依存する基準，に大別される．境界悪性上皮性腫瘍，顆粒膜細胞腫などは①によって診断されるのに対して，未熟奇形腫は②，セルトリ・ライディッヒ細胞腫は③によって診断され，それぞれ Grade-1（low-grade）の未熟奇形腫，中分化型セルトリ・ライディッヒ細胞腫が境界悪性腫瘍として取り扱われる．ちなみに，2014年に改訂された WHO 分類 第4版では，ICD-O コード上顆粒膜細胞腫は成人型が悪性（/3），若年型が境界悪性（/2）となっており，未熟奇形腫はすべて悪性（/03）である．
　卵巣境界悪性上皮性腫瘍の診断基準を構成する要素は，①腫瘍細胞が軽度～中等度の異型を示す，②腫瘍細胞が増殖し，種々の程度の核重層化を示す，③破壊性間質浸潤が認められない，の3項目である．ただし，現在は高度の細胞異型を示す腫瘍細胞が存在していても破壊性間質浸潤が認められない場合は上皮内癌 intraepithelial carcinoma を伴う境界悪性腫瘍，間質浸潤が径 5mm に満たない場合は微小浸潤 microinvasion を伴う境界悪性腫瘍と診断され，いずれも臨床的に境界悪性腫瘍として扱われる．なお，境界悪性腫瘍の同義語として，かつては低悪性度 low malignant potential という用語が用いられていた．また，WHO 分類 第4版（2014年）では異型増殖性腫瘍 atypical proliferative tumor という用語が採用された．
　組織発生の観点からみた場合，悪性腫瘍と良性腫瘍，境界悪性腫瘍の関係は組織型によって異なる．すなわち，すべての悪性上皮性腫瘍が良性腫瘍，境界悪性腫瘍を経て段階的に発生するわけではない．粘液性境界悪性腫瘍は粘液性癌の発生母地であり，両者の関係が密接であるのに対して，漿液性境界悪性腫瘍は低異型度漿液性癌に移行するものの，漿液性癌の90%以上を占める高異型度漿液性癌はまれな例外を除いて境界悪性腫瘍とは無関係で，卵管上皮あるいは封入嚢胞などから *de novo* に発生すると考えられている．明細胞腫瘍，類内膜腫瘍にも境界悪性腫瘍が存在するものの，明細胞癌，類内膜癌の中には高異型度漿液性癌と同様にこれを経由しないで発生する例が少なくない．以下，境界悪性上皮性腫瘍の各組織型の定義，組織学的特徴，問題点について概説する．

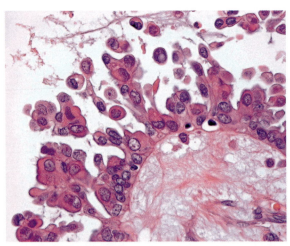 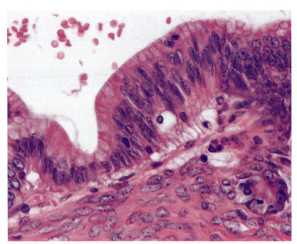

図1 漿液性境界悪性腫瘍：好酸性細胞質と軽度〜中等度の異型を示す核を有する細胞が重積して増殖している．

図2 粘液性境界悪性腫瘍（胃腸型）：粘液細胞の核が軽度〜中等度の核腫大，核大小不同と重積を示している．

（1）漿液性境界悪性腫瘍

卵管上皮を模倣する腫瘍細胞で構成される腫瘍で，腫瘍細胞は軽度〜中等度の異型，重積を示す（図1）．線毛細胞が混在することがあるが，分泌細胞の形態を示す細胞が優勢であることが多い．大部分は囊胞腺腫の構築を示し，囊胞内腔側では比較的豊富な間質で構成される広基性の乳頭状発育を示す．間質性の芯は分枝を繰り返すごとに細くなる（階層型分枝 hierarchical branching）．囊胞腺線維腫の構築を示すこともあるが，比較的まれである．微小乳頭型漿液性境界悪性腫瘍は卵巣外進展，浸潤性インプラントを伴う頻度が高く，細胞形態は低異型度漿液性癌と同様である．そのため，非浸潤性低異型度漿液性癌と同義語とされており，ICD-O コード上は上皮内癌（0/2）として位置づけられている．

（2）粘液性境界悪性腫瘍

胃・消化管の粘液上皮の形態を示す上皮成分で構成される腫瘍で，腫瘍細胞は軽度〜中等度の核異型，重層化を示す（図2）．多くは多房性囊胞を形成する．杯細胞，パネート細胞を模倣する細胞が混在する．ほとんどの例で良性粘液性腫瘍が併存している一方で，上皮内癌（図3）や粘液性癌が併存していることがあるが，それらの成分を肉眼的にとらえることは必ずしも容易でない．したがって，粘液性境界悪性腫瘍の診断を確定する場合には注意深い肉眼観察と十分なサンプリングが必要である．WHO 分類 第4版では内頸部様粘液性境界悪性腫瘍は漿液粘液性境界悪性腫瘍として粘液性腫瘍から分離された．

（3）類内膜境界悪性腫瘍

子宮体部の内膜腺上皮に類似した細胞で構成される腫瘍で，軽度〜中等度の核異型，重積を示す（図4, 5）．扁平上皮への分化や桑実胚様細胞巣がしばしば認められる．多くは線維腫様間質で構成される腺線維腫の形をとる．純粋な境界悪性腫瘍はまれであり，多くは類内膜癌と併存している．したがって，類内膜境界悪性腫瘍の診断を確定する際には十分なサンプリングを行って浸潤癌が併存していないことを確認する必要がある．

異型内膜症 atypical endometriosis も類内膜癌の発生母地であると考えられているが，WHO 分類 第4版では明確に定義されておらず，成書においてもその組織像と取り扱いに関する記載が乏しいのが現状である．異型内膜症には内膜症性囊胞の表層上皮において軽度から中等度の核大小不同，核不整がみられるもの（Type A）と子宮体部内膜の異型増殖症/内膜上皮内腫瘍 endometrioid intraepithelial neoplasia（EIN）に類似した増殖性変化を示す内膜症性囊胞（Type B）の2型がある．前者は炎症などに伴う修復性変化との判別がしばしば困難で，病理医間の再現性が低い．なお，異型内膜症は類内膜癌のみならず明細胞癌の発生母地となるため，異型内膜症を類内膜型，明細胞型に二分する専門家もいる．

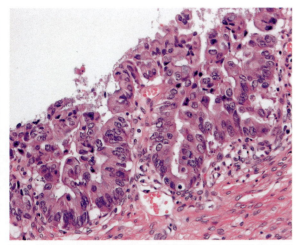

図3 上皮内癌を伴う粘液性境界悪性腫瘍：核の多形性が顕著だが，破壊性間質浸潤は認められない．

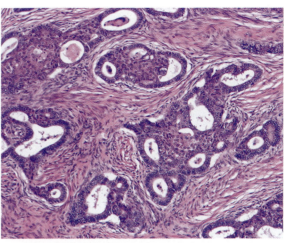

図4 類内膜境界悪性腫瘍：線維腫様間質と内膜腺を模倣する上皮成分の増殖で構成される腺線維腫のパターンを示している．

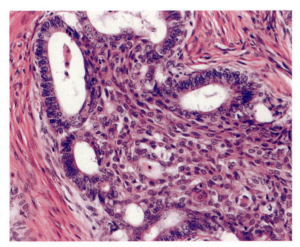

図5 類内膜境界悪性腫瘍：軽度～中等度の核腫大，重積を示す円柱細胞が管腔を形成して増殖している．扁平上皮化生により，腺管が癒合しているようにみえるが，真の破壊性間質浸潤は認められない．

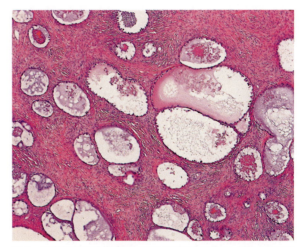

図6 明細胞境界悪性腫瘍：類内膜境界悪性腫瘍と同様の腺線維腫パターン．管腔の内腔側に存在する腫瘍細胞は淡明な細胞質を有しており，核異型は軽度～中等度である．細胞の突出により，ホブネイル（靴釘）様外観を呈している．

(4) 明細胞境界悪性腫瘍

　明細胞境界悪性腫瘍の多くは腺線維腫の形をとり，線維腫様間質と軽度～中等度の異型を示し，淡明な細胞質を有する細胞で構成される腺管ないし小嚢胞状空隙で構成される（図6, 7）．類内膜腫瘍と同様に悪性成分が併存していない純粋型はまれであるため，診断確定のためには十分なサンプリングと注意深い観察が不可欠である．とくに，著しい細胞異型が認められる場合や基底膜物質ないし粘液基質の沈着がみられる場合，微小乳頭状発育がみられる場合などは，間質浸潤が認められる可能性が高い．

　前述した明細胞型異型内膜症は淡明かつ空胞状あるいは泡沫状の細胞質と軽度～中等度の核異型を示す細胞で構成され，明細胞癌の前駆病変と考えられている．そのため，取り扱いは境界悪性腫瘍に準じるという考え方があるが，組織学的診断基準が確立されておらず，臨床的取り扱いについてもコンセンサスが得られていない．

(5) 漿液粘液性境界悪性腫瘍

　内頸部様粘液性境界悪性腫瘍と呼ばれていた腫瘍で，頸管腺上皮を構成する粘液産生円柱細胞に類似した腫瘍

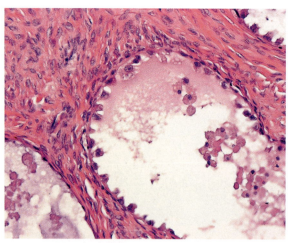

図7 明細胞型異型内膜症：内膜症性囊胞の内腔面を軽度の核腫大を示し，細胞質が淡明な細胞が被覆している．

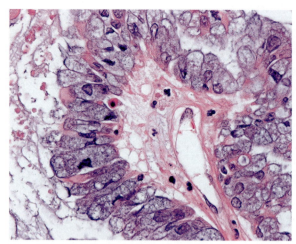

図8 漿液粘液性境界悪性腫瘍：淡青調の粘液細胞と好酸性細胞質を有する線毛細胞が混在している．軽度〜中等度の核腫大，重積が認められる．

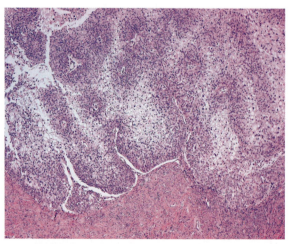

図9 増殖性ブレンナー腫瘍：膀胱の低異型度乳頭状尿路上皮癌に類似した上皮成分の増殖で構成される．

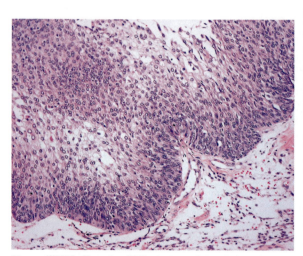

図10 増殖性ブレンナー腫瘍：軽度〜中等度の核腫大，核大小不同を示す尿路上皮様上皮の周囲境界は明瞭で，間質浸潤は認められない．

細胞と線毛および好酸性細胞質を有する腫瘍細胞で構成される（図8）．発育様式は漿液性境界悪性腫瘍に類似しており，内腔側で乳頭状発育を示す短房性囊胞を形成することが多い．しばしば子宮内膜症がみられる．

(6) 境界悪性ブレンナー腫瘍

低異型度の乳頭状尿路上皮癌に類似した腫瘍で，囊胞を形成することが多い（図9, 10）．粘液化生が高頻度にみられる．しばしば良性ブレンナー腫瘍の成分を伴う．予後不良例がないことから，境界悪性ブレンナー腫瘍の名称よりはむしろ増殖性ブレンナー腫瘍の名称が用いられることが多い．

II 微小浸潤

間質浸潤が微小浸潤にとどまる場合は境界悪性腫瘍として扱われる．WHO分類 第4版では「微小浸潤は径5mm未満の浸潤巣」と定義されている．この基準は漿液性腫瘍，粘液性腫瘍，類内膜腫瘍で採用されているが，明細胞腫瘍では記載がない．しかし，一般的には浸潤巣が径3mmないし5mmにとどまる限りは微小浸潤を伴う明

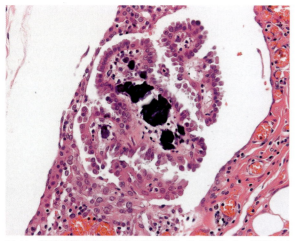

図11 漿液性境界悪性腫瘍の非浸潤性インプラント：腹膜表面に卵巣の漿液性境界悪性腫瘍と同様の形態を示す腫瘍成分が存在している．

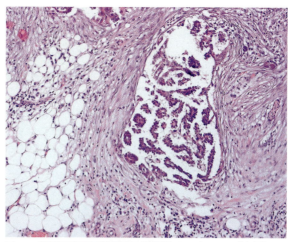

図12 漿液性境界悪性腫瘍の浸潤性インプラント（大網）：脂肪織内で間質反応を伴って腫瘍細胞が浸潤している．

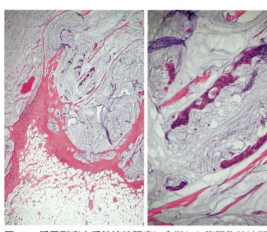

図13 低異型度虫垂粘液性腫瘍に合併した腹膜偽粘液腫：脂肪織内で粘液湖が形成されており（左），その中で腫瘍性の粘液上皮が浮遊している（右）．

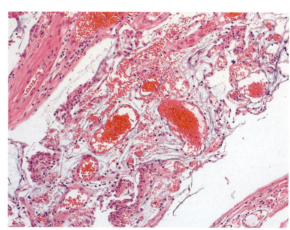

図14 器質化を伴う粘液性腹水：卵巣粘液性境界悪性腫瘍の粘液が腹腔内に漏出し，肉芽組織が形成されている．腹膜偽粘液腫と区別する必要がある所見である．

細胞境界悪性腫瘍と診断される．ただし，その場合は患者の転帰に関する十分なエビデンスがない，十分なサンプリングにより微小浸潤の程度を超える浸潤巣がないことを確認する，などの点に留意する必要がある．

III 境界悪性腫瘍の腹膜播種病変

卵巣境界悪性腫瘍は腹膜に播種病巣を形成することがある．漿液性腫瘍の腹膜播種巣はインプラントと呼ばれ，非浸潤性（図11），浸潤性（図12）に分けられる．WHO分類第4版では浸潤性インプラントは低異型度漿液性癌と診断するべきであると記載されている．この理由として，浸潤性インプラントを伴う漿液性境界悪性腫瘍と低異型度漿液性癌の予後が同等であることがあげられているが，原発巣が境界悪性であるにもかかわらず腹膜病変で低異型度漿液性癌の名称を用いた場合，混乱が生じる可能性があるため，実際には浸潤性インプラントの名称を併記することが望ましい．漿液粘液性境界悪性腫瘍の腹膜病変は漿液性境界悪性腫瘍と同様にインプラントの様式をとる．

粘液性腫瘍の腹膜病変として腹膜偽粘液腫（図 13），粘液性腹水，および器質化を伴う粘液性腹水（図 14）が知られている．腹膜偽粘液腫は真の腫瘍細胞播種で，腹膜の破断とその直下の脂肪織の解離と粘液湖（muccous lake）の形成を伴う．粘液湖中では腫瘍性の粘液上皮が浮遊している．腹膜偽粘液腫の多くは虫垂原発の低異型度粘液性腫瘍 low-grade appendiceal mucinous neoplasia（LAMN）によって生じるが，奇形腫と併存する卵巣粘液性境界悪性腫瘍の例で発生することが知られている．真の腹膜偽粘液腫は難治性で，予後は比較的不良であるため，単なる粘液の漏出による予後良好な粘液性腹水と区別する必要がある．

明細胞および類内膜境界悪性腫瘍，境界悪性ブレンナー腫瘍の腹膜病変は極めてまれである．

Ⅳ 21 世紀の新知見

近年の臨床病理学的研究により漿液性癌は低異型度，高異型度に二分され，前者は漿液性境界悪性腫瘍を母地として発生することが明らかとなった．とくに微小乳頭型漿液性境界悪性腫瘍は進展リスクが高く，WHO 分類 第 4 版では非浸潤性低異型度漿液性癌として位置づけられることになった．すなわち漿液性境界悪性腫瘍と低異型度漿液性癌は一連のスペクトラムにある腫瘍であると考えられている．さらに，*KRAS*, *BRAF* 遺伝子変異が認められることが明らかとなったことから，MAPK 経路を構成する MEK に対する阻害剤であるセルメチニブ selumetinib の臨床応用が期待されている．Gynecologic Oncology Group（GOG）による第Ⅱ相試験では再発性低異型度漿液性癌において 15％ が完全ないし部分奏効，65％ で安定が得られ，これらを合わせた疾患制御率が約 80％ であることが確認された．

（三上芳喜）

文献
1) Kurman RJ, Carcangiu ML, Herrington CS, et al, eds.: WHO Classification of Tumours of Female Reproductive Organs, 4th edition. IARC, Lyon, 2014, 15-24（2014 年に改訂された WHO 分類 第 4 版．境界悪性腫瘍の現在の枠組みがまとめられている）
2) Silverberg SG, Bell DA, Kurman RJ, et al: Borderline ovarian tumors: key points and workshop summary. Hum Pathol 2004, 35: 910-917.（2003 年米国ベセスダで開催された卵巣境界悪性に関するコンセンサス会議の結論がまとめられている重要な文献）

総論 17 性分化疾患と性腺腫瘍（卵巣腫瘍）

エッセンス

- 性分化疾患（DSD）では未発達の性腺からの腫瘍化がみられるが，その発生頻度は疾患によって大きく異なり，一般に，Y染色体をもつ未発達性腺に悪性腫瘍の発生頻度が高い．
- 卵巣腫瘍の中には産生するホルモンにより性分化の異常を生じるものがある．
- 卵巣腫瘍の中には腫瘍内に性の可塑化がみられることがある．

I 基礎的事項

(1) 性の分化

性の決定と分化は，性染色体の組み合わせにより性が決定されてから，遺伝子の性，性腺（生殖腺）gonadの性，内・外性器の性へと分化していく一連の複雑な段階を踏んで進むカスケード反応によって行われている[1]．個体の性はまず受精による性染色体の組み合わせによって決定される．卵子がY染色体をもつ精子と受精すると遺伝的男性となり，X染色体をもつ精子との受精は遺伝的女性となる．受精後7週目くらいまでは男女の形態的区別はなく，性腺は未分化である．その後の性の分化は，未分化性腺を精巣に誘導する精巣決定因子 testis determining factor（TDF）に左右される．人の性表現の基本は女性型で，TDFが働かなければ女性になる．1990年にTDFの本態は *SRY* 遺伝子産物であることが明らかにされたが，Y染色体上にある *SRY* 遺伝子（Yp11.3）が働き始めることで未分化性腺が精巣へ誘導され，男性への性分化が起きる．一方Y染色体がないか *SRY* が陰性では女性としての性分化が生じる．*SRY* は性差を作るマスター遺伝子であるが，常染色体やX染色体上にも *SF1*（9q33），*WT1*（11p13），*SOX9*（17q24），*DAX1*（Xp21）などの性を左右する様々な遺伝子があり，*SRY* やそれら複数の遺伝子が相互に協力することで性腺の分化が起きることが明らかにされている（「正常卵巣・卵管」の項，図3，4）．

(2) DSDと性腺腫瘍のリスク

性分化疾患 disorders of sex development（DSD）は，性染色体から，遺伝子の性，性腺の性，内・外性器の性へと分化していく遺伝的カスケード反応の異常に起因する疾患群の総称である[2〜4]．DSDでは疾患により性腺腫瘍の発生頻度（リスク）が異なっている（表1）．本項では比較的頻度の高い疾患や性腺腫瘍を生じやすいカテゴリーを中心に解説する．なお，倫理的問題や患者擁護の観点から半陰陽，XX男性，XY女性などの用語の再検討が示されており，本項でもそれら名称の使用は最小限にとどめている[3,4]．

a) ターナー Turner 症候群

2本のX染色体のうちの1本の全欠損，一部欠損，あるいは構造異常による性の分化異常で，わが国では45, Xは約30％で，残りは45, Xと他の核型のモザイクや，46, X, i（Xq），46, X, Xp-などの構造異型からなり，核型は多彩である．まれにY染色体をモザイクにもつ症例もみられる．卵巣は胎生14〜18週までは正常に発育し，卵祖細胞は正常に存在するが，その後性腺の発育障害が生じて卵母細胞は急速に減少し，索状性腺（線状性腺）streak gonadとなる．性器は発育不全で二次性徴を欠き，低身長，翼状頸，外反肘を伴う．索状性腺に腫瘍はみないが，Y染色体をもつ症例では悪性胚細胞腫瘍の報告がみられる．

b) クラインフェルター Klinefelter 症候群

X染色体を過剰に有する男性の性染色体異常の症候群である．核型の90％は47, XXYで，46, XY/47, XXY

表1 性分化疾患DSDの分類[3,4]と性腺からの腫瘍発生の頻度[1,3,4 他]

性分化疾患の分類[1]	性腺悪性腫瘍発生のリスク[2]
1. 性染色体異常に伴う性分化疾患 (sex chromosome DSD)	
(A) 45, X など(ターナー症候群)	リスクなし(Y染色体をもつ例は低リスク)
(B) 47, XXY など(クラインフェルター症候群)	リスクなし(まれにライディッヒ細胞腫)前縦隔胚細胞腫瘍(1～8%)
(C) 45, X/46, XY など(混合型性腺異形成,卵精巣性DSD)	高リスク 20% とくにTSPY+
(D) 46, XX/46, XY など(キメラ,卵精巣性DSD)	高リスク
2. 46, XY 性分化疾患 (46, XY DSD)	
(A) 性腺(精巣)分化異常	
1. 完全型性腺異形成(Swyer症候群)	低リスク
2. 部分型性腺異形成	高リスク 15～60% とくにTSPY+
3. 精巣退縮症候群	低リスク 悪性腫瘍の報告あり
4. 卵精巣性DSD	低リスク
(B) アンドロゲン合成障害・作用異常	
1. アンドロゲン合成障害	
17β-hydroxysteroid dehydrogenase 欠損症	中間リスク(28%)
5αreductase 欠損症	リスクなし
steroidgenic acute regulatory protein (StAR) 異常症	リスクなし
2. アンドロゲン不応症	
完全型アンドロゲン不応症	中間リスクであるが思春期以後高くなる
部分型アンドロゲン不応症	高リスク 50%
3. LH受容体異常(例:ライディッヒ細胞低形成,無形成)	リスクなし
4. AMH[3]異常, AMH[3]受容体異常(ミュラー管遺残症)	(データなし)
(C) その他(重症尿道下裂,総排泄腔外反など)	(データなし)
3. 46, XX 性分化疾患 (46, XX DSD)	
(A) 性腺(卵巣)分化異常	
1. 卵精巣性DSD	低リスク 4%
2. 精巣発生異常(SRY+, dupSOX9など)	リスクなし
3. 性腺異形成	低リスク 3%
(B) アンドロゲン過剰	
1. 胎児性アンドロゲン過剰	
21-水酸化酵素欠損症	リスクなし
11-β水酸化酵素欠損症 など	リスクなし
2. 胎児胎盤性アンドロゲン過剰	
アロマターゼ欠損症	リスクなし
チトクローム P450oxidoreductase 異常症(POR異常症)	リスクなし
3. 母体性アンドロゲン過剰	
妊娠黄体腫	リスクなし
外因性(薬剤性)	リスクなし
(C) ホルモン産生卵巣腫瘍[4]	―
(D) その他〔例:総排泄腔外反,腟閉鎖, Müllerian renal, cervicothoracic, somite abnormalilies (MURCS)〕	リスクなし

　　*染色体の性にもとづいた分類である. したがって1つの表現型(卵精巣性DSD, 性腺異形成など)が複数の項に当てはまるものがある.
　 **症例数が少なくデータが不正確なものもある. まれな症例については個々の文献を参考にした.
　***AMH:anti-müllerian hormone
****筆者が加えた.

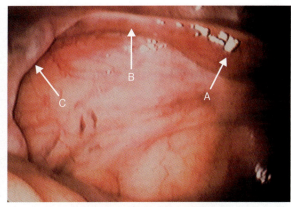

図1　46, XY性腺異形成の索状性腺（腹腔鏡像）：18歳，表現型女性，46, XY性腺異形成の索状性腺の左付属器の腹腔鏡所見である．Aは母指頭大の発達の悪い子宮，Bは左卵管，Cが索状性腺である．（性腺芽腫の項，図1と同一症例，343頁）

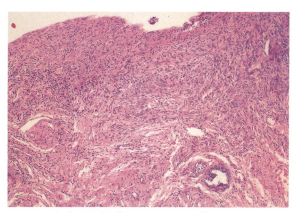

図2　46, XY性腺異形成の索状性腺（組織像．図1と同一症例）：卵巣の皮質に類似する線維成分からなる性腺であるが，18歳にもかかわらず，一次卵胞，黄体，白体が欠如しており，卵巣ではなく索状性腺とすべき像である．

モザイク，48, XXXYなどがこれに次ぐ．発生の段階でY染色体の*SRY*遺伝子が働いて男性化する一方で，X染色体も同時に働き女性化する．精巣の病変は加齢とともに高度となり，思春期以降では精細管は硬化硝子化し，精子形成が認められずセルトリ細胞も消失する．新生児期〜思春期までは臨床所見に乏しく，成熟期になって性腺機能低下がみられる．精巣に悪性腫瘍はみられない．まれにライディッヒLeydig細胞腫の報告例がある．前縦隔の悪性胚細胞腫瘍と男性乳癌を合併する頻度が高い．

c）**性腺異形成（性腺形成不全，性腺形成異常症）gonadal dysgenesis**

　性腺異形成とは，一般に索状性腺（線状性腺）を特徴とする疾患全体を意味する．性染色体に異常がみられる混合型（45, X/46, XYなど），性染色体に異常がみられないXY型，XX型，および前述したターナー症候群がある．性腺異形成の表現型は多くは女性である．

45, X/46, XY性腺異形成（混合型性腺異形成）45, X/46, XY gonadal dysgenesis（mixed gonadal dysgenesis）：異常な染色体構成を背景に発生する性腺異形成で，多くは45, X/46, XYのモザイクを示す．性腺の一側が精巣で，他側が索状性腺を示し，精巣の組織像は通常の停留精巣の像を示すものから精細管の高度の形成不全を示す例まで様々である．精巣側では精囊・精管・精巣上体が，索状性腺側では腟・子宮・卵管が生じる．約1/3に性腺芽腫が発生し，約30％の性腺芽腫に悪性胚細胞腫瘍が合併する．

　45, X/46, XYモザイクを示すDSDには混合型性腺異形成のほかに，両側性腺が索状を呈しターナー症候群に類似する症例，精巣と卵巣がみられる卵精巣性DSD（卵精巣），陰囊内精巣を有し正常男性とみなされる例なども含まれる．

46, XY性腺異形成 XY gonadal dysgenesis（XY女性　XY female）：染色体は46, XYでありながら，表現型が女性を呈する性腺（精巣）の分化異常症で，性腺は索状である．*SRY*遺伝子の欠損・変異によりY染色体が存在していてもTDF作用を欠き女性化が進むと考えられる．*SRY*に異常が認められない症例も多くあり，*WT1*, *SOX9*, *SF1*などの遺伝子変異や欠損によるものも報告されている．性腺が完全に索状を呈するため，AMHが分泌されず，ミュラー管が存続し，子宮・卵管・腟上部が形成される．またテストステロンが分泌されないために索状性腺が腹腔内にとどまり，完全女性型外性器を呈する．これを完全型性腺異形成（Sweyer症候群）と呼ぶ（図1, 2）．発育不全の精巣が部分的に形成される症例もみられ，ミュラー管とウォルフ管の両方が残存し，外性器が様々な異常の男性化を生じる例は部分型性腺異形成と呼ばれる．SF1異常症がその代表的疾患である．完全型性腺異形成の性腺の腫瘍化は2％，一方，部分型性腺異形成の性腺の腫瘍化は放置していた場合は50〜60％に上り，診断の確定と腫瘍の予防のために索状性腺の摘除が必要である．

46, XX性腺異形成 XX gonadal dysgenesis：染色体は46, XXで，性腺は索状を呈する性腺（卵巣）の分化異常

症である．外性器は正常で，発育不良の腟・子宮・卵管を認め，原発性無月経と性的未熟となるが，ターナー症候群の特徴を示さず，身長は正常である．SRY遺伝子は陰性で，原因遺伝子は明らかではないが，X染色体上のみならず常染色体上の遺伝子も関与していると示唆される．性腺の腫瘍化はみられない．

d) 卵精巣性DSD（卵精巣，真性半陰陽）ovotesticular disorders of sex development（ovotestis, true hermaphroditism）

卵巣と精巣を認める疾患で，一側の性腺に卵巣，他側に精巣が存在する場合と，1つの性腺内に卵巣と精巣が存在する卵精巣 ovotestis の場合とがある．60％の症例は46, XX，10％は46, XY，30％はY染色体を含むモザイク例である．精巣は右，卵巣は左に多い．卵精巣は70％の症例に認められ，卵巣部は正常で精巣部は発育不全を示す例が多い．子宮は多くの症例で存在する．出生時の外陰の形態は男性に近い場合が多いが，思春期には女性としての二次性徴を示す例が多い．46, XYの核型では10％，46, XXでは4％に腫瘍を認め，性腺芽腫が多い．セルトリ細胞腫がまれに精巣に発生する．確定診断には性腺の組織学的検索を行うが，同時に性腺の摘出が治療につながる（図3〜8）．

e) 46, XX精巣発生異常（XX男性）46, XX testicular disorders of sex development（XX male）

染色体は46, XXでありながら精巣を有し，表現型も男性であるものをいう．本来Y染色体上にあるべきSRY遺伝子がX染色体上に転座してSRYを有するX染色体が生じ，そのTDF作用により精巣が分化したと考えられる．しかしSRYの存在しない症例も報告されており，SOX9，WNT4，RSPO1 などの遺伝子異常が同定されることもある．精巣は小さく，精細管は硝子化している．Y染色体長腕に存在するAZF遺伝子を欠くため精子形成は認めない．尿道下裂，女性化乳房などを示す．

f) アンドロゲン合成障害 androgen biosynthesis defect

性腺が精巣でありながら内外性器が女性型を示す．17β-hydroxysteroid dehydrogenase 欠損症，5α reductase 欠損症，steroidgenic acute regulatory protein（StAR）異常症など，アンドロゲン合成酵素の欠損によって起こる．精巣は停留し，精細管の低形成とライディッヒ細胞の過形成を伴う．

g) アンドロゲン不応症 defect in androgen action（androgen insensitivity syndrome：AIS）

核型は46, XYで性腺は両側精巣であり，アンドロゲンも分泌されながら，アンドロゲン受容体の異常により外性器は女性型をとる．男性仮性半陰陽の代表的な疾患で，精巣女性化症候群 testicular feminization syndrome とも呼ばれる．X染色体上に存在するアンドロゲン受容体遺伝子（Xq11-Xq12）の異常（欠失，スプライシング異常，ミスセンス変異など）よりアンドロゲン受容体の機能が欠落または低下する．一方，Y染色体上のSRY遺伝子によって精巣形成が誘導され，ライディッヒ細胞からはアンドロゲン，セルトリ細胞からはAMHが産生され，ミュラー管は消退するため，子宮や卵管は痕跡状となる．腟上部は存在しない．精巣は腹腔内から鼠径管を通じて大陰唇に至るまでの間に位置している．精細管は未熟で，胚細胞は著しく減少している．このような背景中に多発性の過誤腫性病変がみられることが多い．この病変を基礎に真の胚細胞腫瘍や性索間質性腫瘍が発生することがある．副精巣・精管・精嚢・前立腺は欠如する．アンドロゲン受容体の異常の程度により完全型アンドロゲン不応症 complete AIS（CAIS）と部分型アンドロゲン不応症 partial AIS（PAIS）に分けられる．CAISでは外性器は女性型であり，思春期まで異常に気づかないことも多い．原発性無月経で陰毛，腋毛に乏しい．腟はあるが盲端に終わる（図9〜12）．PAISは新生児期に尿道下裂や二分陰嚢などを契機に診断されることがある．胚細胞腫瘍や性索間質性腫瘍の合併率はPAISで高く，若年者では4％にすぎないが，思春期以降に高くなり50歳までに33％以上となる．

h) 胎児性アンドロゲン過剰 fetal androgen excess/副腎性器症候群 adrenogenital syndrome

コルチゾール生合成の酵素障害が原因の遺伝疾患．21-水酸化酵素または11β-水酸化酵素の欠損が主で，前者が90％を占める．その結果として先天性の副腎皮質の過形成が生じ，過剰の副腎性アンドロゲンが分泌される．女児において陰核肥大，陰唇癒合などの男性化がみられる．子宮は存在するが小さく，卵胞も発育しない．ただし副腎皮質が活性を示すのは性腺の分化や機能発現より遅いため内性器自体は女性型を示す．男児の本疾患は性器の異常を伴わないため診断がつきにくい．卵巣腫瘍のリスクはみられない．

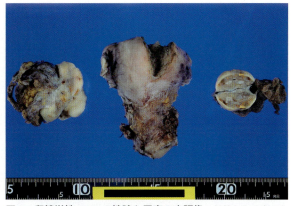

図3 卵精巣性DSDの性腺と子宮の肉眼像：男性として育てられた21歳46, XXの卵精巣性DSD．右に卵精巣，左に正常な卵巣がみられる．中央に子宮が認められる．

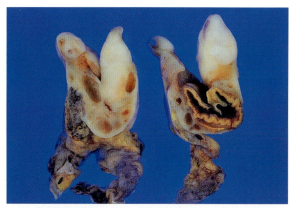

図4 卵精巣の割面像（図3と同一症例）：黄体と卵胞が明瞭である．卵巣の成分は正常であることがわかる．灰白色充実部は精巣と悪性胚細胞腫瘍の部である．

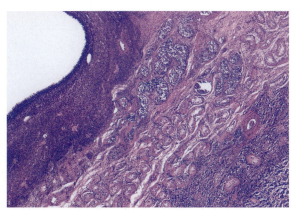

図5 卵精巣の弱拡像（図3と同一症例）：左に卵胞，中央上部に性腺芽腫，右側に精巣，右辺縁にディスジャーミノーマ（セミノーマ）がみられる．

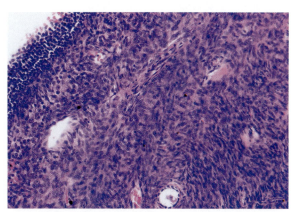

図6 卵精巣の卵巣の部の強拡像（図5の左側）：左側に成熟卵胞の顆粒膜細胞層，右下に一次卵胞が認められる．周囲には莢膜細胞がみられる．すなわち卵巣の成分は正常である．

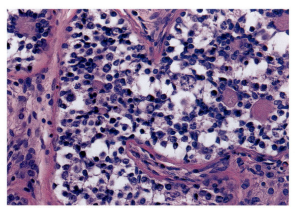

図7 卵精巣の性腺芽腫の部の強拡像（図5の中央）：大型の淡明な細胞質を有する胚細胞と小型の性索細胞の2種類の細胞からなる．

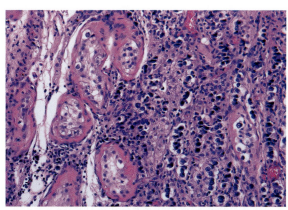

図8 卵精巣の精巣の部の強拡像（図5の右側）：21歳にもかかわらず幼若な精細管内にセルトリ細胞と異型を有する胚細胞をみる．精細胞や精子はみない．右側には悪性胚細胞腫瘍（ディスジャーミノーマ）を認める．

17 性分化疾患と性腺腫瘍（卵巣腫瘍）

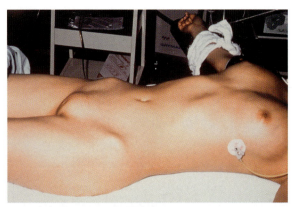

図9 完全型アンドロゲン不応症：乳腺の発達と陰毛の発育不全がみられる．29歳．46, XY の表現型は女性である．

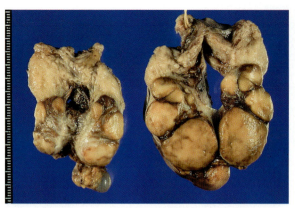

図10 完全型アンドロゲン不応症の腹腔内の精巣（図9と同一症例）：腹腔内の両側の未熟な精巣に複数の過誤腫性の結節がみられる．

i) 母体の妊娠黄体腫

妊娠に合併した妊娠黄体腫の1/3ほどの症例では，腫瘍が産生するアンドロゲンにより女児に陰核肥大，陰唇癒合などの男性化がみられる．一方，妊娠母体には妊娠黄体腫以外のホルモン産生腫瘍を合併することは極めてまれで，妊娠中の母体の卵巣腫瘍により女児が男性化を呈する報告例のほとんどは妊娠黄体腫である．また妊娠黄体腫は母体の男性化も起こすが，母体の男性化は出産後には消失する（「妊娠黄体腫」の項参照）．

(3) 性分化異常を引き起こすホルモン産生卵巣腫瘍

性分化異常を示すホルモン産生腫瘍の代表例が顆粒膜細胞腫（成人型，若年型）と莢膜細胞腫で，その多くがエストロゲン産生を示すがアンドロゲンを産生することもある．成人型顆粒膜細胞腫ではエストロゲン作用によって1/3以上の症例で子宮内膜増殖症，5%の症例で子宮内膜癌がみられる．思春期前に生じた若年型顆粒膜細胞腫では80%に陰毛発生や性器出血などの性の早熟がみられるが，排卵は生じない．セルトリ細胞腫，ライディッヒ細胞腫，ステロイド細胞腫瘍の多くはアンドロゲン産生を示し，思春期前に生じると陰核肥大，成熟期では多毛，遅発月経，閉経後では男性型脱毛，陰核肥大などの男性化がみられる．輪状細管を伴う性索腫瘍や硬化性間質性腫瘍でもホルモン活性を示すことがある．性索間質性腫瘍以外でも，腺腫様腫瘍，広汎性浮腫，間質莢膜細胞過形成などでアンドロゲンの上昇と男性化を示す例がみられる．多囊胞性卵巣症候群 polycystic ovary syndrome は無月経，不妊，男性化（多毛，痤瘡，男性型脱毛）症状を生じる疾患である．様々な卵巣腫瘍（原発性，転移性）の非腫瘍性間質成分がアンドロゲンやエストロゲンを産生することがあり，"機能性間質をもつ卵巣腫瘍"と呼ばれる．粘液性腫瘍や類内膜腫瘍，卵黄囊腫瘍，転移性腫瘍などに比較的多いが，ほぼあらゆる型の卵巣腫瘍でみられる（「機能性間質をもつ卵巣腫瘍」の項参照）．絨毛癌は hCG 産生腫瘍で性早熟症や妊娠性変化がみられる．

II 関連事項

(1) DSD の性腺腫瘍の組織発生と早期診断

DSD では未発達の性腺からの腫瘍化がみられるが，その発生頻度は疾患によって大きく異なる[1〜5]（**表1**）．一般に，Y 染色体をもつ個体の DSD の未発達の精巣からの悪性胚細胞腫瘍の発生頻度が高く，その中でも腹腔内性腺を伴う PAIS では 50% ほどに悪性腫瘍をみる．卵精巣性 DSD（卵精巣）や完全型アンドロゲン不応症の性腺の悪性胚細胞腫瘍のリスクは中等度である．XX 型核型を有する DSD からは胚細胞腫瘍はほとんどみない．索状性腺には未熟な胚細胞が消失しているため胚細胞腫瘍はほとんど発生しない．

これら悪性胚細胞腫瘍の組織発生については，異常な精細管内や性腺異形成内に存在する異型原始胚細胞由来と考えられているが，近年，DSD の性腺の悪性胚細胞腫瘍の発生のリスクを知るうえで，性腺組織の異型胚細

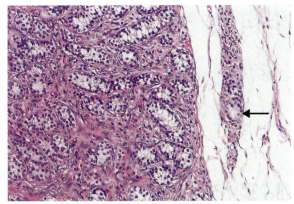
図11 完全型アンドロゲン不応症の過誤腫性病変（図9と同一症例）：未熟なセルトリ細胞からなる精細管および卵巣型の間質の増生が認められる．右に未熟な精細管（→）がみられる．

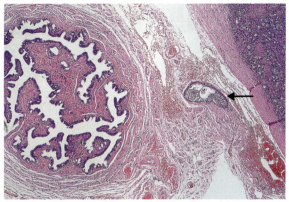
図12 完全型アンドロゲン不応症の卵管の組織像（図9と同一症例）：肉眼的に卵巣は見つからず，卵管は瘢痕状であったが，顕微鏡的に未発達な卵管が見つけられた．Walthard 細胞巣（→）もみられる．右端は過誤腫性病変．

胞について OCT3/4 や testis-specific protein Y encoded (TSPY) を用いた免疫染色が行われている．OCT3/4 陽性の未熟な胚細胞の残存は将来の悪性化に関連するといわれている．TSPY 陽性を示す性腺異形成からの腫瘍発生のリスクは高い[3〜5]．

未発達の性腺から発生する腫瘍には，良性腫瘍として精細管内胚細胞腫瘍と性腺芽腫がみられる．性腺芽腫には悪性胚細胞腫瘍としてディスジャーミノーマ（セミノーマ），卵黄嚢腫瘍，未熟奇形腫，胎芽性癌などが高率に合併する．顆粒膜細胞腫（成人型，若年型），セルトリ細胞腫の発生も報告されている[1]．

(2) 卵巣腫瘍にみられる性の可塑性

卵巣の性索間質性腫瘍には顆粒膜細胞腫や莢膜細胞腫などの女性性腺を模倣する腫瘍とともに，セルトリ細胞腫やライディッヒ細胞腫などの男性性腺を模倣する腫瘍が単独に，あるいは混在してみられる．これらの卵巣腫瘍内では FOXL2 の変異が生じると DICER1 や SOX9 の発現により顆粒膜細胞腫がセルトリ細胞腫へと分化転換し，DMRT1 遺伝子変異が生じると SOX9 の発現消失と FOXL2 の発現上昇によりセルトリ細胞腫が顆粒膜細胞腫へと分化転換していると推測される．すなわち，一部の卵巣腫瘍内では性を左右する遺伝子変異が生じ，組織学的に性の可塑化（可逆性）が生まれていると考えられる．

III 21世紀の新知見

性分化を制御する新たな遺伝子が次々と同定され，性分化に関わる様々な病態が明らかにされるとともに，人権擁護の面からも，DSD の新しい定義が示されている．DSD の性腺の生検標本で，OCT3/4 や TSPY 免疫染色を施すことにより病理学的に将来の悪性腫瘍発生の予測が可能となっている．

（手島伸一，武島幸男，畑中佳奈子）

文献

1) Robby SJ, Mutter GL: Disorders of sexual development. In: Pathology of the Female Reproductive Tract, 3rd edtion. (Mutter GL, Prat J eds.) Ellsevier, Philadelphia, 2014, 18-47 (DSD の代表的教科書)
2) MacLaughlin DT, Donahoe PK: Sex determination and differentiation. N Engl J Med 2004, 350: 367-378 (様々な DSD の発生機序と変異遺伝子の解説)
3) Hughes IA, Houk C, Ahmed SF, et al: Consensus statement on management of intersex disorders. Arch Dis Child 2006, 91: 554-563 (DSD の新分類の国際的コンセンサス)
4) 緒方 勤，堀川玲子，長谷川奉延 他：性分化異常症の管理に関する合同見解．日児誌 2008, 112: 565-578 (DSD の国際的コンセンサス 文献3の邦文による解説)
5) Pleskacova J, Hersmus R, Oosterhuis JW, et al: Tumor risk in disorders of sex development. Sex Dev 2010, 4: 259-269 (DSD にみられる性腺腫瘍の頻度，組織発生，および診断に OCT3/4，TSPY，SCF 免疫染色の有用性)

総論

18 卵巣癌治療の組織学的治療効果

エッセンス

- 卵巣癌の化学療法後，組織検索がなされる状況は限定的である．
- 術前化学療法（NAC）の評価対象の多くは高異型度漿液性癌である．
- 摘出腫瘍において，卵巣，卵管のオリエンテーションをつけてサンプリングする．
- 組織学的治療効果判定基準は「卵巣腫瘍・卵管癌・腹膜癌取扱い規約 臨床編（第1版）」に示されていないため，便宜的に他臓器のものを準用するしかない．
- リンパ節，腹膜・大網病変については，卵巣腫瘍とは別に治療効果を評価するとよい．
- 高異型度漿液性癌の治療変性を他の組織（亜）型と誤認しない．
- "卵巣癌"として治療がなされていても，"転移性"卵巣癌の可能性には常に留意が必要．

I 基礎的事項

 卵巣癌（上皮性卵巣腫瘍）において治療後に組織検索が行われるのは，原発腫瘍の摘出が困難あるいは試験開腹術後の術前化学療法 neoadjuvant chemotherapy（NAC）により，部分的奏効 partial reseponse（PR），完全奏効 complete response（CR）が得られた症例に対してなされる早期腫瘍減量または縮小手術 interval debulkingsurgery（IDS）あるいは二次的早期腫瘍減量または縮小手術 secondary debulking surgery（SDS）後の場合に対してである[1]．

 NAC対象卵巣癌症例の大半は高異型度漿液性癌になるが，その場合，卵巣・卵管・腹膜を一連の病変として扱う．摘出臓器あるいは腫瘍において，詳細に検索し，可能な限り卵巣・卵管のオリエンテーションをつけてサンプリングする．

 また，治療後で，肉眼的に腫瘍が明らかでない卵巣，卵管においても検索は重要で，とくに卵管采を含む卵管を全割して検索することが望ましい．

 一般的に，癌の治療感受性，薬物の種類，投与量，投与方法，治療期間，最終治療から癌切除までの期間に応じて，癌組織に様々な程度の変化がみられる．卵巣癌においては，初回化学療法のkey drugがタキサン製剤とプラチナ製剤であり，これらの薬剤による効果を評価する場合が多い．治療効果判定は「固形がんの治療効果判定のための新ガイドライン new response evaluation criteria in solid tumours（RECIST）guidline」によってなされる[2]．しかしながら，「卵巣腫瘍・卵管癌・腹膜癌取扱い規約 臨床編（第1版）」では，癌の組織学的治療効果について報告様式例の記載項目に効果なし，あるいは軽度の効果，著効，残存腫瘍なしとあるのみで，その判定基準は示されていない[3]．便宜的に，乳癌などの取扱い規約に記載されているように，組織学的治療効果判定基準を準用すると表1のごとくなる[4]．なお，続刊である，「卵巣腫瘍・卵管癌・腹膜癌取扱い規約 病理編（第1版）」では，化学療法反応性スコア（Boehmら）を紹介している[5]．

 腫瘍細胞がviableであるか否かの判断の基準に一定したものはなく，診断者間でも見解が異なるであろうが，癌細胞が膨化して核も不明瞭となり陰影状を呈するもの，核の著しい濃縮，または崩壊を示すもの，あるいは，胞体が好酸性で硝子様となった細胞などは生存しないものと考えられる[5]．

 リンパ節転移巣あるいは腹膜・大網病変については，卵巣腫瘍とは別に評価し，癌が消失したと思われる所見のある場合にはその事実を記述することが望ましいであろう．

 癌の消失・壊死・変性の有無を記載する．治療後のpTNM分類を記載する際には，頭にy記号を記載する[3]．

表1　組織学的治療効果判定基準分類

Grade 0　無効
　癌細胞に治療による変化がほとんど認められない場合．

Grade 1　やや有効
1a)（軽度の効果）癌の約2/3以上が生存し得る（viableな）癌細胞で占められている場合．
1b)（中等度の効果）癌の約1/3以上2/3未満に生存し得る（viableな）癌細胞が認められる場合．

Grade 2　かなり有効（高度の効果）
　癌の約1/3未満に生存し得る（viableな）癌細胞が認められる場合．

Grade 3　著効・完全奏効
　癌細胞がまったく認められないか，残存していても生存し得ないと判断される場合．

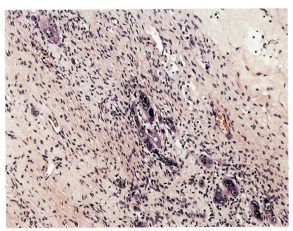

図1　卵巣内に散在する癌細胞：腫瘍細胞の減少，消失により，腫瘍密度の低下が認められる．

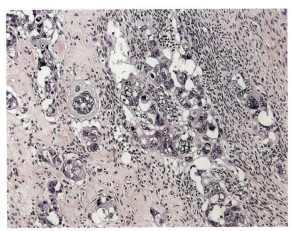

図2　核変性像：腫瘍細胞の核は濃染あるいは水泡状のものが胞巣内で混在して認められる．

II 治療効果を示す組織像

(1) 高異型度漿液性癌

　治療効果による腫瘍細胞の減少，消失により，腫瘍密度の低下が認められる（図1）．このような部位において，もともとどの程度腫瘍細胞が存在していたかを推測するのは必ずしも容易ではないが，比較的残存している部分の密度から類推するか，変性細胞の割合や炎症細胞などから判断をする．
　NAC前の生検組織があれば，それとの比較も有効である．
　腫瘍細胞の核は濃染，水泡状のものが胞巣内で混在する（図2）．核融解，アポトーシスも目立つ．変性により，胞巣の境界が不明瞭で，細胞質の輪郭も不明瞭と化している．胞体の空胞変性がみられる．空胞変化や胞体の淡明化は淡明細胞癌と誤認しないことが必要である[6]（図3）．
　また，腫瘍胞巣の周囲には線維化があり，リンパ球浸潤が目立ち，加えて上皮内浸潤が認められることもある（図4）．こうした腫瘍内リンパ球 tumor-infiltrating lymphocytes（TIL）は治療に伴う変化の可能性もあるが，BRCA関連の高異型度漿液性癌の特徴でもある[7]．
　ちなみに図4症例は*BRCA*遺伝子検索はなされていないが，既往に乳癌を有している．
　高異型度漿液性癌に含まれる多核状細胞と治療による変性細胞の比較を示す（図5）．通常は水泡状で核小体が明瞭であり，クロマチンの分布が粗で分布し，変性細胞は核濃縮により，均一な濃染性を示す．卵巣癌でもまれに絨毛癌様分化，ないし栄養膜細胞分化を示す場合があるが[8]，変性細胞を栄養膜様巨細胞 syncytiotrophoblast-like giant cells と誤認しないことが肝要である．hCGの免疫染色が有用である．
　囊胞においても，治療変性を受けた細胞においては，裏装する上皮細胞に濃染，多形に富む細胞があり，胞体の好酸性化や空胞変性がみられる（図6）．

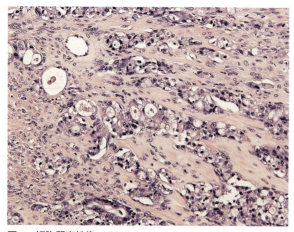

図3 細胞質変性像：胞体の淡明化・空胞変性を示す．高異型度漿液性癌の腫瘍胞巣．

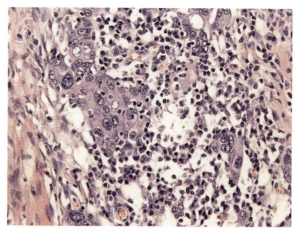

図4 炎症細胞反応：腫瘍胞巣辺縁不明瞭で，上皮周囲および上皮内にリンパ球浸潤が目立つ．

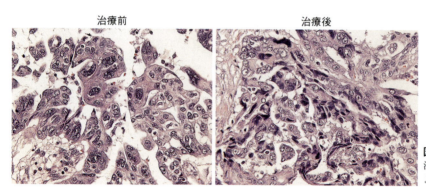

図5 治療前後の細胞比較：高異型度漿液性癌にみられる多核状細胞（左）と治療による変性細胞（右）（同一症例）．

　乳頭状病変では，間質に好酸性の滲出物や，砂粒体がみられ，裏装する上皮は剥離，消失，あるいは平坦化し，核濃染がみられる（**図7**）．乳頭状病変の腫瘍細胞の萎縮，平坦化は一見すると低異型度漿液性癌にも類似している．

　腫瘍細胞が完全に消失した場合にはコレステリン空隙を伴う淡好酸性の滲出物がある場合や，細胞の輪郭を残した形で凝固壊死する場合などがある（**図8**）．壊死周囲には泡沫状の組織球の反応やリンパ球浸潤がみられる．

　大小の砂粒体（石灰化小体）が壊死巣にみられことも多い．時間が経つと肉芽化し，最終的に線維瘢痕と石灰化のみとなる（**図9**）．ただし，リンパ節においては梁柱の石灰化は骨盤内にしばしばみられるため，癌消失と過大評価すべきではない（**図10**）．

(2) 淡明細胞癌

　漿液性癌と同様の変化があり，乳頭状病変は全体が凝固壊死となり，裏装する腫瘍上皮の変性，消失があり（**図11**），また充実胞巣では，腫瘍細胞の核の濃縮，断片化，胞体の好酸性化が認められる（**図12**）．

　播種巣で，腫瘍細胞に対する肉芽腫反応が認められる（**図13**）．

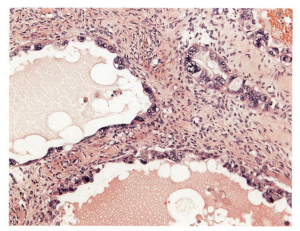

図6　囊胞部の腫瘍細胞変性：囊胞を裏装する上皮細胞に濃染，多形に富む細胞があり，胞体の好酸性化や空胞変性がみられる．

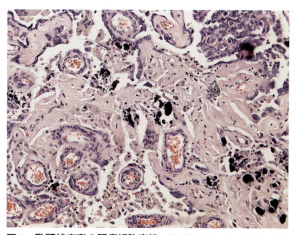

図7　乳頭状病変の腫瘍細胞変性：乳頭状病変では，間質に好酸性の滲出物や砂粒体がみられ，裏装する上皮は剥離，消失，あるいは平坦化し，核濃染がみられる．

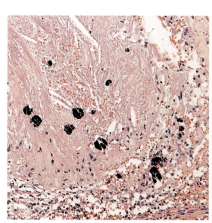
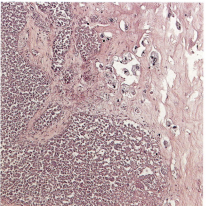

図8　腫瘍壊死巣
左：コレステリン空隙を伴う淡好酸性の滲出物からなる壊死巣．
右：辺縁には泡沫状の組織球の反応やリンパ球浸潤がみられる．細胞の輪郭を残した形の凝固壊死巣．

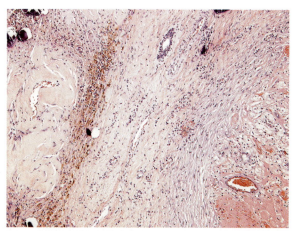

図9　砂粒体を伴う線維瘢痕巣：線維組織で置換され癌細胞を認めない．

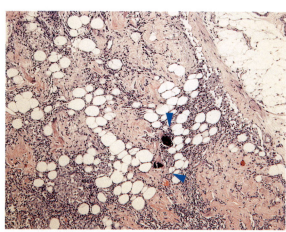

図10　癌細胞転移のないリンパ節：梁柱の石灰化像（▲）を認める．

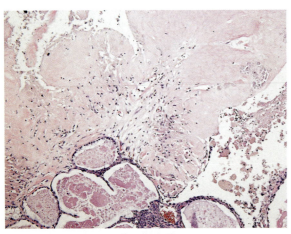

図11 乳頭状病変の変性像（淡明癌）：乳頭状病変は全体が凝固壊死となり，裏装する淡明癌細胞の変性，消失あり．

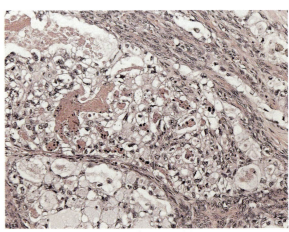

図12 充実部の変性像（淡明癌）：充実胞巣では，淡明癌細胞の核の濃縮，断片化，胞体の好酸性化が目立つ．

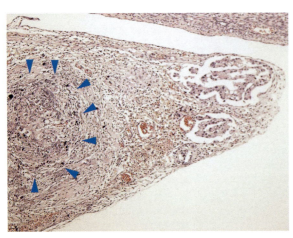

図13 播種巣における，淡明癌細胞に対する肉芽腫反応：変性した癌細胞と類上皮細胞やリンパ球浸潤を認める（▲）．

(3) 転移性卵巣癌

"卵巣癌"として治療がなされていても，"転移性"卵巣癌の可能性には常に留意が必要である．

まず，組織学的同一性のある子宮内膜由来の漿液性癌が，転移性卵巣腫瘍を形成した場合には鑑別は難しく，内膜の上皮内癌を同定するか，免疫組織学的に WT-1 の発現がないことを確認することとなる．また，同時性，異時性乳癌と高異型度漿液性癌の鑑別の必要性も出てくるが，その際に WT-1 や Pax8 が鑑別に有用である[9]．

しかしながら，治療の影響と思われる WT-1 や Pax8 の発現低下を認めており，既往の乳癌との鑑別が問題となった症例にも遭遇した（図14）．免疫染色だけに頼ることなく，腫瘍の主座の確認，乳癌の組織像との比較などを行う必要がある．安易に卵巣・卵管由来を否定し，他臓器からの転移と解釈してしまわないように留意したい．

III 21世紀の新知見

漿液性卵管上皮内癌 serous tubal intraepithelial carcinoma（STIC）と高異型度漿液性癌との関係が近年いわれ，卵巣や腹膜に腫瘍の主座がある症例で，しばしば卵管采に STIC が併存することが明らかとなった[10]．逆に，STIC が従来，卵巣や腹膜原発の高異型度漿液性癌の先行病変との位置づけが確立されつつある[11]．しかしながら，STIC をもって卵管原発と取り扱うか否かはいまだ議論の余地がある[12]．

高異型度漿液性癌の原発に関して，NAC 後に本格的な組織検索がなされる場合も少なくない．治療後の腫瘍

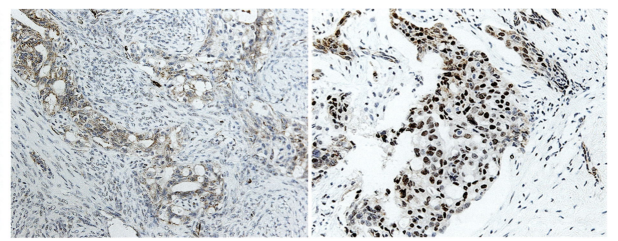

図14 治療によると考えられるWT-1発現低下：治療前（左図）の癌細胞のWT-1核陽性所見が治療後（右図）には認められない（細胞質の非特異的陽性像のみ）．

縮小効果が著しい場合に，いわゆる"腫瘍の主座"を決めにくい場合も多いと思われる．その際には無理にどれかに決めず，卵巣・卵管・腹膜（分類不能）とすべきであろう[3]．

（和仁洋治）

文献
1) 日本婦人科腫瘍学会 編：卵巣癌治療ガイドライン2015年版．金原出版，東京，2015（わが国の臨床試験を含めた，エビデンスに基づく卵巣癌・卵管癌・腹膜癌に対する治療ガイドライン）
2) 固形がんの治療効果判定のための新ガイドライン（RECISTガイドライン）―改訂版version 1.1―日本語訳JCOG版 ver.1.0. 2010（臨床的な腫瘍縮小効果判定のための基準，定義などが記載されている）
3) 日本産科婦人科学会，日本病理学会 編：卵巣腫瘍・卵管癌・腹膜癌取扱い規約 臨床編．金原出版，東京，2015（旧卵巣腫瘍取扱い規約を，卵巣，卵管，腹膜として一つに包含した新規約で，FIGO2014を反映した内容となっている）
4) 日本乳癌学会 編：臨床・病理 乳癌取扱い規約 第17版．金原出版，東京，2012（わが国独自の乳癌の組織分類に加えて，組織学的治療効果判定についても詳述された規約）
5) 日本婦人科学会・日本病理学会 編：卵巣腫瘍・卵管癌・腹膜癌取扱い規約 病理編（第1版）．金原出版，東京，2016〔文献3の続編として，WHO分類第4版（2014年）を反映させた内容となっている〕
6) Chew I, Soslow RA, Park KJ: Morphologic changes in ovarian carcinoma after neoadjuvant chemotherapy: report of a case showing extensive clear cell changes mimicking clear cell carcinoma. Int J Gynecol Pathol 2009, 28: 442-446（NAC後の高異型度漿液性癌の淡明化について言及した論文）
7) Soslow RA, Han G, Park KJ, et al: Morphologic patterns associated with BRCA1 and BRCA2 genotype in ovarian carcinoma. Mod Pathol 2012, 25: 625-636（BRCA1/2関連の卵巣癌の組織形態的特徴を記述した論文．TILにも言及）
8) Hafezi-Bakhtiari S, Morava-Protzner I, Burnell MJ, et al: Choriocarcinoma arising in a serous carcinoma of ovary: an example of histopathology driving treatment. J Obstet Gynaecol Can 2010, 32: 698-702（高異型度漿液性癌から生じた絨毛癌の症例報告）
9) Nonaka D, Chiriboga L, Soslow RA: Expression of pax8 as a useful marker in distinguishing ovarian carcinomas from mammary carcinomas. Am J Surg Pathol 2008, 32: 1566-1571（WT-1とPax8が卵巣癌と乳癌の鑑別に有用との論文）
10) Kindelberger DW, Lee Y, Miron A, et al: Intraepithelial carcinoma of the fimbria and pelvic serous carcinoma: evidence for a causal relationship. Am J Surg Pathol 2007, 31: 161-169（卵巣高異型度漿液性癌の約半数にSTICが併存し，その大部分が卵管采にあることを報告した論文）
11) 前田大地：漿液性腺癌．特集：卵巣腫瘍のトピックス．病理と臨床 2011, 29: 811-819（高異型度漿液性癌とSTICの解説がなされた文献）
12) 長峰理子，三上芳喜：漿液性腫瘍．特集：卵巣腫瘍I―病理の新しい考えかた―．病理と臨床 2015, 33: 938-945（漿液性癌の原発巣と進行期の確定に関する問題点を解説された文献）

各 論
Particulars

各論A　正常卵巣・卵管

1　正常卵巣・卵管

エッセンス

- 卵巣は皮質と髄質よりなり，胚細胞形成とホルモン産生の機能をもつ．
- 卵胞は成熟・分化し，グラーフ卵胞，黄体，白体へと変化する．一方，卵胞が退縮したものが閉鎖卵胞である．
- 発生第4週に生殖堤が出現，原始生殖索となり原始生殖細胞が加わり，両性分化能を有する未分化生殖腺となる．
- 女性への性決定には，RSPO1，WNT4，DAX1 が，男性へは，SRY，SOX9 が重要な機能を果たす．
- 卵巣表層上皮，表層上皮封入嚢胞，卵管上皮など，腫瘍母地となる構造物とその起源が研究されている．

I　卵巣・卵管の解剖

卵巣・卵管は総称して子宮付属器と呼ばれ，子宮の両側に付属する[1]（図1，2）．

卵巣は卵子形成の場となり，また，女性ホルモン産生機能を有する内分泌器官として初潮から閉経まで周期的なホルモン分泌によって全身に影響を与える．

卵巣は子宮広間膜に包まれており，卵巣堤索により骨盤壁に付着し，子宮側の固有卵巣索により子宮と骨盤の間に固定されている．

個人差はあるが，3×1.5×1cm 大程度の扁平なアーモンド様で，重さ5～10g 程度である．

表面平滑でピンクから乳白色を呈するが，排卵，黄体・白体の形成などにより凹凸が生じる．閉経後には卵巣は萎縮して半分程度になる．骨盤腔の広さに対して卵巣は小さく，嚢胞性・腫瘍性病変ができてもすぐには症状が出にくいという特徴がある．

卵管は排卵された卵子を子宮に運ぶ管で，受精の場にもなる．長さは約10cmで，子宮底部から両側に伸び出すように付属する．子宮側から峡部，膨大部，漏斗部と分類される．

II　卵巣・卵管の発生

（1）生殖腺発生の基礎

生殖腺 gonad は，発生第4～5週ごろに，中腎堤と背側腸管膜との間に生じる一対の生殖堤 genital（gonadal） ridges として出現する[2～4]．生殖堤は，体腔上皮の増殖と，その下層にある中胚葉性の間葉とによって形成される．体腔上皮は増殖し，間葉に侵入して原始生殖索 primary sex cord となる．

原始生殖細胞 primordial germ cell（PGC）は，第3週までに尿膜に近接する卵黄嚢壁の内胚葉細胞中に出現し，第4週に後腸の背側腸間膜に沿って尾側に移動，第5週に原始生殖腺に到達，第6週に生殖堤に侵入する．生殖細胞が生殖堤に到達しないと生殖腺は発生しない．第7週までは男女の生殖腺に差はなく，未分化生殖腺 indifferent gonad と呼ばれる．

男性では，Y染色体上の *SRY* 遺伝子のもと原始生殖索から精巣索 testis cord または髄質索 medullary cord が形成される．

Y染色体を欠く女性では原始生殖索は寸断され，不規則な細胞集団となり，その後消失して血管に富む卵巣髄

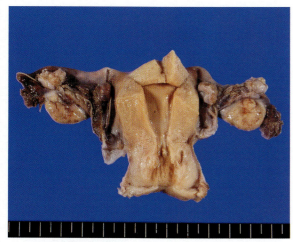

図1　女性生殖器の肉眼像：子宮の両側に径2cmほどの卵巣，および卵管，卵管采が近接する．

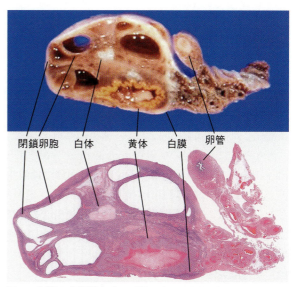

図2　卵巣の肉眼像とルーペ像：白膜，黄体，白体，卵管，閉鎖卵胞などが認められる．

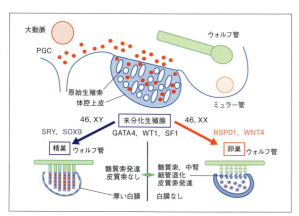

図3　未分化生殖腺とその分化：原始生殖索の増殖によって皮質索が作られ，原始生殖細胞を取り込むことで未分化生殖腺が形成される．卵巣への分化では髄質索，中腎細管が退縮し，表面上皮由来の卵胞細胞に囲まれた卵祖細胞群が形成される．精巣への分化では，髄質索が発達，精巣網を形成，中腎細管と連絡する．

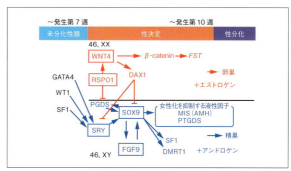

図4　性決定，分化の分子メカニズム：Y染色体上の*SRY*遺伝子があるとSOX9，FGF9が誘導され，男性への分化が決定する．さらに*SF1*など精巣分化遺伝子と*MIS*（*AMH*）などの卵巣分化抑制遺伝子を誘導する．SRYがない場合には，RSPO1，WNT4が増加する．さらにDAX1やβ-cateninの活性化を介して卵巣へと分化する．RSPO1，WNT4，DAX1は精巣分化遺伝子の機能を抑制する．

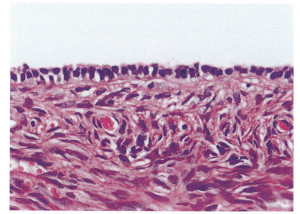

図5　卵巣表層上皮：体腔上皮由来の立方状ないし低円柱状の上皮が単層性に配列する．

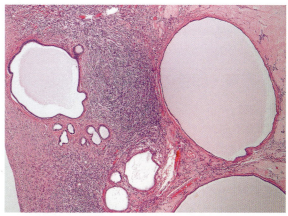

図6　表層上皮封入囊胞：卵巣皮質に存在する小型の囊胞で，表層上皮の陥入によって生じると考えられてきた．卵管采からのインプラントの可能性も示唆されている．

1　正常卵巣・卵管

質 ovarian medulla が形成される．表面上皮は増殖を続け，第 7 週に皮質索 cortical cord となり，間葉に侵入する．

　胎齢 2 ヵ月で原始生殖腺は卵巣として認識できるようになる．第 7～9 週に原始生殖細胞の小胞巣と前顆粒膜細胞とが不規則に混在し外側が増大して皮質が形成される．第 12～15 週に血管結合織隔壁が髄質から皮質に伸び始め，第 20 週までに皮質表層に達する．皮質はこれに伴い卵母細胞と前顆粒膜細胞に分かれる．同時に，前顆粒膜細胞は原始卵胞を形成するために個々の生殖細胞を取り囲む．卵胞形成は皮質内側で第 14～20 週に始まり，新生児期までに次第に皮質外側に及ぶ．胎児期に前胞状卵胞あるいは胞状卵胞に成熟した卵胞は内莢膜細胞に変化した間質細胞に囲まれる．卵巣網は第 12 週ごろに門部に現れる．

　男女ともに，二対の生殖管 genital duct〔中腎管（ウォルフ管 Wolffian duct），中腎傍管（ミュラー管 Müllerian duct）〕をもっている．中腎傍管は頭側では漏斗のような形で体腔に開き，尾側に向かう途中で中腎管と交差し，尾側正中部で対側の中腎傍管と接する．正中部の近接した部は発生段階で癒合し子宮管 uterine canal となり，子宮および腟上部を形成する．中腎傍管の頭側が卵管になる．このように女性では，ミュラー管が発達して，子宮，卵管が形成される．生殖管の女性化にはミュラー管抑制因子（MIS）がないこととエストロゲンの作用が重要である．

(2) 生殖腺発生の分子メカニズム

　生殖腺の発生は 3 段階で考えられる[2〜6]．①両性分化能をもった生殖腺の発生，②性の決定，および③性の分化である．生殖腺の初期発生には，転写因子である GATA4 や WT1，核内受容体の SF1 などが必要である．

　性の決定には，Y 染色体上の精巣決定因子（TDF）をコードする *SRY* 遺伝子が中心的役割を果たす．SRY は転写因子であり，精巣発生のマスター遺伝子として機能し，SOX9 の発現を誘導する．SOX9 の発現は FGF9 とのポジティブフィードバックによって維持される．SRY と SOX9 は，RSPO1 の機能抑制を介して女性への分化を阻止する．さらに SOX9 は，*MIS*〔抗ミュラー管ホルモン（*AMH*）とも呼ばれる〕や *DMRT1*，*PTGDS* などの遺伝子発現を誘導して精巣への分化を促進する．

　女性（46, XX）では *SRY* が存在せず，*RSPO1* 遺伝子が活性化し WNT4 の発現が誘導され，卵巣への分化を決定する．WNT4 は β-catenin を活性化し，*FST* などの卵巣分化関連遺伝子の発現を誘導し，また核内受容体 DAX1 の発現誘導などを介して SOX9 および FGF9 を抑制して精巣への分化を阻害する．ほかにも RSPO1 による PTGDS/PGD2 の阻害，DAX1 核内受容体を介した SRY，SF1 の阻害，FOXL2 転写因子を介した DMRT1 の阻害など複雑なメカニズム，遺伝子相互作用によって精巣分化が阻害され，卵巣への分化が促進される（図 3, 4）．

(3) iPS 細胞などの幹細胞から生殖細胞を誘導する試み

　数個の幹細胞遺伝子の組み合わせ（*OCT4*，*SOX2*，*KLF4*，*c-MYC*，*NANOG*，*LIN28*）により多能性幹細胞を誘導する iPS 細胞の技術は，生殖補助医療の世界にも大きな衝撃を与えている．胚細胞の再生は最も困難と考えられてきたが，2012 年，京都大学のグループが，マウスにおいて iPS もしくは ES 細胞より PGC 様細胞を作製し，卵巣間質細胞と共培養したうえで卵巣に移植することで，世界で初めて卵子作製に成功した[4]．近い将来，卵巣を失った人の細胞から卵子を再生できる可能性が高まっている．

III　卵巣・卵管の組織構築

(1) 卵巣

a) 表層上皮

　卵巣の表面は卵巣表層上皮 ovarian surface epithelium（OSE）に覆われる（図 5）．OSE は単層性配列あるいは偽重層化を示し，場所により扁平，立方状，円柱状など様々な形態を示す．OSE が皮質に陥入し表層部と切り離され〔epithelial inclusion glands（EIGs）〕，さらにそれが拡張して表層上皮封入嚢胞 epithelial inclusion cysts（EICs）を形成することがある（両者を合わせ EIGCs と呼ぶ）（図 6）．EIGs は胎児にもみられ，EIGCs は加齢とともに増加し，閉経期や閉経後に多い．EIGCs は表層部にみられ，皮質深部や髄質にはみられない．EIGCs は通常繊毛円柱上皮の単層配列による裏打ちがみられるが，まれに内膜腺上皮や粘液腺上皮，円柱状あ

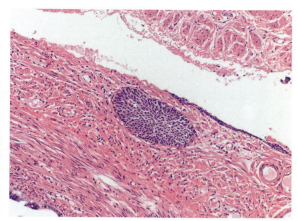

図7 Walthard 結節：卵巣間質に認められた細胞集塊で，淡明な細胞質と類円形核を有する．

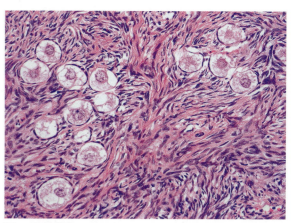

図8 原始卵胞：1個の卵母細胞を1層の扁平な卵胞上皮が覆う原始卵胞が多数認められる．

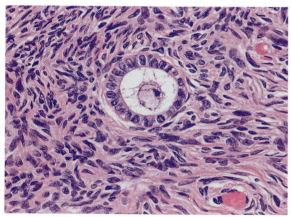

図9 一次卵胞：卵胞上皮が立方状ないし円柱状を示す成熟過程にある．

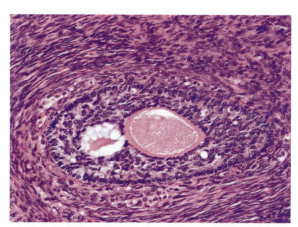

図10 二次卵胞：卵胞上皮が増殖，多層化し，濾胞腔が形成される．

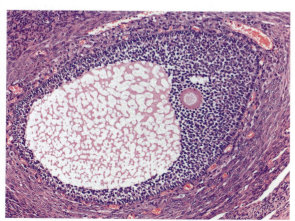

図11 成熟卵胞・グラーフ卵胞：卵胞液が貯留，囊胞状に拡張する．卵胞上皮が増殖，多層化して顆粒膜細胞層が形成され，卵母細胞は辺縁の卵丘内に認められる．

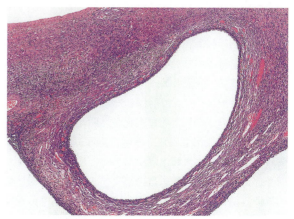

図12 閉鎖卵胞：退縮過程にあり囊胞状に拡張する．

るいは扁平な上皮に裏打ちされる．

　免疫組織化学的に OSE と EIGCs を裏打ちする上皮は，その形態により染色態度が異なる．扁平，立方状，あるいは中皮様形態を示す細胞は calretinin や mesothelin といった中皮マーカーが陽性になる．他方，繊毛円柱上皮は中皮マーカーに陰性で，OVGP1 や E-cadherin が陽性となる．また PAX8 は EIGCs では陽性になり，OSE ではほぼ陰性である．以上のことから，EIGCs は OSE 由来ではなく，卵管上皮由来とする説がある．

　OSE は尿路上皮化生も示し，典型的には Walthard 結節（図7）として認められる．大型の結節は時に囊胞化し，粘液腺上皮に裏打ちされる．ブレンナー Brenner 腫瘍も尿路上皮への分化を特徴とする．

　EIGCs はほとんどの上皮性腫瘍の発生母地と考えられてきたが，近年異なった説が登場している．高悪性度漿液性癌は卵管，とくに卵管采を発生母地とし，明細胞癌と類内膜癌は子宮内膜症を発生母地とする説がある．また粘液性癌はブレンナー腫瘍や奇形腫を発生母地とする説もある．

b）間質

　卵巣実質は皮質，髄質よりなる．両者を構成する間質細胞は連続し，かつ形態が類似しており，その境界は不明瞭である．通常間質では，細胞質に乏しい紡錘形細胞の渦巻き状や花むしろ状の配列がみられる．間質には種々の量の膠原線維が介在し，皮質でより多くなる．また，最外層の線維組織は肉眼的に白膜と呼ばれる．

　紡錘形細胞以外にも線維芽細胞由来と考えられる様々な細胞が間質に存在し，そのうちの一つに黄体化間質細胞がある．黄体化間質細胞は多くは髄質中に単細胞性あるいは小胞巣を形成して認められる．黄体化間質細胞は脂肪を含む好酸性〜淡明で豊富な細胞質を有する．黄体化間質細胞は妊娠中および閉経後に増加する．

　卵巣実質は通常は加齢とともに次第に容積を増すが，その変化は一様ではない．皮質が菲薄になり髄質も狭小化する萎縮性変化を示す場合がある一方，間質に過形成性変化がみられる場合もある．変化に幅はあるものの，皮質の不規則で広範な線維化は閉経期および閉経後に通常みられる変化である．

　間質細胞はホルモンを産生し，その主なものはアンドロステンジオン androstenedione であり，テストステロン testosterone やデヒドロエピアンドロステロン dehydroepiandrosterone も少量産生する．閉経後はアンドロステンジオンとテストステロンが主に分泌される．

c）卵胞とその成熟

　卵胞形成は胎児期に始まる（図8）．初めに卵母細胞が腫大し，顆粒膜細胞が立方状，あるいは円柱状になる（一次卵胞）（図9）．顆粒膜細胞は増殖し，卵母細胞を中心に3〜5層の同心円状配列を形成する（二次卵胞，前胞状卵胞）（図10）．同時に卵母細胞周囲に20〜25μmの透明帯という無細胞層ができる．前胞状卵胞はさらに大きくなり，周囲の卵巣間質は数層の内莢膜細胞と外莢膜細胞に変化する．顆粒膜細胞から液体が分泌され裂隙ができ，次第に腔（洞）が形成される（三次卵胞，胞状卵胞）．卵胞が大きくなるのと同時に卵母細胞も最終段階の大きさに増大する．このとき卵母細胞は卵胞に偏在する．さらに顆粒膜細胞は増殖し卵母細胞を中心にして取り囲み，洞に突出する卵丘を形成する（成熟卵胞・グラーフ卵胞 Graafian follicle）（図11）．

　生殖期には，各月経周期に原始卵胞が集団として成熟を繰り返す．卵胞の成熟は黄体期に始まり，次の卵胞期まで継続する．黄体中期〜後期に数個の卵胞が成熟過程に入り4〜5mmの大きさになり，そのうちのただ1個が次回の排卵にそなえる状態になる．その他の卵胞はその初期段階で閉鎖卵胞となる．

　卵胞形成の末期に，卵母細胞が透明帯および放射状に1層に配列する円柱状の顆粒膜細胞に囲まれた状態で卵丘から洞内に放出される．卵胞は排卵直前には直径が15〜25mmに達し，卵巣表面に一部突出するように存在する．このとき，表層上皮は扁平化，変性し，剥離する．周囲の間質は変性，膠原線維の断片化，細胞間液の貯留を伴い萎縮し，血管はほぼ消失する．そして卵母細胞は腹腔に放出される．排卵後同部に瘢痕が形成される．

　排卵直前に，第一次卵母細胞は胎児期に始まった第一次減数分裂終期に入りそれを終了し，第二次卵母細胞となる．排卵後すぐに第二次減数分裂が始まり，受精まで分裂中期で停止する．

原始卵胞：PGC より分化した卵原細胞（卵祖細胞）は出生前に盛んに分裂し，減数分裂の前期の状態で停止し第一次卵母細胞として休止状態になるか，変性して閉鎖卵胞になる．第一次卵母細胞周囲を1層の卵胞上皮が覆い，通常1個の第一次卵母細胞をいれた原始卵胞を形成する（図8）．原始卵胞 primordial（primary）follicle は

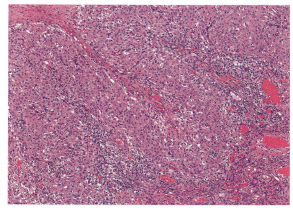

図13 黄体：排卵後の卵胞は，腫大，黄体化した顆粒膜細胞を主体として，周囲の黄体化莢膜細胞と併せて黄体に変化する．

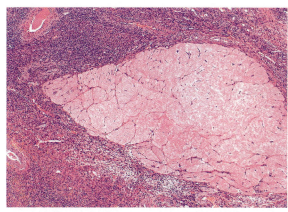

図14 白体：妊娠が成立しなかった場合，黄体化細胞が消失し，細胞成分に乏しい硝子化を呈する線維性結合組織（白体）に置換される．

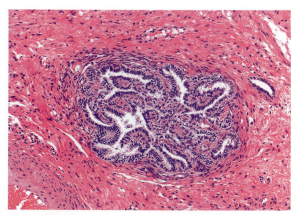

図15 卵巣網：立方状ないし円柱状の単層上皮からなる腺管あるいは裂隙の集簇であり，周囲には紡錘形の特徴的な間質を伴う．

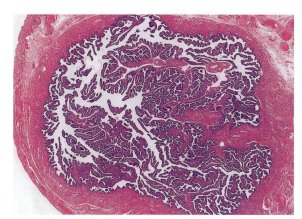

図16 卵管：フラクタル状に複雑に入り組んだ構造を示す．

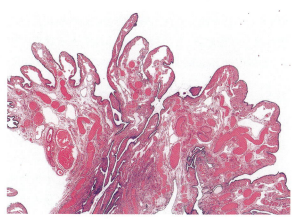

図17 卵管采：触手を伸ばすような構造を示す．

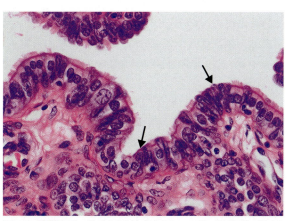

図18 卵管上皮：繊毛上皮が主体をなし，一部に分泌細胞（矢印）が認められる．

1 正常卵巣・卵管

新生女児では両側卵巣の皮質に合計40〜200万個存在し，出生後閉経まで次第に減少する．生殖期には皮質表層に原始卵胞の小集簇が不規則に点在して認められる．

成熟卵胞・グラーフ卵胞：卵胞液が貯留，嚢胞状に拡張した成熟卵胞がグラーフ卵胞で，排卵の直前の状態である（図11）．卵胞上皮が増殖，多層化して顆粒膜細胞層が形成され，卵母細胞は辺縁の卵丘内に認められる．外層の周囲結合織である莢膜は，上皮様の形態でアンドロゲンを産生する内莢膜と線維芽細胞様細胞よりなる外莢膜に分けられる．内莢膜細胞ではコレステロールからアンドロゲンが産生され，顆粒膜細胞に発現するアロマターゼによりアンドロゲンからエストロゲンが産生される．

閉鎖卵胞：出生時40〜200万個存在した原始卵胞のうち，生涯に排卵されるのは約400個である．ほとんどの原始卵胞は退縮する．退縮は出生前から始まるが，とくに出生直後，思春期，妊娠期に多く進行する．二次卵胞までの卵胞は核崩壊，細胞質の空胞化をきたし，周囲の顆粒膜細胞も変性して痕跡を残さず消失する．三次卵胞は線維化瘢痕を形成し退縮する．退縮過程にある一部が嚢胞状の閉鎖卵胞 atretic follicle としてある程度の期間残存する（図12）．

黄体：排卵した卵胞は2cm前後の大きさの黄体 corpus luteum になり（図13），子宮内膜を分泌期の状態にする．黄体は多数の小脂肪滴を含む淡好酸性で豊富な細胞質，1〜2個の大型の核小体のある球形の核を有する，約30μm大の黄体化顆粒膜細胞からなる．黄体の外周には黄体化顆粒膜細胞の約半分の大きさの黄体化莢膜細胞が不規則に配列する．黄体化莢膜細胞の細胞質はあまり豊富ではないが，黄体化顆粒膜細胞よりも大型の脂肪滴を有する．核は円形〜楕円形で1個の明瞭な核小体を有する．

受精が成立しないと，排卵後8〜9日目に黄体の退縮が始まる．黄体化顆粒膜細胞は核濃縮，細胞質脂質の凝集により小型化し，最終的に消失する．数ヵ月かけて線維化が進み白体になる．

妊娠が継続すると黄体の中心に腔ができ拡張する．この腔は妊娠5ヵ月目から縮小していき，妊娠末期に閉塞する．黄体の大きさもそれに伴い徐々に小型化する．産褥期に白体になる．

黄体化顆粒膜細胞は，妊娠8〜9週に最大50〜60μmまで大型化する．妊娠黄体の顆粒膜細胞には細胞質空胞がみられ，妊娠の経過とともに空胞は大型化し，細胞質のほとんどを占め，核が偏在することもある．さらに経過すると空胞は数，大きさとも今度は減少し，妊娠4ヵ月でほぼ消失する．

白体：退縮した黄体は線維化がはじまり，徐々に瘢痕化して白体 corpus albicans になる．完成した白体は周囲との境界が明瞭で，脳回状の辺縁を示す．大半の白体は吸収され，卵巣間質に置換される．閉経後の女性では吸収を免れ取り残された白体が髄質に認められる（図14）．

d）門細胞

卵巣の門細胞は精巣のライディッヒ Leydig 細胞と同様の形態で，胎児期にみられ幼少期に消失する．思春期に再度出現し，閉経後には顕著になる．妊娠や加齢で数が増加する．結合織やまれに卵巣間質中に胞巣状に認められる．細胞は直径20μm前後の円形〜楕円形を示し，好酸性豊富な細胞質，1〜2個の核小体のある球形の核を有する．とくに閉経後には奇怪な核がみられることがある．特徴的な Reinke の結晶がみられることがある．

e）卵巣網

卵巣網（図15）は卵巣門部に存在する．扁平，立方状，円柱状の上皮に裏打ちされ，不規則な裂隙状，管状，嚢胞状，乳頭状構造，索状配列を示す．周囲の間質は卵巣間質と連続性はないがそれと類似した細胞からなる．卵巣網は中腎管と近接し，交通していると考えられる．

（2）卵管

卵管（図16〜18）は繊毛細胞，分泌細胞，間在細胞の3種類の上皮細胞からなり，これらが混在して単層性に配列する．ただし間在細胞は分泌細胞が月経期に変化した細胞であり，同一の細胞である．これら3種の上皮細胞の比率は部位により異なる．

繊毛細胞は卵巣側，とくに卵管采で多い．繊毛は卵子の移動のために必要で，平滑筋の動きより重要な働きを示す．繊毛はエストラジオールの影響で作られ，プロゲステロンの働きで消失する．妊娠あるいは外的要因でプロゲステロンに長期に曝露したり，閉経によりエストロゲンが減少すると繊毛上皮は萎縮する．閉経後のエスト

ロゲン投与により繊毛は再生される．正常の月経周期においては繊毛細胞の比率は排卵期に最大に，月経期に最小になる．

分泌細胞は子宮側に多く，月経周期の時期により分泌物の貯留やその分泌により細胞の形態が変化する．

間在細胞は消耗した分泌細胞，あるいはある種の予備細胞と考えられている．

卵管上皮では核分裂像はほとんどみられない．卵管上皮には粘液上皮，子宮内膜，移行上皮など，様々な良性の化生がみられる．

近年，卵巣および腹膜原発の漿液性乳頭状腺癌は卵管が発生母地であると考えられ，また *BRCA1* および *BRCA2* 遺伝子変異はその発癌のリスクファクターと考えられている[7]．

Ⅳ 21世紀の新知見

発生学の発展により，RSPO1，WNT4，DAX1などがSRY，SOX9を抑制し，卵巣が分化，形成されると判明した．iPS細胞の登場により，卵子の作製や卵巣の再生に期待がかかっている[8]．各種の分子マーカーの発展により，組織分化，腫瘍発生母地の解析が詳細に実施されるようになった．

（寺戸雄一，千葉知宏）

文献
1) Mills SE: Histology for Pathologists 4th edition. LWW, Baltimore, 2012（病理学の視点から記載された組織学の教科書）
2) Sadler TW（安田峯生 訳）：ラングマン人体発生学第10版（原書第11版）．メディカル・サイエンス・インターナショナル，東京，2010（発生学の教科書）
3) Moore KL, Persaud TVN（瀬口春道，小林俊博，del Saz EG 訳）：ムーア人体発生学（原著第8版）．医歯薬出版，東京，2011（発生学の教科書）
4) Ross MH, Pawlina W: Histology: A Text and Atlas, with Correlated Cell and Molecular Biology, 6th edition. LWW, Baltimore, 2015（組織学の教科書）
5) She ZY, Yang WX: Molecular mechanisms involved in mammalian primary sex determination. J Mol Endocrinol 2014, 53: R21-R37（性決定および分化の分子メカニズムを記載した総説）
6) Matzuk MM, Lamb DJ: The biology of infertility: research advances and clinical challenges. Nat Med 2008, 14: 1197-1213（性決定，分化から不妊までをまとめた総説）
7) Kurman RJ, Shih IeM: The origin and pathogenesis of epithelial ovarian cancer: a proposed unifying theory. Am J Surg Pathol 2010, 34: 433-443（卵巣腫瘍，とくに上皮性腫瘍の発生母地に関して，卵管采上皮の関与を考察した総説）
8) Hayashi K, Ogushi S, Kurimoto K, et al: Offspring from oocytes derived from in vitro primordial germ cell-like cells in mice. Science 2012, 338: 971-975（iPS細胞から世界で初めて卵子の作製に成功した研究報告）

こんな症例も

スーパーヌメラリーオバリー supernumerary ovary（多重卵巣）

　スーパーヌメラリーオバリー supernumerary ovary（多重卵巣）は，正常の卵巣とは別な部位にみられる卵巣組織である．Wharton[1]によると，ectopic な卵巣組織にはスーパーヌメラリーオバリーとアクセサリーオバリー accessory ovary（副卵巣）がある．アクセサリーオバリーは正常卵巣の近傍に位置し，胚細胞が卵黄嚢から生殖隆起に到達した後に生じ，血管支配は正常卵巣と同じである．他方，スーパーヌメラリーオバリーは正常卵巣とはまったく別の部位にみられ，胚細胞が後腸の背側腸間膜を経て生殖隆起に達するまでに発生し，血管支配も正常卵巣とは異なる．しばしば大網組織内にみられる．頻度は Wharton[1] や Mercer ら[2] によると産婦人科患者の 29,000〜700,000 人に 1 人程度でまれである．わが国では Kuga ら[3] の 2 例とわれわれ[4] の 2 例，さらに Matsubara ら[5] の 1 例の報告がある．

　臨床症状はとくに認めないことが多い．スーパーヌメラリーオバリーもアクセサリーオバリーも正常の卵巣組織をもっているが，無症状であることが多く，しばしば子宮内膜症や腫瘍が発生し，発見される．報告されたものには何らかの外科的手術を受けたことがある例や，妊娠に際し発見されたものが比較的多い．われわれの 2 例もそうであるが，特別な内分泌異常は認められていない．われわれの例は 47 歳と 28 歳であったが，30 代に多くみられる．

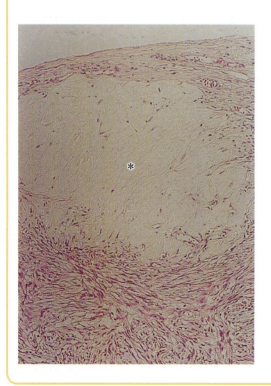

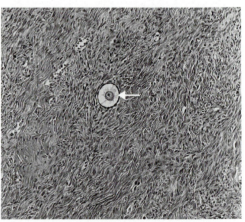

図 2　スーパーヌメラリーオバリー：28 歳，妊娠に合併し，子宮内膜症がみられた．矢印：原始卵胞．

図 1　スーパーヌメラリーオバリー：47 歳，大網にみられた 1 例で線維腫を合併していた．白膜や白体（＊）がみられる．

病理組織学的には，被膜，白膜や間質組織，原始卵胞，白体（図1, 2）がみられるが，卵管は存在しない．われわれの例は内膜症により囊胞性変化を生じた例と，線維腫（図3）がみられ Meigs 症候群が認められた例である．しかし，p53 遺伝子の変化はみられず，VEGF/VPF（血管内皮増殖因子/血管透過因子）や Na^+，K^+-ATPase の過剰発現は認めなかった．エストロゲン受容体は免疫組織化学的に腫瘍細胞に弱陽性であった．

RT-PCR（逆転写ポリメラーゼ連鎖反応）により bax，bcl-2，p16 などの mRNA の発現を検討したが，とくに過剰発現はなかった．さらに2例ともホルモン異常による症状は認められていなかった．

報告例は，内膜症のほかに漿液性や粘液性囊胞腺腫，成熟囊胞性奇形腫などの囊胞性病変が合併したものがほとんどで，腹腔内腫瘤として手術されたものが多い．しかし，悪性腫瘍の発生は漿液性癌が1例に報告されているだけである．腺癌の発生は，Mayer-Rokitansky-Küster-Hauser 症候群に伴ったものである[6]．Badawy ら[7] は1995年までにわずか25例の報告があるのみとしている．Kuga ら[3] は大網にみられた2例を報告し，1999年までの大網にみられた報告例をまとめている．スーパーヌメラリーオバリーはまれであるとされているが無症状であり，小さいため囊胞性病変などが起こらないと発見されない．そのため実際にはもう少し多く発生していると考えられている．手術により摘出後さらにほかにも見つかった報告もある．

（神山和也，岩政輝男）

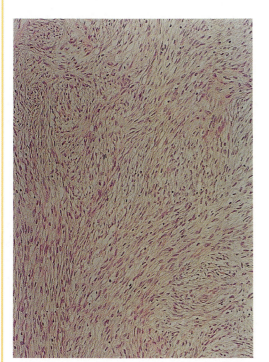

図3 スーパーヌメラリーオバリーに合併した線維腫：図1と同一症例．

文献

1) Wharton LR: Two cases of supernumerary ovary and one of accessory ovary, with an analysis of previously reported cases. Am J Obstet Gynecol 1959, 78：1101-1119（2例の詳細な報告で，アクセサリーオバリーとの違いも述べている）

2) Mercer LJ, Toub DB, Cibils LA: Tumors originating in supernumerary ovaries: a report of two cases. J Reprod Med 1987, 32：932-934（2例の報告で，1例は奇形腫を合併している）

3) Kuga T, Esato K, Takeda K, et al: A supernumerary ovary of the omentum with cystic change: report of two cases and review of the literature. Pathol Int 1999, 49：566-570（わが国で初めての大網にみられた2例の報告）

4) Kamiyama K, Moromizato H, Toma T, et al: Two cases of supernumerary ovary: one with large fibroma with Meig's syndrome and the other with endometriosis and cystic change. Pathol Res Pract 2001, 197：847-851（2例の詳細な報告で，大網にあった1例には線維腫がみられている）

5) Matsubara Y, Fujioka T, Ikeda T, et al: Periodic size changes in supernumerary ovary with associated corpus luteal cyst. J Obstet Gynecol Res 2009, 35：180-182（Cul-de-Sac に周期的に痛みと大きさの変化を伴う corpus luteal cyst が認められた例である）

6) Bae HS, Ryu MJ, Kim IS, et al: Cancer of the supernumerary ovary in Mayer-Rokitansky-Küster-Hauser Syndrome: a case report. Oncol Lett 2013, 5：598-600（スーパーヌメラリーオバリーに腺癌の発生を認めた唯一の報告である）

7) Badawy SZ, Kasello DJ, Powers C, et al: Supernumerary ovary with an endometrioma and osseous metaphysia: a case report. Am J Obstet Gynecol 1995, 173：1623-1624（後腹膜にあった1例報告で，子宮内膜症を合併している）

各論B 上皮性腫瘍
1 良性漿液性腫瘍 benign serous tumor

エッセンス

- 卵管上皮に類似した上皮細胞が増殖する良性腫瘍である．
- 間質量や増殖形態により囊胞腺腫，腺線維腫，表在性乳頭腫などと呼ばれる．
- 肉眼的に単房性あるいは多房性囊胞であることが多く，時に内腔に乳頭状構造をみる．
- 砂粒体は漿液性腫瘍に多くみられるが，悪性度との関係はない．

I 基礎的事項

(1) 定義

卵管上皮に類似した細胞の増殖よりなる良性腫瘍である．間質量や増殖形態により囊胞腺腫，腺線維腫，表在性乳頭腫などに亜分類される．

(2) 頻度，年齢分布

上皮性良性腫瘍のうち半数弱が漿液性腫瘍である．また，漿液性腫瘍の中では約50％が良性腫瘍である．患者は幅広い年齢層に分布するが，多くは40代以降である．

(3) 肉眼所見

漿液性腫瘍の20％程度は両側卵巣に発生する．

囊胞腺腫は表面平滑で，緊満感があり，壁の薄い囊胞性腫瘍である（図1）．粘液性腫瘍のような巨大腫瘍となることはまれである．多くは単房性であるが，時に少数の囊胞よりなる多房性腫瘍となる（図2）．囊胞内容は粘性に乏しい無色あるいは黄色調の透明な液体で，混濁していることもある．囊胞の内腔面は平滑であることが多いが，内腔に粗大あるいは乳頭状小隆起が多発性にみられることもある（図3, 4）．隆起は間質の増生によるものであり，浮腫性のものは軟らかく，線維性のものは硬い．境界悪性腫瘍にみられるような繊細な乳頭状構造をみることは少ない．

漿液性腺線維腫は硬い充実性腫瘍であり，割面は白色〜黄白色調である（図5）．充実性部分の中に腺管および小囊胞が肉眼的にも観察されることがある．卵巣表面から乳頭状に増殖するものは表在性乳頭腫と呼ばれる．これらの成分が混在する腫瘍もある．

(4) 病理組織所見

囊胞内腔面あるいは乳頭状構造の表面に単層の上皮がみられる（図6）．病変を構成する上皮細胞は細胞質に乏しい立方状あるいは円柱状細胞であり，細胞表面に線毛を有する細胞が含まれ，卵管の上皮に類似する（図7）．大きな囊胞では細胞が扁平化していることもあり，その場合線毛が目立たず特徴のない上皮としてみられる．細胞異型はみられず，核分裂像もほとんどみることはない．

囊胞の内腔に乳頭状構造をみることもあり，漿液性乳頭状囊胞腺腫と呼ばれる（図8, 9）．

腺線維腫では豊富な線維性間質の中に卵管様上皮よりなる大小の腺管がみられる（図10）．間質には線維芽細胞様の紡錘形細胞の増生をみる．

一般に漿液性腫瘍では間質に小型同心円状石灰沈着がみられることがあり，砂粒体 psammoma body と呼ばれる（図11）．砂粒体は良性，境界悪性，悪性のいずれの漿液性腫瘍にも出現するため，腫瘍の良悪の指標とはならない．

境界悪性腫瘍にみられるような上皮の増殖が全体の10％未満の範囲にみられるときには「限局性に上皮の増

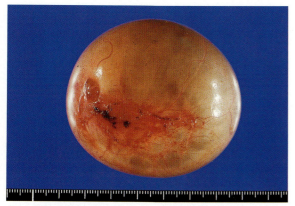

図1 漿液性嚢胞腺腫：緊満感のある囊胞性腫瘍である．

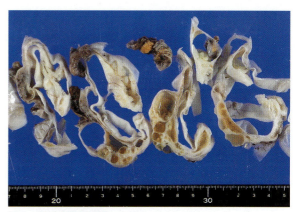

図2 漿液性嚢胞腺腫：多房性になることもある．

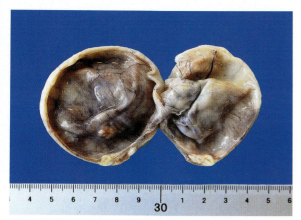

図3 漿液性嚢胞腺腫：嚢胞の内腔面が平滑な腫瘍である．

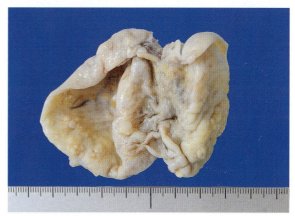

図4 漿液性嚢胞腺線維腫：嚢胞の内腔面に隆起性病変をみる．

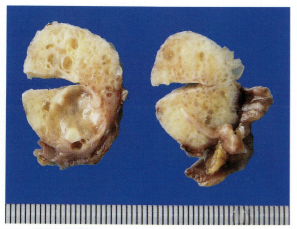

図5 漿液性腺線維腫：充実性腫瘍の中に小さな腺腔がみられる．

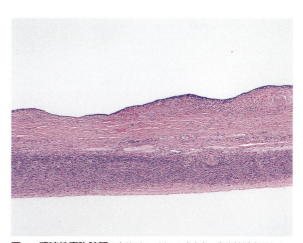

図6 漿液性嚢胞腺腫：内腔面に一層の上皮をもつ嚢胞性腫瘍である．

殖を伴う」良性漿液性腫瘍として，境界悪性腫瘍とはしない（図12）．

腫瘍細胞はWT1，PAX2やPAX8陽性であり，Müllerian epitheliumの性格を表している．

II 関連事項

(1) 良性漿液性腫瘍と鑑別すべき良性疾患

表層上皮封入嚢胞（陥入嚢胞）は漿液性腺腫と同様な形態を示す細胞よりなり，両者の区別は必ずしも明確ではなく，大きなもの〔成書により記述に若干の差があるが，WHO分類 第4版（2014年）では1cmで区切っている〕を漿液性腺腫とし，小型のものを表皮封入嚢胞とすることが一般的である．

卵巣には特徴的な所見に乏しい立方状あるいは扁平上皮よりなる嚢胞をみることがある．そのような卵管上皮への類似性がみられない嚢胞性病変については，単純嚢胞 simple cyst とされる．単純嚢胞の多くは卵胞に由来すると考えられている．ほかに非腫瘍性嚢胞として子宮内膜症性嚢胞，中腎管嚢胞，中皮嚢胞などが良性漿液性腫瘍の鑑別の対象となる．

小型立方細胞が嚢胞を形成する病変の鑑別として，卵巣甲状腺腫の cystic variant があげられる．肉眼的には漿液性嚢胞腺腫に類似している．組織学的には嚢胞壁のどこかに小型濾胞の集簇がみられる場合には卵巣甲状腺腫の可能性が考えられる．卵巣甲状腺腫の上皮細胞は thyroglobulin や TTF-1 がほぼすべての細胞に陽性となることで漿液性腺腫と鑑別できる．

傍卵管嚢胞も卵管上皮様の細胞を内腔面にもつ嚢胞性病変である．卵巣の漿液性腺腫との鑑別には発生部位が重要であり，周囲に卵巣固有の構造が確認されれば鑑別は容易である．

(2) 砂粒体の意義

砂粒体は多くの漿液性腫瘍でみられる．その発生機序としては，変性した細胞を核として石灰化が起こるとする説が広く受け入れられているが，細胞からの分泌物が石灰化の核となるとする説もある．石灰化の起こる場所は良性漿液性腫瘍ではほとんど間質であるのに対し，漿液性腺癌では上皮細胞に石灰化がみられる頻度が高くなる[1]．

砂粒体は漿液性腫瘍以外に明細胞腺癌などでもみられ，漿液性腫瘍に特異的な所見ではない．また，粘液性腫瘍でも間質に石灰化を認めるが，その場合多くは板状の形態を呈する．

III 21世紀の新知見

漿液性腺腫と封入嚢胞の発生については，排卵時に卵巣表面が破綻した部分に表層上皮が入り込んで形成されるものと考えられてきた．しかし，近年破綻した卵巣表面に卵管采から剥離した上皮が生着して封入嚢胞となるという説が唱えられている[2]．

（柳井広之）

文献
1) Silva EG, Deavers MT, Parlow AF, et al: Calcifications in ovary and endometrium and their neoplasms. Mod Pathol 2003, 16: 219-222（石灰化の部位と頻度を組織型別に記載している）
2) Vang R, Shih IeM, Kurman RJ: Fallopian tube precursors of ovarian low- and high-grade serous neoplasms. Histopathology 2013, 62: 44-58（漿液性腫瘍の発生と卵管上皮の関係を解説している）

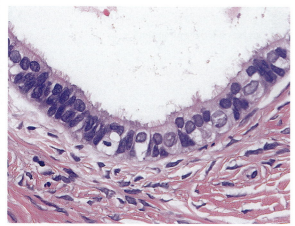

図7 漿液性嚢胞腺腫：腫瘍細胞は卵管上皮に似ており，線毛をもつ細胞もある．

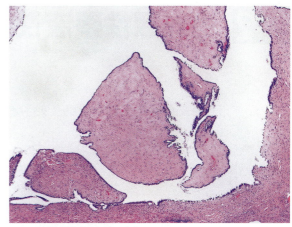

図8 漿液性嚢胞腺腫：嚢胞内腔に向かって線維性間質をもつ隆起がみられる．表面の上皮は単層である．

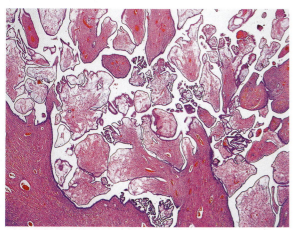

図9 漿液性嚢胞腺腫：この症例では線維性の間質を芯とする隆起がみられる．表面の上皮は単層である．

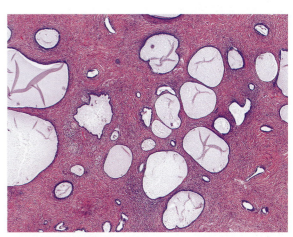

図10 漿液性腺線維腫：線維性間質の中に卵管様上皮をもつ腺管がみられる．

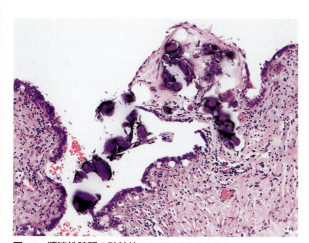

図11 漿液性腺腫の砂粒体：間質に砂粒体をみる．

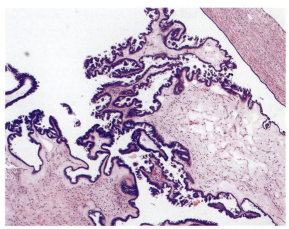

図12 漿液性乳頭状嚢胞腺腫の部分的増殖：境界悪性腫瘍にみられるような上皮の増殖が10％未満の場合は良性とする．

1 良性漿液性腫瘍

各論 B　上皮性腫瘍
2　境界悪性漿液性腫瘍　serous borderline tumor

エッセンス

- 漿液性腫瘍のうち，良性腫瘍と悪性腫瘍の中間的な増殖態度や細胞異型を示す腫瘍である．
- 破壊性間質浸潤がみられないか，あっても微小浸潤の範囲にとどまる．
- 微小乳頭状パターンを伴う腫瘍は卵巣外進展や浸潤性インプラントがみられる頻度が通常の境界悪性漿液性腫瘍よりも高く，非浸潤性低異型度漿液性癌と同義とされる．

I　基礎的事項

(1) 定義
　漿液性腫瘍のうち，良性腫瘍と悪性腫瘍の中間的な増殖態度や細胞異型を示す腫瘍であり，破壊性間質浸潤がみられないか，あっても微小浸潤の範囲にとどまるものをいう．微小乳頭状または篩状パターンを特徴とするものは通常の境界悪性漿液性腫瘍よりも予後不良であることから非浸潤性低異型度漿液性癌とも呼ばれる．

(2) 頻度・年齢分布・予後
　漿液性腫瘍の15％程度が境界悪性腫瘍である．患者は30〜50代が多く，漿液性癌よりも若い女性に発見される．境界悪性漿液性腫瘍全体ではⅠ期の症例は60〜70％，Ⅱ期，Ⅲ期の症例は30〜40％であり，Ⅳ期の症例はまれである．微小乳頭亜型では通常型症例よりもⅡ期以上の症例の頻度が高い．
　長期予後として患者生存率はIA，IB期では98％以上，IC期からⅢ期では90％程度であるが，無病生存率はⅠ期で90％弱，Ⅱ期，Ⅲ期で70％弱である．微小乳頭状パターンを伴う症例は，Ⅰ期の症例の予後は通常型の境界悪性漿液性腫瘍と変わらないが，Ⅱ期以上の症例では浸潤性インプラントがみられる頻度が通常の境界悪性漿液性腫瘍よりも高く，予後不良である[1]．

(3) 肉眼所見
　通常型，微小乳頭亜型ともほぼ同様の肉眼所見を呈し，ほとんどの症例が囊胞性で，大きさはおおむね5cm以上である．囊胞性腫瘍の内腔面に乳頭状に増殖するもの（図1），卵巣表面に乳頭状病変がみられるもの（図2），およびその両者が混在するもの（図3）がある．乳頭状構造は良性腫瘍のものよりも軟らかく，繊細な構造を呈し，大きな隆起を形成する．1/3程度の症例で両側性に腫瘍がみられる（図4）．広範な壊死や充実性増殖をみることは少ない．

(4) 組織所見
　本腫瘍の特徴である乳頭状構造は，囊胞内腔面あるいは卵巣表面に生じ，太い間質を芯とするものから順次間質が細くなる乳頭状構造が分岐して，階層状構造を示す（図5）．腫瘍細胞は一部で積み重なって増殖し，標本上で上皮細胞の小集塊が囊胞あるいは腺腔の中に浮遊するようにみえる所見も境界悪性漿液性腫瘍に特徴的である（図6）．間質に砂粒体が出現する症例もある（図7）．時に表層上皮封入囊胞の中に境界悪性漿液性腫瘍が発生する．
　腫瘍を構成する上皮は細胞質に乏しい立方〜低円柱上皮であり，線毛をもつ細胞や，やや広い好酸性細胞質をもつ細胞がみられる．中等度までの核腫大，核の濃染がみられる．多くの細胞で核小体は目立たない（図8）．
　上皮の乳頭状増殖のうち，太い間質をもつ乳頭状の部分から直接繊細な乳頭状構造が立ち上がり，その高さと横幅の比がおおむね5：1を超えるようなものを微小乳頭と呼び，このような構造が5mm以上の範囲にわたっ

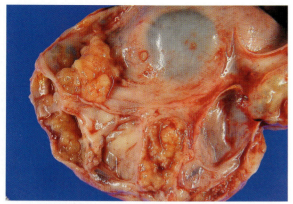

図1 境界悪性漿液性腫瘍：囊胞内腔面に乳頭状病変をみる．

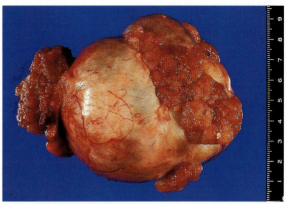

図2 境界悪性漿液性腫瘍：卵巣表面に乳頭状腫瘍をみる．

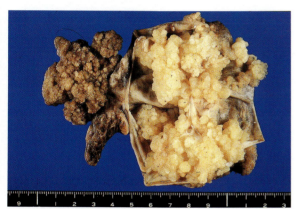

図3 図2と同一症例：固定後の割面．内壁にも乳頭状腫瘍をみる．

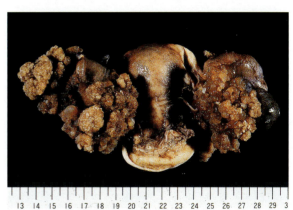

図4 表在性境界悪性漿液性腫瘍：両側卵巣に表在性腫瘍をみる．

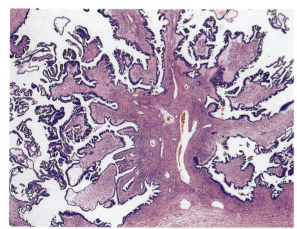

図5 境界悪性漿液性腫瘍：囊胞内に階層状乳頭状に増殖する腫瘍である．

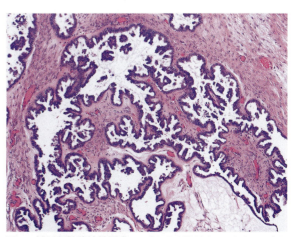

図6 境界悪性漿液性腫瘍：上皮の乳頭状増殖が目立ち，上皮細胞の小集塊が囊胞あるいは腺腔の中に遊離してみられる．

てみられる境界悪性漿液性腫瘍は微小乳頭状パターンを伴う漿液性境界悪性腫瘍と呼ばれる（図9）．微小乳頭状構造の芯には繊細な間質がみられることもあるし，間質を欠くこともある．間質の表面の微小乳頭が癒合したようにみえて篩状構造を呈する腫瘍もこの組織型に含まれる（図10）．本型では通常型の漿液性境界悪性腫瘍の細胞に比べて腫瘍細胞が均一な傾向であり，核異型はやや強く，線毛をもつ細胞はほとんどみられない（図11）．細胞質が明澄な細胞をみることもある．

境界悪性漿液性腫瘍では原則として間質浸潤はみられないが，間質浸潤が小範囲にとどまるものは微小浸潤 microinvasion と呼ばれ，境界悪性腫瘍の範囲に含められている．微小浸潤とされる浸潤病変の大きさについて，「卵巣腫瘍取り扱い規約 第1部（第2版）」では $10mm^2$ までが微小浸潤とされてきたが，WHO分類 第4版（2014年）では最大径5mm未満のものと定義されている．微小浸潤の組織パターンは上皮直下の間質内に好酸性細胞質に富む腫瘍細胞が孤在性あるいは小集塊状にみられるもの（図12）と，間質の中に乳頭状構造や篩状配列を示す腫瘍細胞集団が周囲に裂隙を伴って出現するもの（図13）の2つに大別される[2]．前者のパターンで間質内にみられる上皮細胞はよく分化し，増殖能も低い細胞で，アポトーシスに陥りつつあり[3]，その存在は予後に影響しない．一方，後者のパターンの浸潤の存在については，予後との関連を議論する十分なデータがないものの，微小浸潤を伴う境界悪性漿液性腫瘍の中に含めるという考え方と，低異型度漿液性癌の小さな病変ととらえて微小浸潤癌 microinvasive carcinoma とし，境界悪性腫瘍と区別する考え方がある．とくに後者のような浸潤パターンをみた場合には標本を追加するなどして浸潤の程度を詳細に検討する必要がある．微小浸潤を伴う境界悪性漿液性腫瘍においては，6割の症例でリンパ管侵襲がみられるという．リンパ管侵襲の有無と上記の浸潤パターンの間には相関はない．

境界悪性漿液性腫瘍の症例では大網を含む腹膜にも上皮性病変がみられることがあり，腹膜インプラント implant と呼ばれる．インプラントは非浸潤性インプラント non-invasive implant と浸潤性インプラント invasive implant に分類される．非浸潤性インプラントは病変が腹膜表面や脂肪組織の小葉間に限局するものであり，上皮の増殖が優勢で線維化を伴わないもの（図14）と，線維形成が目立つもの（図15）がある．浸潤性インプラントは腫瘍細胞が充実性，微小乳頭状，篩状などの構造を呈し，線維増生を伴って腹膜下組織や大網脂肪組織内に浸潤するものである．浸潤性インプラントを伴う症例は非浸潤性インプラントを伴う症例よりも予後不良であり，浸潤性インプラントの病変を低異型度漿液性癌と診断すべきであるという考え方がある．

境界悪性漿液性腫瘍をもつ卵巣の表面や嚢胞の内腔面に間質の線維芽細胞増生を伴って腫瘍細胞がみられる境界明瞭な病変をみることがある．このような病変は一見間質反応を伴う浸潤性増殖のようにみえるが，実際には卵巣表面や嚢胞内への線維形成性インプラントとみなし得ることから，オートインプラント autoimplant と呼ばれる（図16）．微小浸潤病変と異なり，オートインプラントでは線維芽細胞の増生を伴うことが特徴的であり，癌の浸潤と比べると周囲との境界が比較的明瞭であること，上皮が少量であり間質の増生のほうが優勢であること，病変の存在部位を参考に多くの場合鑑別できる．オートインプラントがみられる症例では，みられない症例に比べてⅡ期，Ⅲ期症例の頻度が高いが，病期などの条件をそろえると，オートインプラントの存在自体は予後に影響しない．

境界悪性漿液性腫瘍のうち，リンパ節の検索が行われた症例の20〜40％にリンパ節にも上皮の増殖性病変がみられる．この中には上皮が単純な形態を示す腺管としてみられる卵管内膜症 endosalpingiosis や，好酸性細胞質をもつ細胞が孤在性あるいは小集塊としてみられるもの，乳頭状構造を呈するもの（図17）などがある[4]．リンパ節に病変がみられる場合，その腫瘍はⅢ期に相当するが，リンパ節転移のないⅢ期の症例と，リンパ節転移があるためにⅢ期に分類される症例の間に有意な予後の差はない．浸潤性低異型度漿液性癌のような組織像がリンパ節にみられた場合には，その転移巣は低異型度漿液性癌と診断する．

境界悪性漿液性腫瘍の腫瘍細胞は，免疫染色では cytokeratin，EMA，WT1 が陽性であり，ER，PgR の発現もみられる．高異型度漿液性癌と異なり TP53 の変異はないため p53 はまだらに陽性となり，野生型の陽性所見を呈する．p16 のびまん性高発現はみられない．

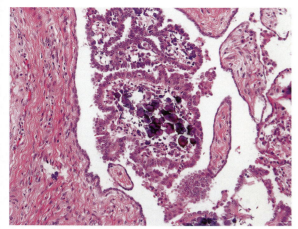

図7 境界悪性漿液性腫瘍：間質に砂粒体をみる．

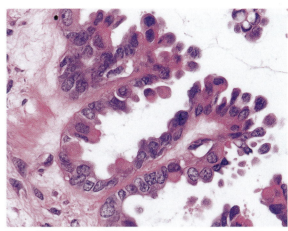

図8 境界悪性漿液性腫瘍（通常型）：腫瘍細胞は小型立方状で，線毛をもつ細胞や好酸性細胞質をもつ細胞がみられる．

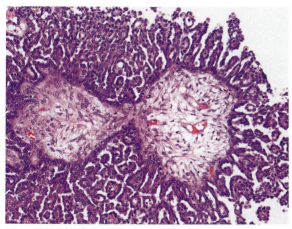

図9 境界悪性漿液性腫瘍（微小乳頭亜型）：太い間質の表面に繊細な間質をもつ長い乳頭状増殖をみる．

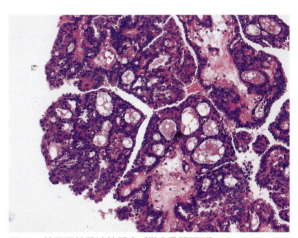

図10 境界悪性漿液性腫瘍（微小乳頭亜型）：太い間質の表面に上皮が篩状に増殖している．

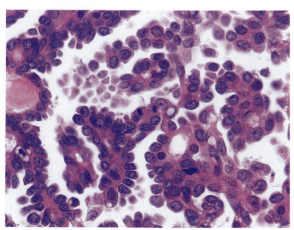

図11 境界悪性漿液性腫瘍（微小乳頭亜型）：本亜型にみられる上皮は比較的均一で，通常の境界悪性漿液性腫瘍よりも異型がみられる．

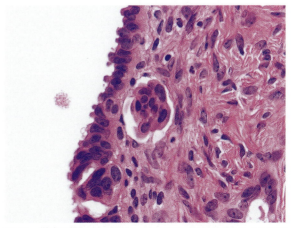

図12 微小浸潤：囊胞表面の上皮下に好酸性細胞質をもつ上皮細胞の小集塊がみられる．

II 関連事項

(1) 境界悪性漿液性腫瘍と卵管

高異型度漿液性癌の発生起源として卵管上皮が注目されているが，境界悪性漿液性腫瘍においても，卵管上皮の乳頭状過形成 papillary tubal hyperplasia（図18）や分泌細胞増生 secretory cell outgrowth（SCOUT）との関連を示唆する論文が発表されている[5,6]．

III 21世紀の新知見

漿液性癌は低異型度と高異型度に分かれ，漿液性境界悪性腫瘍は低異型度漿液性癌の前段階と考えられている．とくに微小乳頭状パターンを伴う漿液性境界悪性腫瘍の遺伝子発現プロファイルは通常の漿液性境界悪性腫瘍よりも低異型度漿液性癌のそれに近いことが明らかになった[7]．

（柳井広之）

文献
1) Longacre TA, McKenney JK, Tazelaar HD, et al: Ovarian serous tumors of low malignant potential (borderline tumors): outcome-based study of 276 patients with long-term (＞or＝5-year) follow-up. Am J Surg Pathol 2005, 29: 707-723（多数の長期経過観察を行えた症例の組織所見と予後を詳細に検討している）
2) Maniar KP, Wang Y, Visvanathan K, et al: Evaluation of microinvasion and lymph node involvement in ovarian serous borderline/atypical proliferative serous tumors: a morphologic and immunohistochemical analysis of 37 cases. Am J Surg Pathol 2014, 38: 743-755（微小浸潤病変にみられる好酸性細胞がアポトーシスに向かう細胞であることを示している）
3) McKenney JK, Balzer BL, Longacre TA: Patterns of stromal invasion in ovarian serous tumors of low malignant potential (borderline tumors): a reevaluation of the concept of stromal microinvasion. Am J Surg Pathol 2006, 30: 1209-1221（微小浸潤病変の多彩な組織像を記載している）
4) Djordjevic B, Malpica A: Lymph node involvement in ovarian serous tumors of low malignant potential: a clinicopathologic study of thirty-six cases. Am J Surg Pathol 2010, 34: 1-9（境界悪性漿液性腫瘍のリンパ節病変の組織像と臨床病理学的意義の研究）
5) Kurman RJ, Vang R, Junge J, et al: Papillary tubal hyperplasia: the putative precursor of ovarian atypical proliferative (borderline) serous tumors, noninvasive implants, and endosalpingiosis. Am J Surg Pathol 2011, 35: 1605-1614（卵巣の境界悪性漿液性腫瘍症例に卵管上皮の乳頭状過形成がみられることを記載）
6) Laury AR, Ning G, Quick CM, et al: Fallopian tube correlates of ovarian serous borderline tumors. Am J Surg Pathol 2011, 35: 1759-1765（卵巣の境界悪性漿液性腫瘍症例に SCOUT がみられることを記載）
7) May T, Virtanen C, Sharma M, et al: Low malignant potential tumors with micropapillary features are molecularly similar to low-grade serous carcinoma of the ovary. Gynecol Oncol 2010, 117: 9-17（通常型の漿液性境界悪性腫瘍，微小乳頭状パターンを伴う腫瘍，低異型度漿液性癌の分子プロファイルを比較した論文）

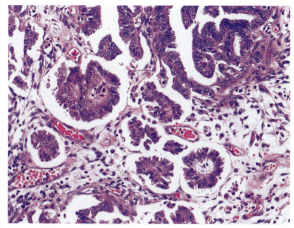

図13 微小浸潤：間質の中に細い間質を芯とする，上皮の乳頭状増殖がみられる．（昭和大学江東豊洲病院 九島巳樹先生のご厚意による）

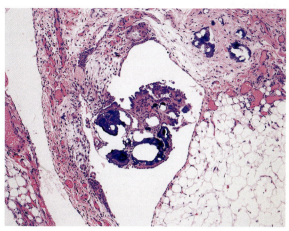

図14 腹膜インプラント（非浸潤性，上皮性）：大網表面に腺管状の上皮がみられる．

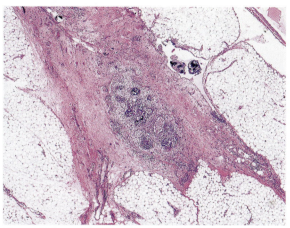

図15 腹膜インプラント（非浸潤性，線維形成性）：大網の中に線維形成性の境界明瞭な病変がみられ，その中に上皮が増殖している．

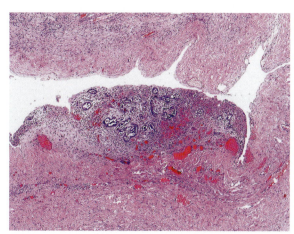

図16 オートインプラント：卵巣表面の境界明瞭な病変は増生した線維の中に上皮の増殖をみる．

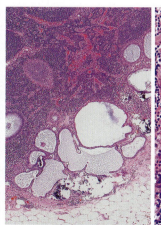
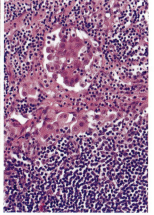

図17 境界悪性漿液性腫瘍のリンパ節病変
左：骨盤内リンパ節の卵管内膜症．
右：乳頭状構造を呈する上皮細胞や好酸性細胞質をもつ孤在性細胞がみられる．

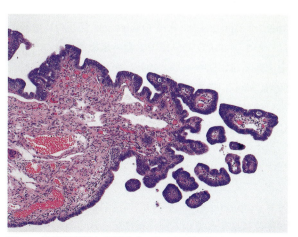

図18 乳頭状卵管上皮過形成：境界悪性漿液性腫瘍にみられた卵管上皮の乳頭状増殖．

各論B 上皮性腫瘍
3 漿液性癌 serous carcinoma

エッセンス

- 卵巣上皮性悪性腫瘍の 30〜40％を占める，卵巣癌全体の中で最も頻度の高い腫瘍で，大半が進行した状態（主にⅢ期）で見つかる．
- 組織発生や予後の観点から低異型度漿液性癌（LGSC）と高異型度漿液性癌（HGSC）に分けられ，日常的に経験されるのはほとんどが HGSC である．
- LGSC は囊胞性で細胞異型はそれほど強くないのに対し，HGSC は充実部が優勢の腫瘍をなし，異型の目立つ腫瘍細胞が乳頭状・管状，または狭い間隙をなすように増殖する．
- LGSC は組織発生的に漿液性境界悪性腫瘍と関連することが，HGSC は卵管遠位部の初期病変が先行することが知られており，基本的に両者は連続した腫瘍ではないと考えられている．

Ⅰ 基礎的事項

(1) 定義

漿液性腫瘍は卵巣表層上皮あるいは卵管上皮に類似の形態を示す腫瘍細胞からなる．漿液性癌は，わが国ならびに諸外国においても最も多い悪性腫瘍で，組織学的に微小浸潤を超えて破壊性に浸潤する．境界悪性腫瘍に比べて明らかに細胞異型が強く，密度が高い．昨今では，分化度が高く予後の良い低異型度漿液性癌 low-grade serous carcinoma（LGSC）と，異型が強く予後不良な高異型度漿液性癌 high-grade serous carcinoma（HGSC）の2群に分けられる．LGSC は境界悪性腫瘍を合併することがある．両者は，分子・遺伝子異常において明瞭な違いがあり，互いに独立して位置づけられる．漿液性癌のほとんどが HGSC からなる．

(2) 臨床的事項（頻度・年齢・予後）

漿液性癌は，わが国では漿液性腫瘍の 40％程度を占め，悪性腫瘍全体の 1/3 に及ぶが，International Federation of Gynecology and Obstetrics（FIGO）の統計では上皮性悪性腫瘍全体のおよそ半分を占める．漿液性癌は，わが国および諸外国でも他の組織型に比べて有意にⅢ期症例（図1），とりわけ腹腔内に 2cm 以上の播種巣を認めるⅢC 期が多い．HGSC が 50 代〜60 代に好発するのに対して，LGSC の平均年齢は 40 代〜50 代と低い傾向にある．標準的な化学療法のレジメン（TC 療法）に奏効する例が多く，5 年生存率はⅠ期では組織型間で違いはないが，Ⅲ期でみると類内膜癌と同じく 50％ほどで，明細胞癌や粘液性癌と比べると良好である．

(3) 肉眼所見

種々の割合の囊胞部と淡灰白色調の充実部からなる．囊胞部が優勢で，乳頭状ないし顆粒状の大小の病変を形成する LGSC（図2）に対し，HGSC はしばしば壊死や出血を混じた充実部が大半を占める（図3）．表面は平滑であっても良性や境界悪性腫瘍のような透明感や光沢に乏しい．他の組織型にはみられない特徴として，外向性発育 exophytic growth/ 表在性乳頭状 surface papillary を呈するものがある（図4）．また，腫瘍間質（線維成分）が優位に増生している腺癌線維腫 adenocarcinofibroma タイプはやや固さを増し，微小な囊胞が肉眼でもとらえられる．進行例では多くが両側卵巣に大小の明瞭な腫瘍をなし（図5），骨盤内周囲臓器との癒着を招いて腹膜・大網への大小の播種を伴っている．

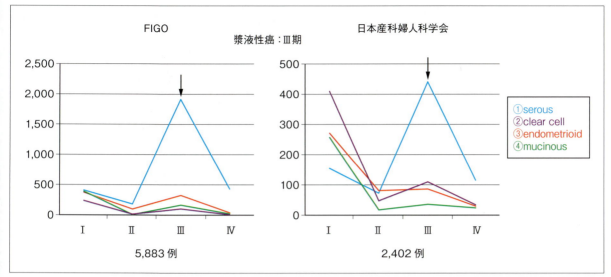

図1 卵巣悪性腫瘍―病期と組織型別頻度

(4) 病理組織所見
a) LGSC
境界悪性腫瘍に類似した形態を示し，境界悪性と併存・連続性を示すことがある．細胞異型はHGSCに比べて弱く，Grade 1に相当する（図6）．核分裂像もHGSCよりも明らかに少ない．乳頭状に間質に浸潤し砂粒体形成の顕著な例もある（図7）．

b) HGSC
腫瘍細胞は立方状から円柱状を呈し，LGSCに比べ強い異型を示す類円形核をもつ．細胞質は概して狭くN/C比が高い．線毛はほとんどみられず，良性や境界悪性腫瘍よりも石灰化小体が形成される頻度が高い．以下のような様々な形態像をなす．
・明瞭な血管をもつ間質を誘導して乳頭状に増殖する（図8）
・未熟な管状構造をなす（図9）
・大半が充実性胞巣からなりスリット状の管腔を示す（図10）
・核は大小不同が目立ち多型性に富む（図11）

といった様々な像を示す．また，
・異型の強い尿路（移行）上皮癌の形態をとる（図12）
・明細胞癌のようなhobnail状を示す

こともある．

HGSCは従来のGrade 2または3に当てはまる．とくに *BRCA* 関連のHGSCは，充実性成分，類内膜癌類似の篩状構造，尿路（移行）上皮癌様の形態〔solid, pseudoendometrioid, transitional cell carcinoma-like morphology（SET）features〕，壊死，高頻度の分裂像，リンパ球浸潤などを特徴とするとされている[1]．

(5) 鑑別診断
a) 類内膜癌
HGSCは高異型を示す類内膜癌との鑑別が困難なことは少なくない．昨今，分子・遺伝子レベルでHGSCと異型の強い類内膜癌は相同性が高く，実質的な差異が両者間でみられないと報告されている．したがって，「低分化な類内膜癌をHGSCの変異型とみなす」，「両者が識別不能なものは低分化な類内膜癌とHGSCの混合型とする」，さらには「類内膜癌の特徴をもったHGSCとする」などの解釈や見方もある[2]．

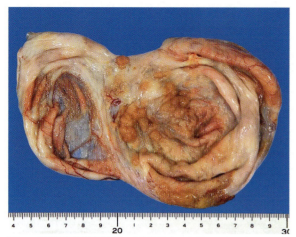

図2　低異型度漿液性癌：嚢胞性腫瘤の内腔面に乳頭状ないし粗顆粒状の大小の隆起部がみられる．

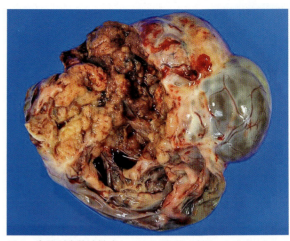

図3　高異型度漿液性癌：部分的に腫瘍が露出し，壊死や出血がみられる．

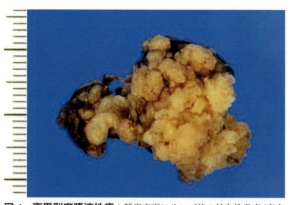

図4　高異型度漿液性癌：腫瘍表面にサンゴ状の外向性発育/表在性乳頭状がみられる．

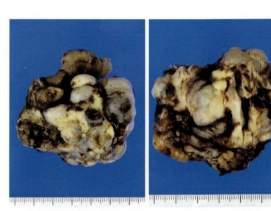

図5　高異型度漿液性癌：両側にほぼ同じ大きさの腫瘍があり，部分的に被膜が破綻している．腹膜には鶏卵大の播種を伴っている（ⅢC期）．

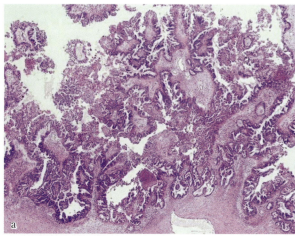

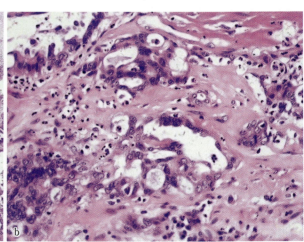

図6　低異型度漿液性癌
a：漿液性境界悪性腫瘍の領域が主体にみられる．
b：部分的に破壊性の浸潤像を示す．

b）明細胞癌

漿液性癌も細胞質が狭く，明細胞癌に類似のhobnail状を呈するものがあるが，両者の乳頭状構造には違いがみられる．多くの場合，漿液性癌では間質に血管軸を伴い，乳頭状の末端は細長く狭い樹枝状の構築をなす．漿液性癌では明細胞癌のようなグリコーゲンの貯留はみられない．

c）粘液性癌

低分化な粘液性癌は粘液産生が不明瞭になり，細胞質が好酸性を呈することがある．粘液産生が一部でも証明されれば粘液性癌が支持される．

II 関連事項

(1) 組織発生・HGSCと卵管病変

卵巣腫瘍は「一つの疾患単位で，卵巣の固有組織に由来をもち，骨盤内を占拠した腫瘍の主座が卵巣に認められるもの」と長く受け入れられてきたが，漿液性癌を中心に新たな腫瘍発生論の局面を迎えている．その発端が，「卵巣癌を発症する遺伝形質・家族性背景を有する女性を対象に，予防的に合併切除された卵管において上皮内病変（dysplasia・hyperplasia）がみつかった[3]」ことにある．先行して発生した卵管の腫瘍細胞が卵巣にインプラントし，やがて卵巣原発であるかのごとく卵巣に腫瘍を形成するという組織発生論が提唱された[4]．相次いで，漿液性卵管上皮内癌 serous tubal intraepithelial carcinoma（STIC）や初期の浸潤癌が卵管に存在することが，遺伝的背景のない女性患者でも証明された[5,6]．このような卵管病変は，ほとんどが卵管采，とくに腹膜・卵管上皮移行部にあって，かつ分泌細胞に起こるといわれている．しかしながら，卵管を全割しつぶさに検索〔sectioning and extensively examining the fimbria（SEE-FIM）〕しても，半分弱の例でSTICは見つからない．このことに対しては，STICが微小なために卵管を完全にサンプリングしても見逃され得ると推察されている．また，STICが浸潤癌に埋没して発見ができないか，すでにSTICが消滅した状態にあるとも考え得る．

分子・遺伝子レベルの検証による，同一パターンの $TP53$ 変異がSTICと卵巣癌の双方に生じている，テロメアがSTICのほうが短い[7]，染色体コピーの異常数が共通している[8]，といった知見もSTICが卵巣癌の前駆病変であるという主張を後押ししている．また，HGSCはミュラー管のマーカーを発現するが，中皮のマーカーには陰性を示すことがあり，一方で卵巣表層上皮は中皮の性格を有していることなども，HGSCの卵管上皮由来説を支持している．このほか，STICとHGSCは $TP53$ 以外の分子・遺伝子異常を共有している．

卵管が着目され詳細に検討されることで，STICとするに十分な特徴に欠ける形態異常〔serous tubal intra-epithelial lesions（STILs）あるいは tubal intraepithelial lesions in transition（TILT）〕も見つかってきている．また，一見正常にみえる分泌細胞からなる卵管上皮の一群が，p53に強陽性かつKi-67に高い陽性率を示すことがある．この現象はp53 signatureと呼ばれており，遺伝子的にもSTICや卵巣癌と共通した $TP53$ 変異をもつこともある．さらに，p53 signatureの前段階として分泌細胞過剰増生 secretory cell outgrowth（SCOUT）と呼ばれる病態も示唆されている．

卵巣表層上皮の嵌入によって形成され，卵巣上皮性腫瘍の発生母地と考えられてきた封入嚢胞に対しても，「排卵時に卵管采が卵巣に覆いかぶさり，その際に卵管上皮が卵巣表面の破綻部にインプラントする」との新たな機序が提唱されている．すなわち，封入嚢胞は卵巣表層上皮由来ではなく，卵管上皮であるとの説に立つ．排卵の際には，reactive oxygen species（フリーラジカル）を含む卵胞液が流れ出して，それに伴って微小環境が変化して癌化の初期段階が起こると推察される．疫学的に，経口避妊薬の服用や妊娠・出産によって排卵の機会が減る，すなわち，封入嚢胞の形成も減ることになると，卵巣癌に罹患するリスクが下がることがいわれている．

(2) 分類

漿液性癌を基軸とした卵巣腫瘍の本質に対する考え方（paradigm）に大きな変革（shift）が生じ，その結果，I型・II型からなる新たな卵巣腫瘍の分類体系も生まれた[2]（表1）．その基盤は，組織発生における分子・遺伝子異常・前駆病変・遺伝子不安定性に置かれ，漿液性癌と類内膜癌は，ともにI型・低異型度とII型・高異型度に分けられる．従来，漿液性癌は高分化→（中分化）→低分化へと進展すると理解されていた．しかしながら，

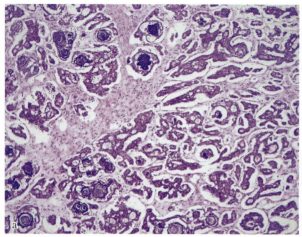 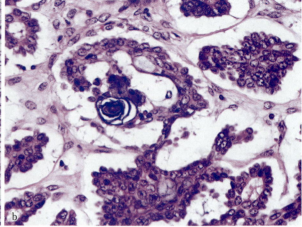

図7 低異型度漿液性癌
a：乳頭状に浸潤し，石灰化が目立っている．
b：上皮内に渦巻き状の石灰化小体が観察される．

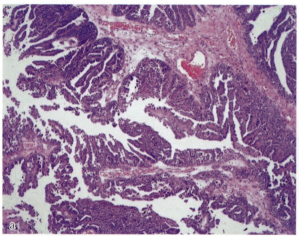 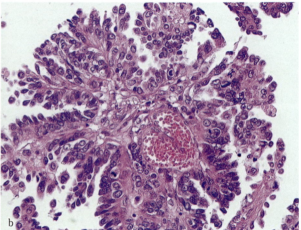

図8 高異型度漿液性癌
a：やや広い間質を中心に樹枝状・棘状に増殖している．
b：血管軸を中心に放射状を呈している．

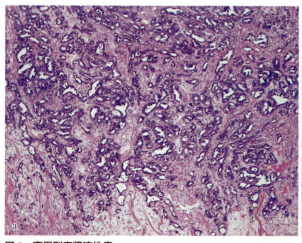 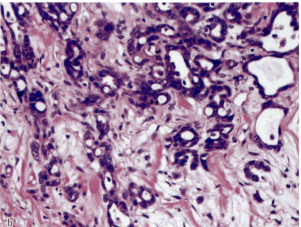

図9 高異型度漿液性癌
a：管状構造が連なるように増殖している．
b：未熟な小型腺管をなしている．

表1　卵巣腫瘍—Ⅰ型とⅡ型

	前駆病変	遺伝子異常	染色体不安定性
Ⅰ型			
低異型度漿液性癌	APST, noninvasive MPSC	KRAS, BRAF	低
低異型度類内膜癌	子宮内膜症	CTNNB1, PTEN	低
明細胞癌	子宮内膜症	PIK3CA	低
粘液性癌	APMT	KRAS	低
Ⅱ型			
高異型度漿液性癌	U	TP53	高
高異型度類内膜癌	U	TP53	高
未分化癌	U	U	U
癌肉腫	U	TP53	U

APST：atypical proliferative serous tumor
MPSC：micropapillary serous carcinoma
APMT：atypical proliferative mucinous tumor
U：unknown

現在は「まれにはHGSCにもLGSCの遺伝子異常を備えたものがあるため，LGSCとHGSC間で連続性が起き得るが，根本的には両者は独立した腫瘍である」とする見解が優位となっている.

a）Ⅰ型・LGSC

境界悪性腫瘍（atypical proliferative tumor, non-invasive micropapillary carcinoma）を背景に伴うことがあり，緩徐に発育する．核の異型や多形性はⅡ型に比して弱く，核分裂の頻度も低い．大半が卵巣に限局した状態（Ⅰ期）で診断・加療されるが，概して進行が遅く予後は良好である．遺伝子的な安定性が高い．漿液性癌の数％を占める程度でまれな腫瘍でもある．Ⅱ型腫瘍に頻発するTP53の変異はまず起こらない．また，KRAS, BRAF, PTEN, PIK3, CTNNB1, ARID1A, PPP2R1Aなどの様々な体細胞連続変異を示すが，BRCAの変異は通常みられない．ちなみに，Ⅰ型が卵巣癌全体に占める割合は25%ほどで，卵巣癌による死亡に占める割合も10%程度である．

b）Ⅱ型・HGSC

日常的に経験される漿液性癌のほとんどがⅡ型に属するHGSCである．95%以上の症例にTP53変異が検出されるが，免疫組織化学的にp53の核内異常集積がとらえられるのは60%程度で，両者間には乖離がある．したがって，p53の強発現がみられない場合に，TP53の変異がないとの解釈には至らない[9]．p53は他の組織型との鑑別に有用性の高いマーカーでもある．BRCAの不活化（変異またはプロモーター領域のメチル化）がHGSCの40〜50％にみられるが[10]，LGSCのようなKRASやBRAFの異常は基本的には起こらない．HGSCはLGSCと異なって遺伝子的に不安定である．発見時，すでに75%以上がⅡ〜Ⅳ期の状態にある[11]．なお，散発的（非家族性）に発生するHGSCでTP53以外の遺伝子異常が一貫して起こることはほとんどない．

c）原発臓器のあり方

このように漿液性腫瘍をkeyに卵巣腫瘍の組織発生に新たな知見や説が生まれたことで，「発見時に卵管や腹膜を巻き込んだ進行癌が多い漿液性癌」の特徴の考察に鋭い切り口が加えられた．結果的に，腹膜，大網なども巻き込んで骨盤内を占拠する漿液性癌（HGSCが主体）の原発部位決定に対し，卵巣・卵管・腹膜の3つの臓器を念頭に置いた洞察が求められることとなった．そして，現在はWHO分類 第4版（2014年），FIGO進行期分類 2014[12]を十分に吟味したうえで改訂された「卵巣腫瘍・卵管癌・腹膜癌取扱い規約 臨床編（第1版）」に明示された，以下の診断基準に頼ることになる[13]．

①原則として腫瘍の主座が存在する臓器を原発巣とする．
②腹膜と卵巣に同じ組織型の癌が存在する場合，卵巣実質の腫瘍径が5mm未満の例のみ腹膜癌とする．
③卵巣表層を主座とする腫瘍は卵巣原発とする．
④高異型度漿液性癌の場合には，卵巣・卵管・腹膜の一連の病変として扱う．肉眼的に卵管に異常がみられな

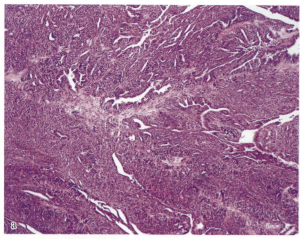
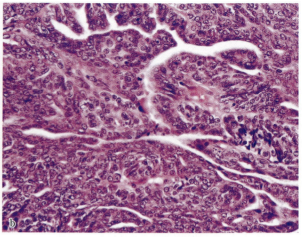

図 10　高異型度漿液性癌
a：充実性成分が優勢でほとんど間質がみられない．
b：胞巣内に狭い間隙をなしている．

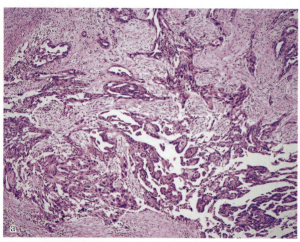
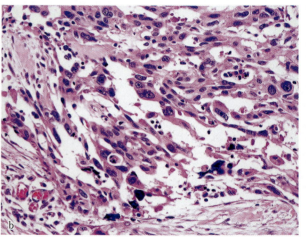

図 11　高異型度漿液性癌
a：豊富な線維性間質を伴っている．
b：核は大小不同や形状不整が目立つ．

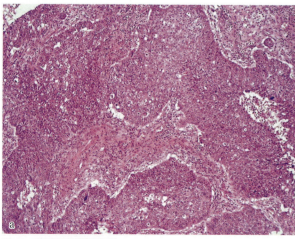
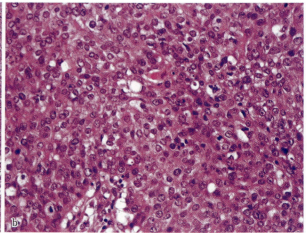

図 12　高異型度漿液性癌
a：大きな帯状の充実性胞巣が形成されている．
b：高異型度の尿路（移行）上皮癌のような形態を示す．

い場合でも，卵管采を含む卵管を全割して検索することが望ましい．
1) 卵管に高異型度漿液性癌ないし漿液性卵管上皮内癌 serous tubal intraepithelial carcinoma（STIC）が存在していても，卵巣病変が卵管からの転移あるいは直接浸潤であることを示唆する所見がなければ卵巣原発とする．すなわち，STICの存在がそのまま卵管原発であることを示すわけではない（FIGOの公式見解でもある[12]）
2) 病理学的に，卵巣・卵管・腹膜のいずれが原発であるかを確定できない場合は，卵巣・卵管・腹膜（分類不能）とする
3) 卵管癌と確定できない例でSTICを認める場合には併記する〔例：高異型度漿液性癌，卵巣・卵管・腹膜（分類不能），STICあり（右卵管）〕

以上から，原発巣決定の根本が病変の主座にあることは十分に理解できるが，STICが存在した場合の解釈や取り扱いには明確な指針が設定されているとはいえない．原発巣の決定が困難な例に対し，昨今提唱された「骨盤（内）漿液性癌 pelvic serous carcinoma」を用いるとは述べられておらず，原発分類不能に当てはめることになる．また，上記④1）に関して，片側性で被膜破綻を認めない卵巣癌が主体で，腹腔細胞診が陰性であれば，STICが存在してもⅠA期 "ovarian carcinoma with STIC" とされ，"卵管を原発した転移性卵巣癌" とは規定していない．このように，現段階では「卵巣HGSCのSTIC由来説」に対して懐疑的ともいえる見解がみてとれる．

実際，卵管検索の手技・精度において，施設間で統一性を得ることが困難であると思われる．また，原発巣論議とは裏腹に，原発巣が異なっても現時点ではHGSCに対する治療は基本的に同一であるため，pelvic serous carcinoma と包括的な疾患概念で対応されても大きな混乱はないかもしれない．ただし，腫瘍登録の観点からは，一定の方向性が示されないと，施設ごとで独自の傾向が生まれる可能性がある．

d）免疫組織化学

漿液性癌と明細胞癌・類内膜癌・粘液性癌との鑑別に着目して，それぞれの抗体の染色態度と有用な組み合わせを示す．

ER・PgR：漿液性癌での陽性率が最も高く，明細胞癌および粘液性癌での陽性率が著しく低い．
CA19-9：漿液性癌の陽性率が最も低い．
CEA：粘液性癌で陽性率が高く，漿液性癌で低い．
CK20：粘液性癌での陽性率が高いが，漿液性癌も含めて他の表現型は基本的に陰性となる．
vimentin：類内膜癌ほどには陽性率は高くないが，漿液性癌でも陽性を示すものは少なくない．
WT-1：漿液性癌で感度・特異度が高い．
HNF-1β（hepatonuclear factor-1β）：漿液性癌では明らかな陽性所見はみられない．
p53：陽性となる症例の頻度は組織型間で有意な差はないが，漿液性癌で最も強い発現がみられる．
p16：漿液性癌で強い陽性反応を示す例が多い．
抗体の組み合わせによる鑑別：漿液性癌ではほぼ全例でWT-1の強い発現がみられるが，明細胞癌は陽性を示すものはない．ERも漿液性では大半（77％）が陽性であるのに対して明細胞癌は基本的に陰性である．また，p16は明細胞癌（47％）や類内膜癌（46％）に比べて漿液性癌の陽性率が高い（83％）．HNF-1βは漿液性癌ではほぼ陰性とみてよい．明細胞癌との鑑別には，これら4者：WT-1，ER，p16，HNF-1β と p53 の有用性が高い（明細胞癌では p53 の強い陽性を示すものは 13％と著しく低い）．

HGSCと低分化な類内膜癌は，先述のごとく，両者を免疫組織化学的に厳密に鑑別することには困難がある．実際に有用なマーカーを見いだし難い．粘液性癌との鑑別には ER・PgR，CA125，CEAなどを適宜用いる．
PAX8：粘液性腫瘍での陽性率が他の組織型よりも低いものの，各種の上皮性腫瘍には高率に陽性となるため，卵巣原発の腫瘍か転移性腫瘍かの鑑別には応用できる．ただし，腎癌や甲状腺癌などは陽性になるため留意する必要がある[14]．
中皮腫マーカー：HGSCが腹膜主体に進展した場合，腹膜中皮に由来する悪性中皮腫との鑑別を時に要すること

がある．しかしながら，実際にはこれらを完全に分け隔てるマーカーは存在しないため，いくつかのマーカーパネルを用いることになる[15]．calretinin や D2-40 などは，ほぼ全例に悪性中皮腫に陽性となるとされるが，HGSC の陽性率も決して低くはない．一方で，BerEP4 や MOC31 は HGSC が陽性となり，悪性中皮腫はほとんどが陰性である．上記の PAX8 も HGSC には感度が高い．

胚細胞腫瘍：SALL4（Sal-like protein 4），glypican 3 は，通常，胚細胞腫瘍に特異性が高いと認識されているが，ともに上皮性腫瘍でも陽性になることに留意する必要がある．glypican 3 は明細胞癌の一部に陽性を示し，SALL4 は漿液性癌での陽性率が高いと報告されている[16]．

（安田政実）

文献

1) Soslow RA, Han G, Park KJ, et al: Morphologic patterns associated with BRCA1 and BRCA2 genotype in ovarian carcinoma. Mod Pathol 2012, 25: 625-636（*BRCA1/2* 異常を示す卵巣 HGSC の形態的特徴 "SET" との関連性を報告している）
2) Kurman RJ, Shih IeM: Molecular pathogenesis and extraovarian origin of epithelial ovarian cancer: shifting the paradigm. Hum Pathol 2011, 42: 918-931（2000 年ごろから起こった一連の卵巣腫瘍組織発生論の展開を総説的に紹介しており，卵巣腫瘍の新たな全体像を理解するうえで，参照されるべき "バイブル的文献" の価値がある）
3) Piek JM, van Diest PJ, Zweemer RP, et al: Dysplastic changes in prophylactically removed Fallopian tubes of women predisposed to developing ovarian cancer. J Pathol 2001, 195: 451-456（新たな卵巣腫瘍組織発生論が展開されるきっかけとなった研究成果：卵巣腫瘍が発生する以前に卵管（采）病変が存在することを世に知らしめた "歴史的な文献" といえる）
4) Piek JM, van Diest PJ, Zweemer RP, et al: Tubal ligation and risk of ovarian cancer. Lancet 2001, 358: 844（*BRCA* 異常保持者が卵巣癌を発症することを防ぐのに，"卵管結紮" は卵巣摘出に加えて有効であると述べている）
5) Callahan MJ, Crum CP, Medeiros F, et al: Primary fallopian tube malignancies in BRCA-positive women undergoing surgery for ovarian cancer risk reduction. J Clin Oncol 2007, 25: 3985-3990（*BRCA* 変異をもつために卵巣癌に対する予防的付属器切除を受けた患者の "6％" において，卵管（主として采）に初期病変が発見されている）
6) Przybycin CG, Kurman RJ, Ronnett BM, et al: Are all pelvic (nonuterine) serous carcinomas of tubal origin? Am J Surg Pathol 2010, 34: 1407-1416〔（子宮原発を除く）骨盤内 HGSC の "6 割" に "tubal intraepithelial carcinoma (TIC) ＝serous TIC（STIC）を合併しているが，STIC が HGSC の初期病変であることを確立するにはさらなる検証が必要であるとも述べている〕
7) Kuhn E, Meeker A, Wang TL, et al: Shortened telomeres in serous tubal intraepithelial carcinoma: an early event in ovarian high-grade serous carcinogenesis. Am J Surg Pathol 2010, 34: 829-836（STIC が卵巣 HGSC の前駆病変であることの傍証として，癌化に関連する "short telomeres" が STIC で高頻度に起こっていることを報告している）
8) Salvador S, Rempel A, Soslow RA, et al: Chromosomal instability in fallopian tube precursor lesions of serous carcinoma and frequent monoclonality of synchronous ovarian and fallopian tube mucosal serous carcinoma. Gynecol Oncol 2008, 110: 408-417（卵管粘膜漿液性癌と卵巣 HGSC の多くが遺伝子異常を共有すること，および癌化リスク低減のために切除された卵管では異常な遺伝子コピーがみられる．"遺伝子不安定性" は癌化においてかなり初期の段階で生じていると報告している）
9) Köbel M, Reuss A, du Bois A, et al: The biological and clinical value of p53 expression in pelvic high-grade serous carcinomas. J Pathol 2010, 222: 191-198〔HGSC の p53 異常は，予後との関連では相反する報告がなされている中で，（本文献は）overexpression に比べて "loss が予後不良に関連" すると述べている．ただし，その機序は不確かである〕
10) May T, Virtanen C, Sharma M, et al: Low malignant potential tumors with micropapillary features are molecularly similar to low-grade serous carcinoma of the ovary. Gynecol Oncol 2010, 117: 9-17（micropapillary pattern を示す漿液性境界悪性腫瘍 LMP は，遺伝子・分子レベルで "LGSC と共通性" をもつことより，予後不良であることにつながる）
11) Senturk E, Cohen S, Dottino PR, et al: A critical re-appraisal of BRCA1 methylation studies in ovarian cancer. Gynecol Oncol 2010, 119: 376-383（治療の個別化の立場から，"5〜40％" と報告によってかなり開きのある *BRCA1* methylation を詳細に検証し，その治療戦略に言及している）
12) Prat J; FIGO Committee on Gynecologic Oncology: Staging classification for cancer of the ovary, fallopian tube, and peritoneum. Int J Gynaecol Obstet 2014, 124: 1-5（これまでの卵巣腫瘍組織発生論の変遷に連動して，卵巣腫瘍だけでなく卵管癌および腹膜癌の臨床的取り扱いが "病期" 観点からも明確にされた）
13) Singh N, Gilks CB, Wilkinson N, et al: Assignment of primary site in high-grade serous tubal, ovarian and peritoneal carcinoma: a proposal. Histopathology 2014, 65: 149-154〔骨盤（内）を漿液性癌発生の一つのフィールドとしてとらえる一方で，原発巣を卵管・卵巣・腹膜のいずれとするかにおいて，実地的な "ガイドライン" を紹介している〕
14) Adler E, Mhawech-Fauceglia P, Gayther SA, et al: PAX8 expression in ovarian surface epithelial cells. Hum Pathol 2015, 46: 948-956〔骨盤内や腹腔内に発生した癌（腺癌）の起源を同定する際に，PAX8 は Müllerian の性格を特異的に認識することができるが，"他の PAX8 陽性癌" には留意する必要がある〕
15) 武島幸男, 櫛谷 桂, Amatya V. Jeet 他：腹膜悪性中皮腫の病理．診断病理 2014, 31: 6-14（"腹膜原発悪性中皮腫の病理に精通した著者" によって書かれた総説で，漿液性癌との鑑別点に着目している）
16) Miettinen M, Wang Z, McCue PA, et al: SALL4 expression in germ cell and non-germ cell tumors: a systematic immunohistochemical study of 3215 cases. Am J Surg Pathol 2014, 38: 410-420〔SALL4 は胚細胞腫瘍の診断確定に有効性がかなり高いとして知られているが，実際には他の組織型の卵巣腫瘍（漿液性癌など）や婦人科系以外の腺癌でも陽性になることを "警告" している〕

こんな症例も

24年後に非浸潤性インプラントのシスター・ジョゼフ結節を生じた卵巣漿液性境界悪性腫瘍

臍は腹腔に近接しているため，臍の腫瘤性病変には他の皮膚とは異なる特徴がみられる．尿膜管由来の膿瘍や腫瘍，卵黄腸管の遺残や憩室，子宮内膜症などが小結節として触れる．胃，膵，胆囊，結腸，虫垂，子宮，卵巣などの腹腔内腫瘍の転移もみられ，なかでも卵巣癌の頻度が高い．このような臍に出現する比較的硬い小結節はシスター・ジョゼフ結節 Sister（Mary）Joseph's nodule と呼ばれるが，この名称は発見者のメイヨークリニックの看護師（1856～1939）の名前に由来する．当該症例は40代時に両側卵巣の漿液性境界悪性腫瘍（表在乳頭型）（左 3.8×0.7cm，右 10×8cm）で両側付属器切除術を受けている（図1）．その後14年，15年，23年，24年，26年目の5度にわたり腹腔内の非浸潤性インプラントに切除術が施された．4度目（両側付属器切除術後24年）は臍部腹膜から臍表面に膨隆する 3×2.2cm のシスター・ジョゼフ結節である．組織学的には他の4回のインプラントと同様に漿液性境界悪性腫瘍で浸潤像はみられない．細胞異型度は中等度である（図2, 3）

（手島伸一，岸　宏久）

文献
1) Brustman L, Seltzer V: Sister Joseph's nodule: seven cases of umbilical metastases from gynecologic malignancies. Gynecol Oncol 1984, 19: 155-162（シスター・ジョゼフ結節は婦人科癌の転移が多いが，その中には予後良好な症例もみられる）
2) 手島伸一，岸　宏久：非浸潤性インプラントを繰り返す卵巣漿液性境界悪性腫瘍．癌診療指針のための病理診断プラクティス婦人科腫瘍（青笹克文，本山悌一　編），中山書店，東京，2015，358-363（本項と同一症例．卵巣漿液性境界悪性腫瘍後27年間に5回の非浸潤性インプラントを生じた症例の臨床病理学的解説）

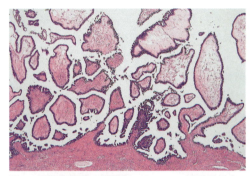

図1　右卵巣腫瘍の組織像：10×8cm の囊胞性腫瘍の表面や内腔面に乳頭状に増生している．浸潤像は認められない．細胞異型は中等度である．

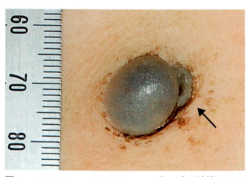

図2　3×2.2cm のシスター・ジョゼフ結節：矢印は臍の表皮．

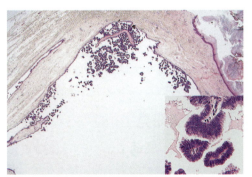

図3　シスター・ジョゼフ結節の組織像：囊胞性腫瘍が皮膚（右上）を圧排している．囊胞内面には乳頭状の増生がみられるが浸潤像は認められない．挿入図：細胞異型度は中等度で，核分裂は乏しい．24年前の卵巣腫瘍（図1）と同様の組織像である．

各論B 上皮性腫瘍
4 良性粘液性腫瘍 Benign mucinous tumor

> **エッセンス**
> - 単層の粘液性上皮に覆われた囊胞性腫瘍を粘液性囊胞腺腫と呼び，著明な線維性の間質を伴うものを粘液性腺線維腫と呼ぶ．
> - 間質細胞の黄体化によるエストロゲンやアンドロゲン作用によりホルモン症状を示すこともある．皮様囊腫やブレンナー腫瘍が合併することもある．

I 基礎的事項

(1) 定義
胃腸型の粘液性上皮に覆われた良性の囊胞状の腫瘍（囊胞腺腫）で，著明な線維性の間質を伴うものを腺線維腫と呼ぶ[1]．

(2) 臨床所見
粘液性腫瘍の約80％を占める．あらゆる年齢に発生するが，平均年齢は50歳である．最も一般的な症状は腹痛あるいは骨盤痛である．間質細胞の黄体化によるエストロゲンやアンドロゲン作用によりホルモン症状を示すこともあり，機能性間質と呼ばれる．

(3) 病理所見
肉眼所見：95％は片側性で，多房性あるいは単房性の表面平滑の囊胞性腫瘍である．数cmから最大30cmの腫瘍で，平均径は10cmである．腺線維腫は充実性で，割面に小囊胞を認める（図1）．
組織所見：多数の囊胞や腺管構造から形成される．囊胞や腺管は単層性で，胃の腺窩上皮，杯細胞や神経内分泌細胞，パネート細胞を含む腸上皮に似た粘液上皮からなる（図2）．部分的には乳頭状構造をつくる（図3）．間質細胞は囊胞や腺管周囲に増生する．時に囊胞周囲の間質細胞が黄体化を示す場合もある（図4）．囊胞や，腺管内の粘液が破綻して周囲に漏出し，いわゆる卵巣偽粘液腫の状態を示す場合や（図5），粘液周囲に粘液肉芽腫が形成されることもある．腺線維腫では，線維性間質の増生が主体である（図6）．良性腫瘍であるが，囊胞のみの核出や，囊胞切除術を行った症例には再発する症例もある．

II 関連事項

皮様囊腫 dermoid cyst やブレンナー腫瘍 Brenner tumor が合併することもある[2]．皮様囊腫との合併は，胚細胞由来の可能性を示唆し，ブレンナー腫瘍との合併は，他の表層上皮性腫瘍と同様の起源を推測される．

III 21世紀の新知見

KRAS mutation が58％にみられるとの報告がある[3]．卵巣表層上皮が起源と考えられてきたが，すべての起源を説明できるわけではなく，将来的に様々な起源が明らかになってゆくと考えられる． （長坂徹郎）

文献
1) Bell DA: Mucinous adenofibroma of the ovary. A report of 10 cases. Am J Surg Pathol 1991, 15: 227-232（粘液性腺線維腫に関する最初の臨床病理学的研究）
2) Sedman JD, Khedmati F: Exploring the histogenesis of ovarian mucinous and transitional cell (Brenner) neoplasms and their relationship with Walthard cell nests: a study of 120 tumors. Arch Pathol Lab Med 2008, 132: 1753-1760（粘液性腺腫とブレンナー腫瘍の合併例における粘液性腫瘍の起源に関する研究）
3) Cuatrecases M, Villanueva A, Matias-Gulu X, et al: K-ras mutation mucinous ovarian tumors: a clinicopathologic and molecular study of 95 cases. Cancer 1997, 79: 1581-1586（卵巣粘液性腫瘍の分子病理学的研究）

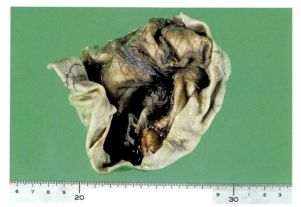

図1 粘液性腺腫:単房性囊胞性腫瘍,内腔に粘液をいれる.

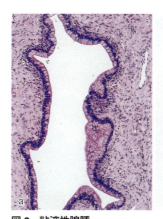

図2 粘液性腺腫
a:単層の粘液を有する高円柱上皮からなる囊胞.
b:杯細胞を伴う単層の腸上皮様細胞で覆われる.

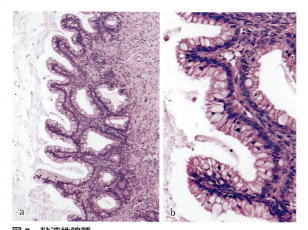

図3 粘液性腺腫
a:腸上皮類似の粘液上皮に覆われた囊腫.
b:血管間質を伴う乳頭状突出をみる.

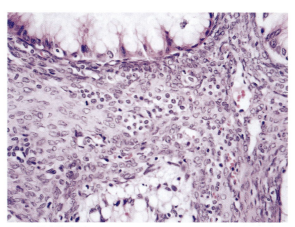

図4 粘液性腺腫:間質にいわゆる機能性間質を伴う粘液性腺腫.

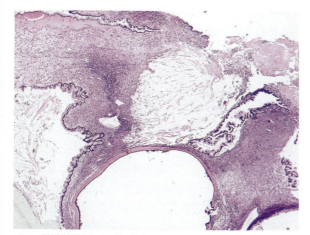

図5 粘液性腺腫:間質に粘液の漏出をみる卵巣偽粘液腫の所見.

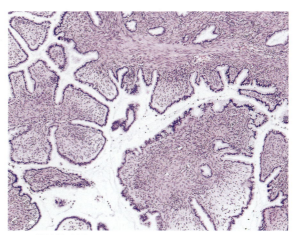

図6 粘液性腺腫:粘液上皮とともに間質に線維腫様の変化を伴う腺線維腫の像.

各論 B　上皮性腫瘍
5　粘液性境界悪性腫瘍　mucinous borderline tumor

エッセンス

- 内容に粘液物質を含む多房性の囊胞性腫瘍で，軽度から中等度の異型を有する胃腸型の粘液含有腺上皮細胞が，種々の程度に重層し，囊胞内に房状，絨毛状あるいは乳頭状隆起を形成する．基本的に間質浸潤を欠く．
- 2014 年の WHO 分類 第 4 版では，間質浸潤部分の長径が 5cm 未満のときには微小浸潤と呼び，微小浸潤を伴う粘液性境界悪性腫瘍と診断し，境界悪性腫瘍の範疇にとどめる．
- 2003 年の WHO 分類 第 3 版で，内頸部型粘液性境界悪性腫瘍に分類されていた腫瘍は，漿液粘液性境界悪性腫瘍に移行した．

I　基礎的事項

(1) 定義
　軽度から中等度の異型を有する胃腸型の粘液含有腺上皮細胞が，良性の粘液性腫瘍の範囲を超える程度の増殖を示す腫瘍で，基本的に間質浸潤を欠くものをいう．

(2) 臨床所見
　最も頻度の高い卵巣上皮性境界悪性腫瘍で，70％を占めている．好発年齢は，広い年齢層で発生し得るが，平均には 40 代である．臨床症状は，腹腔内腫瘤として発見されることが多い．画像所見は，囊胞性変化が主体であるが，充実性変化が混在することもある．

(3) 病理所見
肉眼的所見：長径数 cm の大きさのものから 30cm を超えるものまである．基本的には内容に粘液物質を含む多房性の囊胞性腫瘍であるが，充実性にみえる部分を有するものもある（図 1）．
組織所見：囊胞内面は軽～中等度の異型を伴う胃腸型の粘液含有腺上皮細胞により覆われている．杯細胞，神経内分泌細胞やパネート細胞が加わることもある．細胞異型は核腫大，クロマチンの増量などによって認識される．異型上皮細胞は種々の程度に重層し，囊胞内に房状，絨毛状あるいは乳頭状隆起を形成する[1]（図 2～4）．腺腫との違いは，細胞異型の有無，上皮細胞の多層化の程度と量で判断され，腺腫では，上皮細胞に異型はなく，多層化もみられないか，あってもごくわずかである．高度の細胞異型を示す上皮巣があるものは，「上皮内癌を伴う粘液性境界悪性腫瘍 mucinous borderline tumor with intraepithelial carcinoma」と表現される（図 5，6）．また，2014 年の WHO 分類 第 4 版では，間質浸潤部分の長径が 5cm 未満のときには微小浸潤と呼び，微小浸潤を伴う粘液性境界悪性腫瘍 mucinous borderline tumor with microinvasion と診断し，境界悪性腫瘍の範疇にとどめると定義された．間質浸潤は，圧排性浸潤と侵入性浸潤に分類される（図 7，8）．間質に粘液の漏出がみられることがあり，この所見を卵巣偽粘液腫 pseudomyxoma ovarii と呼んでいるが，間質浸潤の所見ではない（図 9）．また，間質に機能性間質 functioning stroma を伴うこともある（図 10）．壁在結節を伴うこともある．結節部分は，反応性肉腫様変化，未分化癌，真の肉腫の 3 つに分類される．未分化癌，真の肉腫の場合は，小さな病変でも予後不良な場合があり，見逃さないように，注意深い肉眼所見の観察と切り出しが必要である[2]．粘液性腫瘍では，腺腫，境界悪性，癌腫が連続的に同一腫瘍内に混在する場合もあり，多数のブロックを切り出し，精査することが求められる．腫瘍最大径 1～2cm 当たり 1 ブロックを作製することが推奨される．免疫組織化学的

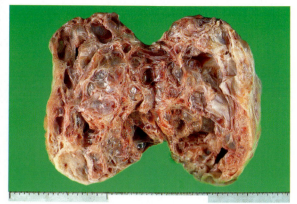
図1 粘液性境界悪性腫瘍（腸上皮型）：厚い隔壁を有する多房性囊胞性腫瘍.

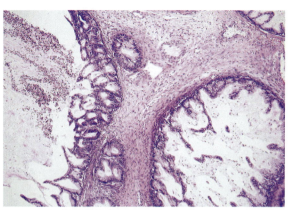
図2 粘液性境界悪性腫瘍：囊胞内に乳頭状に増生する粘液上皮を認める．間質浸潤は認めない．

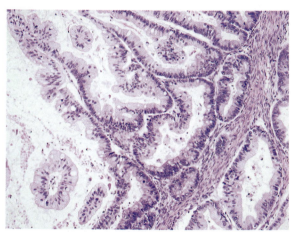
図3 粘液性境界悪性腫瘍：異型を伴う腸上皮様の粘液上皮が，重層性乳頭状に増生を示す．

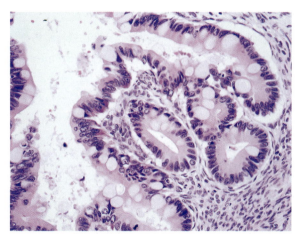
図4 粘液性境界悪性腫瘍：腸上皮様の異型腺上皮に覆われる．一部にパネート細胞を伴う．

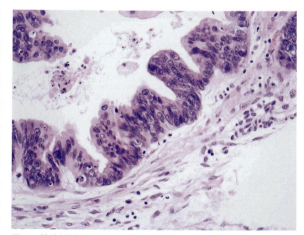
図5 粘液性境界悪性腫瘍：上皮内癌レベルの異型腺上皮をみる．

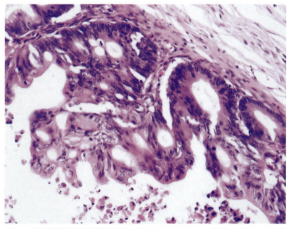
図6 粘液性境界悪性腫瘍：篩状構造をとって増殖を示す上皮内癌をみる．

に CK7 はびまん性に陽性．CK20 は症例により種々の程度に陽性を示す．CDX2 は症例により種々の程度に陽性を示す[3]．ER，PgR は陰性．PAX8 は半数以上の例で種々の程度に陽性となる．

(4) 鑑別診断

粘液性癌 mucinous carcinoma は，高度の細胞異型を有し，拡大性浸潤あるいは侵入性浸潤がある．粘液性腺腫 mucinous cystadenoma は，異型に乏しい粘液性上皮が囊胞内面を単層に覆い，核はおとなしく，基底側に位置する．細胞異型を有する境界悪性腫瘍成分があっても，10% 未満の場合には粘液性腺腫として扱う．漿液粘液性境界悪性腫瘍 seromucinous borderline tumor は球根様の乳頭状増殖を示し，一見，漿液性境界悪性腫瘍 serous borderline tumor に似るが，乳頭表面は内頸部様粘液性上皮細胞と多辺形の好酸性細胞によって覆われている．多数の好中球が乳頭状増殖を示す間質と囊胞内腔にみられることが多い（図11, 12）．

(5) 予後

粘液性境界悪性腫瘍のみならば良好である．上皮内癌を伴うものであっても，ほぼ 100% の生存率を示す．再発や予後不良例のほとんどは，不完全な腫瘍切除か不十分なサンプリングによる過小診断である．

II 関連事項

(1) 組織発生

粘液性境界悪性腫瘍の多くは，良性粘液性腫瘍を伴っており，その発生には密接な関係がある．また，成熟奇形腫 mature teratoma やブレンナー腫瘍 Brenner tumor との合併例もしばしば経験される．

(2) 遺伝学的所見

KRAS の mutation が 30〜75% の腫瘍にみられる．同一腫瘍内に腺腫部分，境界悪性部，癌腫部分を伴う症例では，各腫瘍部に共通の K-ras の変異がみられることから KRAS の変異が腫瘍形成の初期段階から関与していることが示唆される[4]．

III 21 世紀の新知見

2014 年に発行された WHO 分類 第 4 版において，2003 年の分類で粘液性境界悪性腫瘍，内頸部型粘液性境界悪性腫瘍 mucinous borderline tumor, endocervical-like に分類されていた腫瘍が漿液粘液性境界悪性腫瘍に移行することになった．また，粘液性境界悪性腫瘍においても漿液性境界悪性腫瘍と同様に微小浸潤例が，浸潤程度によって carcinoma ではなく boderline tumor の範疇に入ることになった．今後も臨床病理学的なデータの蓄積に伴い定義は流動的であると考えられる．

（長坂徹郎）

文献
1) Lee KR, Scully RE: Mucinous tumors of the ovary: a clinicopathologic study of 196 borderline tumors (of intestinal type) and carcinomas, including an evaluation of 11 cases with 'pseudomyxoma peritonei'. Am J Surg Pathol 2000, 24: 1447-1464（腸上皮型卵巣粘液性境界悪性腫瘍の臨床病理学的解析）
2) Bagué S, Rodriguez IM, Prat J: Sarcoma-like mural nodules in mucinous cystic tumors of the ovary revisited: a clinicopathologic analysis of 10 additional cases. Am J Surg Pathol 2002, 26: 1467-1476（卵巣粘液性腫瘍に合併する sarcoma-like mural nodule の臨床病理学的解析）
3) Vang R, Gown AM, Wu LS, et al: Immunohistochemical expression of CDX2 in primary ovarian mucinous tumors and metastatic mucinous carcinomas involving the ovary: comparison with CK20 and correlation with coordinate expression of CK7. Mod Pathol 2006, 19: 1421-1428（原発と転移性卵巣粘液性腫瘍の鑑別における CDX2 の有用性の検討）
4) Cutatrecases M, Villanueva A, Matias-Guiu X, et al: K-ras mutations in mucinous ovarian tumors: a clinicopathologic and molecular study of 95 cases. Cancer 1997, 79: 1581-1589（卵巣粘液性腫瘍における K-ras 遺伝子変異の解析）

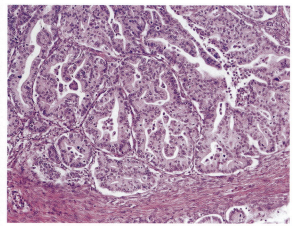

図7 粘液性境界悪性腫瘍：圧排性浸潤を伴う粘液性境界悪性腫瘍．

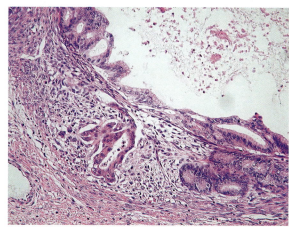

図8 粘液性境界悪性腫瘍：侵入性浸潤を伴う粘液性境界悪性腫瘍．

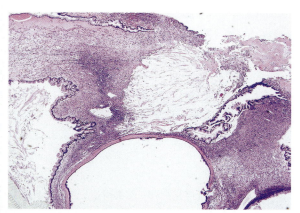

図9 粘液性境界悪性腫瘍：間質に粘液の漏出をみる．卵巣偽粘液腫の所見で，浸潤像ではない．

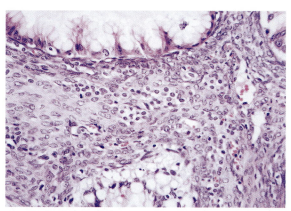

図10 粘液性境界悪性腫瘍：粘液性腺管の間の間質に機能性間質を認める．

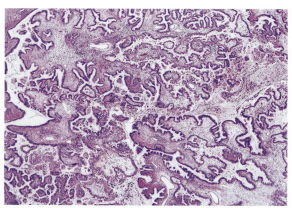

図11 漿液粘液性境界悪性腫瘍：分枝状あるいは階層性を示して増殖する．

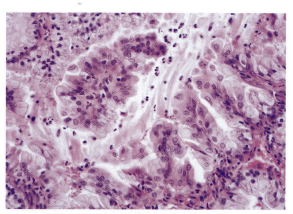

図12 漿液粘液性境界悪性腫瘍：細胞質に粘液を有する腫瘍細胞が乳頭状に増生し，分泌された粘液内に好中球浸潤が目立つ．

5 粘液性境界悪性腫瘍　153

各論B 上皮性腫瘍
6 粘液性癌 mucinous carcinoma

エッセンス

- 粘液性癌は間質浸潤を伴う粘液産生性腺癌を指す．
- 粘液性癌は肉眼的に充実部がみられる．
- 粘液性癌は組織学的に粘液を含む異型上皮細胞が多層性配列，篩状構造を伴い，管状，乳頭状に増生する．
- 粘液性癌の間質浸潤は侵入性浸潤と圧排性浸潤に分けられる．

I 基礎的事項

(1) 定義と発生頻度

粘液性癌は上皮内癌と浸潤癌に分けられるが，通常，粘液性癌は間質浸潤を伴う粘液性癌と定義されている．卵巣癌での粘液性癌の発生頻度は9％で，粘液性腫瘍中では15％が粘液性癌を示す[1]．

(2) 肉眼所見

粘液を含む囊胞性腫瘍で，多房性の囊胞を形成することが多く，充実部を伴う．充実部は，囊胞内腔に突出性に発育する腫瘤を形成したり（図1, 2），囊胞と非連続性に結節，塊状に腫瘤形成を示す（図3, 4）．充実部は単一，数個，多発など，症例により様々である．まれながら充実部がほとんどで，一部に囊胞がみられる症例もある（図4）．充実部では壊死がしばしばみられる（図3, 4）．

(3) 病理組織所見

細胞質に粘液を含む異型上皮細胞が囊胞状，乳頭状，管状になり増生し，多層性配列，篩状構造を伴い，また多数の核分裂像，腺腔・囊胞内壊死像も認める（図5, 6）．癌腫を構成する粘液細胞は腸上皮型または内頸部型だけからなる場合や，両者の混在からなる場合があるが，多くの症例では両者の鑑別が困難な粘液細胞が癌腫を構成する[1]．

粘液性癌では，腫瘍内の粘液湖（mucous lake）の中に癌細胞が浮遊する粘液結節腺癌の組織像をみることが多く（図7, 8），また印環細胞癌の部分を含む癌腫もある[1]．

癌細胞の間質浸潤は侵入性浸潤 infiltrative invasion と圧排性浸潤 expansile invasion に分けられる[1,2]．侵入性浸潤は，間質の desmoplastic reaction を伴う癌細胞の間質浸潤である（図9）．圧排性浸潤では，癌腺管の back to back の配列が起こり，癌腺管間の間質がほとんど確認できないか，または消失する（図10）．

ごく軽度の間質浸潤を伴う癌を微小浸潤癌 microinvasive carcinoma と診断する．微小浸潤癌では予後は良好であるとの報告が多い[2]．

粘液性癌が境界悪性粘液性腫瘍を背景に発生することがあり，このような症例では定型的な境界悪性粘液性腫瘍の中に充実性の部分があり，粘液性癌が充実性の部分で確認できる（図11）．

2014年にはWHO分類 第4版（新WHO分類）が発刊され，大幅な改訂が行われた[3]．粘液性境界悪性腫瘍で上皮内癌合併の病理診断に関しては，上皮内癌の病理診断は高度の核異型と定義され，篩状構造，3層以上の多層化があっても高度の核異型を伴わない場合は上皮内癌としないことが明確に決められ，核異型が軽度，中等度の場合は境界悪性腫瘍と診断するように規定された．微小浸潤は最大径で5mm以下と定義された．粘液性境界悪性腫瘍で，浸潤している腫瘍細胞の核異型が軽度または中等度の場合は微小浸潤を伴う粘液性境界悪性腫瘍と診断し，浸潤している腫瘍細胞の核異型が高度の場合は，微小浸潤癌を伴う粘液性境界悪性腫瘍と診断するように明記された．

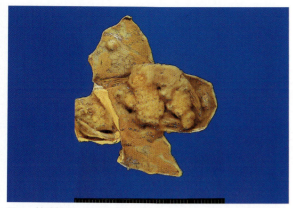

図1 粘液性癌：囊胞内腔に結節状，乳頭状に隆起する数個の腫瘤をみる．

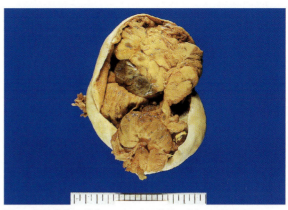

図2 粘液性癌：囊胞のほとんどが内腔に隆起した腫瘤で占められている．

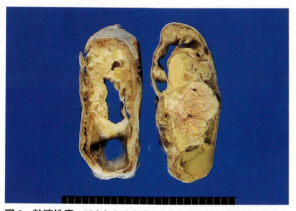

図3 粘液性癌：灰白色を示す壊死を伴う充実部と囊胞部の混在をみる．

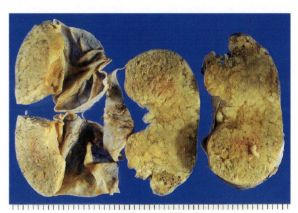

図4 粘液性癌：出血，壊死を伴う充実部が腫瘍の主体をなす．

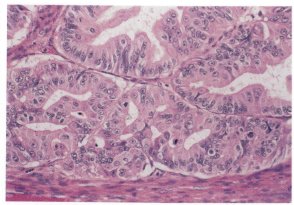

図5 粘液性癌：異型性の強い粘液性上皮細胞が乳頭状に増生し，篩状構造を示す．多数の核分裂像もみる．

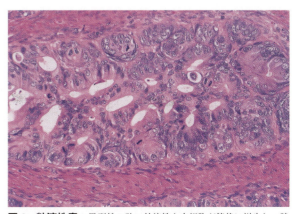

図6 粘液性癌：異型性の強い粘液性上皮細胞が管状に増生し，腺管の癒合像も認め，また多数の核分裂像もみる．

6 粘液性癌

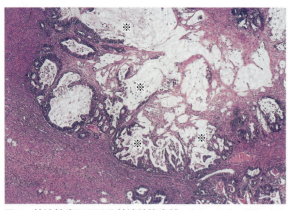

図7 粘液性癌における粘液結節癌部：多量の粘液の貯留（※）がみられ，粘液塊の周囲には癌腺管もみられる．

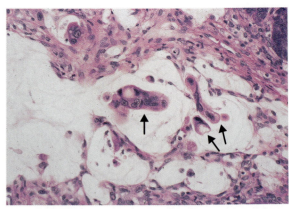

図8 粘液結節癌：貯留した粘液の中に腺癌細胞の浮遊がみられる．

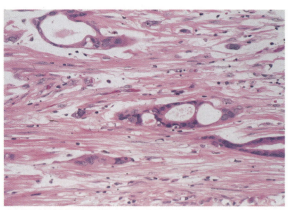

図9 粘液性癌の間質浸潤：癌細胞，癌腺管が周囲間質の浮腫，線維化を伴い浸潤する．

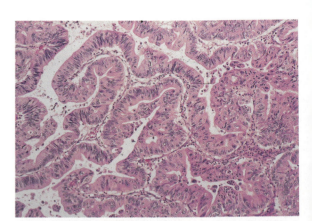

図10 粘液性癌の間質浸潤：癌腺管が back to back の配列をとり，間質の消失を伴い，圧排性に浸潤する．

II 関連事項

(1) 壁在結節を伴う粘液性腫瘍

粘液性腫瘍の特殊型で，粘液嚢胞腫瘍の一部に壁在結節があり，組織学的に，結節には未分化癌，肉腫，癌肉腫などが認められる（図12）[1]．

(2) 腹膜偽粘液腫

良性，境界悪性，悪性の粘液性腫瘍が腹腔内に広がり，粘液が多量に貯留した状態である．腹膜偽粘液腫 pseudomyxoma peritonei の原発部位としては卵巣，虫垂が多く，両臓器に粘液性腫瘍が存在する症例では原発部位の決定に苦慮することが多いが[1,2] cytokeratin（CK）7，20 は虫垂または卵巣の原発臓器同定に有用で，CK20（＋），CK7（−）では虫垂原発（図13），CK20（＋），CK7（＋）では卵巣原発が示唆される．

III 21世紀の新知見

病理診断の点からは粘液性上皮内癌の診断基準が高度の核異型と明確に定義され，これにより粘液性上皮内癌の診断の統一性がとれるようになった．組織発生に関しては胚細胞起源説が提唱され，また卵巣表層上皮から発生し，腺腫，境界悪性腫瘍を経て癌になるシークエンス説も確立された．治療に関してはII期以上で腫瘍が残存した例，転移例での予後不良，および漿液性癌と比較して化学療法抵抗性である知見が集積された．

（松本俊治）

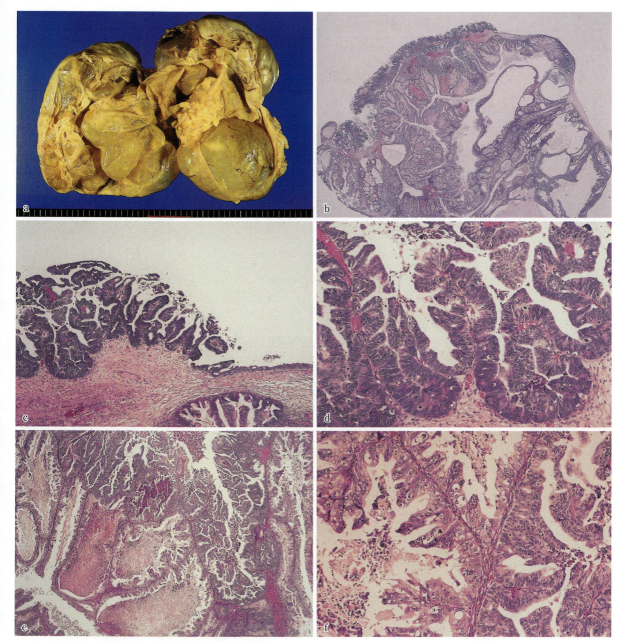

図11 粘液性境界悪性腫瘍を背景に発生した粘液性癌
a：肉眼像．粘液を含む多房性囊胞形成を背景に，一部に充実部をみる．
b：充実部のルーペ像．細胞成分の多い囊胞，管腔構造がみられる．
c, d：bの表層部の拡大像で，上皮内癌の組織像がみられる．細胞異型の強い上皮細胞の多層化，篩状構造形成は高倍像（d）で確認できる．
e, f：bの中心部の拡大像．間質浸潤を示す粘液性癌で，異型性の強い粘液性癌細胞のback to backの増生，間質の消失は高倍像（f）で確認できる．

文献

1) Scully RE, Young RH, Clement PB: Tumors of the ovary, maldeveloped gonads, fallopian tube and broad ligament. Atlas of Tumor Pathology. 3rd series, fascicle 23. Armed Forces Institute of Pathology, Washington DC, 1998（卵巣腫瘍の臨床病理学的所見を詳細に解説してある）
2) Lee KR, Scully RE: Mucinous tumors of the ovary. A clinicopathologic study of 196 borderline tumors (of intestinal type) and carcinoma, including and evaluation of 11 cases with 'pseudomyxoma peritonei'. Am J Surg Pathol 2000, 24: 1447-1464（多数の粘液性腫瘍の詳細な病理所見と予後の検討）
3) Kurman RJ, Carcangiu ML, Herrington CS, et al. eds.: WHO Classification of Tumours of Female Reproductive Organs. World Health Organization Classification of Tumours. IARC, Lyon, 2014（2014年改訂の卵巣腫瘍の新WHO分類）

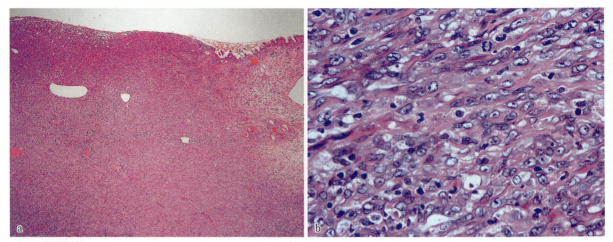

図12 壁在結節
a：囊胞壁に結節性腫瘍がみられる.
b：aの拡大像で, 腫瘍は細胞異型の強い, 多数の核分裂像を伴う紡錘形細胞からなり, 上皮様の結合もみられ, 未分化癌の組織像を呈する.

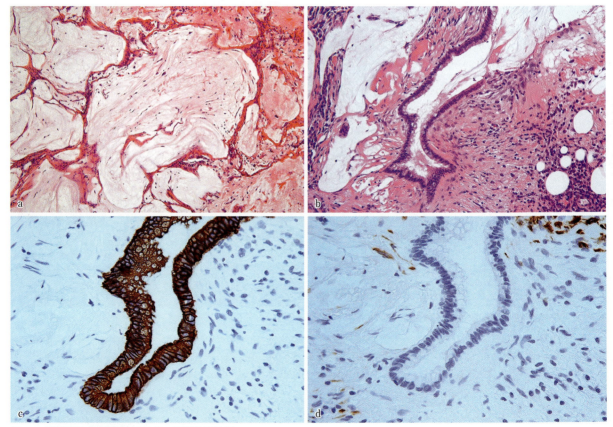

図13 低異型度虫垂粘液腫瘍からの腹膜偽粘液腫
a：腹腔には多量の粘液貯留をみる.
b：腹膜に細胞異型が軽度の粘液性腫瘍細胞の転移をみる.
c：腫瘍細胞はCK20陽性を示す.
d：腫瘍細胞はCK7陰性を示す.

こんな症例も

横紋筋肉腫を伴った卵巣粘液性癌

　卵巣粘液性癌は粘液貯留を伴う多房性の囊胞性腫瘍で，卵巣腫瘍の代表的腫瘍の一つである．まれに囊胞壁の一部に壁在結節 mural nodule を伴うものがある．これらの壁在結節は癌性結節 carcinomatous nodule や肉腫様結節 sarcoma-like nodule で構成されることが多く，真の肉腫が併発した例は今までに数例のみである．卵巣粘液性癌に併発した壁在結節が組織学的に横紋筋肉腫であった症例もある．卵巣原発の純粋の横紋筋肉腫は非常にまれである．横紋筋肉腫が卵巣にまれに発生しても，奇形腫や悪性中胚葉性混合腫瘍の構成成分の一部としてみられることが多い．それゆえ，組織学的にこれらの腫瘍，とくに悪性中胚葉性混合腫瘍（homogeneous type）との鑑別を要する．壁在結節の表層を粘液性癌の異型上皮が被覆し，深層の横紋筋肉腫と混在せず，両者の境界が明らかなことより鑑別し得る．予後は不良である．ただし，肉腫様結節で構成される腫瘍は比較的予後良好なため，これらとは識別しなければならない．

（辻村　俊）

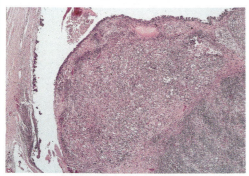

図1　横紋筋肉腫を伴った卵巣粘液性癌（ルーペ像）：壁在結節の表層は異型上皮で被覆され，深部の肉腫とは境界が明らかで混在しない．

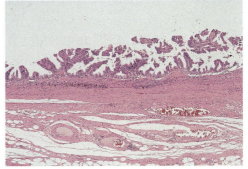

図2　横紋筋肉腫を伴った卵巣粘液性癌：囊胞の内面には乳頭状の腺癌細胞が裏打ちされている．

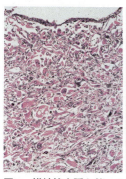 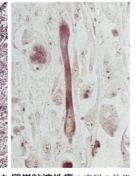

図3　横紋筋肉腫を伴った卵巣粘液性癌：表層の粘液上皮の直下には巨細胞，紡錘形細胞を含む大小不同の多形性細胞の浸潤増殖をみる（左）．奇怪な多形性細胞の中にはPTAH染色で横紋がみられる（右）．

文献

1) Prat J, Scully RE: Sarcomas in ovarian mucinous tumors: a report of two cases. Cancer 1979, 44: 1327-1331（卵巣粘液性腫瘍に併発した肉腫2例の報告と解析）
2) Bruijin JA, Smit VT, Que DG, et al: Immunohistology of a sarcomatous mural nodule in an ovarian mucinous cystadenocarcinoma. Int J Gynecol Pathol 1987, 6: 287-293（卵巣粘液性腫瘍に併発した肉腫1例の報告と解析）
3) Tsujimura T, Kawano K: Rhabdomyosarcoma coexistent with ovarian mucinous cystadenocarcinoma: a case report. Int J Gynecol Pathol 1992, 11: 58-62（横紋筋肉腫を伴った粘液性癌の一例）

各論 B 上皮性腫瘍
7 子宮内膜症・良性類内膜腫瘍・異型子宮内膜症
endometriosis, benign endometrioid tumor, atypical endometriosis

エッセンス

- 子宮内膜症とは，子宮内膜類似の腺と間質が子宮内膜以外で増殖する疾患をいう．卵巣では様々な大きさの囊胞（子宮内膜症性囊胞）を形成する．成因は主に子宮内膜からの播種説と卵巣表層細胞の化生説とがある．
- 子宮内膜症には様々な化生や異型腺，小さな癌巣が認められることがある．
- 良性の真の類内膜腫瘍は極めてまれであるが，少なくとも一部の子宮内膜症性囊胞は良性腫瘍と考えられる．
- 子宮内膜症は類内膜腺癌や明細胞腺癌，漿液粘液性腫瘍などの発生母地である．前癌病変としての異型子宮内膜症の概念が明らかとなりつつある．

I 基礎的事項

（1）定義

　子宮内膜症 endometriosis とは子宮内膜の特徴を備えた組織が内膜以外の部位に認められることであり，通常は子宮筋層の内膜症すなわち腺筋症 adenomyosis とは区別される．内膜症は種々の部位に生じるが，卵巣が最も多い[1,2]（表1，図1～3）．肉眼的には様々な大きさの子宮内膜症性囊胞 endometriotic cyst（チョコレート囊胞 chocolate cyst）を形成する（図4～7）．子宮内膜症は類内膜腺癌や明細胞腺癌の発生母地と考えられ，また内膜症性囊胞自体を良性の類内膜腫瘍とみなす考えもある．

（2）子宮内膜症，子宮内膜症性囊胞

　子宮内膜症は生殖年齢の卵巣の10％前後にみられる．内膜腺上皮は1層の円柱上皮からなるが，ホルモンに反応し，増殖期像を示すことも多く，分泌期像を示すこともある（図1～3）．月経期に出血するため，様々な大きさの子宮内膜症性囊胞を形成する（図4～7）．子宮内膜症性囊胞の肉眼像は病院病理医にとっては馴染みの深いものである．すなわち，タール状に濃縮した血液成分を入れた囊胞性病変で，ホルマリン固定後は壁は茶褐色を帯びている．周囲間質内への出血，組織球の集簇とヘモジデリン沈着をみる．卵巣に限局せずに，癒着した周囲臓器に認められることがある．古くなると肉芽や線維化を形成し，しばしば内膜類似組織の証明が困難な場合がある．まれにポリープ様の組織塊を形成することもある（polypoid endometriosis）が，その場合，良性の類内膜腫瘍の可能性がある（図7）．腺上皮の卵管上皮化生，hobnail 型の細胞化生（図8），扁平上皮化生，粘液上皮化生などをみることがある．種々の程度の増殖症や異型腺を伴うこともある[3]（図9，10）．

　子宮内膜症性囊胞の壁に小さな類内膜腫瘍や明細胞腫瘍が認められることがある（図11）．したがって，内膜

表1　子宮内膜症の発生部位（子宮内膜症 1,000 症例 1,323 部位の内訳）

卵　巣	36%	腹　膜	2%	腹　壁	1%
卵　管	14%	虫　垂	2%	結合織	1%
子宮漿膜	12%	子宮広間膜	2%	子宮傍組織	1%
Douglas 窩	6%	骨　盤	2%	直　腸	1%
子宮頸部	3%	仙骨頸靱帯	2%	小　腸	1%
結　腸	3%	腟	1%	その他の部位	7%

（文献2より引用改変）

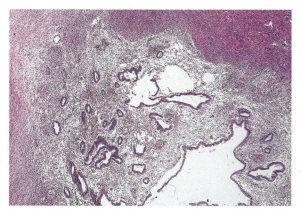

図1　子宮内膜症：子宮内膜と同様の腺と間質よりなる．

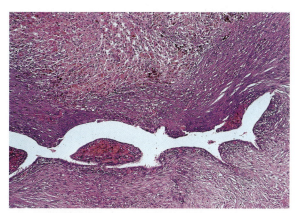

図2　子宮内膜症：腺の上方に組織球の集簇とヘモジデリンの沈着をみる．

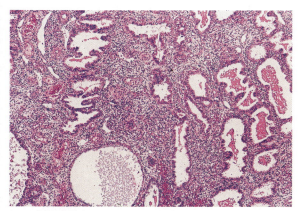

図3　子宮内膜症：分泌期像を呈する．

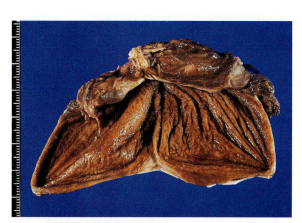

図4　子宮内膜症性囊胞：囊胞壁はヘモジデリンの沈着により茶褐色を呈する．

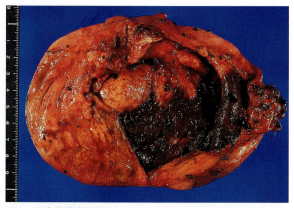

図5　子宮内膜症性囊胞：囊胞内にタール状の血液成分を入れる．

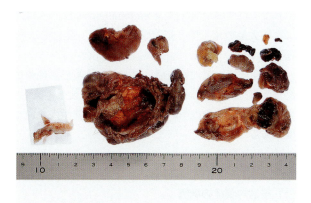

図6　子宮内膜症性囊胞：周囲臓器との癒着のために分割して提出されている．

症性嚢胞壁を全体にわたって詳細に観察する必要がある．肥厚や隆起が認められれば必ず切り出して性質を確かめる．反対に，内膜症の腺上皮が反応性の異型を有することがあることにも注意が必要である．

子宮内膜症性嚢胞に対しては，古くから子宮内膜症として異所性の非腫瘍性病変とみなす立場と，類内膜腫瘍の良性型腫瘍とみなす立場がある．遺伝子学的には，様々な癌抑制遺伝子でのヘテロ接合性の消失 loss of heterozygosity（LOH）が認められ，本病変の発生に癌抑制遺伝子の欠失が重要である可能性が示唆されている．また，内膜症性嚢胞と類内膜腺癌にはともに *PTEN* 遺伝子変異が認められることが報告されている[4]．それらのことから，少なくとも進行性に増大する内膜症性嚢胞は良性腫瘍（すなわち良性の類内膜嚢胞腺腫）の可能性がある．

(3) 良性類内膜腫瘍

内膜症性嚢胞以外の良性類内膜腫瘍は極めてまれである．その報告例の肉眼像は充実性あるいは小さな嚢胞が集簇性に認められる（図12，13）．顕微鏡的には内膜症に類似するが，腺が増生性で密在する．異型はないかあってもわずかである．間質は内膜症よりやや高い程度の細胞密度である．腺線維腫や嚢胞性腺線維腫の像を示すこともある．内膜症や内膜症性嚢胞を併存している．内膜症性嚢胞壁から内腔に増生してくることもある（図7）．癌のときのような広範な変性・壊死・出血はみられない．

(4) 癌の発生母地としての子宮内膜症

子宮内膜症は癌の発生母地と考えられる．そのことは癌と内膜症の合併頻度が高いこと，および内膜症内に発生した類内膜腺癌の発生年齢が進行した類内膜腺癌の発生年齢よりも低いこと，などからも推測できる．しかし，内膜症が癌を伴う頻度は，標本の切り出し部位や鏡検した枚数などに左右され，病理医間で必ずしも一致するとは限らない．教科書的には内膜症の1%ほどが癌化するとされてきたが，Sternらの卵巣の内膜症484例の詳細な組織学的検討では，卵巣癌が23例（5%）に見いだされた[2]．その組織像の内訳は類内膜腺癌8例，明細胞腺癌9例，漿液性腺癌5例，粘液性腺癌1例である．

一方，卵巣癌の組織型別に子宮内膜症を伴う頻度をみると，漿液性腺癌では4%，粘液性腺癌では6%ほどであるのに対して，類内膜腺癌が内膜症を伴う頻度は9%～70%，明細胞腺癌では19～49%であり，類内膜腺癌と明細胞腺癌での内膜症を伴う頻度が有意に高い[2,5]．

卵巣の子宮内膜症は類内膜腺癌と明細胞腺癌の発生母地といえる．内膜症性嚢胞として手術された卵巣の1～5%で類内膜腺癌や明細胞腺癌が見つかる．一方内膜症性嚢胞内に限局する漿液性腺癌や粘液性腺癌は極めて少ない．内膜症を発生母地とする卵巣腫瘍として漿液粘液性境界悪性腫瘍 seromucinous borderline tumor やその癌化例も報告されている[6,7]（図14）．

(5) 異型子宮内膜症

異型子宮内膜症 atypical endometriosis は，子宮内膜症の腺上皮に中等度以上の多型性を示す核，クロマチンに富む大型の核，核と細胞質比の増加，腺上皮の密在，乳頭状配列，重層化などが観察されるものをいう[3,6,8]（図9，10）．

明細胞腺癌や類内膜腺癌，漿液粘液性境界悪性腫瘍および漿粘液性腺癌では異型子宮内膜症を合併する頻度が高く，異型内膜症はそれら腫瘍の前癌病変と考えられてきている．異型内膜症が観察された患者では，対側卵巣，卵巣外の骨盤内組織において同様の異型内膜症や癌の合併の頻度が高く，長期にわたる厳重な経過観察が必要である[8]．

II 関連事項

(1) 子宮内膜症の病因

子宮内膜症の病因論は播種説 implantation と化生説 metaplasia が広く受け入れられている．播種説は剥離した内膜の破片が卵管を通りぬけ腹腔内に定着するものである．一方，化生説は卵巣や腹膜を覆う中皮がなんらかの刺激によって子宮内膜症を生じるとする説である．その根拠として，腹膜，卵巣，ミュラー管（卵管，子宮，腟）はいずれも coelomic 細胞由来であり，腹膜や卵巣では容易にミュラー化生 müllerianosis を生じやすいと考

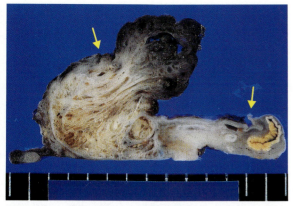

図7　ポリープ様に増生した内膜症性嚢胞：矢印は嚢胞壁の破綻部である．良性の類内膜腫瘍とも考えられる．（関東中央病院病理科 岡 輝明先生のご厚意による）

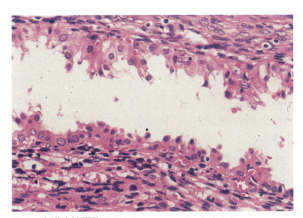

図8　内膜症性嚢胞：腺上皮の hobnail 型の細胞化生．

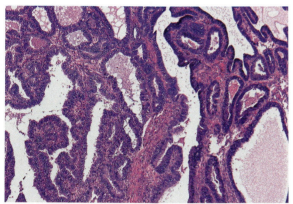

図9　異型子宮内膜症：腺の密在や乳頭状配列などの構造異型を認める．

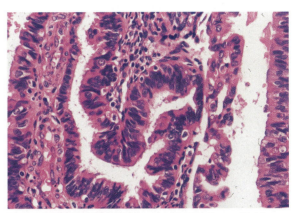

図10　異型子宮内膜症性嚢胞：腺上皮に異型をみる（中央）．

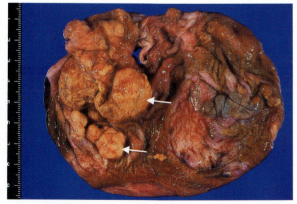

図11　明細胞腺癌を伴う内膜症性嚢胞：充実性結節部が明細胞腺癌である（矢印）．

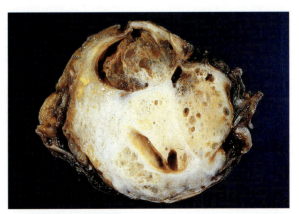

図12　良性の類内膜腫瘍：大小の嚢胞部は腺腫，充実部は腺線維腫である．（防衛医科大学校臨床検査医学 中西邦昭先生のご厚意による）

えられるためである[1]．

　子宮内膜症の発生・増殖には月経血中や腹膜に含まれる様々な因子，なかでもとくにエストロゲンが関与している．卵巣や腹腔内でのエストロゲンに対する調節機構の異常がサイトカインや種々の因子の活性化に働き，内膜症の発生，増殖に作用していると考えられる．内膜症の発生に関わる因子は性ホルモン合成酵素（アロマターゼ），増殖因子（インターロイキン6，血管内皮増殖因子，肝細胞増殖因子），基質分解酵素（matrix metalloproteinase-1），接着因子（フィブロネクチン，テネイシン，インテグリン，カドヘリン，カテニン）など多岐にわたる[1]．

(2) 子宮内膜症の癌化に関連した分子病理学的研究

　近年，子宮内膜症関連卵巣癌の癌化についての分子病理学的進歩がめざましい．カルシウム依存性リン脂質結合蛋白質の Annexin 4，転写因子である hepatocyte nuclear factor-1β（HNF-1β），低酸素に対する恒常性維持や細胞増殖に関する hypoxia-inducible factor-1α（HIF-1α）などが内膜症関連卵巣癌において高率に発現することが示されている[6]．1番染色体短腕（1p36）に位置するクロマチン再構成に関与する遺伝子 ARID1A の変異が見いだされた[9]．また3番染色体長腕（3q26.3）に位置し，phosphatidylinositol-3 kinase（PI3K）をコードする PIK3CA 変異が内膜症関連明細胞腺癌や内膜症関連類内膜腺癌に高率にみられたが，漿液性腺癌ではほとんどみられない[7]．

III　21世紀の新知見

　子宮内膜症の発生・増殖に関する様々な因子が明らかとなってきた[1]．とくに近年になって播種説の1つの考えとして出生時における児の子宮出血説や先天性の脱落膜化機能不全説が注目を浴びている[10]．

　子宮内膜症関連卵巣腫瘍として明細胞腺癌，類内膜腺癌，漿液粘液性腫瘍 seromucinous tumor が認識されてきた[6～8]．

　異型子宮内膜症の組織学的特徴と，明細胞腺癌，類内膜腺癌，漿液粘液性腫瘍に対する前癌病変としての位置づけが明瞭となってきた[6,8]．

　クロマチン再構成に関与する ARID1A や phosphatidylinositol-3 kinase（PI3K）をコードする PIK3CA の変異が子宮内膜症関連卵巣癌で高率に証明されてきている（図15）[7,9]．

（手島伸一）

文献
1) Bulun SE: Endometriosis. N Engl J Med 2009, 360: 268-279（子宮内膜症の発生メカニズムに関する分子生物学的考察）
2) Stern RC, Dash R, Bentley RC, et al: Malignancy in endometriosis: zfrequency and comparison of ovarian and extraovariantyps. Int J GynecolPathol 2001, 20: 133-139（1,000症例の子宮内膜症の発生部位と悪性腫瘍を合併する頻度）
3) Fukunaga M, Nomura K, Ishikawa E, et al: Ovarian atypical endometriosis: its close association with malignant epithelial tumours. Histopathology 1998, 30: 249-255（内膜症255例にみられる異型腺の頻度と卵巣癌244例の子宮内膜症を伴う頻度）
4) Obata K, Morland SJ, Watson RH, et al: Frequent PTEN/MMAC mutations in endometrioid but not serous or mucinous epithelial ovarian tumors. Cancer Res 1998, 15: 2095-2097（PTEN 遺伝子異常はⅠ期の分化した類内膜腺癌に認められ，漿液性腺癌や粘液性腺癌にはみない）
5) Vercellini P, Parazzini F, Bolis G, et al: Endometriosis and ovarian cancer. Am J ObstetGynecol 1993, 169: 181-182（卵巣癌556例の子宮内膜症を伴う頻度）
6) Wei JJ, William Y, Bulun S: Endometriosis and ovarian cancer: a review of clinical, pathologic, and molecular aspect. Int J Gynecol Pathol 2011, 30: 553-568（atypical endometriosis の組織像や遺伝子変異の解説）
7) Maeda D, Shih Iem: Pathogenesis and the role of ARID1A mutation in endometriosis-related ovarian neoplasms. Adv Anat Pathol 2013, 20: 45-52（類内膜腺癌，明細胞腺癌，漿液粘液性腺癌などの子宮内膜症関連卵巣腫瘍と ARID1A, PI3K, PP2A 遺伝子変異）
8) 福永眞治: 異型内膜症 atypical endometriosis の概念と卵巣明細胞腺癌．産科と婦人科 2012, 43: 1233-1237（類内膜腺癌や明細胞腺癌の前癌病変としての異型子宮内膜症の解説）
9) Yamamoto S, Tsuda H, Takano M, et al: PIKC3A mutations and low of ARID1A protein expression are early events in the development of cystic ovarian clear cell adenocarcinoma. Virchows Arch 2012, 460: 77-87（子宮内膜症関連明細胞腺癌の PIKC3A と ARID1A の遺伝子変異）
10) 小林　浩: 子宮内膜症の悪性化と分子メカニズム．産婦の実際 2015, 64: 873-877（子宮内膜症の成因が胎児期の内膜に由来するという筆者の研究成果と，内膜症の悪性化の分子機構に関する最新の解説）

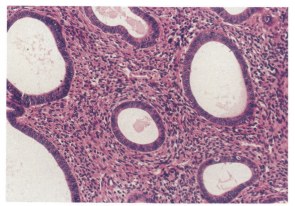

図13 図12と同一症例：腺と間質の増生をみる．異型はほとんどみない．

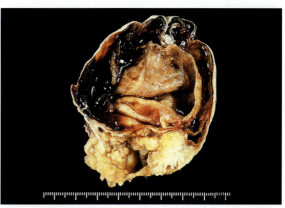

図14 漿液粘液性境界悪性腫瘍：内膜症性嚢胞壁に乳頭状の腫瘍をみる．

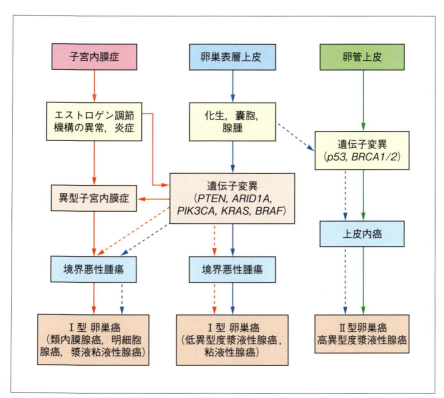

図15 卵巣癌の多彩な発生過程と子宮内膜症の関係：卵巣癌の発生には3ルートがあるが，子宮内膜症関連卵巣癌は *PTEN*，*ARID1A*，*PIK3CA* などの遺伝子が関与し，異型子宮内膜症を経て癌化するものが多い．3ルートの頻度に関しては異論も多い．

各論B 上皮性腫瘍
8 類内膜境界悪性腫瘍 endometrioid borderline tumor

> ## エッセンス
> - 卵巣類内膜境界悪性腫瘍の組織診断基準は他の組織型の境界悪性腫瘍と同じであるが，とくに間質浸潤の欠如は重要である．上皮性成分は子宮内膜腺上皮に類似し，扁平上皮化生を認めることがある．
> - 肉眼像は2型あり，1型は（嚢胞）線維腺腫型，他型はチョコレート嚢胞内に増殖する型である．
> - 大部分の症例で，子宮内膜症あるいはチョコレート嚢胞を併存し，前駆病変の可能性が考えられている．
> - 微小浸潤を伴う類内膜境界悪性腫瘍の間質浸潤の上限は長径が5mm以内と定義される．

I 基礎的事項

(1) 定義

卵巣表層上皮性・間質性腫瘍は，組織学的に良性，境界悪性（低悪性度）および悪性に分類されている．その中で境界悪性腫瘍は，漿液性および粘液性腫瘍でその頻度が高い．全卵巣腫瘍中の約20％が類内膜腫瘍とされ，類内膜癌の頻度が圧倒的に高く，類内膜境界悪性腫瘍はまれである[1]．

本腫瘍の発症年齢は，Bellら[1]が検索した31例では24～85歳（平均46歳）と，類内膜癌に比して若年発症傾向である．また，これらの31例すべてがstage Iで，長期観察をし得た11例では再発を認めていない[1]．

わが国の「卵巣腫瘍取扱い規約 第1部—組織分類ならびにカラーアトラス—（第2版）」では，表層上皮性・間質性腫瘍における境界悪性腫瘍の組織学的特徴として，①上皮細胞（本腫瘍の場合，子宮内膜腺上皮に類似する）の多層化，②腫瘍細胞集団の内腔への分離・増殖，③同一細胞型における良性と悪性の中間的な核分裂活性と核異型，④間質浸潤の欠如があげられている．またWHO分類 第4版（2014年）[2]では微小浸潤を伴う類内膜境界悪性腫瘍の間質浸潤の上限は長径が5mm以内と定義された．

さらに類内膜境界悪性腫瘍では豊富な線維性間質を有する部分の存在も特徴的である．また，上皮性成分の異型性は軽度のものから上皮内腺癌とも考えられる高度のものまでが存在する[3]．

本腫瘍の組織学的名称については，endometrioid borderline tumor, endometrioid tumor of borderline malignancy, endometrioid tumor of low malignant potential などが使用されてきたが，WHO分類 第4版（2014年）[2]では，endometrioid borderline tomor あるいは atypical proliferative endometrioid tumor と呼称されている．

(2) 肉眼所見

卵巣類内膜境界悪性（低悪性度）腫瘍の肉眼像には主として2つの型がある[3]．1型は線維腺腫あるいは（嚢胞）線維腺腫型で，他型はチョコレート嚢胞（子宮内膜症性嚢胞）などの嚢胞内に上皮細胞の乳頭状増殖を呈する型である．前者はチョコレート嚢胞や大小の腫瘍性嚢胞を併存することが多く，充実性部分でも線維腺腫的な硬度が認識でき，光沢を認めることが多い（図1～3）．後者では壁在性の上皮性細胞増殖塊は浸潤性を欠如するため比較的軟らかく，間質の線維成分が多いとやや硬い[4]．また上述の2者の肉眼像が混在する場合もある．しかし，悪性の指標となる広範な変性，壊死および出血像は認められない．ただ，肉眼像から完全に組織型および悪性度（悪性ないしは境界悪性）を類推することは症例数も少なくやや困難なように思われる．さらに本腫瘍の場

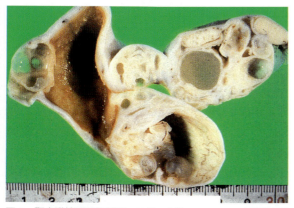

図1 類内膜境界悪性腫瘍：60歳，女性．チョコレート囊胞が認められ，それに隣接して大小多数の囊胞を伴う白色病変が存在する．白色病変部は光沢を保ち，破壊性浸潤を示唆する部分はみられない．

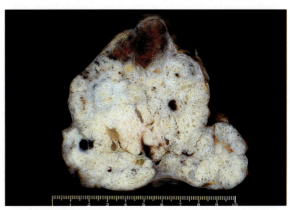

図2 類内膜境界悪性腫瘍：63歳，女性．充実性増殖を主体とする症例で，外表からは八つ頭状の白色で重い腫瘍として認識された．外表からは線維腫，莢膜細胞腫あるいはブレンナー Brenner 腫瘍なども考えられたが，割面においては multilocular なやや黄色味を帯びた背景の中に種々の大きさの小型囊胞が存在する．線維腫と比較すると錯綜像がみられず，莢膜細胞腫との鑑別は小型囊胞の存在から可能である．ブレンナー腫瘍との鑑別は比較的困難であるが，ブレンナー腫瘍は背景の線維腫状の感がより強い．

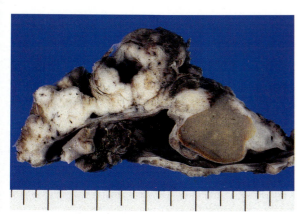

図3 類内膜境界悪性腫瘍：69歳，女性．充実性部分は白色調で multilocular な構造を示す．

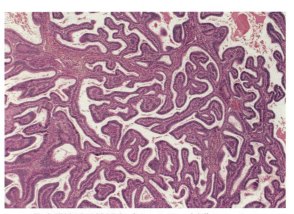

図4 類内膜境界悪性腫瘍（図3と同一症例）：線維性間質を伴いながら乳頭状増生を示す部分．

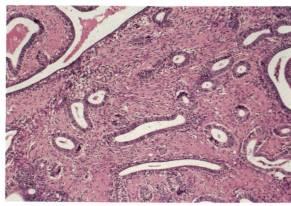

図5 類内膜境界悪性腫瘍（図3と同一症例）：膠原線維性の豊富な間質を伴いながら腺管状の腫瘍細胞が認められる部分．

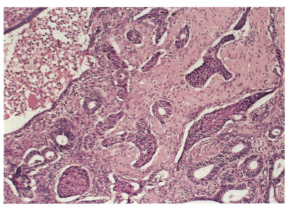

図6 類内膜境界悪性腫瘍（図3と同一症例）：扁平上皮化生を示す部分．

合に割面がやや黄色調を帯びることがあり，性索間質性腫瘍との鑑別も重要である[4]．

(3) 病理組織所見

充実性の線維腺腫型部分では，線維性間質を伴いながら乳頭状に子宮内膜腺上皮類似の腫瘍細胞が増生している（図4）．また，膠原線維性の豊富な間質を伴いながら腺管状の腫瘍細胞が認められる部分もある（図5）．部分的には扁平上皮化生も認められる（図6）．乳頭状部分の中には乳頭腺管状増生を示す部分も認められる（図7）．核が円形・淡明化および核小体が明瞭化し，配列不整および核分裂像の出現を認める部分もある（図8）．このような部分でも明らかな間質への破壊・浸潤像はみられない．なお，類内膜性上皮の確認には粘液染色が簡便で，細胞質内粘液を認めない（図9）．豊富な線維性間質を有し，上皮性成分の疎な部分および密な部分が存在している（図10）．全体的に上皮細胞の核の配列は比較的整な部分が多く（図11），上皮性成分の密な部分でも多少の核の円形化は認められるが，明らかな間質への破壊・浸潤は認められない（図12）．

II 関連事項

(1) 子宮内膜症あるいは子宮内膜症性囊胞（チョコレート囊胞）由来と考えられる境界悪性腫瘍

子宮内膜症あるいはチョコレート囊胞にはまれであるが，類内膜境界悪性腫瘍あるいは明細胞腫瘍の併存を認めることがある．チョコレート囊胞の上皮細胞の一部は腫瘍性特性を有すると考えられており，卵巣類内膜境界悪性腫瘍の組織発生を考慮するうえで興味深い[5]．

III 21世紀の新知見

類内膜境界悪性腫瘍はまれであるが，大部分の症例が臨床進行期I期で，その予後は良好である[6]．WHO分類第4版（2014年）[2]では，旧分類で漿液性腫瘍のみに採用されていた微小浸潤の定義が，新たに粘液性腫瘍および類内膜腫瘍にも同様に採用され，わが国の「卵巣腫瘍・卵管癌・腹膜癌取扱い規約　病理編（第1版）」[7]もそれに準拠している．すなわち間質浸潤の上限は長径5mm以内と定義された．しかし細胞異型が高度の症例では，たとえ間質浸潤が5mm以内でも，微小浸潤癌として区別され，病理診断に混乱をきたす可能性も秘めている[8]．

（名方保夫，八十嶋　仁）

文献
1) Bell KA, Kurman RJ: A clinicopathologic analysis of atypical proliferative (borderline) tumors and well-differerntiated endometrioid adenocarcinoma of the ovary. Am J Surg Pathol 2000, 24: 1465-1479（類内膜境界悪性腫瘍の詳細な組織学的分析と臨床病理学的検討）
2) Kueman RJ, Carcangiu ML, Herrington CS, et al. eds.: WHO Classification of Tumours of Female Reproductive Organs. IARC, Lyon, 2014, 29-32（婦人科腫瘍分類が改訂され，分子病理学的項目も追加されている）
3) 手島伸一，川端正清：卵巣癌の発生母地としての子宮内膜症：病理形態学的考察．日婦人科腫瘍会誌 2003, 21: 334-338（卵巣子宮内膜症と卵巣腫瘍との関係を組織発生の観点からとらえた総説）
4) 石倉　浩，手島伸一：類内膜腫瘍．病理と臨床 1998, 16: 723-727（肉眼像について詳述）
5) Uzan C, Berretta R, Rlla M, et al: Management and prognosis of endomerioid borderline tumors of the ovary. Surg Oncol 2012, 21: 178-184（類内膜境界悪性腫瘍の予後分析）
6) 手島伸一，森谷卓也：卵巣腫瘍の新WHO分類．病理と臨床 2015, 33: 932-937〔WHO分類第4版（2014年）を概説〕
7) 日本産科婦人科学会，日本病理学会 編：卵巣腫瘍・卵管癌・腹膜癌取扱い規約　病理編（第1版）．金原出版，東京，2016（卵巣，卵管，腹膜の腫瘍を病理学的にも1つに包含して取り扱われているわが国の病理学的基準書）
8) 加藤哲子：子宮内膜症，境界悪性類内膜腫瘍，境界悪性明細胞腫瘍の鑑別．病理と臨床 2015, 33: 1107-1111（類内膜境界悪性腫瘍を詳述）

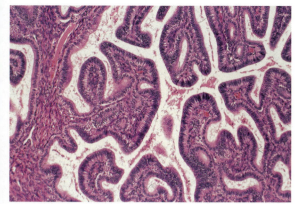

図7 類内膜境界悪性腫瘍（図3と同一症例）：乳頭腺管状増生を示す部分．

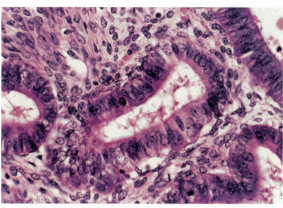

図8 類内膜境界悪性腫瘍（図3と同一症例）：核の円形・淡明化および核小体の明瞭化部分．さらに配列不整および核分裂像の出現も認められる．

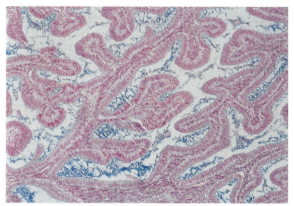

図9 類内膜境界悪性腫瘍（図3と同一症例）：Alcian blue 染色で細胞質内粘液を認めない．

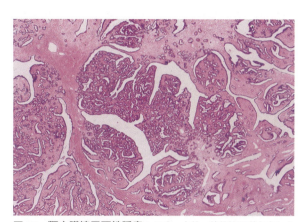

図10 類内膜境界悪性腫瘍：48歳，女性．線維性間質を有しながら，上皮性成分の疎な部分および密な部分が認められる．

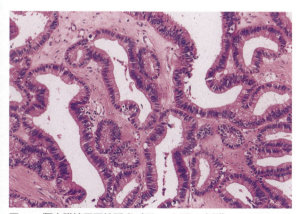

図11 類内膜境界悪性腫瘍（図10と同一症例）：上皮細胞の核の配列は比較的整である．

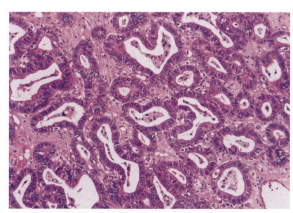

図12 類内膜境界悪性腫瘍（図10と同一症例）：上皮性成分の密な部分では核の円形化は認められるが，間質浸潤はみられない．

各論 B 上皮性腫瘍
9 類内膜癌 endometrioid carcinoma

エッセンス

- 子宮内膜腺に類似した腺上皮によって構成される腺癌である．
- 子宮内膜症関連卵巣腫瘍として位置づけられる．
- 子宮内膜癌としばしば合併する．

I 基礎的事項

(1) 定義

子宮内膜に発生する類内膜癌に類似する腺癌である．卵巣子宮内膜症から発生するという考え方が一般的となっており，内膜症関連卵巣腫瘍 endometriosis related ovarian neoplasia（ERON）の一つとされる．

(2) 頻度，年齢分布，予後

欧米の報告では卵巣上皮性悪性腫瘍の10～15％を占めており，漿液性癌に次いで2番目に頻度が高いが，日本においては漿液性癌（卵巣悪性腫瘍全体の35.7％），明細胞癌（同23.4％）に次ぐ第3位の頻度である（同16.9％）[1]．

好発年齢は50～60代である．報告によるばらつきはあるものの約40％に内膜症の合併がみられ，15～20％で子宮内膜癌の合併が認められる．内膜症合併患者では非合併患者に比して5～10歳発症年齢が低い傾向がある．

多くは無症状であるが，痛みを伴う，あるいは伴わない骨盤内腫瘤で発症する場合もある．15～30％が両側性である．血清CA125の上昇は80％以上の症例で認められる[2]．

(3) 肉眼所見（図1～7）

肉眼的には，大きさは平均15cmで，表面は平滑である．割面では充実性成分と嚢胞状成分が種々の割合で混在して認められる．充実性成分は軟らかく，かつ脆く，白色～黄色不透明で光沢に乏しい．高い頻度で出血や壊死を伴う．腺癌線維腫の成分を有する場合には同部は硬く光沢を有する．嚢胞内に充満するような乳頭状増殖形態もみられる．内膜症性嚢胞内部の結節状～乳頭状隆起として認められ，腫瘍の発生母地が内膜症であることを示唆する症例もしばしば経験される．

(4) 病理組織所見

組織学的には，子宮内膜に発生する類内膜癌の像と同様である．高円柱状の細胞質を有する腫瘍細胞からなる腺上皮が，分岐・癒合腺管あるいは篩状腺管を形成し密に入り組んで増殖する（図8）．腺腔は基本的に丸く，腺の内腔縁は平滑である．乳頭状あるいは絨毛状構築を呈することもあるが（図9），この場合も（後述の各種の細胞変化を伴わない限り）腺上皮の内腔縁は平滑である．核は楕円形～棍棒状で，その長軸は腺上皮基底膜の垂直方向に一致し，偽重層化を示す（図10）．核分裂像が頻繁に観察される．間質浸潤のパターンとしては拡大性浸潤，侵入性浸潤ともみられるが，前者の頻度が高い．部分的に境界悪性類内膜腫瘍様部分が混在することがある．分化の悪いものでは，腺腔形成が不明瞭となり，充実性胞巣の形成，核の多形性，核分裂像が目立つ（図11）．

非腫瘍性子宮内膜や子宮内膜増殖性病変において観察される種々の細胞変化が，卵巣類内膜癌においてもしばしば観察される．扁平上皮への分化は比較的頻度が高く，morula形態を示す場合や明瞭な角化を伴う場合の双方が観察され得る（図12）．その他粘液産生を示すもの（粘液性変化，図13），分泌早期の内膜腺に類似するもの（分泌性変化，図14），細胞質が好酸性となり合胞体様形態を示すもの（好酸性合胞体様変化，図15）などが経験される．一般的にこれらの細胞変化は腺の表層にみられることが多く，腺上皮に沿って腺底部までたどる

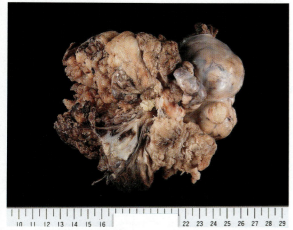

図1 類内膜癌固定後肉眼像：一部に表面平滑な被膜が認められるものの，腹腔内で自然破綻していた症例.

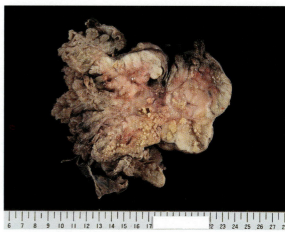

図2 類内膜癌固定後肉眼像：図1と同一症例の割面像. 軟らかくかつ脆く，白色〜黄色不透明で光沢に乏しい.

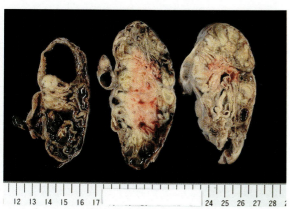

図3 類内膜癌固定後肉眼像：囊胞内に充満するような乳頭状腫瘤が認められる.

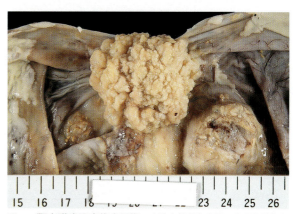

図4 類内膜癌固定後肉眼像：内膜症性囊胞内部の乳頭状隆起として認められた例.

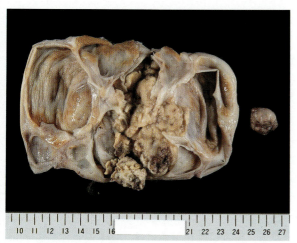

図5 類内膜癌固定後肉眼像：多房性囊胞の内部に結節状〜乳頭状腫瘤が散見される.

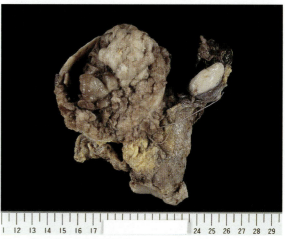

図6 類内膜癌固定後肉眼像：子宮後壁に癒着する類内膜癌. 内膜症性囊胞を発生母地とすることを示唆する.

と高円柱状で核の偽重層化のみられる典型的な腺上皮からなっていることが確認できる．細胞変化の目立つ症例においても，それのみに目を奪われることなく，標本のどこかに必ずみられる典型的な類内膜癌の像を探すことが重要である．

類内膜癌の組織学的 variant として，性索間質性腫瘍に類似する類内膜癌（sertoliform endometrioid carcinoma／endometrioid carcinoma resembling sex cord-stromal tumor）が知られている．成人型顆粒膜細胞腫に似るものでは，丸い腺腔を有する大きな島状胞巣がみられ，Call-Exner 小体様の構造物がみられる（図16）．セルトリ細胞腫様の像に類似する中空管 hallow tubule や中実管 solid tubule 様の腺腔（図17）が認められることもある．線維性間質を介して細く長く伸びる索状構造もこの variant でよくみられる像である（図18）．

免疫組織化学的には，多くの上皮性，とくに腺系マーカーに陽性を示す．CK7 はほとんどの症例で陽性である一方，CK20 陽性となる症例は少なく，他の多くの婦人科臓器発生腺癌と同様 CK7 陽性，CK20 陰性のパターンをとる．その他，PAX8[3]，EMA，CA125 などが陽性となるが，CEA の陽性症例は約 30％にとどまる．エストロゲンリセプター（ER），プロゲステロンリセプター（PgR）はほとんどの症例で陽性である．vimentin 陽性症例が少なからず経験される．WT-1，p16 は通常陰性である．

(5) 鑑別診断

他の上皮性卵巣腫瘍との鑑別においては，とくに充実性成分の多い高異型度例において，漿液性癌が最も問題となる．類内膜癌では管状構造が主体で，腺の内腔縁は平滑で丸く，腫瘍細胞は高円柱状で偽重層化する棍棒状核を有するのに対し，漿液性癌では乳頭状構造が主体で腺内縁に凹凸がみられ，ひび割れ状・スリット状の空隙を形成し，強い核異型を呈する腫瘍細胞からなる．扁平上皮への分化や粘液性変化などの化生性変化，あるいは子宮内膜症を伴っていれば類内膜癌がより考えられ，砂粒小体の存在は漿液性腫瘍を示唆する．また，細胞質が高円柱状で明瞭な腺腔形成や乳頭状，絨毛状構造がみられる（構造的には類内膜癌に近い）場合でも，核異型が強いときには漿液性癌の可能性を考える．後述のとおり，高異型度の類内膜癌は漿液性癌と相同であるという考えもあり[4]，従来の組織分類の枠組みが変わっていく可能性がある．免疫組織化学的に漿液性癌は WT-1 陽性となることが多く，類内膜癌は通常陰性である．ホルモンリセプターについては一般的には類内膜癌で陽性，漿液性癌で陰性とされるが，現実的には例外も多く，とくに分化の低い類内膜癌では通常陰性である．

粘液性変化が顕著な場合には，粘液産生の少ない粘液性癌との鑑別が難しいことがある．実践的には腺基部に注目し，基部で粘液がほとんどみられず類内膜癌に典型的な核の偽重層化を伴う淡好酸性高円柱上皮からなることが観察されれば類内膜癌と診断する手掛かりとなる．扁平上皮への分化や内膜症の存在があればより類内膜癌を考える．類内膜癌では CK7 陽性，CK20 陰性となることが多い一方，胃腸型上皮から構成される粘液性癌は CK7，CK20 がともに陽性を示し，通常 CDX2 も陽性である．

細胞質の明るい腫瘍細胞からなる類内膜癌は明細胞癌との鑑別が問題となる．明細胞癌といえるほどの核異型があるか否かは大きな指標となるが，免疫染色がある程度有用であることも報告されている[5]．類内膜癌ではホルモンリセプター陽性，HNF1β 陰性，napsin A 陰性のパターンが多く，明細胞癌ではホルモンリセプター陰性，HNF1β あるいは napsin A が陽性であることが多い．

粘液性変化や好酸性変化，扁平上皮への分化など多彩な細胞変化を有する類内膜癌は，漿液粘液性癌との鑑別が問題となる．この鑑別については婦人科腫瘍を専門とする病理医間でも意見が分かれることが多いが，いずれの病変もおそらく本質的には同一スペクトラム内に存在し，オーバーラップする概念と思われる．

性索間質性腫瘍に類似する類内膜癌は，セルトリ細胞腫や顆粒膜細胞腫との鑑別が問題となるが，十分な標本作製を行っていれば大抵の場合通常型の類内膜癌の像が標本のどこかにみられることで鑑別される．類内膜癌では，粘液性変化などの細胞変化や内膜症の合併がみられることも良い指標となる．その他，性索間質性腫瘍ではホルモン症状がみられることがあるのに対し，類内膜腺癌では通常ホルモン症状は認められない．セルトリ細胞腫では発症年齢が低い（25歳以下が多い）ことも鑑別点となる．免疫組織化学的には，性索間質性腫瘍が inhibin および calretinin 陽性，EMA および CK7 陰性を示す一方，類内膜癌はこれらとは逆のパターンを示す．

粘液産生の少ないタイプの大腸癌が卵巣に転移した場合も，類内膜癌との鑑別の対象となる．両側性で，腫瘍

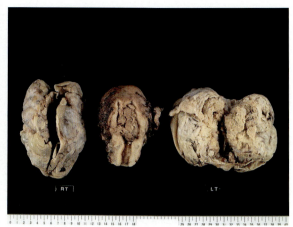

図7 類内膜癌固定後肉眼像：両側卵巣，子宮内膜に同時に腫瘍が認められた例．

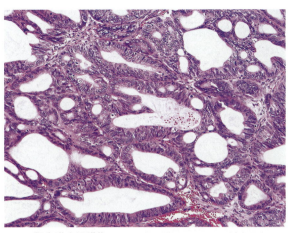

図8 類内膜癌組織像：高円柱状の細胞質を有する腫瘍細胞からなる腺上皮が，分岐・癒合腺管あるいは篩状腺管を形成する．

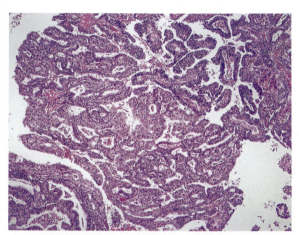

図9 類内膜癌組織像：不規則な乳頭状構造を示す類内膜癌．

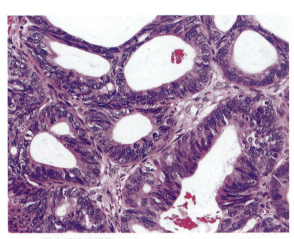

図10 類内膜癌組織像：腺腔は基本的に丸く，腺の内腔縁は平滑である．核は楕円形〜棍棒状で偽重層化を示す．

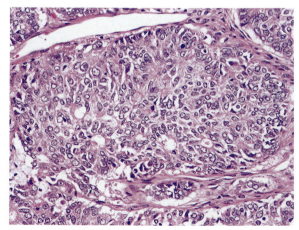

図11 類内膜癌組織像：充実性成分が50％を超えて認められG3と診断された症例．

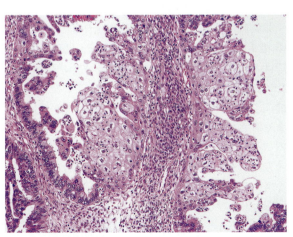

図12 類内膜癌組織像：扁平上皮への分化が明瞭に認められる．図の左側では好酸性乳頭状変化も認められる．

表1 子宮体部および卵巣に同時に癌がみられた場合の原発巣推定基準

子宮内膜原発卵巣転移	卵巣原発子宮内膜転移	双方が独立病変	双方が転移性病変	原発巣不明
大きな容量の内膜癌が卵巣に直接浸潤している	大きな容量の卵巣癌が体部に直接浸潤している	一方の癌からの直接浸潤がみられない	通常は双方の腫瘍に連続性がみられない	大きな容量の癌が卵巣と体部にみられる,あるいは左4列のいずれも合致しない
内膜から体部筋層に深く浸潤している	体部漿膜表面から体部筋層に浸潤している	体部筋層浸潤がみられないか浅い	内膜間質に広がり,腺は取り残されている*	体部筋層浸潤がみられることもある
体部と卵巣の一方あるいは双方にリンパ管・血管浸潤あり	体部と卵巣の一方あるいは双方にリンパ管・血管浸潤あり	リンパ管・血管浸潤なし	卵巣と体部にリンパ管,血管浸潤がしばしばあり	
内膜異型増殖症がしばしばみられる	内膜異型増殖症は通常はみられない	内膜異型増殖症がしばしばみられる	内膜異型増殖症はみられない	
卵管内に癌がみられる	腹膜表面,時に卵管内に癌がみられる	内膜と卵巣に限局しているか,周囲にわずかに浸潤している	通常は婦人科系臓器以外にも癌がみられる	
卵巣の表面に癌が目立つ	卵巣実質に癌が目立つ	卵巣実質と内膜の双方に癌が目立つ	卵巣腫瘍は通常両側性,卵巣表面への浸潤が多い	
通常は卵巣に子宮内膜症はみられない	卵巣に子宮内膜症がみられることがある	卵巣に子宮内膜症がみられることがある	子宮内膜症はみられない	
双方の組織型が類似し内膜癌として矛盾しない	双方の組織型が類似し卵巣癌として矛盾しない	双方の組織型が類似,あるいは異なっている	腫瘍が卵巣や内膜ではまれな型である	

*原文は tumor characteristically in endometrial stroma

(文献6より作成)

腺腔内に大量の変性壊死物質がみられ,免疫組織化学的にCK7陰性,CK20陽性を示すときには大腸癌の転移を考える.扁平上皮への分化や内膜症の存在は類内膜癌をより示唆する.なお,腸上皮に特異的とされるCDX2は通常類内膜癌では陰性であるが,扁平上皮への分化を示す部分では陽性となることが報告されている[7].

II 関連事項

(1) 類内膜癌の組織学的 grading

類内膜癌の grading について,WHO分類 第4版(2014年)では子宮内膜の類内膜癌での基準と同様に,充実性増殖部分が5%以下の場合がGrade 1, 5%を超え50%以下のものがGrade 2, 50%を超えればGrade 3とする grading system が採用されている.

(2) 子宮内膜癌との合併

卵巣類内膜癌に子宮体部類内膜癌や子宮体部内膜増殖症がしばしば合併することが知られている.WHO分類 第4版(2014年)の記述では約15～20%で子宮体部類内膜癌の合併がみられるとしているが[2],筆者の経験では3～4割程度〔国立がん研究センター中央病院,1997～2011年,91例中34例(37%)〕である.いずれも分化が良く組織形態学的に類似していることが多く,一元的病変か独立病変かの鑑別が必ずしも容易でない.一般的に,子宮内膜の病変が高分化で筋層浸潤が浅ければ,それが卵巣に転移する状況は考えにくい.卵巣病変の分布や形態も判断材料となり,すなわち卵巣病変が両側性で多発結節性の腫瘤であれば子宮から卵巣への転移であることが推測され,かつ子宮内膜の病変が類似組織型で深い筋層浸潤を伴うものであるなら,より確からしい.一方卵巣病変に境界悪性病変や内膜症の合併が認められれば卵巣は独立病変と考える.日常診断の場において広く用いられているクライテリアを表に示すが(表1)[6],分子生物学的手法による鑑別も多数試みられている[8].

卵巣および子宮内膜の双方に同時に癌が認められる場合には,患者の遺伝的背景も考慮する必要がある.とくにリンチLynch症候群では消化器癌とともに内膜,卵巣の類内膜癌の高率発生が知られている.

なお,子宮,卵巣ともにそれぞれ限局している場合には,その予後は内膜癌のI期,卵巣癌のI期と同様,予後良好であることから,それぞれ独立した腫瘍であるとの考えが最も有力である.

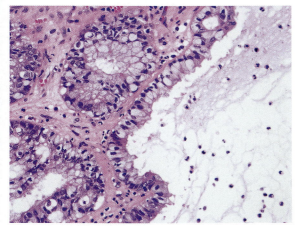

図13　類内膜癌組織像：粘液産生を伴う腫瘍細胞からなる領域.

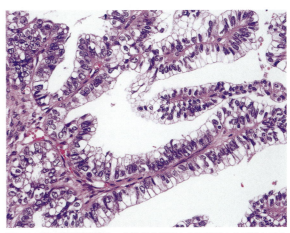

図14　類内膜癌組織像：分泌期内膜腺上皮に類似する形態を示す領域.

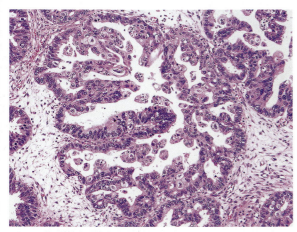

図15　類内膜癌組織像：細胞質が好酸性となり合胞体様形態を示す好酸性合胞体様変化.

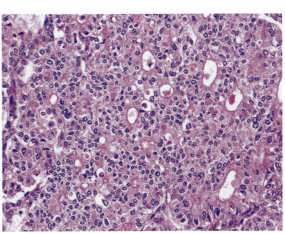

図16　性索間質性腫瘍に類似する類内膜癌組織像：Call-Exner小体様の構造物がみられる.

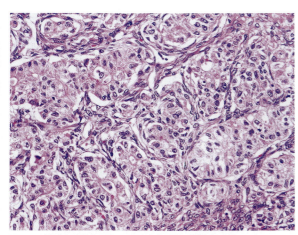

図17　性索間質性腫瘍に類似する類内膜癌組織像：セルトリ細胞腫様の像に類似する中空管や中実管様の腺腔が認められる.

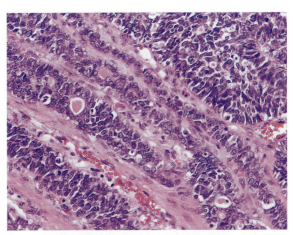

図18　性索間質性腫瘍に類似する類内膜癌組織像：線維性間質を介して細く長く伸びる索状構造がみられる（文献9より転載）.

III 21世紀の新知見

　高異型度（G3）の類内膜癌の中には，低異型度（G1，G2）の類内膜癌から進展したと考えられる群と，高異型度漿液性癌に似た遺伝子プロファイルを有する群が存在することが知られてきており，すなわち前者は境界悪性類内膜腫瘍様部分が混在し，あたかもそこから段階的にプログレッションしたことが推測される群で，分子生物学的にもβカテニンやPTENなど，内膜症や境界悪性腫瘍，低異型度の類内膜癌にみられるような遺伝子変異を有するものが多い．一方後者では高頻度にp53の変異がみられることから，これらの高異型度の類内膜癌は漿液性癌と相同，言い換えれば管腔構造を呈する漿液性癌であるという考え方が出てきている[4]．

（笹島ゆう子）

文献

1) 日本産科婦人科学会：婦人科腫瘍委員会報告 2013年度患者年報．日産婦誌 2015, 67：1872-1916
2) Ellenson LH, Carinelli SG, Cho KR, et al: Endometrial tumours. In: WHO Classification of Tumours of Female Reproductive Organs. (Kurman RJ, Carcangiu ML, Herrington CS. et al. eds.) IARC, Lyon, 2014, 29-32
3) Ozcan A, Shen SS, Hamilton C, et al: PAX 8 expression in non-neoplastic tissues, primary tumors, and metastatic tumors: a comprehensive immunohistochemical study. Mod Pathol 2011, 24：751-764（PAX8はミュラー管由来臓器，腎，甲状腺腫瘍の原発巣，転移巣において感度，特異度ともに高く陽性を示す）
4) Madore J, Ren F, Filali-Mouhim A, et al: Characterization of the molecular differences between ovarian endometrioid carcinoma and ovarian serous carcinoma. J Pathol 2010, 220：392-400（高異型度の類内膜癌の分子生物学的プロファイルは漿液性癌に似ている）
5) Lim D, Ip PP, Cheung AN, et al: Immunohistochemical comparison of ovarian and uterine endometrioid carcinoma, endometrioid carcinoma with clear cell change, and clear cell carcinoma. Am J Surg Pathol 2015, 39：1061-1069（卵巣および体部原発類内膜癌における明細胞変化と明細胞癌の鑑別）
6) Lerwill MF, Young RH: Metastatic tumors of the ovary. In: Blaustein's Pathology of the Female Genital Tract (Kurman RJ, Lora HE, Brigitte MR eds.), 6th edition. Springer, New York, 2011, 930-997（卵巣腫瘍の代表的教科書）
7) Wani Y, Notohara K, Saegusa M: Aberrant Cdx2 expression in endometrial lesions with squamous differentiation: important role of Cdx2 in squamous morula formation. Hum Pathol 2008, 39：1072-1079（類内膜癌の扁平上皮化生成分ではCDX2陽性となる）
8) 古屋充子：卵巣癌・子宮体癌の重複癌．特集：卵巣腫瘍II―病理診断の実際．病理と臨床 2015, 33：1117-1121（卵巣および子宮体部に同一組織型の腫瘍が発生した場合の解釈に関する総説）
9) 笹島ゆう子：類内膜腺癌．特集：卵巣腫瘍I―病理の新しい考え方．病理と臨床 2015, 33：950-954〔WHO分類第4版（2014年）に準拠した卵巣類内膜腫瘍の総説〕

こんな症例も

内分泌細胞小胞巣 endocrine cell micronests (ECM)

内分泌細胞小胞巣 endocrine cell micronests (ECM) は，逆萎縮型胃炎やカルチノイドなどの消化管神経内分泌細胞の増殖性疾患に伴って播種性に存在する小型の神経内分泌細胞集塊で，発生臓器としては胃に最も多いと報告されている[1]．この ECM の構成細胞は神経内分泌細胞の性質を有するが，一般的には粘液染色には染まらない[2]．

消化管以外での ECM 症例として，卵巣の粘液性嚢胞腺線維腫での一例報告がある[3]．組織学的には，1～数個で構成される神経内分泌細胞集団が，腫瘍間質および腺管内に散在性に認められる．腺腫細胞からの芽胞発育を示す部分もある．腫瘍の微小浸潤と誤って診断される可能性があるが，細胞異型や核分裂像などの悪性を示唆する所見はみられない．卵巣の粘液性腺腫細胞に好銀性反応がみられることは珍しくなく，この症例は腫瘍中の内分泌細胞過形成を背景に発生したと考えられる．卵巣の粘液性カルチノイドでの ECM の報告はいまだない．珍しい病変ではあるが，粘液性腫瘍の微小浸潤との鑑別が必要である．

（古屋充子，石倉　浩）

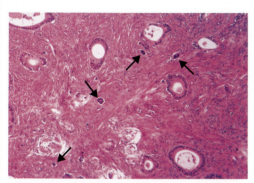

図1　ECM：粘液性嚢胞腺線維腫の主に間質領域に1～数個の小型卵円形細胞集団が散在性に存在する（矢印）．

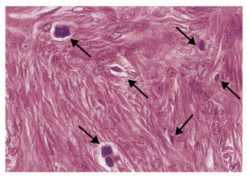

図2　ECM：核クロマチンの濃染する細胞集団だが，細胞異型や核分裂像は認められない（矢印）．

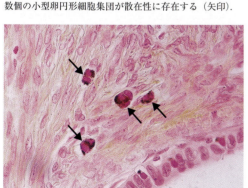

図3　ECM（Grimelius 染色）：これらの細胞集団は好銀性を示し，Grimelius 染色で陽性となる（矢印）．

文献

1) Itsuno M, Watanabe H, Iwafuchi M, et al: Multiple carcinoids and endocrine cell micronests in type A gastritis: their morphology, histogenesis, and natural history. Cancer 1989, 63: 881-890（胃逆萎縮型胃炎における ECM の報告）
2) Abe H, Kubota K, Oka T, et al: A rare case of multiple carcinoids and endocrine cell micronests in a patient with chronic duodenitis. Cancer 2000, 89: 963-969（十二指腸における ECM の報告）
3) Ishikura H, Shibata M, Yoshiki T: Endocrine cell micronests in an ovarian mucinous cystadenofibroma: a mimic of microinvasion. Int J Gynecol Pathol 1999, 18: 392-395（卵巣粘液性嚢胞腺線維腫における ECM の報告）

各論B 上皮性腫瘍
10 良性明細胞腫瘍，境界悪性明細胞腫瘍
benign clear cell tumor, clear cell borderline tumor

エッセンス

- 良性および境界悪性の卵巣明細胞腫瘍はいずれも腺線維腫の形態をとる．
- 良性明細胞腺線維腫が単独で認められることは極めてまれである．
- 境界悪性明細胞腫瘍と明細胞癌とは定義上，間質浸潤の有無で鑑別されるが，間質浸潤についての病理組織学的判定が困難なことがある．
- 明細胞腺線維腫は明細胞癌の前駆病変の一つと考えられている．

I 基礎的事項

(1) 良性明細胞腫瘍

　卵巣に発生する良性明細胞腫瘍は，通常明細胞腺線維腫 clear cell adenofibroma の形態をとる[1]．それ自体単独で出現することは極めてまれで，これまで数例の症例報告があるに過ぎないが，明細胞癌の手術標本を詳細に観察すると，10%前後の頻度で検出される[2,3]．近年，明細胞腺線維腫から明細胞癌へと進展する癌化経路が報告された[4]．

　肉眼的には，表面平滑なやや硬い分葉状腫瘤を形成し，割面では多数のスポンジ様小囊胞を呈する（図1，2）．組織像は，多角形～立方形の明細胞や鋲釘状 hobnail 細胞，あるいは立方状～扁平な1～2層の好酸性上皮に裏打ちされる腺・嚢胞が，膠原線維の豊富な線維腫様間質内に散在する，いわゆる上皮性～間質性混合腫瘍のパターンを示す（図3，4）．腺腔内にはしばしば粘液をいれている．上皮成分の細胞異型は軽度であり，低倍率で認識可能なほどの明瞭な核小体は有さない（図4）．核分裂像は認識されない．

(2) 境界悪性明細胞腫瘍

　良性明細胞腫瘍と同様，腺線維腫のパターンをとるもののみが卵巣の境界悪性明細胞腫瘍として知られている[1]．良性の明細胞腺線維腫から明細胞癌への進展過程における中間的位置づけとしてとらえることもできる[4]．まれに癌を伴わない単独症例にも遭遇するが，頻度は卵巣境界悪性腫瘍全体の1%未満である[1]．良性明細胞腺線維腫と同様，明細胞癌の切除標本内にまれならず認められる（図5）．一方で，明細胞腺線維腫内に微小な癌（明細胞癌）が検出される例があり，その診断に際しては，全割に準じた十分な組織標本サンプリングが必要である．

　肉眼所見は良性明細胞腺線維腫とおおむね同様である．組織像は，良性腫瘍同様の腺線維腫パターンをとるが，良性腺線維腫と比較して，腺・嚢胞成分の不均等分布や個々の腺・嚢胞の形状不整が出現してくる（図6）．上皮成分には，数層の重積や，腺腔内に小さな（間質芯を伴わない）偽乳頭状突出がみられることがある（図7，8）．核異型は軽度～中等度で，核分裂像はまれである．間質成分の所見は，良性明細胞腺線維腫と同様である．

II 関連事項

　境界悪性明細胞腫瘍は，定義上，間質浸潤の有無によって癌（明細胞癌）と区別されるが，「具体的に何をもって間質浸潤と判定するか」について，現在まで一定のコンセンサスは得られていない[1]．背景に線維腫様間質が指摘されない場合（図9）や，間質成分を伴った真の乳頭状増殖（図10）や明らかな充実胞巣状増殖がみられた場合（図11）は，すでに明細胞腺線維腫として認識されている形態スペクトラムを超えていることから，同部を癌として扱うべきであろう．

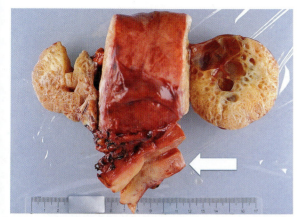

図1 明細胞腺線維腫の代表的肉眼写真〔ホルマリン固定前，子宮（矢印）が合併切除されている〕：表面平滑な充実性腫瘤を形成している（術中迅速診断用サンプリング割が入っている）．術中迅速診断では，良性あるいは境界悪性明細胞腫瘍と診断された．（愛知県がんセンター中央病院遺伝子病理診断部 谷田部 恭先生のご厚意による）

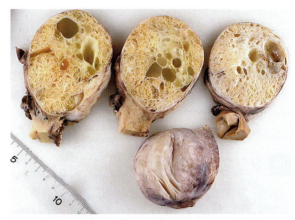

図2 明細胞腺線維腫の代表的肉眼写真（図1と同症例のホルマリン固定後写真）：粗いスポンジ様の割面所見が特徴的である．本症例では，広汎な組織標本サンプリングによって，数mm大の明細胞癌成分が検出された．

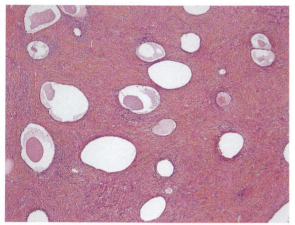

図3 良性明細胞腺線維腫の代表的顕微鏡写真（弱拡大）：膠原線維の豊富な線維腫様間質内に，球形（円形）状の小囊胞・腺管が散在する．
HE染色，40倍

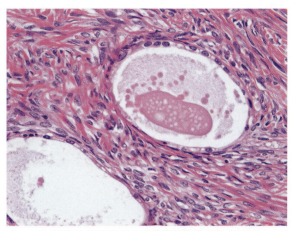

図4 良性明細胞腺線維腫の代表的顕微鏡写真（強拡大）：囊胞は立方〜扁平で異型の乏しい明細胞性上皮により裏打ちされている．この写真では囊胞内に粘液をいれている．
HE染色，400倍

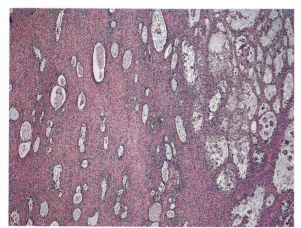

図5 明細胞癌と隣接する境界悪性明細胞腺線維腫：（境界悪性）明細胞腺線維腫（図左側）から明細胞癌（図右側）へ連続・移行しているようにみえる．
HE染色，40倍

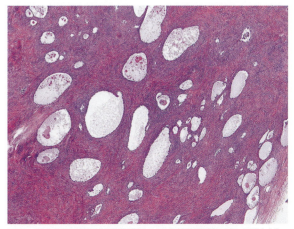

図6 境界悪性明細胞腺線維腫の代表的顕微鏡写真（弱拡大）：膠原線維の豊富な線維腫様間質内に，形状不整な小囊胞・腺管が散在する．
HE染色，40倍

境界悪性明細胞腺線維腫の診断に際して頻繁に問題となるのが，線維腫様間質内に小範囲で存在する不整小腺腔状あるいは小塊状腫瘍細胞の取り扱いである（**図12**）．卵巣明細胞腫瘍における「微小な間質浸潤」の取り扱いに関してよりどころとなる臨床病理学的知見はこれまで皆無に等しい．筆者の場合，実際には，問題となる箇所（範囲）が数mm（例えば径5mm未満）で限局性の場合は「微小な間質浸潤を伴う境界悪性明細胞腺線維腫」とし，より広汎（例えば径10mm以上）あるいは随所に指摘される場合には「明細胞腺線維腫を伴う明細胞癌」と病理診断している．ただし前者の診断をとる場合も，念のため病期Ⅰa相当の明細胞癌と同等の対応をするように臨床医に勧めている．

Ⅲ 21世紀の新知見

　近年，明細胞腺線維腫が，子宮内膜症とは異なった，卵巣明細胞癌の前駆病変として認識された[1,4,5]．しかしながら，同一症例内に子宮内膜症と明細胞腺線維腫の両者を合併する明細胞癌症例にもたびたび遭遇する．明細胞腺線維腫自体の腫瘍病態や子宮内膜症との関係性など，まだまだ解明すべき点は多い．

（山本宗平，津田　均）

文献
1) Gilks CB, Bell DA, Huntsman D, et al：Clear cell tumours. In：WHO Classification of Tumours of Female Reproductive Organs.（Kurman RJ, Carcangiu ML, Herrington CS, et al. eds.）4th edition. World Health Organization, Geneva, 2014, 33-35（2014年にWHOから改めて出版された婦人科腫瘍病理組織分類）
2) Yamamoto S, Tsuda H, Yoshikawa T, et al：Clear cell adenocarcinoma associated with clear cell adenofibromatous components：a subgroup of ovarian clear cell adenocarcinoma with distinct clinicopathologic characteristics. Am J Surg Pathol 2007, 31：999-1006（明細胞腺線維腫成分を伴う明細胞癌症例14例の臨床病理学的検討）
3) Veras E, Mao TL, Ayhan A, et al：Cystic and adenofibromatous clear cell carcinomas of the ovary：distinctive tumors that differ in their pathogenesis and behavior：a clinicopathologic analysis of 122 cases. Am J Surg Pathol 2009, 33：844-853（嚢胞内に発生した明細胞癌と腺線維腫成分を伴う明細胞癌の臨床病理学的比較検討）
4) Yamamoto S, Tsuda H, Takano M, et al：Clear-cell adenofibroma can be a clonal precursor for clear-cell adenocarcinoma of the ovary：a possible alternative ovarian clear-cell carcinogenic pathway. J Pathol 2008, 216：103-110（明細胞腺線維腫は明細胞癌の前駆病変であることを実証した遺伝学的検討）
5) Zhao C, Wu LS, Barner R：Pathogenesis of ovarian clear cell adenofibroma, atypical proliferative (borderline) tumor, and carcinoma：clinicopathologic features of tumors with endometriosis or adenofibromatous components support two related pathways of tumor development. J Cancer 2011, 2：94-106（明細胞癌には，内膜症嚢胞から直接癌化するものと，明細胞腺線維腫を介して癌化する経路の2通りがあることを示した論文）

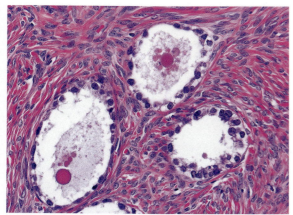

図7 境界悪性明細胞腺線維腫の代表的顕微鏡写真（強拡大）(1)：上皮に軽度の重積と、軽度〜中等度の核異型が認められる．HE染色，B, 400倍

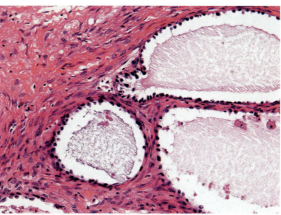

図8 境界悪性明細胞腺線維腫の代表的顕微鏡写真（強拡大）(2)：腺腔内に小さな偽乳頭状突出がみられる．HE染色，B, 400倍

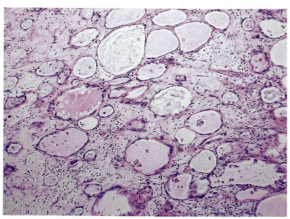

図9 境界悪性明細胞腺線維腫と鑑別されるべき明細胞癌増殖パターン (1)：明細胞腺線維腫を伴っていた明細胞癌症例の部分像である．丈の低い異型上皮に裏打ちされる，大小の腫瘍性嚢胞が増生している．背景間質は，炎症細胞浸潤を伴う浮腫状の硝子様間質であり，すでに腺線維腫とはいえず，間質浸潤として評価した．HE染色，200倍

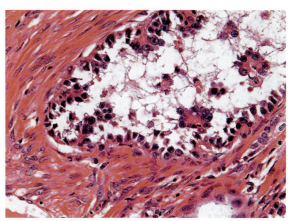

図10 境界悪性明細胞腺線維腫と鑑別されるべき明細胞癌増殖パターン (2)：本写真も，明細胞腺線維腫を伴っていた明細胞癌症例の部分像である．腺腔内に，間質芯を伴った真の乳頭状構築がみられる．すでに腺線維腫としての構造を超えているため，浸潤癌（明細胞癌）相当と評価した．HE染色，200倍

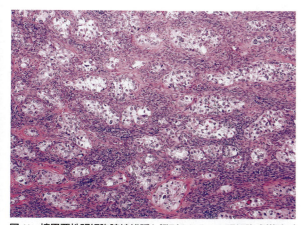

図11 境界悪性明細胞腺線維腫と鑑別されるべき明細胞癌増殖パターン (3)：本写真も，明細胞腺線維腫を伴っていた明細胞癌症例の部分像である．背景間質は線維腫様間質から構成されるが，腫瘍性上皮のほとんどが，腺腔形成の乏しい充実性胞巣として存在している．これもすでに腺線維腫のスペクトラムを超えており，浸潤癌と評価した．HE染色，200倍

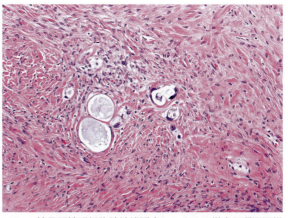

図12 境界悪性明細胞腺線維腫内にみられる微小間質浸潤様所見：線維腫様間質内に，1〜数個の腫瘍細胞が不整に散在しており，微小な間質浸潤とすべきか判断に迷う．境界悪性明細胞腺線維腫においてしばしば認められる所見であるが，現在のところ，その臨床病理学的意義は不明である．HE染色，400倍

各論 B　上皮性腫瘍
11　明細胞癌　clear cell carcinoma

エッセンス

- 明細胞癌は欧米人と比べて日本人に多くみられる組織型であり，既存の化学療法に抵抗性を示すことが多く，進行期では予後不良である．
- その多彩な病理組織像が明細胞癌の特徴ともいえる．組織像のパターンによって，様々な腫瘍が鑑別診断にあげられる．
- 半数以上の症例が子宮内膜症の癌化により形成されるが，一部には明細胞腺線維腫から明細胞癌へと進展する症例がある．
- 近年，明細胞癌の形成・進展に関わる様々な分子異常が明らかになってきており，新たな分子標的治療の開発が期待されている．

I　基礎的事項

（1）概念・定義

卵巣明細胞癌は当初，腎細胞癌への形態学的類似性から中腎管遺残由来の腫瘍と考えられ，mesonephroma や hypernephroid carcinoma と呼称されていたが，1967 年 Scully と Barlow によってミュラー管由来腫瘍として改めて記載された．1973 年の WHO 分類 第 1 版にて卵巣上皮性悪性腫瘍の一つとして確固たる地位を得て，現在に至っている．半数以上の症例（約 60〜70％と推測される）が，卵巣あるいはその付近に生じた子宮内膜症（以下，内膜症）から発生すると考えられている．

（2）臨床的事項

日本人では卵巣癌全体の 20〜30％を占め，高異型度漿液性癌に次ぐ頻度でみられる組織型である．一方，欧米人では，卵巣癌全体の 5％前後と比較的頻度が低い．閉経後の症例がほとんどで，腹部腫瘤を主訴とすることが多く，約半数は片側性の子宮付属器腫瘍〔FIGO 進行期分類（2014 年）Ⅰ期〕として発見される．一部の症例は，高カルシウム血症あるいは血栓症による腫瘍随伴症候群を示す．

明細胞癌は，卵巣癌における他の組織型と比較して，プラチナ製剤やタキサン系など既存の化学療法に抵抗性を示す症例が多く，進行期（とくに初回手術後に残存腫瘍を有する症例）では予後不良である[1]．一方，初回手術にて腫瘍が完全切除された場合は，他の組織型と比較してとくに予後不良ではないとする報告が多い[1〜3]．放射線療法の効果に関して，一定した見解は得られていない．

初回手術時における臨床病期および残存腫瘍の有無・程度が予後因子として重要であり，その他，腹水細胞診陽性や発症年齢の若い症例が予後不良因子として報告されている[1,4]．

（3）肉眼所見

最も典型的な腫瘍肉眼像は，表面平滑で厚みのある線維性被膜に覆われる単房あるいは少房性囊胞の内腔に，黄白色調の充実性隆起を形成するものである（図 1，2）．このタイプの腫瘍の多くが内膜症を背景として形成されたもの（内膜症囊胞内に発生したもの）と考えられ[5]，囊胞壁内腔面には内膜症病変に伴った茶褐色の色素沈着をみることが多い（図 1b）．また，病期Ⅰ期にとどまる比較的予後の良い症例も，このタイプに多い[5]．ほかには，充実性腫瘍のみから構成される症例（図 3）や，一見粘液性境界悪性腫瘍を思わせる含粘液多房性囊腫を形成する症例もみられる．

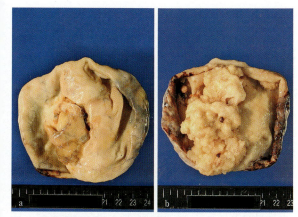

図1 卵巣明細胞癌の典型的肉眼像（ホルマリン固定後標本）
a：外表（腹腔側）からみたところ．表面平滑な嚢胞を形成している．
b：嚢胞内腔面をみたところ．単房性嚢胞の内腔に，黄白色調の隆起性病変が突出している．嚢胞壁内腔面には茶褐色の色素沈着がみられ，内膜症に関連した変化と推測される（本症例では，組織学的に内膜症が確認されている）．

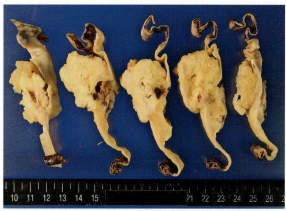

図2 卵巣明細胞癌の典型的肉眼像（図1の割面写真）：嚢胞内腔に，40mm大の充実性隆起性腫瘍が突出している．腫瘍内の一部には出血・壊死がみられる．

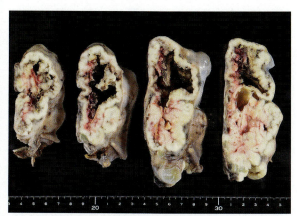

図3 充実型を呈する卵巣明細胞癌の肉眼像：白色充実性腫瘍を形成している．腫瘍内部には壊死による空洞化・嚢胞変性がみられる．

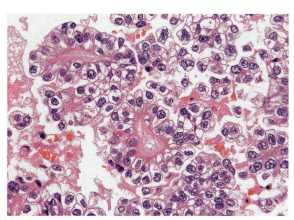

図4 卵巣明細胞癌の代表的腫瘍細胞形態①：淡明細胞型の腫瘍細胞が乳頭状増殖を示している．
HE染色，400倍

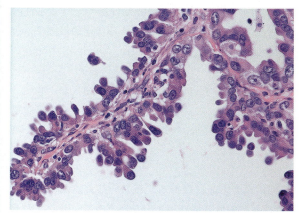

図5 卵巣明細胞癌の代表的腫瘍細胞形態②：多くの腫瘍細胞が，鋲釘状hobnail形態を呈している．
HE染色，400倍

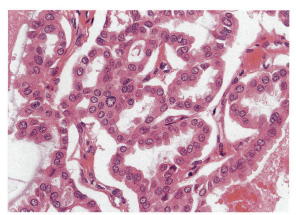

図6 卵巣明細胞癌の代表的腫瘍細胞形態③：好酸性の立方状〜円柱状細胞質を有する腫瘍細胞が管状増殖している．
HE染色，400倍

(4) 組織学的所見

下に記す種々の細胞形態や組織構築および背景の間質変化が，色々組み合わさって明細胞癌の組織像を形成する．その組み合わせの多彩さが本腫瘍の特徴ともいえ，鑑別診断の際に重要なポイントとなる．

腫瘍細胞形態：主体となるのは細胞質内にグリコーゲンを貯留した細胞境界明瞭な淡明細胞（図4）や，胞体がくびれて核が腺腔方向に向かって突出する鋲釘状 hobnail 細胞（図5）であり，比較的まれに好酸性細胞（図6）や印環細胞型（図7）の腫瘍細胞もみられるが，上記いずれか一つに分類しがたい中間的あるいは非特異的性格のものを混じていることが少なくない．ごくまれに，腫瘍の大部分が好酸性細胞から構成されるものがある．淡明細胞や好酸性細胞では，腫瘍の増殖構築に従って，多角形状，円柱状，立方状，平坦状など様々な形状を呈し得る．印環細胞型は，細胞質内あるいは胞体内腺腔に濃縮した好酸性物質をいれており，"標的様細胞 targetoid cell" とも称される（図7）．

まれに核異型に乏しい症例にも遭遇するが（図8），典型的には核異型が強く，核形不整や核の大小不同が目立つとともに，明瞭な好酸性核小体を有する．核形不整の強い症例では，核内に偽封入体所見を伴うことがある（図9）．核分裂像は，漿液性癌や類内膜癌と比べて少なく，強倍10視野当たり10個未満の症例が約半数を占める．

腫瘍増殖構築：基本構築は，乳頭状，管状嚢胞状，あるいは充実性の増殖構築であり，多くの症例ではそれら構築が様々な割合で混在し，互いに連続・移行し得る．乳頭状構築では，その末梢部までコアとなる間質成分を認識できることが多く（図10），漿液性癌で頻出する偽乳頭状構築ないし芽出 budding を形成することはまれである．管状嚢胞状構築には，中～大型の嚢胞が薄壁性間質を介して集簇するパターン（図11，12），小～中型の腫瘍腺管が浮腫状あるいは硝子化間質にて浸潤性増殖するパターン（図13），癒合腺管状の増殖パターン（図14）などが含まれる．充実性構築には，腫瘍細胞間が比較的均等でところどころ腺腔形成を伴うもの（図15）から，核異型の強い腫瘍細胞が腺腔形成を示さずシート状増殖するもの（図16）まであり，後者では血管侵襲像が高頻度に認められる．その他の増殖構築パターンとしては，網状パターン（図17），索状ないし小塊状の浸潤性増殖パターン（図18），印環細胞型腫瘍細胞の充実性増殖にて構成される微小嚢胞状パターン（図7）がある．

腫瘍間質の変化：ラミニンを含む好酸性の基底膜様物質や，粘液様の好塩基性物質の沈着が，間質の変化として比較的よくみられるが（図19），良性あるいは境界悪性の明細胞腫瘍にみられるような線維腫様間質や，高度のリンパ球・形質細胞浸潤，あるいは一般癌腫にみられるような非特異的な線維性間質など，様々である．漿液性癌で比較的よくみられる砂粒小体 psammoma body を伴うこともある（図20）．しばしば腫瘍腺管や嚢胞内に粘液の貯留を伴うが，上述した印環細胞型以外は細胞質内への粘液貯留はみられない（粘液性癌との違い）．また，卵黄嚢腫瘍にみられるような好酸性球状物質 hyaline body を沈着することもある．

(5) 免疫組織化学的特徴

典型例では，CK7陽性，EMA陽性，vimentin陰性，ホルモンレセプター（ER, PgR）陰性，WT1陰性，p53異常発現陰性を示す．ただし，まれに，局所的なER/PgR，WT1，あるいはvimentin陽性像や，びまん性のp53蛋白質核内蓄積を示す例もみられ，これらの陽性所見をもって明細胞癌の診断を否定する決定的根拠にはならない．そのほか，他の卵巣癌と比較して，BAX（Bcl-2-associated death protein），p21，cyclin Eの発現が高頻度とされる[4]．

卵巣癌の病理診断において，糖代謝関連の転写因子 hepatocyte nuclear factor-1beta（HNF-1β）が，感度・特異度ともに優れた明細胞癌マーカーとして近年定着しつつある（図21）．ただし，組織像が典型的な明細胞癌であっても，HNF-1β発現が局所にとどまる場合がある．また最近，肺腺癌マーカーの一つである napsin-A が，卵巣癌診断における新たな明細胞癌マーカーとして注目されている[6]．

(6) 鑑別診断

上述のとおり，多彩な組織像が明細胞癌の特徴であり，鑑別疾患も多岐にわたる．正しい病理診断に至るには，年齢や開腹所見などの臨床情報や腫瘍肉眼像に加え，切り出しにおける適切・十分な標本サンプリングが重要である．

主に乳頭状の組織構築から構成され，明細胞が目立たない場合（とくにサンプリング範囲が限られ，明細胞が

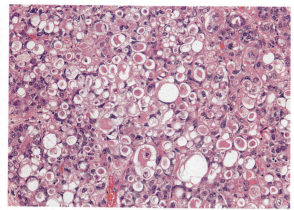

図7 卵巣明細胞癌の代表的腫瘍細胞形態④：印環細胞型腫瘍細胞が充実性増殖している．胞体内腺腔に濃縮した粘液様の好酸性物質をいれ，いわゆる標的状 targetoid 形態を呈している．
HE 染色，200 倍

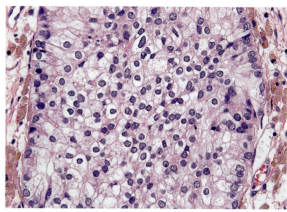

図8 比較的核異型の乏しい明細胞癌症例：核は小型・類円形で大小不同に乏しい．核小体は，この倍率にてようやく認識できる程度である．まれではあるが，このような核異型に乏しい症例に遭遇する．
HE 染色，400 倍

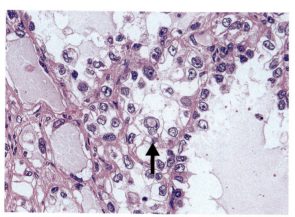

図9 明細胞癌における核内封入体様構造：図8の症例と比較すると，核の大小不同や形状不整が顕著であり，核小体が明瞭である．核異型の強い症例では，しばしば核内に偽封入体所見（矢印）がみられる．
HE 染色，400 倍

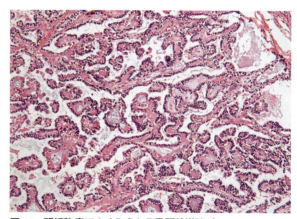

図10 明細胞癌でよくみられる乳頭状増殖パターン：複雑に分岐する乳頭状構築であるが，その末梢まで間質芯を認識できることが多い．
HE 染色，100 倍

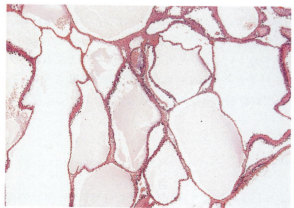

図11 中～大型嚢胞の集簇により構成される明細胞癌像（弱拡大）：薄壁性間質を介して腫瘍性嚢胞が集簇するパターン．
HE 染色，40 倍

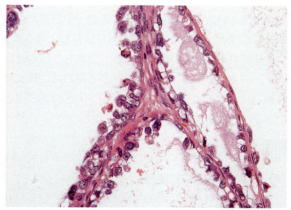

図12 中～大型嚢胞の集簇により構成される明細胞癌像（強拡大）：図11の嚢胞壁部を拡大すると，異型の強い明細胞型～hobnail 型腫瘍細胞が確認できる．
HE 染色，400 倍

描出されにくい迅速診断時），漿液性境界悪性腫瘍あるいは漿液性癌（図22）との鑑別が問題となる．その際，乳頭状構造末梢における偽乳頭状構築ないし芽出 budding が目立たないことや（図10），囊胞壁サンプリングによる内膜症病変の同定が，明細胞癌診断の鍵となる．一方，高異型度漿液性癌において，胞体の淡明化した腫瘍細胞の充実性増殖がみられた場合，その解釈が問題となることがある（図23）．しかしながら現在では，高異型度漿液性癌と明細胞癌は，pathogenesis が根本的に異なる別の腫瘍性疾患であると考えられており，他箇所にて典型的な明細胞癌像が認められない限り，あえてまれな混合癌（serous and clear mixed）と診断する必要はない．一般的に，免疫組織化学（HNF-1β，WT1，ER/PgR，p53）による鑑別が有用である．

分泌期子宮内膜に類似した腫瘍細胞から構成される類内膜癌 secretory variant（図24a）は，円柱状の淡明細胞から構成される明細胞癌（図24b）と類似し，鑑別診断の対象となり得る．類内膜癌では，核の配列や腫瘍細胞形態が比較的そろっており，しばしば扁平上皮分化を伴うので鑑別の参考になる．しかしながら，類内膜癌と明細胞癌はいずれも，多くの症例が内膜症に由来する腫瘍であり（すなわち pathogenesis の共有・共通点があり），かつ，両者はしばしば混合癌を形成することが知られている．したがって，両腫瘍の典型的な組織像を一定領域以上（例えば10％）認めた場合は，無理をせず混合型と診断し，優勢な組織型（可能であれば各組織型の占拠率）を記載することを勧める．免疫組織化学（HNF-1β，ER/PgR）による鑑別も有用である．

胚細胞腫瘍も明細胞癌の重要な鑑別診断となる．とくに卵黄嚢腫瘍では，明細胞癌に類似した組織構築（管状・乳頭状あるいは網状パターン）を呈することがあり，部分像のみからの鑑別は困難なことがある．卵黄嚢腫瘍で頻出する球状の hyaline body は明細胞癌でも出現し得る．両者の鑑別には免疫組織化学が有用で，CK7 あるいは EMA（卵黄嚢腫瘍ではいずれも陰性ないしごく局所的陽性にとどまる）や，幹細胞マーカーである転写因子 SALL4（明細胞癌で陰性，卵黄嚢腫瘍で陽性）を用いるとよい．AE1/AE3 は両者陽性となる．AFP は卵黄嚢腫瘍でもしばしば局所的な陽性像にとどまるし，明細胞癌でも局所的な陽性所見を示し得るので注意が必要である．ディスジャーミノーマ（未分化胚細胞腫）との鑑別が問題となる場合は，EMA などの上皮性マーカーや cytokeratin などへのびまん性陽性像，OCT3/4 陰性，c-kit 陰性，胎盤性アルカリフォスファターゼ陰性からディスジャーミノーマを除外する．

明細胞癌が，比較的形状のそろった管状構築のみにて構成されている場合，卵巣甲状腺腫との鑑別が問題となり得る（とくに迅速診断時）．鑑別には切り出し時のマクロ所見（コロイドや奇形腫合併の有無）が決定的に重要である．サイログロブリンに対する免疫組織化学も有用である．

その他比較的まれな卵巣腫瘍として，若年型顆粒膜細胞腫やステロイド細胞腫瘍が明細胞癌に類似の組織像を呈する場合がある．いずれも，明細胞癌に特徴的な組織像を探すことと，上皮マーカー（CK7，EMA）およびα-inhibin に対する免疫組織化学が鑑別に有用である．

かなりまれではあるが，腎の淡明細胞癌が卵巣に転移する場合がある．事前の臨床情報が重要であるが，腎細胞癌では，卵巣明細胞癌のように多彩な組織構築が混在する頻度が少ない．免疫組織化学では，腎細胞癌は典型的に CK7 陰性，vimentin 陽性，CD10 陽性と卵巣明細胞癌とは反対のパターンをとる．

消化管由来の腺癌が卵巣に転移した場合，通常は卵巣の粘液性癌ないし類内膜癌との鑑別が問題となるが，クルケンベルグ腫瘍のパターンを呈する場合は，線維腫様間質を背景とした明細胞癌が鑑別診断の範疇に入る．腫瘍細胞における細胞質内粘液の存在（signet ring cells）や，明細胞癌に典型的な組織像を見いだすことが重要である．

II 関連事項

(1) 卵巣明細胞癌の前駆病変

先に述べたように，明細胞癌の約60～70％が，内膜症の癌化により形成されると考えられている．逆に内膜症からの癌化率は1～5％と推測されており，類内膜癌と明細胞癌がその大半を占める．内膜症嚢胞内に形成された明細胞癌あるいは類内膜癌症例の内膜症部分には，しばしば，内膜症性上皮に一定程度の細胞・構造異型が観察される（異型内膜症 atypical emdometriosis）．異型内膜症は，形態学的見地および分子異常の観点からも，

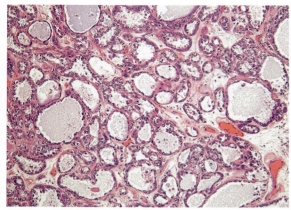

図 13　管状増殖構築を示す明細胞癌①：小〜中型の腫瘍腺管による浸潤性増殖パターン．
HE 染色，100 倍

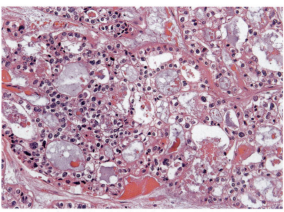

図 14　管状増殖構築を示す明細胞癌②：癒合腺管により構成される篩状構造パターン．
HE 染色，200 倍

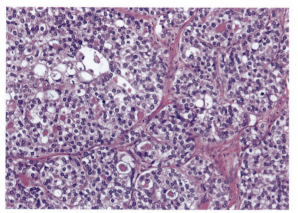

図 15　充実性増殖構築を示す明細胞癌①：充実性構築の中にも，ところどころ細胞極性を保つ腺腔形成が認められる．
HE 染色，200 倍

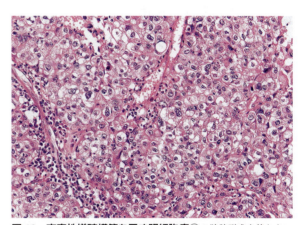

図 16　充実性増殖構築を示す明細胞癌②：腺腔形成を伴わない充実性増殖を示す，比較的低分化な明細胞癌である．このような腫瘍では，核異型も概して強く，血管を取り巻く増殖構築をみることが多い．血管侵襲もよくみられる．
HE 染色，200 倍

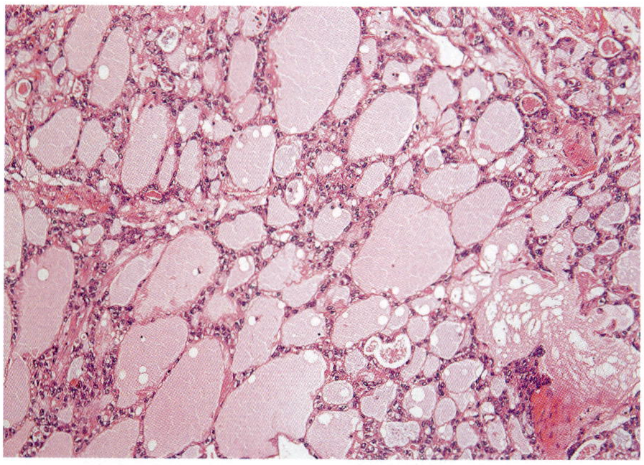

図 17　明細胞癌におけるその他の組織構築パターン①：好塩基性の粘液様基質を背景にして，数層の腫瘍細胞索が網目状に吻合するパターン．
HE 染色，100 倍

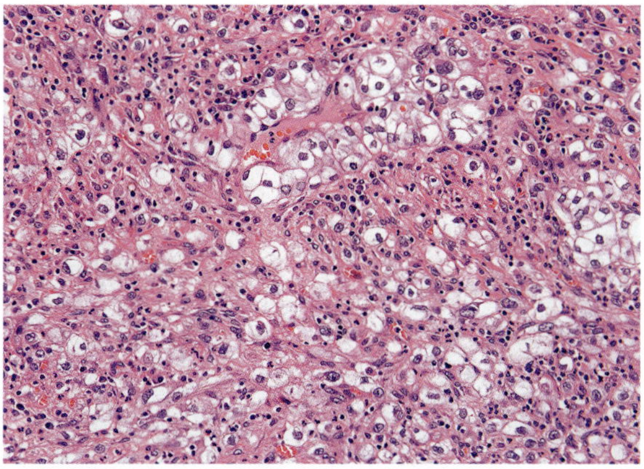

図 18　明細胞癌におけるその他の組織構築パターン②：1〜少数個の腫瘍細胞塊からなる浸潤性増殖パターン．
HE 染色，200 倍

内膜症と癌との中間的位置づけ（あるいはこれら癌の前癌病変）と理解されている．

近年，明細胞癌の一部（約5～15％）は，明細胞腺線維腫 clear cell adenofibroma から進展して形成されることがわかってきた[7]．しかしながら，明細胞腺線維腫自体が単独でみられることはまれであり，その病態病理に関してはいまだ不明な点が多い．

(2) 卵巣明細胞癌における分子遺伝子異常

明細胞癌の腫瘍形成に関わる分子異常としては，酸化ストレス関連遺伝子（$HNF-1β$，$p21$，$HIF-1α$，$IL-6$，$STAT3$）を中心とした大規模なシグナルネットワーク活性化（これらは ovarian clear cell carcinoma signature と呼ばれる）や，PI3K-Akt-mTOR-HIF 経路の異常が重要と考えられている[8,9]．また，高頻度に癌抑制遺伝子 $ARID1A$ の機能消失型体細胞変異（約50％）および癌遺伝子 $PIK3CA$ の機能獲得型体細胞変異（約40％）を伴っており，そのいずれもが，内膜症由来明細胞癌の形成過程におけるごく早期段階に生じる分子異常と考えられている[10]．その他，$PTEN$ 変異および $PTEN$ が位置する染色体領域 10q23.3 のヘテロ接合性消失 loss of heterozygosity（LOH）（それぞれ約10～20％），$KRAS$ 変異（約5～10％），MET 遺伝子増幅（約20％）が報告されている．

III　21 世紀の新知見

卵巣明細胞癌の発生・進展に関わる様々な分子遺伝子異常が次々に明らかになってきた[8～10]．明細胞癌はこれまで，化学療法抵抗性卵巣癌の代名詞とされてきたが，これら分子異常の中には $PIK3CA$ や MET など，新たな治療戦略の標的となり得るものも含まれており，今後研究の展開が期待される．

　　　　　　　　　　　　　　　　　　　　　　　　　　　　　（山本宗平，津田　均）

文献

1) Anglesio MS, Carey MS, Köbel M, et al: Clear cell carcinoma of the ovary: a report from the first Ovarian Clear Cell Symposium, June 24th, 2010. Gynecol Oncol 2011, 121: 407-415（2010年時にまとめられた卵巣明細胞癌の臨床病理学的特徴）
2) Mizuno M, Kikkawa F, Shibata K, et al: Long-term follow-up and prognostic factor analysis in clear cell adenocarcinoma of the ovary. J Surg Oncol 2006, 94: 138-143（明細胞癌 178 症例と漿液性癌 311 症例の臨床病理学的比較検討）
3) Takano M, Kikuchi Y, Yaegashi N, et al: Clear cell carcinoma of the ovary: a retrospective multicentre experience of 254 patients with complete surgical staging. Br J Cancer 2006, 94: 1369-1374（多施設共同により集められた明細胞癌 254 症例を用いた臨床学的検討）
4) Tan DS, Kaye S: Ovarian clear cell adenocarcinoma: a continuing enigma. J Clin Pathol 2007, 60: 355-360（明細胞癌の臨床病理学的特徴に関する総説）
5) Veras E, Mao TL, Ayhan A, et al: Cystic and adenofibromatous clear cell carcinomas of the ovary: distinctive tumors that differ in their pathogenesis and behavior: a clinicopathologic analysis of 122 cases. Am J Surg Pathol 2009, 33: 844-853（嚢胞内に発育する卵巣明細胞癌の臨床病理学的特徴について明らかにした検討）
6) Yamashita Y, Nagasaka T, Naiki-Ito A, et al: Napsin A is a specific marker for ovarian clear cell adenocarcinoma. Mod Pathol 2015, 28: 111-117（napsin-A が卵巣腫瘍において明細胞腫瘍に特異的に発現していることを明らかにした検討）
7) Yamamoto S, Tsuda H, Takano M, et al: Clear-cell adenofibroma can be a clonal precursor for clear-cell adenocarcinoma of the ovary: a possible alternative ovarian clear-cell carcinogenic pathway. J Pathol 2008, 216: 103-110（明細胞腺線維腫が明細胞癌の前駆病変になり得ることを示した遺伝学的検討）
8) Yamaguchi K, Mandai M, Oura T, et al: Identification of an ovarian clear cell carcinoma gene signature that reflects inherent disease biology and the carcinogenic processes. Oncogene 2010, 29: 1741-1752（マイクロアレイ遺伝子解析により同定された分子異常群としての特定の明細胞癌遺伝子異常を示した研究）
9) Yamashita Y: Ovarian cancer: new developments in clear cell carcinoma and hopes for targeted therapy. Jpn J Clin Oncol 2015, 45: 405-407.（治療標的候補となり得る明細胞癌の主要な分子異常についての総説）
10) Yamamoto S, Tsuda H, Takano M, et al: Loss of ARID1A protein expression occurs as an early event in ovarian clear-cell carcinoma development and frequently coexists with PIK3CA mutations. Mod Pathol 2012, 25: 615-624（ARID1A 異常は明細胞癌の発生過程の初期段階で起こり，頻繁に $PIK3CA$ 変異と合併することを示した研究）

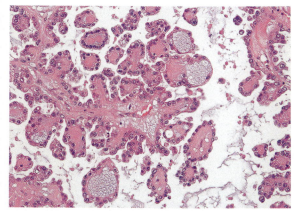

図19 明細胞癌における比較的特徴的な間質変化：間質部に好塩基性の粘液様物質あるいは好酸性の基底膜様物質沈着がみられる．
HE染色，200倍

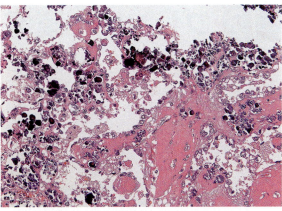

図20 明細胞癌における砂粒体沈着：砂粒体は，漿液性癌に比較的特徴的とされるが，明細胞癌においても時々認められる．
HE染色，200倍

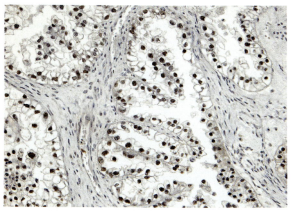

図21 明細胞腺癌における免疫組織化学的HNF-1β発現：腫瘍細胞核に一致して，HNF-1β発現が認められる．本症例ではびまん性の発現を示しているが，発現が局所にとどまる症例もある．
免疫組織化学，200倍

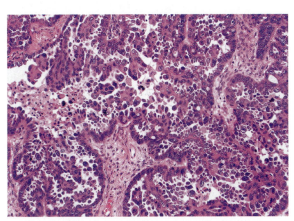

図22 明細胞癌との鑑別が問題となる卵巣漿液性癌①：鋲釘hobnail型を主体とする腫瘍細胞が複雑な乳頭状増殖を呈している．明細胞癌との鑑別が問題となるが，漿液性癌に特徴的な偽乳頭状構築ないし芽出が顕著である．
HE染色，200倍

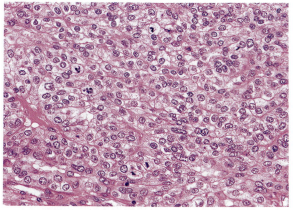

図23 明細胞癌との鑑別が問題となる卵巣漿液性癌②：高異型度漿液性癌の部分像にて，細胞質の淡明化を伴う腫瘍細胞の充実性増殖が認められることがある．明細胞癌では通常みられない多数の核分裂像や，他の切片における漿液性癌の典型像から明細胞癌を除外できる．HE染色，400倍

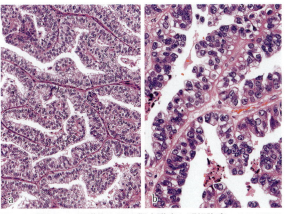

図24 類似した組織像を示す類内膜癌と明細胞癌：分泌早期子宮内膜に類似した細胞形態を呈する類内膜癌（a）は，円柱状の淡明細胞から構成される明細胞癌（b）と比較し，個々の細胞形態は高円柱状でよくそろい，核の配列極性も保たれている．
HE染色，a：200倍，b：400倍

各論 B 上皮性腫瘍
12 ブレンナー腫瘍 Brenner tumor

エッセンス

- ブレンナー腫瘍は上皮性腫瘍のうち，尿路上皮細胞に似た移行上皮型細胞の胞巣と線維腫様間質からなるものである．
- 小さな病巣であることが多く，また頻度も低い．
- 臨床経過は大部分が良性である．
- ほとんど充実性で，硬い腫瘍であるが，一部に囊胞を形成することもある．
- 由来は不明であるが上皮成分は体腔上皮，Walthard 細胞巣あるいは奇形腫などが考えられている．
- 上皮細胞の核はコーヒー豆状の特殊な形態を示す．
- 時に粘液性囊胞腺腫や成熟奇形腫と共存する．

I 基礎的事項

(1) 定義と予後

ブレンナー Brenner 腫瘍は移行上皮型あるいは尿路上皮型を示す多角形から類円形の上皮細胞巣と線維腫様間質からなる上皮性腫瘍とされている．とくに上皮細胞の核はコーヒー豆様の特殊な形態を示すものが多いことが特徴である[1]．本腫瘍はその上皮細胞成分の形態が類似しているので，Walthard 細胞巣に由来するという説や中腎遺残組織に由来するという説もあるが，体腔上皮 coelomic epithelium の化生や奇形種に由来するという説もある[2,3]．

ブレンナー腫瘍の大部分は良性であるが，まれに境界悪性あるいは悪性のものもある[4]．

(2) 肉眼所見

ほとんどが小さな病巣で，臨床症状はなく，半数以上の症例で直径は 2 cm 以下で，1/3 は顕微鏡検査でのみ発見される．粘液性腫瘍の合併がないものでは 10 cm 以上はまれである[5]．両側性の腫瘍は 10% 以下にみられる[1]．周囲との境界は明瞭で，充実性の硬い腫瘍の割面は白色〜黄白色である（図 1）．一部に小さい囊胞形成をみることがある．後述のように粘液性囊胞腺腫 mucinous cystadenoma や成熟奇形腫 mature teratoma と合併することがあり（図 2, 3），それらの一部にあるいはそれらと共存する限局性の硬い充実性部分として認められることもある．

(3) 病理組織所見

上皮細胞巣は間質組織とはっきり区画され（図 4），免疫組織化学的染色ではサ cytokeratin（AE1／AE3 および CK7）が陽性を示す（図 5）．上皮細胞の細胞質は類円形〜多角形で境界が明瞭で，核は縦長の深い切れ込みによりコーヒー豆状の特殊な形態を示す（図 6〜8）．上皮細胞巣は連続切片を用いた観察により，互いに吻合して，表層の体腔上皮につながっていることが証明されている[2]．また，上皮細胞巣の中心が円柱上皮により囊胞 cyst 様にみえることがある（図 9）．まれに囊胞形成が目立つ症例[6]や移行上皮型細胞で内面を覆われた大型の囊胞が存在することもある（図 10）．間質細胞は卵巣のそれと同様の形態を示すが，膠原線維に富む部分や石灰化した部分（図 11）を認めることがある．

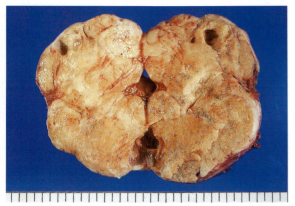

図1 ブレンナー腫瘍：割面は白色〜黄白色で，一部に小さい囊胞形成がみられる．

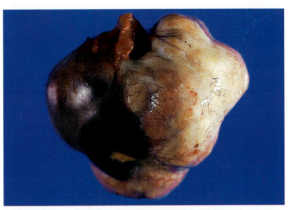

図2 ブレンナー腫瘍と粘液性囊胞腺腫の合併例：右方に白色調の充実性病変（ブレンナー腫瘍成分），左方に囊胞性成分の存在がうかがわれる．

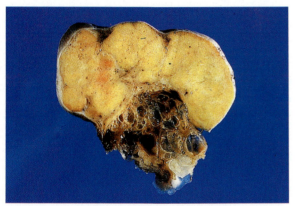

図3 ブレンナー腫瘍と粘液性囊胞腺腫の合併例：上方に充実性のブレンナー腫瘍成分，下方に多房性の囊胞性成分がみられる．

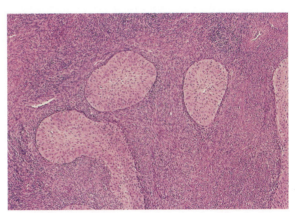

図4 ブレンナー腫瘍：線維性間質に囲まれ，類円形〜細長形の上皮細胞巣がみられる．

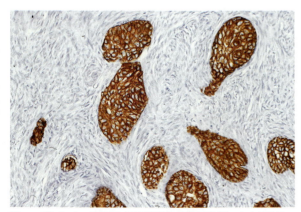

図5 ブレンナー腫瘍の免疫組織化学的染色像：上皮細胞巣に一致してcytokeratin（AE1/AE3）の陽性像がみられる．

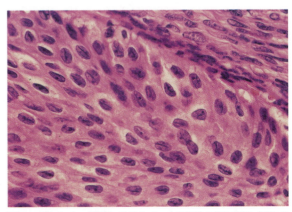

図6 ブレンナー腫瘍：強拡大で，上皮細胞の核に縦溝（切れ込み）がみられる．図7のコーヒー豆を参照．

II 関連事項

(1) 境界悪性あるいは悪性ブレンナー腫瘍との鑑別
　良性ブレンナー腫瘍の特徴を確実にとらえることが大切である．とくに悪性ブレンナー腫瘍と診断するためには，良性ブレンナー腫瘍の成分が存在することが必要である[4]（194，196 頁参照）．

(2) 他の卵巣腫瘍との合併
　ブレンナー腫瘍は粘液性嚢胞腺腫などの粘液性腫瘍 mucinous tumor（図12）あるいはその他の上皮性腫瘍や成熟奇形腫と合併することがあるが，とくに粘液性腫瘍ではブレンナー腫瘍の上皮成分が粘液化生 mucinous metaplasia したものであるという説もある[2]．

(3) 尿路系腫瘍あるいは腫瘍類似病変との関係
　良性ブレンナー腫瘍の上皮成分は，嚢胞性膀胱炎の上皮の増殖性変化や尿路系の移行上皮乳頭腫に類似している．
　悪性ブレンナー腫瘍は一部あるいは大部分が膀胱癌など尿路系の癌（尿路上皮癌 urothelial carcinoma）と同様の組織像を示す（194，196 頁参照）．

(4) 鑑別診断
　上皮成分の核の形態学的特徴から Walthard 細胞巣や顆粒膜細胞腫 granulosa cell tumor との鑑別が必要であるが，前述の肉眼的・組織学的特徴から容易に区別できる．

III 21 世紀の新知見

　卵巣ブレンナー腫瘍の免疫組織化学的染色では cytokeratin（AE1/AE3 および CK7），p63，S-100 蛋白，uroplakin，thrombomodulin などが陽性，CK20 が陰性を示すことが明らかになった．われわれの検討では uroplakin は 11/13 が陽性，CK20 は 13/13 が陰性であった[7]．

　　　　　　　　　　　　　　　　　　　　　　　　　　　　　　　　　　　　　（九島巳樹）

文献
1) Kurman RJ, Carcangiu ML, Herrington CS, et al. eds.: WHO Classification of Tumours of Female Reproductive Organs. 4th edition. IARC, Lyon, 2014, 35-36（WHO 分類による腫瘍学者，病理学者のための国際的な標準的アトラスで，典型的な卵巣腫瘍の肉眼像・組織像が示されている）
2) 奥井吉雄，松井義明，沢田益臣 他：Brenner 腫瘍の微細構造と histogenesis に関する問題点．産婦の実際 1984, 33：941-953（ブレンナー腫瘍の光学顕微鏡および電子顕微鏡所見について文献的考察を含め詳細に解説してある）
3) Klemi PJ, Nevalainen TJ: Ultrastructure of the benign and borderline Brenner tumours. Acta Pathol Microbiol Scand [A] 1977, 85: 826-838（ブレンナー腫瘍の電子顕微鏡所見から光学顕微鏡所見との関係や卵巣表層上皮の化生に由来することを示している）
4) 九島巳樹，鬼塚淑子，石田憲毅 他：悪性ブレンナー腫瘍の1例および文献的考察．病理と臨床 1994, 12：367-373（悪性ブレンナー腫瘍の症例報告で，文献的考察と組織写真で良性ブレンナー腫瘍との移行像を示している）
5) Ruggiero S, Ripetti V, Bianchi A, et al: A singular observation of a giant benign Brenner tumor of ovary. Arch Gynecol Obstet 2011, 284: 513-516（39cm 大の巨大な良性ブレンナー腫瘍の報告）
6) Baker PM, Young RH: Brenner tumor of the ovary with striking microcystic change. Int J Gynecol Pathol 2003, 22: 185-188（小型の嚢胞状変化が目立つ症例はブレンナー腫瘍の診断が困難になることもあるという症例報告）
7) 澤田まどか，九島巳樹，外池孝彦 他：卵巣 Brenner 腫瘍の免疫組織化学的検討．診断病理 2005, 22：13-20（12 症例 13 個のブレンナー腫瘍について免疫組織化学的に検討し，Walthard 結節などと比較）

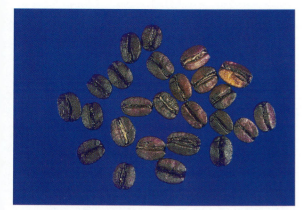

図7 コーヒー豆：豆の縦軸に沿って切れ込みがみられる．ブレンナー腫瘍の上皮細胞の核と似ている．

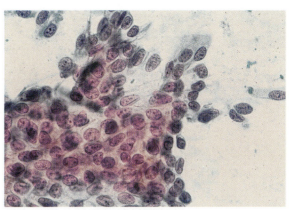

図8 ブレンナー腫瘍の捺印細胞像：上皮細胞の集団で，核の縦溝（切れ込み）は細胞像でもみられる．

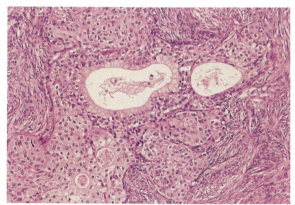

図9 ブレンナー腫瘍：上皮細胞巣の中心に高円柱状上皮に囲まれた嚢胞様構造がみられる．

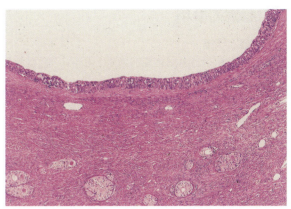

図10 ブレンナー腫瘍：上方に尿路上皮様の多層性を示す移行上皮型細胞で内面を覆われた大型の嚢胞，下方に充実性の典型的なブレンナー腫瘍成分がみられる．

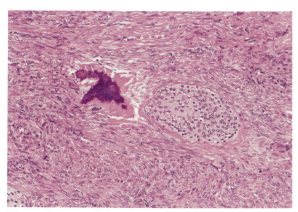

図11 ブレンナー腫瘍：上皮細胞巣と石灰化がみられる．

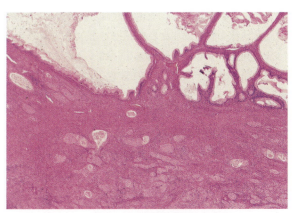

図12 ブレンナー腫瘍と粘液性嚢胞腺腫の合併例：上方に粘液性嚢胞性腫瘍成分，下方にブレンナー腫瘍成分がみられる．

各論 B　上皮性腫瘍
13　境界悪性ブレンナー腫瘍
borderline Brenner tumor／atypical proliferative Brenner tumor

エッセンス

- 異型移行上皮の増生よりなる腫瘍で間質の破壊性浸潤を欠くものを指す．
- 良性の経過を示す．
- 肉眼的には囊胞内腔に乳頭状またはポリープ状に発育する成分を有する囊胞性腫瘍で，片側性である．
- 異型移行上皮細胞（尿路上皮癌のG1〜G3のいずれの異型度のものも含む）が，通常，乳頭状増生を示すが，密な胞巣形成に増殖することもある．一部に細胞質内に粘液を有する円柱状細胞よりなる管腔形成を認めることは珍しくない．

I　基礎的事項

（1）定義と予後

尿路上皮類似の異型細胞の増生よりなり，間質の破壊性浸潤を欠く腫瘍を境界悪性ブレンナー腫瘍 borderline Brenner tumor／atypical proliferative Brenner tumor と呼ぶ．通常卵巣に限局し，転移をきたすことなく，良性の経過を示す[1,2]．ただし，再発をきたした極めてまれな報告例がある[2]．半数以上は50〜70歳に発生する（平均年齢59歳）．

（2）肉眼所見

単房性または多房性囊胞性腫瘍で，囊胞内腔に乳頭状またはポリープ状に発育する充実性成分を有する（図1）．良性ブレンナー腫瘍で構成される白色線維腫様部分を伴っていることが多い．片側性であり，直径10〜28cm（平均18cm）と良性ブレンナー腫瘍に比して大きい．

（3）組織所見（図2〜6）

囊胞内に乳頭状構造を呈する尿路上皮様異型細胞の増殖を認める．乳頭状構造に接して，囊胞壁に，腫瘍細胞が狭い線維性間質で分けられる密な胞巣を形成して増殖することがあるが，間質の破壊性浸潤を欠き圧排性発育を示す．すなわち，膀胱などの尿路で認める非浸潤性乳頭状尿路上皮癌に類似した像を呈する．腫瘍細胞の異型度は，尿路上皮癌のGrade 1（G1）からGrade 3（G3）まで症例によって様々である．G3に相当する異型を示すことはまれであるが，その場合はborderline Brenner tumor with intraepithelial carcinomaと呼ぶ．まれに，上記と同様の腫瘍細胞が乳頭状構造を欠き，胞巣を形成して密に増殖することもある．細胞質内に粘液を有する円柱状細胞よりなる管腔形成を一部に認めることが珍しくない．周囲に良性ブレンナー腫瘍を伴っていることが多い．免疫組織学的に，WT1陰性，p63およびGATA3は通常陽性を示す．

II　21世紀の新知見

- 全例I期であり，通常予後良好であることが確認された[2]．
- 免疫組織化学的所見の詳細が明らかとなった．
- 良性ブレンナー腫瘍から境界悪性腫瘍に進展する過程での遺伝子変異が解明された[3]．

（清川貴子）

文献
1) Woodruff JD, Dietrich D, Genadry R, et al: Proliferative and malignant Brenner tumors. Review of 47 cases. Am J Obstet Gynecol 1981, 141: 118-125（10例の境界悪性ブレンナー腫瘍と悪性ブレンナー腫瘍37例との臨床病理学的特徴比較）
2) Uzan C, Dufeu-Lefebvre M, Fauvet R, et al: Management and prognosis of borderline ovarian Brenner tumors. Int J Gynecol Cancer 2012, 22: 1332-1336（10例の境界悪性ブレンナー腫瘍の臨床病理学的検討．全例I期で予後良好であるが，まれに再発する例がある）
3) Kuhn E, Ayhan A, Shih IeM, et al: The pathogenesis of atypical proliferative Brenner tumor: an immunohistochemical and molecular genetic analysis. Mod Pathol 2014, 27: 231-237（良性ブレンナー腫瘍から境界悪性ブレンナー腫瘍に進展する過程で CDKN2A が欠失する）

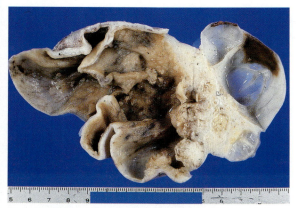

図1　境界悪性ブレンナー腫瘍の割面像：嚢胞性腫瘍の内腔に乳頭状成分を認める．

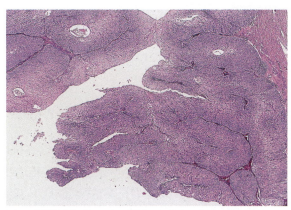

図2　境界悪性ブレンナー腫瘍：嚢胞壁に乳頭状構造を呈する異型移行上皮細胞の増殖を認める．

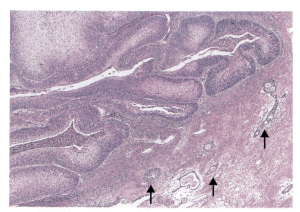

図3　境界悪性ブレンナー腫瘍：腫瘍胞巣が密に増殖する．周囲には良性ブレンナー腫瘍成分を認める（矢印）．

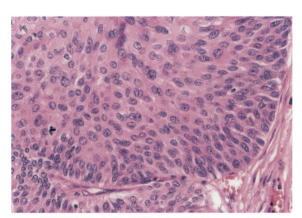

図4　境界悪性ブレンナー腫瘍（図2の中拡大像）：腫瘍細胞の多くが尿路上皮癌G2に相当する異型を示している．

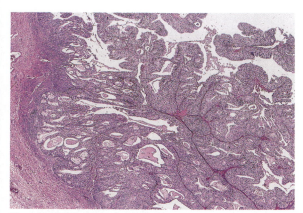

図5　境界悪性ブレンナー腫瘍：乳頭状構造を呈する異型移行上皮細胞の増殖とともに管腔形成も目立つ．

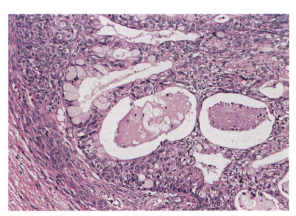

図6　境界悪性ブレンナー腫瘍（図5の中拡大像）：G1ないしG2に相当する異型移行上皮と，細胞質内に粘液を有する円柱状細胞で被覆された管腔形成を認める．

各論B 上皮性腫瘍
14 悪性ブレンナー腫瘍 malignant Brenner tumour

> **エッセンス**
> - 尿路上皮癌に類似した浸潤癌であり，良性ブレンナー腫瘍または境界悪性ブレンナー腫瘍成分を伴う．
> - まれな腫瘍である．
> - 80％はⅠ期であり，その10％程度は両側性である．
> - 肉眼的に，大型の充実性腫瘤ないし結節成分を有する囊胞性腫瘤を形成し，半数は割面で石灰化を伴う．
> - 尿路上皮癌に類似した浸潤癌のうち，良性ブレンナー腫瘍または境界悪性ブレンナー腫瘍成分を伴わないものは従来移行上皮癌と呼ばれていたが，その本質は高異型度漿液性癌（HGSC）であることが明らかとなった．まれに類内膜癌もある．

Ⅰ 基礎的事項

（1）定義と予後
　尿路上皮癌に類似した浸潤癌で，良性ブレンナー腫瘍または境界悪性ブレンナー腫瘍成分を伴うものを指す．まれな腫瘍であり，ブレンナー腫瘍のうち5％にすぎない．Ⅰa期の5年生存率は88％で，Ⅰ期以外の予後は他の悪性卵巣腫瘍と同様である[1]．

（2）肉眼所見
　大型の充実性腫瘤，または囊胞壁に不規則な乳頭状または結節を有する囊胞性腫瘤を形成し，半数は割面に石灰化を認める（図1）．80％はⅠ期であり，その10％程度は両側性である．

（3）組織所見
　尿路上皮様腫瘍細胞が浸潤性に増殖し，その近傍に良性ブレンナー腫瘍または境界悪性ブレンナー腫瘍成分を伴う（図2～8）．悪性腫瘍成分は，高度の異型を示す上皮細胞が，囊胞内腔への乳頭状構造を形成しその基部間質に浸潤することが多いが，囊胞形成や乳頭状構造を欠き，線維性間質内に不規則な浸潤性胞巣を形成し増殖する場合や二者の混在を認めることもある．乳頭状構造を構成する腫瘍細胞は多層化を示す．腫瘍細胞は，淡明ないし好酸性細胞質と明瞭な細胞膜を有し，核異型は中等度ないし高度で，核溝もみられ，核分裂を多く認める．腺腔形成や扁平上皮への分化を認めることがある．間質は狭く線維性である．間質の線維形成性反応や石灰化を認めることが珍しくない．

　免疫組織化学では，p53の異常発現（びまん性強陽性ないし完全陰性）はみられず，ER，PgR，IMP2，CK20はいずれも陰性で，CK7は陽性を示す．

　従来，尿路上皮癌に類似した浸潤癌のうち良性ブレンナー腫瘍または境界悪性ブレンナー腫瘍成分を伴わないものは移行上皮癌と呼ばれ，ブレンナー腫瘍（良性，境界悪性，悪性）と併せて移行上皮腫瘍として扱われてきた[1]．しかし，移行上皮癌とされていた腫瘍の多くはHGSC（まれに類内膜癌）成分を伴うこと，免疫組織化学的にもp53の異常発現（びまん性強陽性ないし完全陰性）およびER，PgR，IMP2の陽性所見を示すというHGSCと共通する形質を示すこと，HGSCと同様の遺伝子異常を認めることから，その本質はHGSC（まれに高異型度類内膜癌）であり，ブレンナー腫瘍とは異なる腫瘍であることが明らかとなった[2~4]．このため，"移行上皮癌"という名称は削除され，HGSCの亜型として位置づけられることになった（図9～12）．また，*BRCA1/*

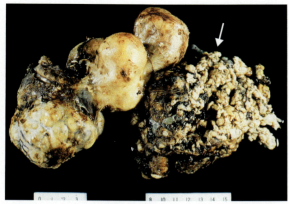

図1 悪性ブレンナー腫瘍（肉眼像）：子宮および両側卵巣．両側卵巣に腫瘍を認める．左卵巣腫瘍（矢印）は，径8cmの腫瘤を形成し，被膜面に顆粒状腫瘤が露出している（組織学的には悪性ブレンナー腫瘍）．右卵巣腫瘍は，径5cmの充実性腫瘍で，組織学的に良性ブレンナー腫瘍であった（国立がんセンター症例）．

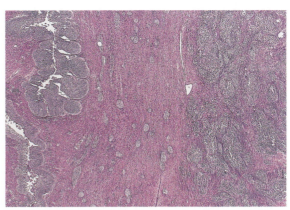

図2 悪性ブレンナー腫瘍：不規則な胞巣を形成して浸潤増殖する腫瘍を認める．周囲には，良性ブレンナー腫瘍（中央）および境界悪性ブレンナー腫瘍（左）を伴っている．

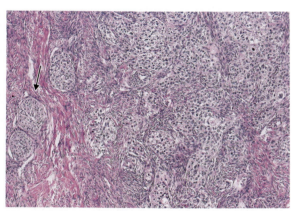

図3 悪性ブレンナー腫瘍（図2と同一症例）：腫瘍細胞が不規則な胞巣を形成して浸潤性に増殖する癌成分と線維性間質内に異型を示さない上皮胞巣で構成される良性ブレンナー腫瘍成分（矢印）を認める．

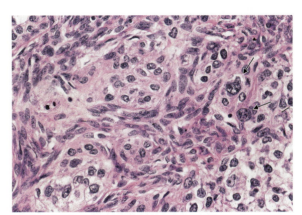

図4 悪性ブレンナー腫瘍（図2と同一症例）：腫瘍細胞は豊富な好酸性ないし淡明な胞体を有し，細胞境界は明瞭で，中等度ないし高度の異型を示す．核分裂像や核溝を有する細胞も認める．

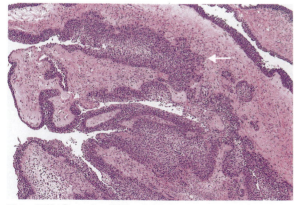

図5 悪性ブレンナー腫瘍：乳頭状構造を呈して増殖する境界悪性ブレンナー腫瘍成分と連続して浸潤癌成分（矢印）を認める．

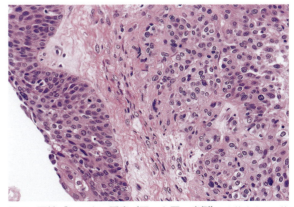

図6 悪性ブレンナー腫瘍（図5と同一症例）：中等度までの核異型を示す境界悪性ブレンナー腫瘍成分（左）と高度の異型を示す浸潤癌成分（右）を認める．

BRCA2 変異を有する女性では，乳癌および卵巣癌の発症リスクが高まることが知られており，遺伝性乳癌卵巣癌 hereditary breast and ovarian cancer（HBOC）と呼ばれる．この場合の卵巣癌のほとんどは HGSC であるが，組織学的に，腫瘍内の著明なリンパ球浸潤，壊死，核分裂像の増加に加えて充実性増殖，類内膜癌類似の篩状構造，移行上皮癌様偽乳頭状構造が特徴的とされ SET（solid, pseudoendometrioid, transitional cell caricnoma-like morphology）features と呼ばれる[5]．

鑑別診断は，上記に述べた移行上皮癌様 HGSC，未分化癌，尿路からの転移性尿路上皮癌である．鑑別には，浸潤癌と併存する良性ブレンナー腫瘍または境界悪性ブレンナー腫瘍成分の有無が重要であるが，その際には十分な切り出しによる検索が必須である．未分化癌では壊死により二次的に乳頭様構造が形成されることがあるが，腫瘍細胞は細胞質に乏しく，腺管形成や線維性間質内の胞巣形成も認めない．転移性尿路上皮癌は極めてまれであり，免疫組織化学的に CK20 陽性を示すことが参考になるが，最も重要なのは臨床情報である．

II 21 世紀の新知見

尿路上皮癌に類似した浸潤癌のうち，良性ブレンナー腫瘍または境界悪性ブレンナー腫瘍成分を伴わないものは移行上皮癌と呼ばれていたが，その本質は HGSC（まれに高異型度類内膜癌）であり，ブレンナー腫瘍とは異なる腫瘍であることが明らかとなった．

（清川貴子）

文献
1) Austin RM, Norris HJ: Malignant Brenner tumor and transitional cell carcinoma of the ovary: a comparison. Int J Gynecol Pathol 1987, 6: 29-39（悪性ブレンナー腫瘍 16 例および移行上皮癌 29 例の臨床病理学的特徴と違いが述べられている）
2) Cuatrecasas M, Catasus L, Palacios J, et al: Transitional cell tumors of the ovary: a comparative clinicopathologic, immunohistochemical, and molecular genetic analysis of Brenner tumors and transitional cell carcinomas. Am J Surg Pathol 2009, 33: 556-567（ブレンナー腫瘍と卵巣移行上皮癌の発生にはそれぞれ異なる遺伝子異常が関与している）
3) Ali RH, Seidman JD, Luk M, et al: Transitional cell carcinoma of the ovary is related to high-grade serous carcinoma and is distinct from malignant brenner tumor. International journal of gynecological pathology: official journal of the International Society of Gynecological Pathologists 2012, 31: 499-506（悪性ブレンナー腫瘍と移行上皮癌は免疫組織化学的に異なる腫瘍である）
4) Takeuchi T, Ohishi Y, Imamura H, et al: Ovarian transitional cell carcinoma represents a poorly differentiated form of high-grade serous or endometrioid adenocarcinoma. Am J Surg Pathol 2013, 37: 1091-1099（形態および形質から移行上皮癌の本質は高異型度漿液性癌またはまれに高異型度類内膜癌である）
5) Soslow RA, Han G, Park KJ, et al: Morphologic patterns associated with BRCA1 and BRCA2 genotype in ovarian carcinoma. Mod Pathol 2012, 25: 625-636（遺伝性乳癌卵巣癌の HGSC の組織学的特徴について述べられている）

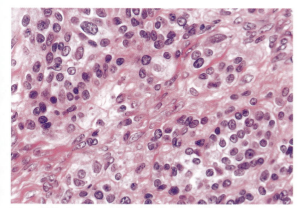

図7 悪性ブレンナー腫瘍（図6と同一症例）：中等度から高度の核異型を示す腫瘍細胞が，不規則な胞巣を形成して浸潤増殖する．腫瘍細胞の細胞質は好酸性で比較的豊富である．

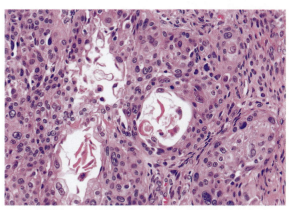

図8 悪性ブレンナー腫瘍（図6と同一症例）：高度の異型を示す腫瘍細胞が浸潤増殖する．一部に角化（扁平上皮への分化）を認める．

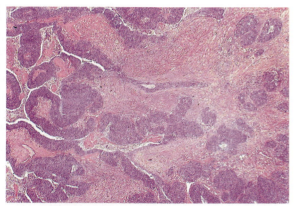

図9 高異型度漿液性癌：嚢胞内腔への乳頭状増生とその基部間質への破壊性浸潤を認め，尿路上皮癌に類似する．良性ないし境界悪性ブレンナー腫瘍成分の併存を認めない．かつては移行上皮癌と呼ばれていた．

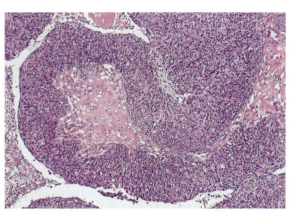

図10 漿液性癌（図9と同一症例）：腫瘍細胞が，血管を伴う結合組織の周囲に重層化し，乳頭状構造を呈して増殖する．

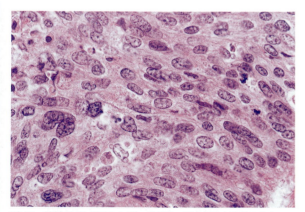

図11 漿液性癌（図9と同一症例）：腫瘍細胞の異型は高度で，核分裂像もみられる．

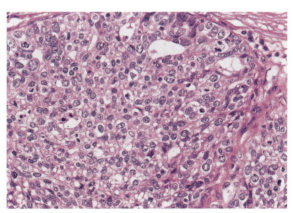

図12 漿液性癌：腫瘍細胞には異型が目立ち，淡明な細胞質を有するものを認める．また，一部には腺管構造も形成されている．

各論B 上皮性腫瘍
15 漿液粘液性腫瘍 seromucinous tumors

> **エッセンス**
> - 子宮の内頸部腺類似の粘液性上皮と卵管上皮類似の線毛円柱上皮を主体とし，ミュラー管系の多彩な上皮成分が混在する腫瘍である．
> - 境界悪性腫瘍が最も多く，厳密な定義を適用すると良性，悪性のものは比較的まれである．
> - 漿液性境界悪性腫瘍との臨床病理学的類似性を有する．
> - 子宮内膜症との関連が深く，子宮内膜症関連悪性腫瘍と同様に癌抑制遺伝子 *ARID1A* の発現消失がその腫瘍発生に関与している．

I 基礎的事項

旧 WHO 分類（2003 年）における粘液性境界悪性腫瘍 mucinous borderline tumor の中の内頸部様 endocervical-like[1]）と混合上皮性境界悪性腫瘍 mixed epithelial borderline tumor[2]）が新 WHO 分類（2014 年）の漿液粘液性境界悪性腫瘍 seromucinous borderline tumor に対応する．主に境界悪性腫瘍に関する臨床病理学的研究の蓄積により，独立した疾患概念として分類されることになったため，良性，悪性の counterpart は比較的まれである．旧 WHO 分類の良性粘液性腫瘍と混合上皮性良性腫瘍のごく一部が良性漿液粘液性腫瘍に対応し，旧 WHO 分類の悪性粘液性腫瘍と混合上皮性悪性腫瘍のごく一部が漿液粘液性癌 seromucinous carcinoma に対応する．

漿液粘液性境界悪性腫瘍は，臨床病理学的に漿液性境界悪性腫瘍と類似している[3~5]．好発年齢は 40 歳前後で，比較的若年者に発生する．約 40% が両側性で，同時性のことも異時性のこともある．大部分の症例は Stage I であるが，時に腹膜のインプラントや，リンパ節転移を伴うことがある．ちなみに 30~50% 程度の症例で，腹膜の卵管内膜症 endosalpingiosis が認められるため，これをインプラントと間違わないように注意が必要である[6]．Stage I の予後は良好で，妊孕性の温存が望まれる若年者の場合，卵巣温存術も治療の選択肢となり得る．ただし卵巣温存例や片側付属器切除例では，異時性両側発生や再発の可能性を考慮して残存卵巣に対する厳重な経過観察が望まれる．再発をきたしても再度の切除により治癒できる症例も多い．これまでの報告症例数はそれほど多くないが，StageⅡ，Ⅲの予後も良好である．再発する場合，その多くは 5 年以内であるが，10 年以上経過してからの晩期再発例も報告されている．漿液粘液性境界悪性腫瘍でも漿液性境界悪性腫瘍や粘液性境界悪性腫瘍と同様に，微小浸潤や上皮内癌 intraepithelial carcinoma と考えられる所見を伴ってくることもある．このような症例の予後は通常の境界悪性腫瘍と変わらない[7]．

漿液粘液性癌では腫瘍内に境界悪性成分を伴っていることが多い．発生年齢は 45 歳前後で，報告例の 16~57% が両側性で，StageⅠ（68%），StageⅡ（3%），StageⅢ（29%）であった[6,8~10]．StageⅠ症例の予後は良好であるが，StageⅡ以上の症例の中には死亡例もみられる．57% の症例で腹膜に endosalpingiosis が認められている．

良性，境界悪性，悪性いずれも背景に子宮内膜症を伴うことが多く，子宮内膜症から発生すると考えられている．

II 病理学的事項

(1) 良性漿液粘液性腫瘍（漿液粘液性嚢胞腺腫/腺線維腫 seromucinous cystadenoma/adenofibroma）

ミュラー管系の多彩な上皮成分のうち 2 種類以上が混在して構成される良性腫瘍と定義されている．それぞれ

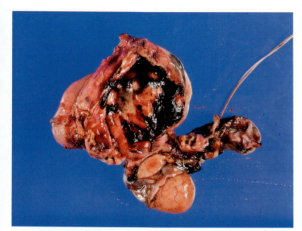

図1 漿液粘液性嚢胞腺腫の肉眼像：内膜症との臨床診断で摘出された．内面に隆起が認められる．

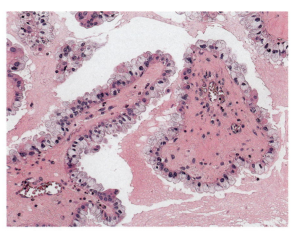

図2 漿液粘液性嚢胞腺腫の組織像：内頸部腺類似の粘液性上皮が主体で，好酸性上皮や線毛円柱上皮が混在している．異型や上皮の多層化は認められない．

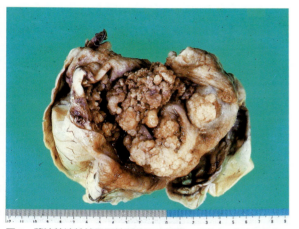

図3 漿液粘液性境界悪性腫瘍の肉眼像：嚢胞内に粗大顆粒状の結節を認める．周囲の嚢胞は一部に褐色調を呈し，子宮内膜症の存在を示唆する．（国立病院機構千葉医療センター 永井雄一郎先生のご厚意による）

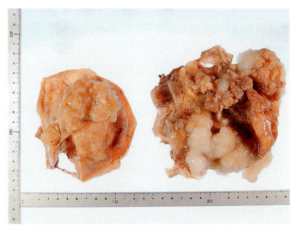

図4 漿液粘液性境界悪性腫瘍の肉眼像：嚢胞の内面に乳頭状の増生がみられ漿液性境界悪性腫瘍に類似するが，内容液は高粘稠液である．（湘南鎌倉総合病院 手島伸一先生のご厚意による）

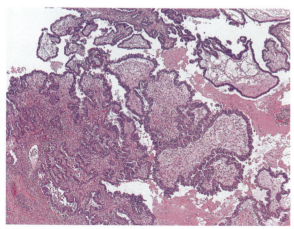

図5 漿液粘液性境界悪性腫瘍：浮腫状の間質を有する階層状の乳頭状増殖を示し，漿液性境界悪性腫瘍に類似した構築である．

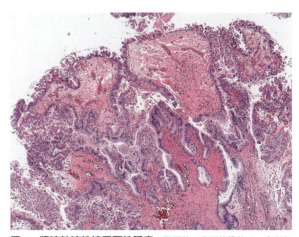

図6 漿液粘液性境界悪性腫瘍：階層状の乳頭状構築で，内頸部腺類似の粘液性上皮が主に被覆している．

の上皮成分は少なくとも10％以上を占める．囊胞腺腫cystadenomaの形態をとる場合と豊富な線維性間質成分中に腫瘍性腺管が増殖する腺線維腫adenofibromaの形態をとる場合がある．肉眼的には表面平滑な単房性囊胞性病変で，内腔に隆起する充実性の成分を伴うことがある．背景に子宮内膜症が存在し，臨床的にチョコレート囊胞として切除されてくることもある（図1）．

組織学的には主に子宮内頸部腺類似の粘液性上皮，卵管上皮類似の漿液性上皮，豊富な好酸性胞体をもつ上皮が種々の程度に混在し（図2），これに類内膜型上皮や扁平上皮，淡明な胞体をもつ上皮などの多彩な上皮成分が合併して認められることがある．

(2) 漿液粘液性境界悪性腫瘍

平均腫瘍径は8～10cm程度で，単房性囊胞性病変の内腔に乳頭状または顆粒状の増殖を示すことが多い（図3，4）．漿液性境界悪性腫瘍のように囊胞壁の表面から外向性に乳頭状に増殖することもある．時に多房性囊胞性を呈することがある．囊胞内容液は粘液様であるが，時に膿様を呈することがある．内膜症との合併が30～70％の症例で認められ，チョコレート囊胞状の病変に乳頭状の増殖を伴うような肉眼像を呈することがある．

組織学的構築は漿液性境界悪性腫瘍に類似し，広い線維性，浮腫性間質を有する階層状の乳頭状構築が特徴的である（図5，6）．上皮は多層化し，表面からこぼれ落ちるように増殖する（図7）．内頸部腺類似の粘液性上皮に卵管様上皮や好酸性の豊富な胞体を有する上皮が混在し，類内膜型上皮や扁平上皮（図8），移行上皮様の上皮（図9），淡明な胞体をもつ上皮（図10）も種々の程度に混在し得る．乳頭状構造の間質や上皮の間には好中球，好酸球の浸潤が種々の程度にみられる（図11，12）．背景に子宮内膜症を認める場合，腫瘍性上皮と内膜症性病変の間に連続・移行を確認できることもある（図13）．腫瘍性上皮と間質との間には，子宮頸管腺の予備細胞に類似した未熟な細胞が存在することが報告されている[11]．これらは予備細胞で発現するp63，高分子ケラチン（34βE-12），cytokeratin17の免疫染色で明瞭になる．予備細胞様の未熟細胞は隣接する子宮内膜症の上皮と間質との間にも存在することが確認されている．

免疫染色では，多くの症例で，estrogen receptor（ER，図14），progesterone receptor（PR），CA-125，vimentinが陽性を示す．cytokeratin7陽性，cytokeratin20陰性，CDX2陰性である．ミュラー管系上皮の特徴が反映されている染色パターンである[12]．

(3) 漿液粘液性癌

卵管上皮類似の漿液性上皮と内頸部様粘液性上皮への分化を示す腫瘍細胞が主体の癌で，類内膜型や扁平上皮，明細胞型の腫瘍細胞が混在することがあると定義されている．背景に漿液粘液性境界悪性腫瘍や子宮内膜症を伴うことが多く，内膜症を母地として漿液粘液性境界悪性腫瘍を経て癌になる可能性が示唆されている．漿液性境界悪性腫瘍を背景に類内膜癌や明細胞癌，扁平上皮癌などが発生することがあるが，このような症例は漿液粘液性癌とは分類されないので，注意が必要である．あくまでも腫瘍細胞の主体は漿液性上皮と内頸部様粘液性上皮である．

肉眼的には囊胞内に乳頭状または充実性の増殖を示す（図15）が，全体が充実性のこともある．組織学的には乳頭状の増殖パターン（図16）を示すことが多く，篩状構造（図17）やうねった不整形の腺管構造，子宮頸部の微小腺過形成に類似した構造などもみられる．間質浸潤は粘液性腫瘍におけるexpansile invasionに相当するパターンのことが多いが（図18），線維性間質反応を伴うdestructive invasionを呈する場合もある．

III 21世紀の新知見

子宮内膜症関連腫瘍である類内膜癌，明細胞癌において癌抑制遺伝子*ARID1A*に変異がみられ，その蛋白発現が消失することが明らかとなり，背景の内膜症でも同様の異常が確認された．これと同様の変異が漿液粘液性境界悪性腫瘍とその背景内膜でも確認され，本腫瘍が内膜症から発生することが遺伝子異常の側面からも明らかとなった[12,13]．

（森谷鈴子）

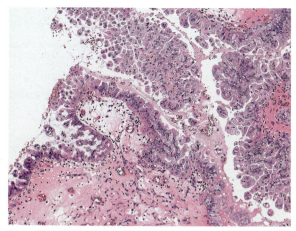

図7 漿液粘液性境界悪性腫瘍：乳頭状構築の表面では，上皮がこぼれ落ちるように多層化して増殖している．

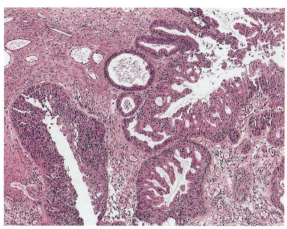

図8 漿液粘液性境界悪性腫瘍：扁平上皮や類内膜型上皮が認められる．

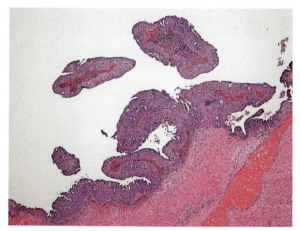

図9 漿液粘液性境界悪性腫瘍：移行上皮に類似した上皮．

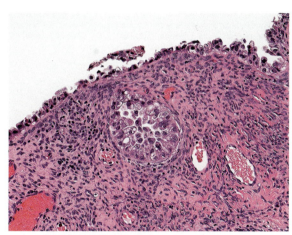

図10 漿液粘液性境界悪性腫瘍：淡明な胞体をもつ上皮．

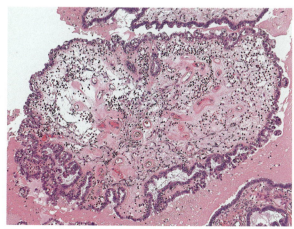

図11 漿液粘液性境界悪性腫瘍：乳頭状構造の間質に多数の多核白血球が浸潤している．

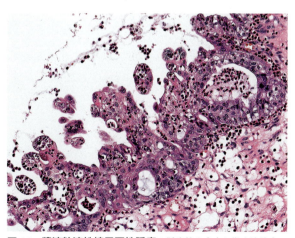

図12 漿液粘液性境界悪性腫瘍：腫瘍性上皮内や微小腺腔内への多核白血球浸潤．

文献

1) Rutgers JL, Scully RE: Ovarian Mullerian mucinous papillary cystadenomas of borderline malignancy. A clinicopathologic analysis. Cancer 1988, 61: 340-348（文献2の説明を参照）
2) Rutgers JL, Scully RE: Ovarian mixed-epithelial papillary cystadenomas of borderline malignancy of Mullerian type. A clinicopathologic analysis. Cancer 1988, 61: 546-554（文献1とともに現在の漿液粘液性境界悪性腫瘍に相当する病変の最初のまとまった報告である．古い文献ではあるが，漿液粘液性境界悪性腫瘍の概念を理解するために最も重要かつ有用な論文である）
3) Bostwick DG, Tazelaar HD, Ballon SC, et al: Ovarian epithelial tumors of borderline malignancy. A clinicopathological study of 109 cases. Cancer 1986, 58: 2052-2065（漿液性および粘液性の境界悪性腫瘍に関する臨床病理学的検討である．"seromucinous" という用語がすでに使用されていた）
4) Silverberg SG, Bell DA, Kurman RJ, et al: Borderline ovarian tumors: key points and workshop summary. Hum Pathol 2004, 35: 910-917（卵巣境界悪性腫瘍に関するワークショップの要約の中で内頸部様粘液性境界悪性腫瘍の特徴が述べられている）
5) Hart WR: Mucinous tumors of the ovary: A review. Int J Gynecol Pathol 2005, 24: 4-25.（ミュラー管系の多彩な上皮が混在する腫瘍を "seromucinous borderline tumor" として一つの概念に分類できる可能性を指摘している）
6) Shappell HW, Riopel MA, Smith Sehdev AE, et al: Diagnostic criteria and behavior of ovarian seromucinous (endocervical-type mucinous and mixed cell-type) tumors: atypical proliferative (borderline) tumors, intraepithelial, microinvasive, and invasive carcinomas. Am J Surg Pathol 2002, 26: 1529-1541（境界悪性から悪性まで合計54例の漿液粘液性腫瘍についての臨床病理学的検討）
7) Rodriguerz IM, Irving JA, Prat J: Endocervical-like mucinous borderline tumors of the ovary: a clinicopathologic analysis of 31 cases. Am J Surg Pathol 2004, 28: 1311-1318（内頸部様粘液性境界悪性腫瘍31例についての検討で，微小浸潤や intraepithelial carcinoma についても詳細に記載されている）
8) Lee KR, Nucci MR: Ovarian mucinous and mixed epithelial carcinomas of mullerian (endocervical-like) type: a clinicopathologic analysis of four cases of an uncommon variant associated with endometriosis. Int J Gynecol Pathol 2003, 22: 42-51（漿液粘液性腫瘍の悪性版に関する最初のまとまった報告）
9) Dubé V, Roy M, Plante M, et al: Mucinous ovarian tumors of Mullerian-type: an analysis of 17 cases including borderline tumors and intraepithelial, microinvasive, and invasive carcinomas. Int J Gynecol Pathol 2005, 24: 138-146（境界悪性から悪性まで合計17例の漿液粘液性腫瘍に関する臨床病理学的検討．妊孕性温存についても触れている）
10) Taylor J, McCluggage WG: Ovarian seromucinous carcinoma: report of a series of a newly categorized and uncommon neoplasm. Am J Surg Pathol 2015, 39: 983-992（漿液粘液性癌についての最も多数例の検討）
11) Hamada T, Kiyokawa T, Nomura K, et al: Immunohistochemical analysis of reserve cell-like cells of ovarian müllerian mucinous/mixed epithelial borderline tumor. Int J Gynecol Pathol 2008, 27: 199-206（漿液粘液性境界悪性腫瘍の上皮と間質の間に子宮頸管腺の予備細胞類似の細胞が存在することを明らかにした）
12) Maeda D, Shih IeM: Pathogenesis and the role of ARID1A mutation in endometriosis-related ovarian neoplasms. Adv Anat Pathol 2013, 20: 45-52（子宮内膜症関連卵巣腫瘍についての総説で，遺伝子異常に関する最新の知見がわかりやすくまとめられている）
13) Wu CH, Mao TL, Vang R, et al: Endocervical-type mucinous borderline tumors are related to endometrioid tumors based on mutation and loss of expression of ARID1A. Int J Gynecol Pathol 2012, 31: 297-303（ARID1A 発現消失から，内頸部様粘液性境界悪性腫瘍が類内膜腫瘍や明細胞腫瘍との関連が深いことを考察している）

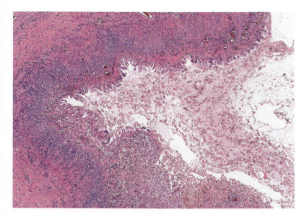

図13 漿液粘液性境界悪性腫瘍：内膜症からの連続性があり，既存の内膜症性上皮を置換するように腫瘍性上皮が増殖している．

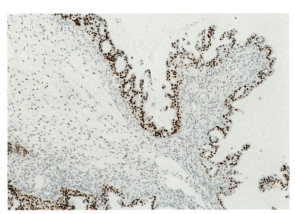

図14 漿液粘液性境界悪性腫瘍：免疫染色で腫瘍性上皮はER陽性である．

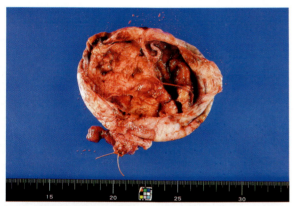

図15 漿液粘液性癌の肉眼像：内膜症性嚢胞を思わせる出血性嚢胞の内腔に複数の隆起が認められる．

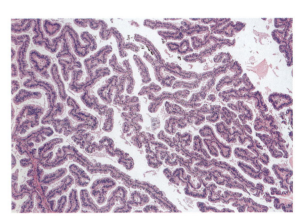

図16 漿液粘液性癌：複雑な乳頭状の増殖．

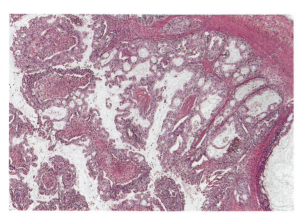

図17 漿液粘液性癌：篩状構造を形成してexpansile invasionをきたしている．

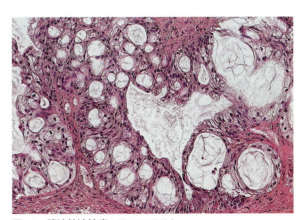

図18 漿液粘液性癌：図17の強拡大．

こんな症例も

特徴的な形態を示す漿液粘液性腫瘍の亜型 MEBMMSO

　前項までにたびたび示されているように，漿液性，粘液性，類内膜性，明細胞性といった腫瘍はそれぞれ固有のミュラー管上皮性格を有している．一方，それら複数の上皮を模倣する腫瘍に対しては従来ミュラー管混合腫瘍の名称が用いられていた．その中で境界悪性ミュラー管混合上皮性乳頭状腫瘍 mixed-epithelial papillary cystadenoma of borderline malignancy of müllerian type（MEBMM）は粘液性，漿液性，類内膜性などの成分が混在する境界悪性腫瘍であるが，永井，石倉らは2003年に，とくに扁平上皮の増殖が優位な MEBMM が通常の MEBMM とは異なる臨床病理学的所見を示すことを明らかにし，mixed-epithelial papillary cystadenoma of borderline malignancy of müllerian type with squamous overgrowth（MEBMMSO）として新しい疾患概念を提唱した（図1, 2）．

　彼らによると，MEBMMSO はチョコレート嚢胞から MEBMM を経て生じるものと考えられる．境界悪性腫瘍でありながら，骨盤内に進展する傾向がある．従来のミュラー管混合腫瘍の多くは WHO 分類第4版（2014年）では漿液粘液性腫瘍 seromucinous tumor に包含されてしまい，MEBMMSO も漿液粘液性腫瘍の中に亜型として採用されていないが，漿液粘液性腫瘍の中で最も特徴的で，かつ多彩な形態を示す腫瘍であり，漿液粘液性腫瘍の組織発生，形態形成を考えるうえで重要な意義をもつ腫瘍である．

（手島伸一）

文献
1) Nagai Y, Kishimoto T, Nikaido T, et al: Squamous predominance in mixed-epithelial papillary cystadenomas of borderline malignancy of müllerian type arising in endometriotic cysts: a study of four cases. Am J Surg Pathol 2003, 27: 242-247（本疾患についての嚆矢の論文）

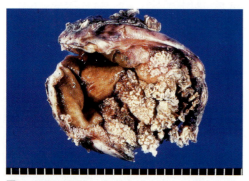

図1　MEBMMSO：単房性のチョコレート嚢胞の内面に乳頭状腫瘍をみる．

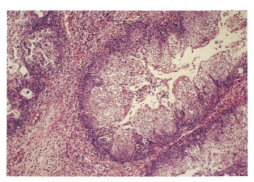

図2　MEBMMSO：乳頭状腫瘍は中等度の異型を有する扁平上皮の増生巣からなる．間質への浸潤はみない．

各論B 上皮性腫瘍
16 未分化癌 undifferentiated carcinoma

エッセンス

- いずれのミュラー管性上皮への分化傾向も示さない未分化な卵巣癌である．
- 通常は類円形の単調な形態を示す腫瘍細胞が充実性，シート状に増殖する．壊死や核分裂が目立つ．
- 90％の症例に，卵巣外への播種，転移がみられ，予後は不良である．
- 高異型度の漿液性癌，びまん性増殖を示す成人型顆粒膜細胞腫，移行上皮癌，悪性リンパ腫，転移性癌などが鑑別となる．

I 基礎的事項

(1) 定義
　表層上皮性の癌腫の中で，いずれのミュラー管性上皮への分化傾向も示さないか，分化傾向を示しても，5％以内にとどまるものをいう．

(2) 臨床所見
　非常にまれな組織型で，診断時には，すでに進行期であることが多い．発生頻度は，卵巣表層上皮性の癌腫の中の5％以下と考えられるが，診断基準によってその頻度は異なると思われる．発生年齢は，39〜72歳で，平均値は54歳である．臨床症状は，他の卵巣癌と同様で，腹痛，腹部膨満，体重減少，尿路系や消化器系の付随症状である．90％の症例に，卵巣外への播種，転移がみられ，50％の症例の臨床病期はIII期である．15％の症例は両側性である．高悪性度の漿液性癌 serous carcinoma や移行上皮癌 transitional cell carcinoma の部分を伴うことがある[1]．部分的に神経内分泌形質 neuroendocrine feature を示したり，小細胞癌 small cell carcinoma の成分を伴ったりすることもある．絨毛癌 choriocarcinoma へ移行し，高 hCG 血症を示す症例報告もある[2]．

(3) 病理所見
肉眼所見：充実性腫瘍で，広範な壊死を伴っている（図1）．
組織所見：腫瘍細胞が充実性，シート状に増殖し，しばしば地図上の壊死を伴っている．胞巣をつくったり，索状に配列したり，集塊状や散在性に増殖を示すこともある．腫瘍細胞は単調な形態を示すことが多く，結合性を示さないこともある．類円形の形態が典型的であるが，紡錘状を示すこともある．核分裂像は多い（図2〜5）．しばしば低悪性度の類内膜癌を伴う場合があるが，そうした例では類内膜腺癌の転化が疑われる．免疫組織化学的には上皮性マーカーの EMA やサイトケラチンが陽性を示す（図6）．ビメンチンは通常，陰性である[3]．
　鑑別診断には，びまん性増殖を示す成人型顆粒膜細胞腫 adult type, granulosa cell tumor，移行上皮癌，小細胞癌高カルシウム血症型 small cell carcinoma hypercalcemic type，神経内分泌癌 neuroendocrine carcinoma，悪性リンパ腫 malignant lymphoma，転移性癌 metastatic carcinoma があげられる[4]．予後は不良で5年生存率はI期で68％，III期で17％である．

II 関連事項

　遺伝子検索では欠損ミスマッチ修復蛋白 deficient mismatch repair protein が約半数例にみられる．臨床的には，急速な進行を示し，予後不良である[5]．

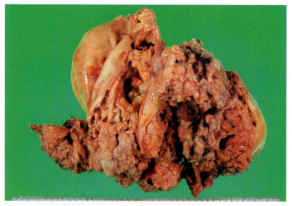

図1　未分化癌：充実性腫瘍で，出血・壊死を伴う．

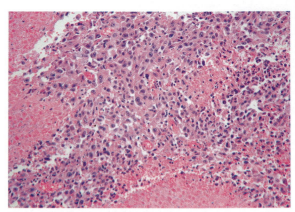

図2　未分化癌：特定の分化傾向を認めない癌細胞がシート状に増生し，壊死を伴う．

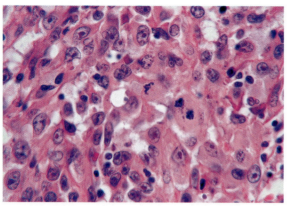

図3　未分化癌：上皮性の結合がみられる．核分裂像が目立つ．

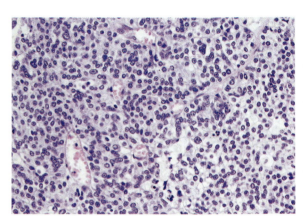

図4　未分化癌：小型の未分化な癌細胞が充実性の増生を示す．

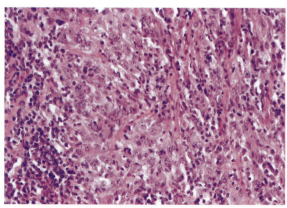

図5　未分化癌：炎症細胞を伴って，異型の強い癌細胞が胞巣状，散在性増生を示す．

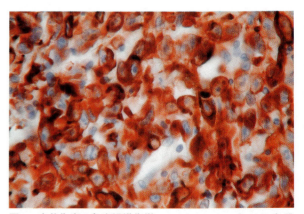

図6　未分化癌の免疫組織化学：サイトケラチン（CAM5.2）陽性を示す．

III 21世紀の新知見

　様々な表層上皮性腫瘍の特徴が明らかになりつつあり，将来的には除外診断的な要素の強い未分化癌の割合は減少すると推測される．

（長坂徹郎）

文献
1) Silva EG, Tornos C, Baily MA, et al: Undifferentiated carcinoma of the ovary. Arch Pathol Lab Med 1991, 115: 377-381（卵巣未分化癌の臨床病理学的解析）
2) Oliva E, Andrada E, Pezzica E, et al: Ovarian carcinomas with choriocarcinomatous differentiation. Cancer 1993, 72: 2441-2446（絨毛上皮癌への分化を伴う卵巣癌の症例報告）
3) Kuwashima Y, Uehara T, Kishi K, et al: Immunohistochemical characterization of undifferentiated carcinomas of the ovary. J Cancer Res Clin Oncol 1994, 120: 672-677（卵巣未分化癌の免疫組織化学的解析）
4) Eichhorn JH, Laurence WD, Young RH, et al: Ovarian neuroendocrine carcinomas of non-small-cell type associated with surface epithelial adenocarcinomas. A study of five cases with review of the literature. Int J Gynecol Pathol 1996, 15: 303-314（卵巣原発腺癌に合併した非小細胞性神経内分泌癌についての解析）
5) Tafe LJ, Garg K, Chew I, et al: Endometrial and ovarian carcinomas with undifferentiated components: clinically aggressive and frequently underrecognized neoplasms. Mod Pathol 2010, 23: 781-789（卵巣および内膜の未分化癌の臨床病理学的解析）

こんな症例も

卵巣原発の純粋な扁平上皮癌

卵巣原発の扁平上皮癌は極めてまれである．奇形腫，子宮内膜症（類内膜性チョコレート囊胞），ブレンナー腫瘍に合併するか，転移性のことが多い．充実性腫瘍もあるが，純粋な扁平上皮癌の多くは囊胞性病変を形成する．囊胞内面を扁平上皮癌が裏打ちし，上皮内癌や浸潤癌を示す．両側発生例もあり，子宮頸部の扁平上皮癌を伴う症例が多い．呈示症例も子宮頸部上皮内癌（CIS，図1）の手術後10年目に単純卵巣囊胞として摘出された病変に扁平上皮内癌および浸潤性扁平上皮癌を認めた（図2，3）．HPVとの関連や頸部扁平上皮癌の進展，転移が示唆されているが，卵巣扁平上皮癌からHPV DNAが証明されない例や頸部病変がみられない症例もあり，依然として原因不明である．他臓器からの転移を疑う例では両病変のLOH分析を含めた遺伝子検索などが鑑別に有用である．奇形腫からの悪性転化の場合は予後不良であり，純粋な扁平上皮癌の予後は比較的良いとされるが，症例数が少ないため詳細は不明である．

（長沼　廣）

文献
1) Yetman TJ, Dudzinski MR: Primary squamous carcinoma of the ovary: a case report and review of the literature. Gynecol Oncol 1989, 34: 240-243（子宮頸部扁平上皮癌を合併した卵巣原発扁平上皮癌の早期の症例報告）
2) Pins MR, Young RH, Daly WJ, Scully RE: Primary squamous cell carcinoma of the ovary. Report of 37 cases. Am J Surg Pathol 1996, 20: 823-833（37例の卵巣原発扁平上皮癌の報告）
3) Park JY, Song JS, Choi G,: Pure primary squamous cell carcinoma of the ovary: a reoprt of two cases and review of the literature. Int J Gynecol Pathol 2010, 29: 328-334（HPVとの関連について言及した報告）

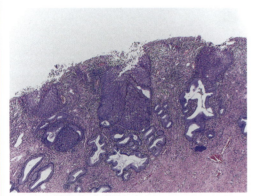

図1　子宮頸部上皮内癌：10年前に円錐切除された子宮頸部では腺侵襲を伴う上皮内癌を認める．

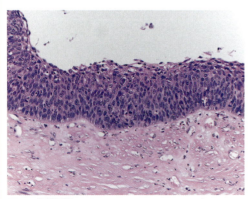

図2　卵巣囊胞：囊胞内面の大部分は扁平上皮内癌に裏打ちされている．

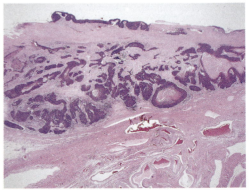

図3　卵巣囊胞：部分的に壁の肥厚がみられ，明らかな浸潤性扁平上皮癌を認める．

Silverberg先生のOne Point Advice

卵巣上皮性腫瘍の鑑別診断

驚くまでもなく，卵巣上皮性腫瘍を鑑別するうえで最初に問題となるのは，病理医が本当に卵巣原発の上皮性腫瘍をみているのかというレベルまでもが含まれていることである．原発性の卵巣癌と最も紛らわしい腫瘍は様々な部位からの二次性（転移性）卵巣腫瘍である．実際，どの地域においても卵巣に認められる癌の10～20％が様々な臓器からの癌転移で，東洋人ではその頻度がより高いと推測される[1,2]．多くの転移性癌は悪性と認識されるものの，転移性癌であるにもかかわらず卵巣原発の境界悪性腫瘍と，さらには良性腫瘍と紛らわしいことは決して珍しくはない（とくに粘液性癌の場合）．さらに，転移性卵巣腫瘍の多くは，卵巣外に原発性の癌が存在するという病歴なしに病理医のもとに届けられている．その理由としては，コミュニケーション不足以外にも，原発巣より先に卵巣腫瘤が見つかってしまう（文献的には17～38％と報告されている）ことが考えられる．転移性卵巣癌はあらゆる組織型が存在し得るが，最も多く，そして最も問題となるのは腺癌で，多くの文献で取り上げられる最も頻度の高いものは結腸～直腸原発性の腫瘍である[3]．

このような問題点については，本書の様々なところでより詳細に議論されている．さらに覚えておかなければいけないのは，卵巣上皮性腫瘍は卵巣原発の非上皮性腫瘍にも類似することがあるという点である．非上皮性腫瘍で，管状構造や乳頭状構造を示す場合に混乱を生じ得る．そのような腫瘍の例として（順不同），低悪性度子宮内膜間質肉腫，腺肉腫，小嚢胞性間質腫瘍，成人型および若年型顆粒膜細胞腫，セルトリ細胞腫あるいはセルトリ・ライディッヒ細胞腫，卵黄嚢腫瘍，未熟奇形腫，性腺芽腫，腺腫様腫瘍，卵巣甲状腺腫，カルチノイド腫瘍，および良性奇形腫に併発したあらゆる腺系の腫瘍がある．

いったんそのような可能性が除外されれば，残る問題は真の上皮性卵巣腫瘍の組織型と，良性，境界悪性，悪性の鑑別に絞られることになる．組織型に関しては，いくつかのタイプは細胞質の特徴によって容易に判断ができるが，より鑑別が難しい場合も存在する．明細胞腫瘍は，少なくとも一部の細胞質内にグリコーゲンが存在する（多くの場合は腫瘍全体に認められる）ことを特徴としている．ホルマリン固定を行い，通常どおりの手法でHE染色標本を作製した場合，細胞質は形態学的に淡明で，PAS反応陽性かつジアスターゼで消化される．明細胞腫瘍におけるもう一つの特徴は"打釘 hobnail"状の細胞形態で，個々の細胞が腫瘍管腔内に突出するが，ほかには好酸性の細胞からなることがある．明細胞腫瘍の中には，打釘状細胞や好酸性細胞が優勢となる腫瘍もある[4]．粘液性（胃腸型）の腫瘍は細胞質内に粘液を含み，一般的には杯細胞の形態を示す．腸管型細胞の特徴として，ほかには神経内分泌細胞やパネート細胞の存在が認識される．粘液性腫瘍の場合，一般的に良性～境界悪性～悪性となるにつれて杯細胞の割合が減少してゆくので，粘液性癌はしばしば類内膜癌との鑑別が難しい．粘液性癌は他のタイプの原発性癌に比して良性ないし境界悪性腫瘍に類似する腫瘍成分を含むことが多いが，そのような現象は他の組織型でも決して珍しくはない．

類内膜癌は増殖期（まれに分泌期）の子宮内膜腺上皮に似た細胞からなる腫瘍で，内膜間質を欠く（卵巣病変では，そのような間質が介在することは子宮内膜症であることを意味する）．扁平上皮化生と線毛上皮化生を認

めることがあり，前者は類内膜腫瘍を漿液性あるいは明細胞腫瘍から鑑別するための有用な診断基準となり得る．通常，類内膜腫瘍の管腔は癌であっても大きさや形態が非常によく整っており，漿液性癌における不規則なスリット状間隙と区別するために有用な所見である．子宮内膜症は類内膜癌と明細胞癌でよく（50％以上に）認められるが，漿液性と粘液性癌ではまれである（1～2％）．したがって，子宮内膜症の併存は診断上有用な所見である（ただし，存在を認めないことは診断的意義に乏しい）[5]．

漿液性腫瘍は組織形態上は最も多岐にわたる特徴を示すが，細胞学的な特徴の幅は最も乏しい．良性漿液性腫瘍の上皮細胞は卵管上皮に非常によく似ており，線毛が目立つが，境界悪性腫瘍や低異型度および高異型度漿液性癌は線毛が乏しく，卵管上皮類似の細胞も少ない．乳頭状の構築が良性あるいは境界悪性漿液性腫瘍の特徴だが，漿液性癌ではそのような形態をとる頻度は低い．低異型度と高異型度の漿液性癌は，組織学的異型度（Grade）の面以上に形態に差があり，その違いは本書の中で詳細に述べられている．

ブレンナー Brenner 腫瘍は最も頻度が高く，なおかつ容易に認識可能な良性卵巣腫瘍の一つであり，線維性ないし細胞性卵巣間質内に均質な腫瘍細胞が小型充実性（しばしば嚢胞状）胞巣を形成し増殖する．境界悪性あるいは悪性ブレンナー腫瘍はそれぞれ低異型度および高異型度の移行上皮性（尿路上皮性）腫瘍に類似しており，悪性腫瘍の場合はさらに間質浸潤を伴う（移行上皮癌）．慣例により（現在は分子生物学的手法により裏づけがなされている），悪性ブレンナー腫瘍は良性あるいは境界悪性ブレンナー腫瘍を付随するのに対し，移行上皮癌にはそのような成分が認められず漿液性癌の一型と考えられている[6]．

新しく提唱された上皮性腫瘍は漿液粘液性のグループで，以前は粘液性ミュラー管型あるいは内頸部型粘液性腫瘍と認識されていた．このカテゴリーの腫瘍は通常良性あるいは境界悪性腫瘍として報告されているが，癌腫も発生し得る[7]．被覆上皮は，内頸部の上皮細胞に似た粘液性の細胞質（しかし杯細胞ではない）とともに，漿液性および／または類内膜上皮を混じており，さらにより頻度は低いが他のタイプの上皮も混在し得る．これらの腫瘍はしばしば子宮内膜症を合併することも特徴である．

いったん細胞のタイプが確定すると，他の主要な診断上の問題は腫瘍が良性，境界悪性，あるいは癌のどれに相当するかを確定させることにある．定義上，癌は浸潤性の悪性腫瘍であるが，一部には上皮内癌の存在を信じている人たちがいる（私自身も一般的には上皮内癌の診断をするが，卵巣では行っていない）．したがって，細胞のタイプにかかわらず，癌の診断は間質浸潤の所見をもってなされることになる．もちろん，他の臓器と同様ではあるが，悪性細胞はまず腫瘍自体の間質内に浸潤を示し，次いで卵巣の間質内に浸潤を示す（または，時に遠隔転移をきたす）．このような過程を経る場合，通常は浸潤癌の診断はあまり難しくはない．それは，篩構造の形成あるいは腫瘍腺管の間に間質が介在しないこと，間質の反応性線維化，間質壊死あるいはそれらの組み合わせが認められるからである．そのような構築の特徴を示す腫瘍は，境界悪性腫瘍に比して強い核異型を伴うのが通常ではあるが，この原則には例外もある．例えば明細胞腫瘍では明細胞癌はしばしば明細胞境界悪性腫瘍より強い異型を示さず（本型の境界悪性腫瘍は非常に珍しいが），低悪性度の類内膜癌や低異型度漿液性癌でも同様のことが当てはまる（漿液性腫瘍

については微小乳頭状パターンを伴う漿液性境界悪性腫瘍が比較対象となった場合には組織構築自体がまったく異なっているが）．

　良性，境界悪性および癌の鑑別診断を行う際，組織型によってその組織学的判定基準が異なるだけではなく，組織型により3つのカテゴリーの出現頻度も異なっている．したがって，私は今回，良性/境界悪性/癌の判定よりも組織型の判別を優先して議論を進めてきたのである．例えば，卵巣明細胞腫瘍の大半が癌であるのと同様に，ブレンナー腫瘍の大半は良性である．漿液性腫瘍全体に占める癌の割合は，粘液性腫瘍や漿液粘液性腫瘍における癌よりも高頻度である．このように，組織型を明らかにすることは，鑑別診断が問題となる症例に遭遇した場合に参考になるのである．

　乳頭状/微小乳頭状の腫瘍は，おそらく浸潤の有無を判定することが最も難しいと考えられる．このようなパターンが明細胞腫瘍で認められる場合は，ほぼ間違いなく癌であることを示している．また，類内膜腫瘍においても，乳頭状構造や絨毛管状構造は悪性であることを示唆する根拠となり得る．漿液性腫瘍における乳頭状構造の認識は，とくに判別が難しいが，高異型度漿液性癌の乳頭状構造はより複雑なスリット状を形成する傾向があり，低異型度の漿液性癌では一般に円形の裂隙内に乳頭状構造が認められるのに対し，漿液性境界悪性腫瘍では分岐状の乳頭状病巣が大型管腔構造内に突出することにより認識づけられる．この分岐は，古典的な漿液性腫瘍では通常大型のものから段階的に小型化してゆき，やがて剥離した房状の構造となる．それに対して，微小乳頭状の漿液性境界悪性腫瘍では分岐が階層状とならない点が特徴的である（いわゆる「非浸潤性の低異型度漿液性癌」）．粘液性腫瘍では通常乳頭状構造は示さないが，漿液粘液性腫瘍では良性，境界悪性，癌のいずれでもよく目立っている．ブレンナー型の腫瘍では，境界悪性腫瘍と癌の両者で尿路系上皮が乳頭状構造を示すが，細胞像の差が両者の鑑別を行ううえで重要である．

　充実性の卵巣腫瘍はほぼ例外なく癌である．しかし，他の充実性腫瘍（性索間質性腫瘍，未分化胚細胞腫/ディスジャーミノーマ，高カルシウム血症型小細胞癌/ラブドイド腫瘍，肉腫，リンパ腫，転移性腫瘍）との鑑別がまず優先される．例えば漿液性，類内膜，あるいは他の癌など，分化した組織成分の存在を見いだすことは明らかな診断のよりどころになるが，卵巣における未分化癌（たとえ小範囲に分化成分が存在したとしても）と「脱分化」癌（例えば「類内膜癌＋未分化癌」）の鑑別に関して広く受け入れられているガイドラインの存在は私も認識できていない．私は，顕微鏡レベルでの分化型腫瘍がわずかに存在するのみである場合には未分化癌と診断する傾向があるが，良いガイドラインが示されるまでの間はおそらく「わずかな」と判断する基準は5％未満と定義するであろう．

（S.G. Silverberg，和訳：森谷卓也）

文献
1) Khunamornpong S, Suprasert P, Chiangmai WN, et al: Metastatic tumors to the ovaries: a study of 170 cases in northern Thailand. Int J Gynecol Cancer 2006, 16 (Suppl 1): 132-138
2) Yada-Hashimoto N, Yamamoto T, Kamiura S, et al: Metastatic ovarian tumors: a review of 64 cases. Gynecol Oncol 2003, 89: 314-317
3) Vang R, Cheung ANY, Kommoss F, et al: Secondary Tumours. In: WHO Classification of Tumours of the Female Reproductive Organs. (Kurman RJ, Carcangiu ML, Herrington CS, et al. eds.), 4th edition. IARC, Lyon, 2014, 83-86
4) Kigawa J, Kaku T, Sugiyama T, et al: Atlas of Clear Cell Carcinoma of the Ovary. Springer Japan, 2015
5) Stern RC, Dash R, Bentley RC, et al: Malignancy in endometriosis: frequency and comparison of ovarian and extraovarian types. Int J Gynecol Pathol 2001, 20: 133-139
6) Cuatrecasas M, Catasus L, Palacios J, et al: Transitional cell tumors of the ovary: a comparative clinicopathological, immunohistochemical, and molecular genetic analysis of Brenner tumors and transitional cell carcinomas. Am J Surg Pathol 2009, 33: 556-567
7) Shappell HW, Riopel MA, Smith Sehdev AE, et al: Diagnostic criteria and behavior of ovarian seromucinous (endocervical-type mucinous and mixed cell-type) tumors: atypical proliferative (borderline) tumors, intraepithelial, microinvasive, and invasive carcinomas. Am J Surg Pathol 2002, 26: 1529-1541

各論C 間葉系腫瘍
1 類内膜間質肉腫 endometrioid stromal sarcoma

> **エッセンス**
> - 内膜間質細胞への分化を示す間葉系腫瘍である.
> - らせん動脈に類似する小血管が多数介在し,血管周囲ではこれを取り巻くような腫瘍細胞の同心円状配列がみられる.
> - 低異型度類内膜間質肉腫の経過は通常緩慢であるが,晩期再発が起こり得る.

I 基礎的事項[1〜5]

(1) 定義と分類
　内膜に発生する内膜間質肉腫 endometrial stromal sarcoma と基本的に同一の,内膜間質細胞への分化を示す間葉系腫瘍である.低異型度および高異型度に分けられ,それぞれ子宮体部に発生する低異型度子宮内膜間質肉腫,高異型度子宮内膜間質肉腫に相似する.

(2) 臨床事項
　低異型度類内膜間質肉腫,高異型度類内膜間質肉腫とも極めてまれな腫瘍である.50〜60代での発生が多い.腹部膨満や腹痛,背部痛,腹部腫瘤触知などで発症する.片側性,両側性いずれもあり得る.卵巣外進展もしばしばみられる.低異型度類内膜間質肉腫では経過は通常緩慢であるが晩期再発が起こり得る.高異型度類内膜間質肉腫の予後は不良である.半数を超える症例で内膜症の合併がみられることから,発生母地として卵巣子宮内膜症が推測されている.

(3) 肉眼所見
　充実性あるいは充実嚢胞性で,まれに嚢胞優位のことがある.嚢胞内容は出血性である.割面は淡褐色〜黄白色調で軟らかい.高異型度類内膜間質肉腫ではしばしば壊死を伴う.

(4) 病理組織所見
　低異型度類内膜間質肉腫は,増殖期内膜の間質細胞に類似する細胞のシート状増殖からなる.細胞質は狭く,核は小型類円形で比較的均一である.腫瘍細胞間には分泌後期内膜に認められるらせん動脈に類似する小血管が多数介在し,腫瘍細胞はこれを取り巻くような同心円状の配列を示す.泡沫細胞の集簇や硝子化,性索様分化,粘液腫状変化などの二次的変化がみられることもある.局所的に内膜腺様の腺管が混在することがある.半数以上の症例で内膜症の合併が認められる(図1〜4).

　高異型度類内膜間質肉腫は,内膜間質への分化を示す所見を一部に有しているものの,多数の核分裂像を伴う高異型度の腫瘍細胞からなる腫瘍である.低異型度に比べて明らかに細胞異型が強く,旺盛な核分裂像を示し,通常壊死もみられるが,未分化肉腫ほどの強い多形性はみられない.

II 関連事項

(1) 免疫組織化学と遺伝子変異
　腫瘍細胞はCD10にびまん性強陽性を示す(図5).
　低異型度類内膜間質肉腫では,JAZF1-JJAZ1(SUZ12)癒合,EPC1-PHF1癒合,PHF1再構成など,子宮内膜間質肉腫でみられるのと同様の遺伝子変異が報告されている[5].

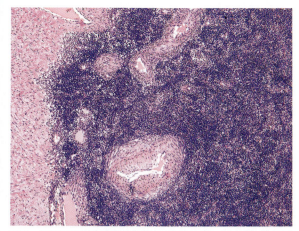

図1 低異型度類内膜間質肉腫：卵巣実質内にびまん性で密に増殖する腫瘍組織を認める．図左端に肥厚した卵巣の白膜がみられる．

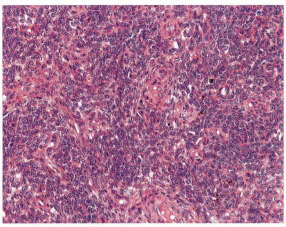

図2 低異型度類内膜間質肉腫：子宮増殖期内膜の間質細胞に類似する小型紡錘形の腫瘍細胞が，らせん動脈類似の小血管を多数介在して密在している．

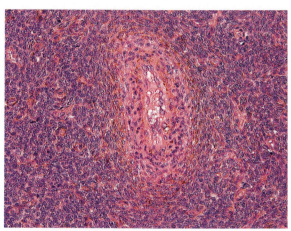

図3 低異型度類内膜間質肉腫：らせん動脈を取り囲むような同心円状の配列が特徴的である．

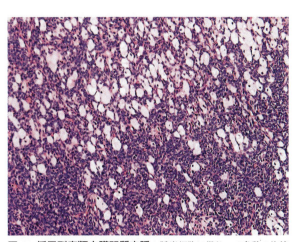

図4 低異型度類内膜間質肉腫：腫瘍細胞に混じって多数の泡沫細胞がみられる．

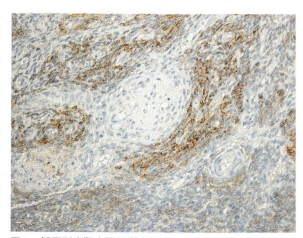

図5 低異型度類内膜間質肉腫 CD10 免疫染色：腫瘍細胞は CD10 陽性である．血管は陰性となっている．

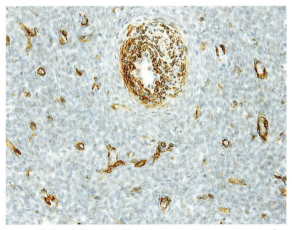

図6 低異型度類内膜間質肉腫 αsmooth muscle actin（αSMA）免疫染色：らせん動脈や小血管は SMA 陽性，腫瘍細胞は一部で弱陽性を示す．

1 類内膜間質肉腫

(2) 鑑別診断

顆粒膜細胞腫，莢膜細胞腫，線維腫，線維肉腫など紡錘形細胞で構成され得る性索間質性腫瘍のほか，消化管由来のGISTの転移なども鑑別する必要がある．これらはいずれも，類内膜間質肉腫に特徴的にみられる血管パターンがみられないこと，内膜症との合併頻度が少ないこと，CD10陰性であることが多いことなどから鑑別される．ただし，免疫組織化学染色を用いた鑑別診断の際には，CD10は類内膜間質肉腫の特異的マーカーではないことを念頭に置き，鑑別対象となる病変のマーカーと組み合わせる必要がある（図5, 6）．

性索様成分や内膜腺様腺管を有する症例では，腺肉腫や癌肉腫も鑑別にあがる．性索様成分や内膜様腺管は癌肉腫でみられるような強い異型を示さない．

III 21世紀の新知見

卵巣を原発とする類内膜間質肉腫は非常にまれな疾患であることから，まとまった報告がほとんどみられなかったが，2014年にOlivaらによる優れたシリーズが報告された[2]．

（笹島ゆう子）

文献

1) Young RH, Prat J, Scully RE: Endometrioid stromal sarcomas of the ovary. A clinicopathologic analysis of 23 cases. Cancer 1984, 53: 1143-1155（卵巣類内膜間質腫瘍の臨床病理学的特徴をまとめた最初の論文）
2) Oliva E, Egger JF, Young RH: Primary endometrioid stromal sarcoma of the ovary: a clinicopathologic study of 27 cases with morphologic and behavioral features similar to those of uterine low-grade endometrial stromal sarcoma. Am J Surg Pathol 2014, 38: 305-315（卵巣原発類内膜間質腫瘍27例の臨床病理学的研究）
3) Chang KL, Crabtree GS, Lim-Tan SK, et al: Primary extrauterine endometrial stromal neoplasms: a clinicopathologic study of 20 cases and a review of the literature. Int J Gynecol Pathol 1993, 12: 282-296（子宮外内膜間質肉腫をまとめた最初の論文）
4) Masand RP, Euscher ED, Deavers MT, et al: Endometrioid stromal sarcoma: a clinicopathologic study of 63 cases. Am J Surg Pathol 2013, 37: 1635-1647（子宮外内膜間質肉腫についての臨床病理学的研究．うち卵巣病変は25例）
5) Ellenson LH, Carinelli SG, Cho KR, et al: Mesenchymal tumours. In: WHO Classification of Tumours of Female Reproductive Organs（Kurman RJ, Carcangiu ML, Herrington CS, et al. eds.），4th edition. IARC, Lyon, 2014, 41（2014年改訂の卵巣腫瘍の新WHO分類）

各論 D 混合型上皮性間葉系腫瘍
1 腺肉腫 adenosarcoma

> **エッセンス**
> - 良性あるいは異型を伴う上皮成分と，悪性の間葉系成分で構成される腫瘍である．
> - 組織学的には子宮腺肉腫と同様の像を示すが，卵巣の腺肉腫は非常にまれである．
> - 間葉系成分の過剰増殖は予後不良因子の一つとされている．

I 基礎的事項

(1) 定義
腺肉腫 adenosarcoma は良性あるいは異型を伴う上皮成分と，悪性の間葉系成分で構成される腫瘍であり，その組織像は子宮の腺肉腫と似る．ただし卵巣腺肉腫の頻度は子宮に比べて非常にまれである．

(2) 臨床像
診断時の平均年齢は54歳[1]で，良性病変の手術の付随所見として見つかることもある．腫瘤自覚，腹痛などを訴える例もみられるが，本疾患特有の症状はとくにない．

(3) 肉眼所見
発見時，病変は片側卵巣に限局していることが多い．腫瘍の大きさは，最大では50cm大までの報告があるが，通常大きな充実性腫瘤を形成し（平均14cm），瘤状あるいはポリープ状の突出が多発するような表面像を呈する．割面にて，内部に大小様々な嚢胞状構造を伴うものもある．時に出血，壊死を伴う[1]．

(4) 組織像
ミュラー Müller 管由来の上皮成分と間葉系成分の2成分で構成される（図1～6）．腫瘍は乳頭状あるいは葉状構造（図1, 3），ポリープ状などの形態を示し，異型の乏しい上皮成分が表層を被覆，あるいは間隙を取り囲む（図2）．上皮成分は類内膜腫瘍類似の形態を示すことが多く，異型は軽度から中等度までにとどまり（図4, 6），悪性所見を欠く．間葉系成分において，細胞異型の程度は低異型度相当にとどまるものが多く，配列様式は上皮細胞層周囲性に密に広がる（periglandular cuffing）パターンや葉状構造が特徴的である．時に性索類似の組織 sex-cord like element や骨・軟骨などの異所性成分，高悪性度肉腫相当の所見を呈する．
免疫組織化学的に間葉系成分は ER, PgR, CD10 陽性，性索類似の所見を示す場合は同部位で inhibin, CD56, CD99, calretinin 陽性を示すが，高異型度の形態を示す例では ER, PgR, CD10 の発現の減弱ないし消失がみられる．間葉系成分の過剰増殖を示す例は "adenosarcoma with sarcomatous overgrowth" と呼ばれ，間質領域の組織像も低悪性度から高悪性度の所見を示すことが多い．免疫組織学的にも p53 の過剰発現や MIB-1 標識率の上昇がみられる[2]．時に横紋筋肉腫の像を示すこともあり，その場合は免疫組織化学的に desmin, myogenin 陽性を示す．

II 関連事項

(1) 組織分類
腺肉腫は，旧 WHO 分類（第3版）では類内膜腺癌の項にある悪性中胚葉性混合腫瘍 malignant müllerian mixed tumor（carcinosarcoma）の中で記載されていたが，改訂後の新 WHO 分類 第4版（2014年）には混合型上皮性間葉系腫瘍 mixed epithelial and mesenchymal tumors が新規の群として独立し，癌肉腫と並列で記載されるようになった．

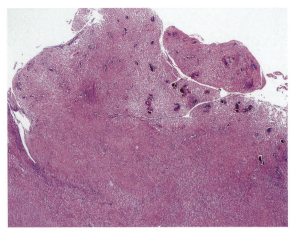

図1　腺肉腫：異型紡錘形細胞増殖領域と，その縁を縁取る上皮成分からなる．

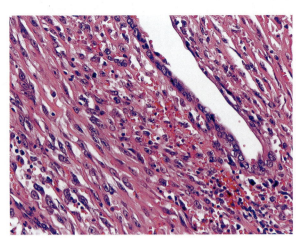

図2　腺肉腫：上皮成分は1層性，軽度核腫大を伴う程度である．上皮下にはクロマチン増量を伴い，核小体の目立つ異型紡錘形細胞の密な配列像が広がる．

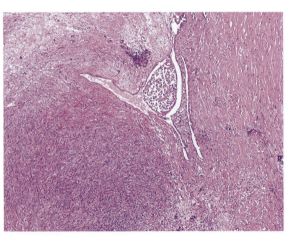

図3　腺肉腫：拡大する肉腫成分を取り囲む上皮成分が，スリット状間隙を形成し，全体が葉状構造になっている．

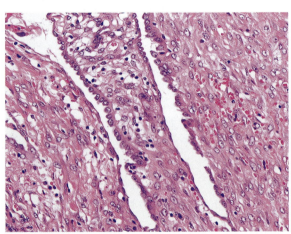

図4　腺肉腫：図3の拡大像．1層性，等間隔に配列する上皮成分に反応性核腫大像がみられる．

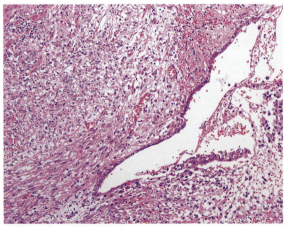

図5　腺肉腫：炎症細胞浸潤を伴った部分で．肉腫成分を被覆する上皮成分が一部破綻しフィブリンが析出している（右側）．

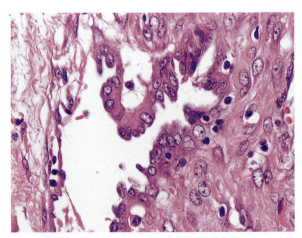

図6　腺肉腫：図5の拡大像．炎症細胞浸潤を伴う部分で，反応性異型を示す上皮成分の配列を認める．核小体は目立つがクロマチン増量所見は乏しい．腺肉腫では，この程度までの異型は認められる．

(2) 鑑別診断

出現する組織像の類によって多岐にわたる（子宮内膜症，低異型度あるいは高異型度類内膜間質肉腫，性索間質性腫瘍，未熟奇形腫，線維肉腫，癌肉腫など）．

III 21世紀の新知見

卵巣腺肉腫40症例の集積報告では[1]，予後不良因子として若年（53歳未満），腫瘍破綻，高悪性度の肉腫成分の存在，肉腫成分の過剰増殖，があげられている．また，卵巣腺肉腫は，発見時の腫瘍径が大きく病期が進んでいることが多いため，子宮腺肉腫に比べ予後不良の傾向にある．

腺肉腫のゲノム解析については，卵巣発生例が少ないため，子宮発生例も合わせたミュラー管由来腺肉腫 Müllerian adenosarcoma として検討されたものが近年報告されており[3〜5]，MDM2，CDK4 や HMGA2 の増幅をはじめ，複数の遺伝子異常が指摘されている．上皮成分と間葉系成分をマイクロダイセクション法で分離しそれぞれ検討したところ，体細胞遺伝子変異が間葉系成分に限定されてみられることから，分子病理学的には腺肉腫を間葉系腫瘍とみる考え方が示された[4]．

（渡邊麗子）

文献
1) Eichhorn JH, Young RH, Clement PB, et al: Mesodermal (Müllerian) adenosarcoma of the ovary: a clinicopathologic analysis of 40 cases and a review of the literature. Am J Surg Pathol 2002, 26: 1243-1258（卵巣腺肉腫40症例の臨床病理学的検討と過去の文献のまとめ）
2) Gallardo A, Prat J: Mullerian adenosarcoma: a clinicopathologic and immunohistochemical study of 55 cases challenging the existence of adenofibroma. Am J Surg Pathol 2009, 33: 278-288（子宮・卵巣腺肉腫55症例の臨床病理学的および免疫組織学的解析を加えた考察）
3) Howitt BE, Sholl LM, Dal Cin P, et al: Targeted genomic analysis of Müllerian adenosarcoma. J Pathol 2015, 235: 37-49（ミュラー管由来腺肉腫18症例20サンプルを用いた遺伝子解析の詳細）
4) Piscuoglio S, Burke KA, Ng CK, et al. Uterine adenosarcomas are mesenchymal neopasms. J Pathol 2016, 238: 381-388（腺肉腫の間葉成分にのみ体細胞変異がみられ，上皮成分とクローン的に異なることを示した）
5) Lee JC, Lu TP, Changou CA, et al: Genomewide copy number analysis of Müllerian adenosarcoma identified chromosomal instabiliry in the aggressive subgroup. Modern Pathology 2016, 29: 1070-1082（子宮腺肉腫19例，卵巣腺肉腫1例，合計20例のゲノム広域DNAコピー数多型に関する解析結果）

各論D 混合型上皮性間葉系腫瘍
2 癌肉腫 carcinosarcoma

> **エッセンス**
> - 悪性の上皮性成分と悪性の間葉系成分の両者で構成される腫瘍である．
> - 肉腫領域において，横紋筋や骨，軟骨への分化傾向を示す成分を含む例は異所性，異所性成分を伴わない例は同所性に分けられる．
> - 頻度は卵巣悪性腫瘍のおよそ2%とまれである．
> - 多くは60歳以上で発症し，進行癌として発見されることが多い．予後は不良．
> - 分子病理学的検討より，癌肉腫の肉腫成分は上皮成分に由来する，モノクローナルな腫瘍であることが指摘されている．

I 基礎的事項

(1) 定義
高悪性度の所見を示す上皮性成分と間葉系成分の両者で構成される腫瘍である．

(2) 臨床像
卵巣悪性腫瘍のおよそ2%の頻度とされる．多くは60歳以上で発症し，進行癌として発見されることが多い．予後は不良である．

(3) 肉眼像
腫瘍は平均14cm大と大きい．内部が囊胞状となった腫瘤や充実性の腫瘍が，著明な出血や壊死を伴い広がる（図1）．

(4) 組織所見
高悪性度の上皮成分と肉腫成分の両者で構成される腫瘍である（図2〜6）．2つの成分の片方だけが目立つ症例も含まれるが，通常は上皮・間葉系悪性腫瘍の混在，あるいは移行像がみられる．上皮成分は高悪性度漿液性腺癌の形態を示す例が多いが，他の腺癌の形態を示すこともある．肉腫様成分は，横紋筋（図6）や骨，軟骨への分化傾向を示す横紋筋肉腫や骨肉腫，軟骨肉腫などの成分を含む例は異所性 heterologous と分類される．異所性成分を伴わない例は同所性 homologous と分類され，高悪性度子宮内膜間質肉腫様，あるいは線維肉腫，平滑筋肉腫類似の像を示す．上皮成分が免疫染色上，cytokeratin の発現を失い vimentin が陽性になることがあり，また肉腫様細胞が cytokeratin 陽性像を示すこともあるので，免疫染色自体が診断の根拠にはならない．異所性成分である横紋筋肉腫は細胞質の desmin 陽性像や MyoD1 や myogenin の核陽性所見で確認される．また S-100 は軟骨肉腫で陽性となる．神経外胚葉成分を伴う癌肉腫症例も報告されている（teratoid carcinosarcoma）．

II 関連事項

(1) 鑑別診断
癌肉腫と区別すべき病変として，粘液性腫瘍で囊胞壁内に肉腫様あるいは退形成癌成分で構成される壁在結節 mural nodule がある．また未熟奇形腫は，若年発生例が多いが，組織学的に癌肉腫に類似する部分があるため，診断の際には注意が必要である．

(2) 腫瘍発生
各種分子病理学的検討から，現在では癌肉腫の癌成分と肉腫成分は多分化能を有する単一クローン性の腫瘍で

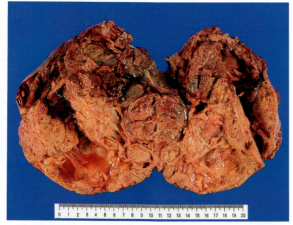

図1　癌肉腫のマクロ像（割面）：繊維性被膜で包まれた腫瘍であるが，内部では，およそ1/3は出血・壊死をきたし，2/3の領域は充実性，一部で囊胞状変化を伴っていた．

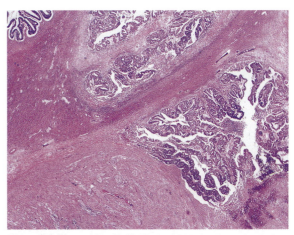

図2　癌肉腫：上皮性（腺癌）成分は高異型度であることがほとんどである．左下に肉腫領域が広がる．

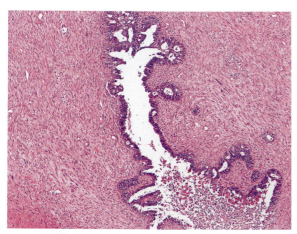

図3　癌肉腫：図2と同一症例．腺癌の周りを異型紡錘形細胞増殖像が広がる．

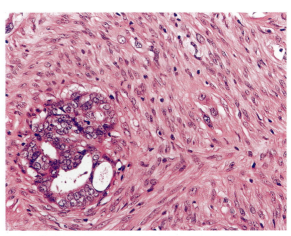

図4　癌肉腫：中央部の腺癌成分と，それを取り囲む肉腫成分．いずれの成分も異型度は強い．

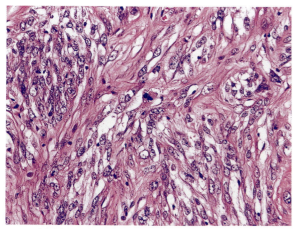

図5　癌肉腫：肉腫領域の拡大像．核分裂像を伴う，異型紡錘形細胞の配列像が広がる．一部では上皮様胞巣の名残がうかがえる．

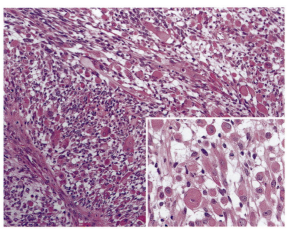

図6　異所性成分を伴う癌肉腫の肉腫成分：横紋を有する（枠内）横紋筋芽細胞の出現を伴う横紋筋肉腫成分．

あると考えられている．症例の一部では癌腫成分が先行し，ヘテロ接合性消失（LOH）の蓄積・進展に伴い肉腫成分の出現がみられた例もあり，このような現象は，肉腫成分は癌から二次的に発生すること（化生説）を支持する[1]．

(3) 組織分類

癌肉腫は，旧 WHO 分類（第 3 版）では悪性中胚葉性混合腫瘍 malignant müllerian mixed tumor の同義語として，類内膜腺癌の項の中で記述されていたが，改訂後の新 WHO 分類 第 4 版（2014 年）では，混合型上皮性間葉系腫瘍 mixed epithelial and mesenchymal tumors が新規の群として独立し，癌肉腫と腺肉腫の語がタイトルとして並列で記載されるようになった（malignant mixed Müllerian tumor は同義語として掲載）．

III 21 世紀の新知見

早期あるいは進行例においても手術後に化学療法を施行されることが多いが，標準的化学療法は確立していない．放射線療法の有効性は明らかではない．子宮の癌肉腫や同ステージの卵巣癌よりも予後不良とされている．手術時の腫瘍減量効果が高いほど予後が延長するとの報告がある[2]．

（渡邊麗子）

文献
1) Fujii H, Yoshida M, Gong ZX, et al: Frequent genetic heterogeneity in the clonal evolution of gynecological carcinosarcoma and its influence on phenotypic diversity. Cancer Res 2000, 60: 114-120（婦人科領域癌肉腫の LHO の詳細な解析から腫瘍クローンの遺伝子多様性と組織分化能との関係を明らかにした）
2) Berton-Rigaud D, Devouassoux-Shisheboran M, Ledermann JA, et al: Gynecologic Cancer InterGroup (GCIG) consensus review for uterine and ovarian carcinosarcoma. Int J Gynecol Cancer 2014, 24: S55-S60（子宮と卵巣の癌肉腫全般に関する最近の総説）

こんな症例も

奇形腫様癌肉腫 teratoid carcinosarcoma

　奇形腫様癌肉腫 teratoid carcinosarcoma は副鼻腔で最初に報告された特殊な組織像を示す癌肉腫で，高齢者の卵巣での類似腫瘍の発生が，文献上は今までのところ5例のみ知られている．壊死・出血を伴う充実性の腫瘍で，組織学的には一見，未熟奇形腫のような様々な成熟度を示す三胚葉成分から構成されている．

　これら三胚葉の成分は幼若な間質内に奇形腫様の organoid pattern をとって混在し，癌・肉腫の両者からなる明らかな悪性成分を認める．とくに島状，小囊胞状に配列する胎児様の，あるいは高分化癌としての重層扁平上皮と，悪性神経組織の存在が強調されている．悪性神経組織では神経外胚葉性腫瘍 neuroectodermal tumor に加えて神経節芽腫や髄芽腫に類似した成分がみられる．癌腫成分としては腺管形成や乳頭状増殖を示す腺癌の成分もみられる．

　報告されている卵巣の5症例では，報告された副鼻腔の症例と比較して良性の範疇に入る三胚葉成分は乏しく，大部分は癌（扁平上皮癌，腺癌）と肉腫（軟骨肉腫，横紋筋肉腫）からなる悪性成分で構成され，とくに悪性の神経外胚葉成分が大部分を占める．これは，通常では神経成分を伴わない悪性中胚葉性混合腫瘍との鑑別点とされている．未熟奇形腫との鑑別には，高齢者であることが第一にあげられている．

　最近は，卵黄嚢腫瘍 yolk sac tumor や trophoblast の成分を伴う症例も報告されている．

（谷本昭英）

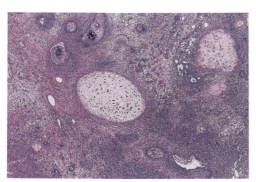

図1　奇形腫様癌肉腫：弱拡大像．扁平上皮，軟骨，未分化な細胞の集簇が幼若な間葉組織に散在している（organoid/teratoid pattern）．

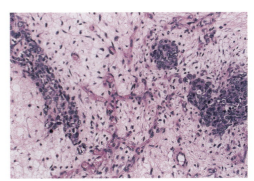

図2　奇形腫様癌肉腫：中拡大像．スリット状の豊富な血管を含む幼若な間葉組織．

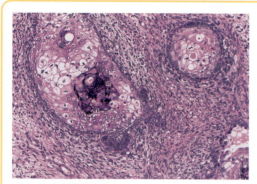

図3 奇形腫様癌肉腫：中拡大像．胎児様の扁平上皮が島状に配列している．

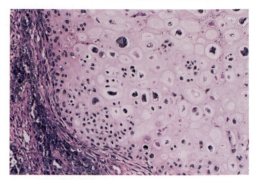

図4 奇形腫様癌肉腫：中拡大像．軟骨肉腫と考えられる異型の目立つ軟骨組織．

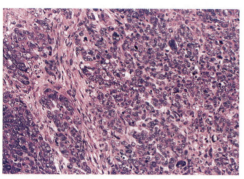

図5 奇形腫様癌肉腫：強拡大像．腫瘍の大部分を占める未分化な細胞は glial fibrillary acidic protein（GFAP），神経特異エノラーゼ（NSE），S-100 蛋白が陽性であり，神経外胚葉由来と考えられた．

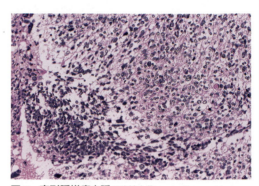

図6 奇形腫様癌肉腫：強拡大像．ganglioneuroblastoma 様の分化を示す部分．NSE, S-100 蛋白, neural cell adhesion molecule（NCAM）が陽性であった．

文献

1) Ehrmann RL, Weidner N, Welch WR, et al: Malignant mixed müllerian tumor of the ovary with prominent neuroectodermal differentiation (teratoid carcinosarcoma). Int J Gynecol Pathol 1990, 9: 272-282（卵巣の teratoid carcinosarcoma の最初の症例報告）
2) Tanimoto A, Arima N, Hayashi R, et al: Teratoid carcinosarcoma of the ovary with prominent neuroectodermal differentiation. Pathol Int 2001, 51: 829-832（卵巣の teratoid carcinosarcoma の2例目の症例報告）
3) Ohishi Y, Kaku T, Kaneki E, et al: Malignant ovarian tumor composed of endometrioid adenocarcinoma, clear cell adenocarcinoma, squamous cell carcinoma, yolk sac tumor and immature teratoma with prominent neuroectodermal and rhabdomyosarcomatous differentiation: a case study. Gynecol Oncol 2007, 105: 548-552（yolk sac tumor や rhabdomyosarcoma など多様な成分を含む teratoid carcinosarcoma の症例報告）
4) García-Galvis OF, Cabrera-Ozoria C, Fernández JA, et al: Malignant müllerian mixed tumor of the ovary associated with yolk sac tumor, neuroepithelial and trophoblastic differentiation (teratoid carcinosarcoma). Int J Gynecol Pathol 2008, 27: 515-520（yolk sac tumor など多様な成分を含む teratoid carcinosarcoma の症例報告）
5) Matsuura Y, Kitajima M, Hachisuga T, et al: Malignant mixed müllerian tumor with malignant neuroectodermal components (teratoid carcinosarcoma) of the ovary: report of a case with clinicopathologic findings. J Obstet Gynaecol Res 2010, 36: 907-911（自験例1症例と過去の4症例のまとめと文献考察を含む）

各論E 性索間質性腫瘍

1 線維腫 fibroma

> **エッセンス**
> - 膠原線維を産生する異型に乏しい紡錘形細胞で構成される良性腫瘍である.
> - 肉眼的には，割面は充実性で硬く，渦巻状あるいは雲状の線維走行を示す.
> - ほとんどすべての症例で予後は良好である.
> - 細胞密度が高い群は富細胞性線維腫と呼ばれ，高倍率10視野あたり4個以上核分裂像がみられる場合でも，細胞異型に乏しい場合には mitotically active cellular fibroma とし，線維肉腫とは区別する.
> - 約1%に Meigs 症候群を合併する.

I 基礎的事項

(1) 定義と臨床的事項

膠原線維を産生する紡錘形〜卵円形の線維芽細胞からなる良性腫瘍である．卵巣間質性腫瘍のうちで最も頻度が高い．すべての年齢に生じ得るが，中年に多く（平均48歳），30歳以下に発生することは少ない．ホルモン活性はみられない．予後は良好で，再発・転移は極めてまれである．

(2) 肉眼所見

通常片側性で，両側発生は10%以下である．顕微鏡的なものから巨大なものまで大きさは様々である．表面は平滑，割面は充実性で硬く平坦で，不透明な白色調（チョーク様）〜黄白色調を呈し，渦巻状〜雲状の線維走行が観察される（図1, 2）．大型腫瘍では浮腫や囊胞変性を伴うこともある（図3）．石灰沈着はまれでなく，茎捻転による出血や壊死を生じることもある（図4）．

(3) 病理組織所見

異型に乏しい紡錘形〜楕円形の核を有する紡錘形細胞からなる．腫瘍細胞は束をなして錯綜し，花むしろ模様 storiform pattern を呈する（図5, 6）．細胞密度は症例によって様々で，同一症例の中でも粗密がみられる．細胞質内に少量の脂肪や好酸性物質をみることがある．核分裂像はほとんどみられない．腫瘍細胞間には種々の量の膠原線維を介し，図7のような放射状のアスベスト様線維 amianthoid fiber として観察されることもある．膠原線維産生が強い症例ではしばしば硝子化が目立ち，時に石灰化を伴う（図8）．一方浮腫性変化の強い症例もみられ，細胞密度はまばらで粘液腫状の概観を呈する（図9）．捻転などにより二次的に出血や壊死をきたすこともある．まれに黄体化細胞を有する（図10）．微量の性索成分を含むことがあるが10%未満であれば線維腫として扱う．

線維腫の捺印細胞診標本は，腫瘍割面が硬いことから作製困難であることが多いが，異型に乏しい双極裸核状の間質細胞が散在性に出現して認められる（図11）．

免疫組織学的には，inhibin, calretinin などの性索間質マーカーに種々の程度に陽性を示す．

(4) 鑑別診断

莢膜細胞腫は線維腫と混在・移行することが多く，その境界は必ずしも明瞭でない．一般的には，より plump な核と淡明で豊かな細胞質を有する莢膜細胞からなる領域が優位を占める腫瘍以外は線維腫に分類される．割面が黄色調を示したり，莢膜細胞の増殖を部分的に伴っていても，腫瘍細胞の主体が線維芽細胞である場合には線維腫と診断され，「fibrothecoma」の名称は推奨されていない[1]．なお，前述のとおり線維腫でも細胞質内に脂肪

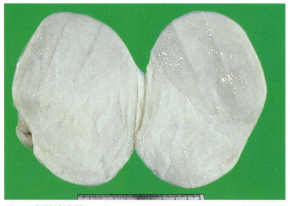

図1　卵巣線維腫：白色チョークを思わせる不透明白色を呈し，膠原線維形成の顕著な線維腫である．割面は平坦，硬であり，囊胞変性や出血・石灰化などは認められない．

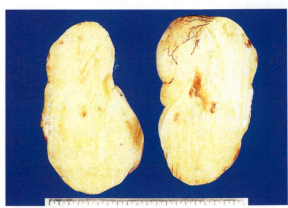

図2　卵巣線維腫：やや黄色がかった白色調充実性腫瘤であるが，莢膜細胞腫ほどの強い黄色は示さない．

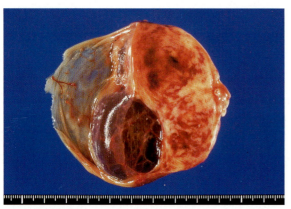

図3　卵巣線維腫：軟化融解が著明で，囊胞状の空洞を形成している．

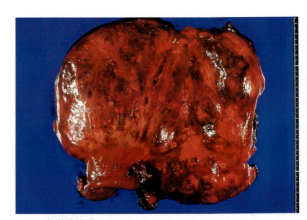

図4　卵巣線維腫：茎捻転による出血性梗塞を生じている．

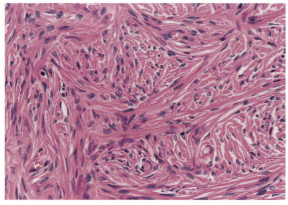

図5　卵巣線維腫：異型に乏しい紡錘形腫瘍細胞が束状に錯綜して増殖し，花むしろ模様を呈している．

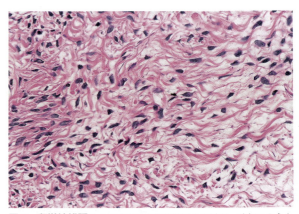

図6　卵巣線維腫：この例では細胞密度はやや疎で，波打つような好酸性の膠原線維が明瞭に認められる．

滴を有することがあるため，両者の鑑別に脂肪染色は有用でない．

広汎性浮腫 massive edema，線維腫症 fibromatosis，間質過形成 stromal hyperplasia などの非腫瘍性病変とも鑑別する必要がある．線維腫が卵胞，黄体，白体などの既存の構造物を圧排あるいは置換性に増殖するのに対し，広汎性浮腫や線維腫症はこれらを取り囲むように存在するのが普通である．また，間質過形成は多くの場合両側性であり，小型間質細胞の多結節性あるいはびまん性の密な増殖からなるのが特徴とされ，膠原線維産生には乏しい．その他子宮内膜間質肉腫の卵巣転移，あるいはクルケンベルグ Krukenberg 腫瘍も時として鑑別の対象となる．

II 関連事項

(1) 富細胞性線維腫
細胞密度がとくに高い症例は富細胞性線維腫と呼ばれ，線維腫の約 10 % を占める[2]．10 視野あたり 4 個を超える核分裂像を示す場合でも細胞異型に乏しければ mitotically active cellular fibroma とし，線維肉腫とは区別する（図 12）．周囲との癒着や破綻がみられることがあり，この場合長期経過後の再発のリスクとなる．

(2) メイグス症候群 Meigs syndrome[3,4]
Meigs 症候群は，当初「卵巣線維腫あるいは莢膜細胞腫，顆粒膜細胞腫，ブレンナー Brenner 腫瘍など線維成分の多い腫瘍に胸腹水の貯留を合併し，卵巣腫瘍摘出により胸腹水が消失する症候群」と定義づけられていたが，現在では良性卵巣腫瘍あるいは腫瘍様病変にみられる同様の病態もこれに包括されるようになっている．卵巣線維腫の約 1 % に合併し，腹水のみであれば 10 cm 以上の線維腫の 10〜15 % に合併するといわれる．

(3) 母斑性基底細胞癌症候群（NBCCS）(基底細胞母斑症候群 basal cell nevus syndrome，Gorlin 症候群)
母斑性基底細胞癌症候群 nevoid basal cell carcinoma syndrome（NBCCS）は，出生時から思春期にかけて基底細胞癌が顔面・躯幹に多発し，骨奇形，硬膜石灰化，手掌足底小陥凹 palmoplantar pits，顎骨囊腫などを伴う症候群[5]で，常染色体優性の遺伝形式をとり，PTCH 遺伝子の変異が知られている[6]．女性患者の約 75 % で卵巣線維腫の合併がみられ，うち 75 % は両側性，しばしば多結節性であり，ほとんどすべてにびまん性石灰沈着を伴う．また NBCCS と無関係の卵巣線維腫に比して発生年齢が若い傾向があり，小児期の発生もみられる．

III 21 世紀の新知見

富細胞性線維腫と線維肉腫の鑑別には，従来核分裂数が最も重要とされ，10 視野あたり 4 個以上の核分裂像を示すものは線維肉腫と診断されてきた．しかし核分裂像が多くても細胞異型に乏しい症例は良好な経過を示すという報告が相次いだことから[2]，現在では mitotically active cellular fibroma の概念が受け入れられている．

（笹島ゆう子）

文献
1) 清川貴子：性索間質性腫瘍．特集：卵巣腫瘍 I—病理の新しい考え方．病理と臨床 2015, 33: 970-976〔WHO 分類第 4 版（2014 年）にもとづく性索間質性腫瘍の概説〕
2) Irving JA, Alkushi A, Young RH, et al: Cellular fibromas of the ovary: a study of 75 cases including 40 mitotically active tumors emphasizing their distinction from fibrosarcoma. Am J Surg Pathol 2006, 30: 929-938（mitotically active cellular fibroma の提唱）
3) Meigs JV, Cass JW: Fibroma of the ovary with ascites and hydrothorax. Am J Obstet Gynecol 1937, 33: 249-267（Meigs 症候群の提唱と 7 例の報告）
4) Meigs JV: Fibroma of the ovary with ascites and hydrothorax; Meigs' syndrome. Am J Obstet Gynecol 1954, 67: 962-985（84 例の Meigs 症候群報告例についての解説）
5) Gorlin RJ: Nevoid basal-cell carcinoma syndrome. Medicine (Baltimore) 1987, 66: 98-113（NBCCS の詳説）
6) Hahn H, Wicking C, Zaphiropoulous PG, et al: Mutations of the human homolog of Drosophila patched in the nevoid basal cell carcinoma syndrome. Cell 1996, 85: 841-851（PTCH 遺伝子の変異は NBCCS の原因となる）

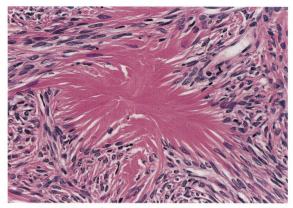

図7　卵巣線維腫：強い好酸性を示す，放射状のアスベスト様線維がみられる．

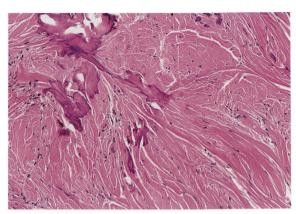

図8　卵巣線維腫：膠原線維の産生が強く，硝子化が著明である．一部に石灰沈着を認める．

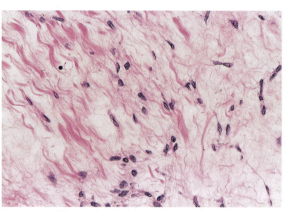

図9　卵巣線維腫：浮腫が著明な例．粘液腫状間質を背景に，紡錘形あるいは星芒状の腫瘍細胞がまばらに浮遊している．

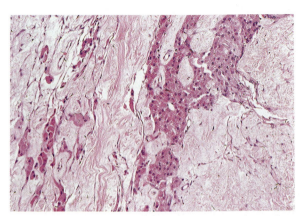

図10　卵巣線維腫：黄体化細胞がみられる．（湘南鎌倉総合病院　手島伸一先生のご厚意による）

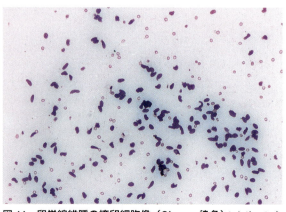

図11　卵巣線維腫の捺印細胞像（Giemsa染色）：クリーンな背景に，双極裸核状の異型に乏しい間質細胞が散在性に出現している．

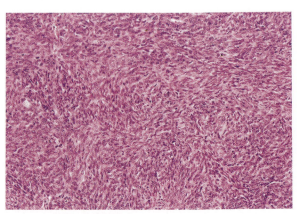

図12　卵巣富細胞性線維腫：細胞密度が高度になっている．しかし核の大小不同や多形性に乏しく，細胞分裂像も多くない．

各論E 性索間質性腫瘍
2 莢膜細胞腫 thecoma

> **エッセンス**
> - 莢膜細胞由来で原則的に良性の腫瘍である．
> - 線維腫成分が混在していることが多く，莢膜細胞腫成分があってもfibrothecomaなどと診断するため，莢膜細胞腫と診断できるものは比較的まれで，卵巣腫瘍の1％以下である．
> - 豊富な間質成分の存在によって形態的には多彩な像を呈する．
> - 閉経後の女性に好発し，エストロゲン産生を伴うことが多い．

I 基礎的事項

(1) 定義[1)]
　莢膜とは成熟卵胞の中で顆粒膜の外側に位置する層であり，鍍銀染色にて好銀線維が腫瘍細胞を取り囲む．莢膜細胞腫は莢膜細胞類似の細胞質を有する細胞からなる卵巣性索間質性腫瘍の一つである．

(2) 臨床所見[1〜3)]
　ほとんどが片側性で良性である．閉経後の女性に多く，30歳以下ではまれである．エストロゲンを産生することが多いが，まれにアンドロゲンなど他のステロイドホルモンを産生，もしくは非機能性の場合もある．核異型や核分裂像の目立った症例で転移したとの報告があるが，悪性度について一定の見解はない．

(3) 肉眼所見[1〜3)]
　5〜10 cm程度の大きさである．ホルモン産生性で脂質に富むため肉眼的に黄色調を呈し，多くは充実性かつやや分葉状である（図1）．白色でやや線維に富むものや変性・壊死して囊胞状となることもあり（図2），また比較的まれだが出血や石灰化を伴う場合もある．

(4) 組織所見[1〜3)]
　類円形核と淡明もしくはやや好塩基性の細胞質を有する短紡錘形細胞が膠原線維の束（hyaline band/plaque）とともに胞巣を形成して増生する（図3，4）．膠原線維と線維腫成分が混在する領域も多くの場合に認められる（図5）．核小体がみられることもあるが，多くの場合，核溝や核異型，核分裂像はあまり目立たない（図6）．ただし核分裂像を認める症例もあり（図7），そのような場合の良悪性の判定基準についてはいまだ明らかでない．平滑筋腫にみられるような，主として変性と思われるbizzareな核がみられる症例もあるとされる．まれに脂肪細胞への化生を伴う場合もある．好酸性の細胞質を有し，やや上皮様に配列する比較的小型で典型的な黄体化細胞がみられることもあるが（luteinized thecoma associated with sclerosing peritonitisについては別項参照のこと），弱く黄体化している場合もある（図8）．線維腫成分が多く含まれる腫瘍はfibrothecomaとしてもよい．莢膜細胞腫では細胞境界は一見，不明瞭であるが，鍍銀染色では1〜2個ずつ好銀線維に取り囲まれていることがわかる（図9）．腫瘍全体としては硝子様に変性したケロイド状の線維や，まれではあるが石灰化を伴う症例や囊胞変性を認める症例もあり（図10），とくに，年齢の若い症例で著しい石灰化を伴う場合がある．SudanⅢなどの脂肪染色で種々の大きさの脂肪滴が認められる（図11）．免疫染色では他の性索間質性腫瘍と同様にインヒビン，カルレチニン，CD56などが陽性となる（図12）．

(5) 鑑別診断
　線維腫との鑑別は難しく，両成分がみられる症例のほうが多いと考えられ，WHO分類 第4版（2014年）では

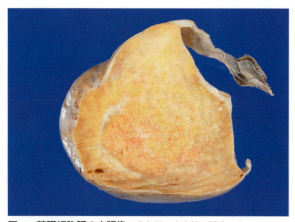

図1 莢膜細胞腫の肉眼像：黄色調で充実性の腫瘍である．

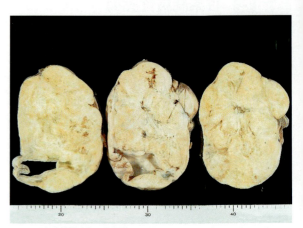

図2 莢膜細胞腫の肉眼像：線維性隔壁や囊胞状変性を伴うものもある．

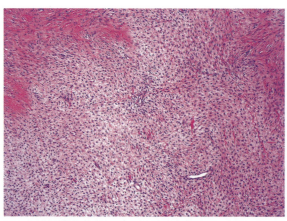

図3 莢膜細胞腫の組織像（HE染色，弱拡大）：周囲に膠原線維の束を認め，内部では小型で異型性の目立たない核と淡明な細胞質を有する腫瘍細胞が均一に増生するのを認める．

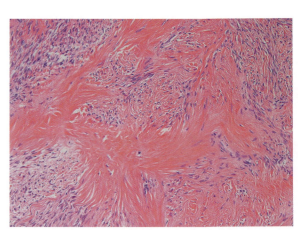

図4 hyaline plaque の組織像：幅の広い膠原線維が腫瘍の胞巣の間に認められる．

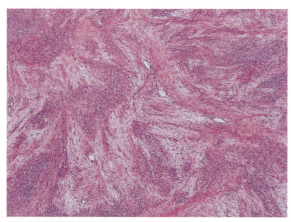

図5 莢膜細胞腫の組織像（HE染色，弱拡大）：膠原線維の束，細胞密度の高い線維腫様の領域などが混在している．

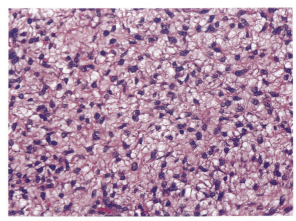

図6 莢膜細胞腫の細胞形態：核小体はみられるが，核異型や核分裂像は目立たない．核溝は認められない．

線維腫成分が多ければ fibrothecoma と診断してもよいとなっているが，それぞれの割合による厳密な診断については明確な基準はないようである．ただし，鍍銀染色において，個々の細胞が好銀線維に取り囲まれていれば莢膜細胞腫と診断されることから，鑑別に有用であるとされる．顆粒膜細胞腫との鑑別については，顆粒膜細胞腫らしい核の形態や胞巣のパターンの有無によって鑑別する必要がある．ただし顆粒膜細胞腫の中に莢膜細胞が混在することや，核溝を有する莢膜細胞腫もあるので注意が必要である．これらの性索間質性腫瘍内の組織型を区別できる免疫染色マーカーは現時点では知られていないが，成人型顆粒膜細胞腫においてのみ *FOXL-2* の遺伝子変異があるので，その変異の有無を調べることは鑑別に有用である．microcystic stromal tumor との鑑別には小嚢胞形成の有無が最も重要であるが，免疫染色（莢膜細胞腫ではインヒビンとカルレチニンが陽性でCD10 は陰性）も有用である[3]．

II 21 世紀の新知見

線維腫と同様に 12 番染色体のトリソミーやテトラソミーが報告されているが，特異的ではない．ただし，本腫瘍と最も鑑別を必要とされる成人型顆粒膜細胞腫では *FOXL-2* の遺伝子変異が特異的に認められることが明らかとなり，鑑別診断に有用である．

（山下依子）

文献
1) McCluggage WG, Staats PN, Kiyokawa T, et al: Sex cord-stromal tumours- pure stromal tumours. In: WHO Classification of Tumours of Female Reproductive Organs. IARC, Lyon, 2014, 45（WHO 分類の中の莢膜細胞腫の説明）
2) Young H: Sex-cord stromal, Steroid cell, and Other Ovarian Tumors with Endocrine, Paraendocrine, and Paraneoplastic Manifestations. In: Blaunstein's Pathology of the Female Genital Tract. 6th edition. Springer, 2011, 805-806（有名な教科書の中の莢膜細胞腫の説明）
3) Burandt E, Young RH: Thecoma of the ovary: a report of 70 cases emphasizing aspects of its histopathology different from those often portrayed and its differential diagnosis. Am J Surg Pathol 2014, 1023-1032（70 例の莢膜細胞腫のまとめ．多彩な組織像についてはこの論文を一読するとよい）

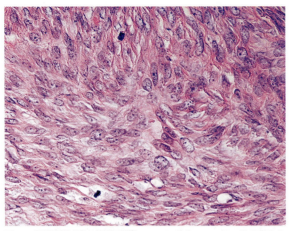

図7 莢膜細胞腫の細胞形態：この写真内には2個の核分裂像を認める．

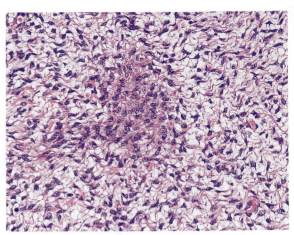

図8 黄体化した莢膜細胞：写真の中央で好酸性胞体を有する紡錘形の腫瘍細胞の胞巣が認められ，弱く黄体化していると考えられる．

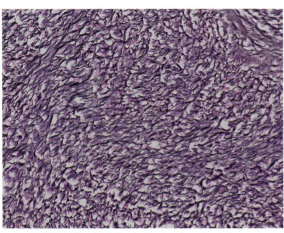

図9 鍍銀染色像，強拡大：薄赤色に染まった腫瘍細胞の核1～2個を取り囲む，黒色の好銀線維が認められる．

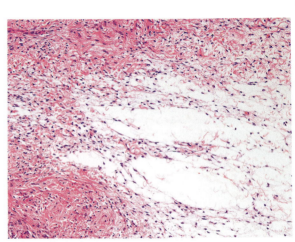

図10 腫瘍内嚢胞状変性の組織像：中央部に嚢胞変性を認める．

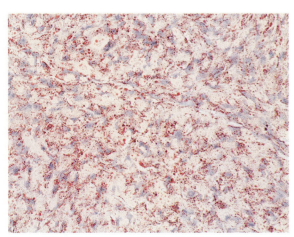

図11 脂肪染色像（SudanⅢ染色，強拡大）：腫瘍細胞の細胞質に赤色の脂肪滴を認める．

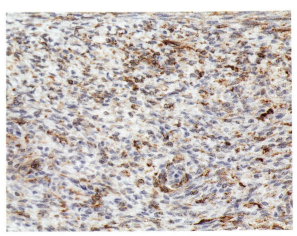

図12 インヒビン免疫染色：腫瘍細胞の胞体に陽性像を認める．

各論E 性索間質性腫瘍
3 硬化性腹膜炎を伴う黄体化莢膜細胞腫
Luteinized thecoma associated with sclerosing peritonitis

エッセンス

- 黄体化莢膜細胞腫（LT）に硬化性腹膜炎（SP）を合併するまれな病態である．
- 発症年齢は，乳児から高齢者まで幅広いが10代〜20代が約半数を占める．
- 大部分の症例で，LTは両側性である．
- より正確な病態表現として，luteinized thecomas (thecomatosis) of the type typically associated with sclerosing peritonitis という名称も与えられている．

I 基礎的事項

　Luteinized thecoma associated with sclerosing peritonitis（LTSP）は，黄体化莢膜細胞腫 luteinized thecoma（LT）に硬化性腹膜炎 sclerosing peritonitis（SP）を合併するまれな病態として初めて報告された．発症年齢は，乳児から高齢者まで幅広いが10代〜20代が約半数を占める（平均36歳，中央値27歳）．大部分の症例でLTは両側性であり，大きさも2〜31 cmと幅広い（図1）．間質液に富んで比較的軟らかく，SPとともに転移性腫瘍を思わせることもあり，SPがLTの転移のようにみえることもある．LTとSPとの因果関係は不明である．20例のフォローアップ（平均5.9年）で，LTの再発・転移はみられない（SPによる死亡3例）．

　LTは，類円形核をもつ短紡錘形ないし紡錘形細胞の増殖よりなり，充実性の部分を形成することが多いが（図2），浮腫が顕著で細胞が乖離し広汎性浮腫と鑑別が問題になることもある（図3）．しばしば細胞質が明るく抜けて，いわゆる黄体化を示す．核異型は乏しいが，とくに若年例では核分裂像が目立つ場合が多い．LT内にはentrapされた卵胞や卵細胞がみられ（図3），小さい病変では，皮質に病変の主座があり髄質が保たれていることがある（図4）．免疫染色では，黄体化を示すものはinhibin alpha陽性，その他のものはinhibin alpha陰性であるが，いずれもSF-1，FOXL2陽性で，性索・間質系細胞としての性格を示すとされる．

　SPは，腹膜脂肪組織内に線維芽細胞様の紡錘形細胞の増殖，線維化，単核球浸潤を示し，黄体化細胞はみられず，細胞異型や核分裂像も乏しい（図5, 6）．免疫染色では，増殖する紡錘形細胞はpan-cytokeratin陽性で，subperitoneal cell originである可能性が指摘されている．また，エストロゲン受容体やプロゲステロン受容体にしばしば陽性所見を示す．

　2008年の27例を集積した報告では，LT内にしばしばentrapされた卵胞や卵細胞がみられ，小さい病変では，皮質に病変の主座があり髄質が保たれているものがあることなどから，LTSPの代わりにより正確な病態表現として，luteinized thecomas (thecomatosis) of the type typically associated with sclerosing peritonitisという名称が与えられている．

II 関連事項

・SPは，LT以外の卵巣腫瘍（奇形腫，若年性/成人型顆粒膜細胞腫など）にも合併することが報告されている．
・自己免疫疾患との関連が，SLE，自己免疫性溶血性貧血などいくつかの事例でみられる．
・広汎性浮腫とのオーバーラップが一部の研究者から指摘されている．

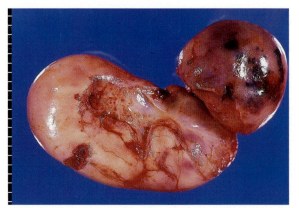

図1　LT：軟らかく，しばしば長径10cm以上となる．

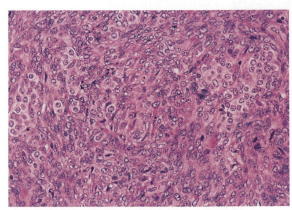

図2　LT：類円形核をもつ短紡錘形細胞の充実性増殖を示し，よく発達した毛細血管網をもち，部分的に細胞質の黄体化を伴う．

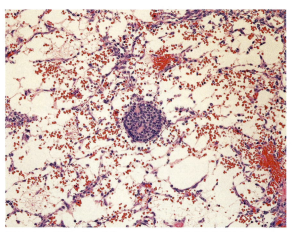

図3　LT：浮腫の強い部分で，entrapされた卵胞を認める．

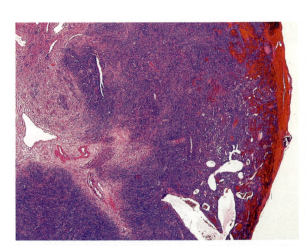

図4　LT：病変は皮質を主座としている．皮質被膜下に出血を認める．

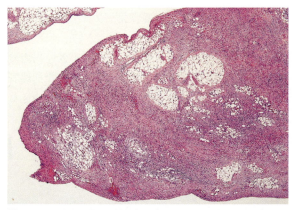

図5　SP：腹膜組織は，線維化と紡錘形細胞の増生により肥厚している．

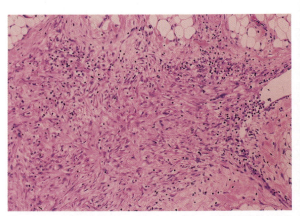

図6　SP：線維脂肪組織内に線維成分の増加，線維芽細胞様の紡錘形細胞の増生と単核球の浸潤がみられる．細胞異型は乏しく，分裂像もみられない．

Ⅲ 21世紀の新知見

・SP は，LT 以外の卵巣腫瘍にも合併することがある．
・長期フォローアップによっても LT に再発・転移を示すものはみられない．
・LTSP の T は，thecomatosis と考えてもよいという認識が出てきている．

(田中祐吉)

文献
1) Clement PB, Young RH, Hanna W, et al: Sclerosing peritonitis associated with luteinized thecomas of the ovary. A clinicopathological analysis of six cases. Am J Surg Pathol 1994, 18: 1-13（sclerosing peritonitis を合併する luteinized thecoma の最初の報告．6 症例の臨床病理学的検討）
2) Staats PN, McCluggage WG, Clement PB, et al: Luteinized thecomas (thecomatosis) of the type typically associated with sclerosing peritonitis: a clinical, histopathologic, and immunohistochemical analysis of 27 cases. Am J Surg Pathol 2008, 32: 1273-1290（文献 1 の著者らによる 27 症例の報告．長期経過のほか，sclerosing peritonitis を伴わない症例や，thecomatosis と称すべき症例があることも言及）

こんな症例も

線維腫の悪性転化例

　卵巣線維腫はほとんどすべての症例で予後良好であり，悪性転化例は極めてまれである．WHO分類第4版（2014年）の定義では，"悪性の線維性腫瘍"は線維肉腫に相当し，卵巣肉腫の中では最も頻度が高い．de novoに発生するが，まれに線維腫から発生することもあると記載された文献もみられる．しかし二次的発生を明確に示した報告はほとんどなく，その詳細は明らかでない．以下にわれわれが経験した卵巣線維腫の悪性転化例を，問題点を含めて紹介する．

　55歳女性，腹腔内播種を伴う左卵巣腫瘍．術後，化学療法が施行されたが，播種巣は増大，肺転移も出現し，術後2年で死亡．卵巣腫瘍は最大径10cm，割面では黄色～灰白色を呈する充実性成分と，壊死を伴い被膜が破綻した白色充実性成分からなり，両成分の境界は比較的明瞭であった（図1）．組織学的には，前者は異型が乏しく，核分裂もほとんどない線維腫（cellular fibroma）であり（図2），後者は中等度～高度異型の紡錘形細胞が錯綜配列やherringbone patternをとって増殖する像（図3, 4）や，多核巨細胞を交じえて増殖する悪性線維性組織球腫（MFH）/未分化多形肉腫（UPS）様の像（図5）からなり，核分裂が25個/10HPFを超す肉腫であった．両者は境界部で不規則に入り組んでいた（図6）．

　本例は線維腫の悪性転化により生じた肉腫であり，"悪性の線維性腫瘍"と考えられるが，比較検討のために，卵巣線維肉腫について簡単に解説する．卵巣線維肉腫は閉経後に多く，通常は大きく，片側性で出血，壊死を伴う充実性腫瘤を形成し，発見時にはしばしば卵巣外に進展しており，予後不良である．細胞密度は高く，中等度～高度の異型核をもつ紡錘形細胞が花むしろ状配列やherringbone patternを示して増殖し，核分裂も多い．高悪性の線維肉腫であり，軟部線維肉腫とは臨床病理学的に異なる特徴を示す．

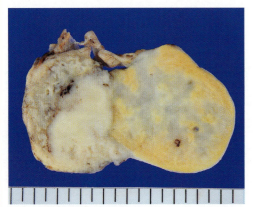

図1　右卵巣腫瘍（割面像）：壊死を伴った白色充実性成分と黄色～灰白色の成分が隣接している．両者の境界は比較的明瞭．

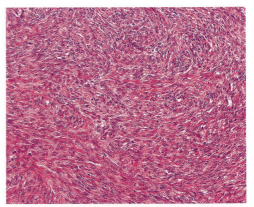

図2　黄色～灰白色部の組織像：異型の乏しい紡錘形細胞が錯綜して増殖する線維腫（cellular fibroma）．硝子様膠原線維が介在し，浮腫性のところもみられる．

1981年のPratらの報告では，核分裂数が1～3個/10HPFの卵巣線維性腫瘍はcellular fibroma，4個/10HPF以上の核分裂を伴う腫瘍は線維肉腫とされたが[1]，2006年にIrvingらは，核分裂数が4個/10HPF以上でも核異型が軽度の例は良性の経過をとることが多く，mitotically active cellular fibroma（MACF）として線維肉腫とは区別すべきであると報告した[2]．線維肉腫の診断には核異型も考慮しなければならないことを指摘した論文であるが，Pratらの報告でも線維肉腫の核異型は全例で中等度～高度であり，核分裂数のみが強調されてきたように思える．線維莢膜細胞腫から発生した線維肉腫の報告例[3]も肉腫の診断がPratらの核分裂数による診断基準に基づいており，細胞異型は軽度～中等度と述べられている点から，MACFの可能性がある．

　自験例は卵巣線維肉腫の特徴とされる臨床経過や肉眼所見を示しており，組織像も同様

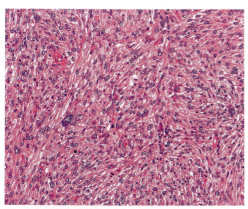

図3　白色部の組織像①：中等度～高度の核異型を示す紡錘状細胞が錯綜して増殖．核分裂も散見される．

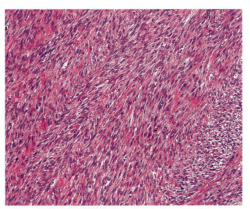

図4　白色部の組織像②：異型核を有する細胞がherringbone patternを示しながら増殖．核分裂もみられる．

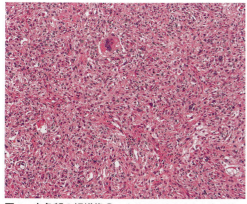

図5　白色部の組織像③：多核巨細胞を交えた多形性に富む腫瘍細胞の増殖からなるMFH/UPS様の像．

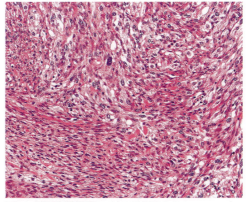

図6　境界部組織像：下方が線維腫（cellular fibroma），上方が肉腫である．境界部では両成分が不規則に入り交じっている．

の成分が認められるが，より多形性に富む成分も出現している．このような腫瘍は，悪性転化した線維腫は線維肉腫の範疇と考えれば，多彩な組織像を示す線維肉腫とすることもできるが，軟部腫瘍病理の観点からは線維肉腫ではなくMFH/UPSと診断するという意見もあるであろう．よって，本例についてはあえて線維肉腫の診断を用いなかった．どちらの意見が妥当なのかわからないが，卵巣線維肉腫は軟部線維肉腫とは異なる腫瘍という点を考慮に入れた病理組織診断の整理が必要である．

（矢内雅恵，船田信顕）

文献
1) Prat J, Scully RE: Cellular fibromas and fibrosarcomas of the ovary: a comparative clinicopathologic analysis of seventeen cases. Cancer 1981, 47: 2663-2670（卵巣線維肉腫とcellular fibromaを比較検討した論文．核分裂数による基準が示された）
2) Irving JA, Alkushi A, Young RH, et al: Cellular fibromas of the ovary: a study of 75 cases including 40 mitotically active tumors emphasizing their distinction from fibrosarcoma. Am J Surg Pathol 2006, 30: 929-938（mitotically active cellular fibromaの概念を示した論文）
3) Lee H-Y, Ahmed Q: Fibrosarcoma of the ovary arising in a fibrothecomatous tumor with minor sex cord elements: a case report and review of the literature. Arch Pathol Lab Med 2003, 127: 81-84（線維莢膜細胞腫から生じた線維肉腫についての一例報告．Pratらの診断基準に基づいており，MACFの可能性を否定できない）

各論E 性索間質性腫瘍
4 硬化性間質性腫瘍 sclerosing stromal tumor

エッセンス

- 硬化性間質性腫瘍は比較的まれな良性卵巣腫瘍で，WHO分類第4版（2014年）では性索間質性腫瘍の純粋型間質性腫瘍に分類される[1]．多くは片側卵巣に生じ，まれに腹水やMeigs症候群の合併も知られる．患者の約8割は20〜30代の若年女性である．
- 組織学的には，細胞成分と血管に富んだ細胞性領域が島状にみられ，浮腫性あるいは硝子化線維性領域を背景に偽小葉構造をなす．細胞成分に富んだ領域には，顕著な血管構築とともに特徴的な空胞化した円形の間質細胞をみる．
- 線維腫，莢膜細胞腫，血管系腫瘍およびKrukenberg腫瘍との鑑別が重要である．
- 近年，ホルモン活性を示す症例が蓄積され，黄体化莢膜細胞と空胞化した円形の間質細胞との関わりが議論されている．

I 基礎的事項

（1）定義

硬化性間質性腫瘍 sclerosing stromal tumor（SST）はまれな卵巣間質性腫瘍で，1973年にChalvardjianとScullyにより初めて記載された[2]．SSTの約8割は20〜30代の若年女性（平均年齢27歳）で，少数の両側発生例を除いてほとんどが片側卵巣に生じ，全例が良性の経過をたどったと報告される[1,3]．透過電顕による超微形態学的観察から，SSTが卵巣皮質を構成する間質細胞の特徴を有することが明らかとなり，卵巣間質細胞に由来する腫瘍と考えられている[4]．卵巣線維腫や莢膜細胞腫におけると同様に，腹水やメイグスMeigs症候群[5]の合併も知られている．

（2）肉眼所見

片側卵巣に生じる境界明瞭な腫瘍である．典型例では，白色充実性の線維性あるいは浮腫性の腫瘍割面に，黄色調の小領域が散在する[2,3]（図1）．時に漿液性水様透明な内容液をいれた囊胞を有する．

（3）組織所見

細胞成分に乏しい浮腫性あるいは硝子化線維性領域を背景に，細胞成分と血管に富んだ富細胞領域が偽小葉構造pseudolobular patternをなす[3]（図2）．富細胞領域は，線維芽細胞様の紡錘形細胞と黄体化莢膜細胞様の特徴的な空胞細胞を構成成分とする（図3）．空胞細胞は時として黄体化莢膜細胞様像を呈する．また，壁の薄い血管の著しい増生や硝子化膠原線維をみることが多く，増生する血管は拡張し，血管周皮腫様 hemangiopericytomatousとも称される特徴的な血管構築を示す[2]．紡錘形細胞は筋様細胞myoid cellともいわれるが，電顕的ならびに免疫組織化学的検討では，筋線維芽細胞や平滑筋細胞の形質を有することが示されている[6]（図4）．空胞細胞は脂質を含有することはあるが，粘液は含まない[3]（図5）．核が偏在し印環細胞癌細胞に似た形態を示す場合がある．

（4）内分泌，免疫染色と分子遺伝学

SSTはホルモン産生性には乏しい腫瘍とされてきたが，空胞細胞は時に脂質を含有し[6]エストロゲンやアンドロゲン[7,8]などの性ステロイドホルモンの産生を示す．

免疫染色では，SSTはサイトケラチンに陰性でビメンチンに陽性である．空胞細胞では，血管内皮増殖因子

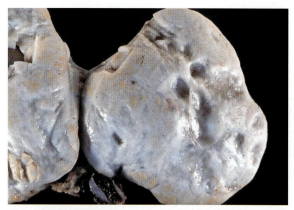

図1 硬化性間質性腫瘍：白色充実性線維性の腫瘍割面には，黄色調の小領域を散見する．

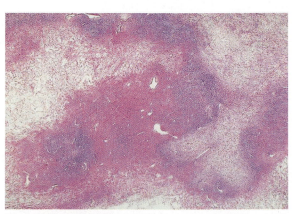

図2 硬化性間質性腫瘍：浮腫性あるいは硝子化線維性の乏細胞領域を背景に，血管に富んだ富細胞領域が偽小葉構造をなす．

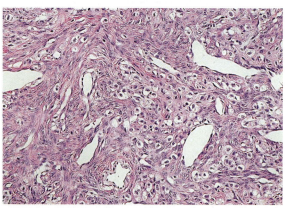

図3 硬化性間質性腫瘍：富細胞領域は，線維芽細胞様の紡錘形細胞と類円形の黄体化莢膜細胞様空胞細胞からなる．血管周皮腫様の顕著な血管構築をみる．

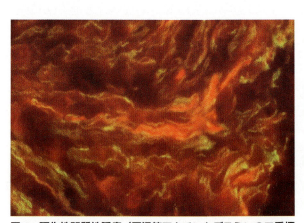

図4 硬化性間質性腫瘍（平滑筋アクチンとデスミンの二重標識蛍光抗体染色像）：富細胞領域の紡錘形細胞には，平滑筋アクチン（緑色蛍光）のみを発現する筋線維芽細胞と，平滑筋アクチン（緑色蛍光）とデスミン（橙色蛍光）を共発現する平滑筋細胞が含まれる．

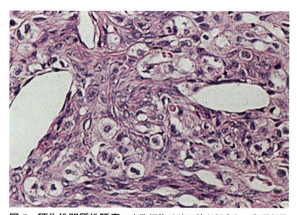

図5 硬化性間質性腫瘍：空胞細胞は時に核が偏在し，印環細胞癌細胞に似た形態を示すこともある．空胞は時に脂質を含むが粘液はない．

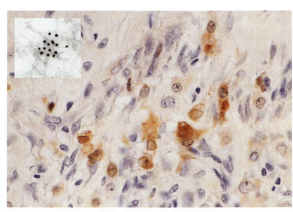

図6 硬化性間質性腫瘍（VEGFの免疫組織化学染色像ならびに金コロイド包埋後免疫電顕像）：空胞細胞にはVEGFが高頻度に陽性である．免疫電顕法では，空胞細胞の細胞質に金コロイドで標識されるVEGFの高密度小胞を認め（左上挿入図），空胞細胞からのVEGF分泌が示唆される．

vascular endothelial growth factor (VEGF)（図6）が高頻度に陽性であるが，血管周皮腫様の特徴的な組織構築を示す腫瘍血管の内皮細胞にも VEGF 受容体（図7）の発現があり，SST の形態形成における VEGF の関与が指摘されている[9]（図8）．空胞細胞には時にインヒビン，カルレチニン，プロゲステロン受容体の発現を認めるが，エストロゲン受容体は陰性である．紡錘形細胞は多くが平滑筋アクチン（図9, 10）に陽性で，デスミン（図11），インヒビンに陽性を示す場合もある[6]．

細胞遺伝学的には，SST に12番染色体3倍体細胞（図12）の介在が報告されている[3,9]．

(5) 鑑別診断

鑑別診断の対象は線維腫，莢膜細胞腫などの間質性腫瘍や血管系腫瘍および Krukenberg 腫瘍である[3]．

茎捻転などによる虚血性変化から二次的血管増生や限局性組織浮腫，硬化性変化をきたした卵巣線維腫や莢膜細胞腫では，SST との鑑別を要する．虚血による小型血管の反応性増生が血管周皮腫様の顕著な血管構築を示し，SST と診断されていた卵巣線維腫の例を経験している．硝子化膠原線維の乏細胞性領域と富細胞性領域からなる偽小葉構造や，特徴的な空胞細胞の確認は必須である．

血管系腫瘍との鑑別では，孤立性線維性腫瘍 solitary fibrous tumor が主な対象と考えられる．孤立性線維性腫瘍では，SST の特徴である偽小葉構造や空胞細胞はみられない．また，インヒビン（SST で陽性）や CD34（SST で陰性，孤立性線維性腫瘍で陽性）の免疫染色が鑑別に有用である．

SST の空胞細胞では時に核が偏在し，印環細胞癌 signet-ring cell carcinoma に似た形態を示すことがある．この細胞はクルケンベルグ Krukenberg 腫瘍の印環細胞と誤認される場合もあるが，SST の空胞細胞には粘液は含まれない．疑わしい場合は，粘液染色での確認が勧められる[3]．Krukenberg 腫瘍は，40〜50代の女性（平均年齢45歳）の両側卵巣に生じる場合が多く[10]，組織学的には SST に特徴的な偽小葉構造のみられることはない．また，好中球を含む炎症所見があり，核破砕物を有する汚い背景を呈する場合が多い．免疫染色でも，Krukenberg 腫瘍の印環細胞はサイトケラチン，EMA などの上皮系マーカーに陽性であるが，SST は平滑筋アクチン，インヒビン，ビメンチンに陽性で，上皮系マーカーには陰性である．

II 関連事項

(1) Meigs 症候群

1937年，Meigs は卵巣線維腫に胸・腹水を伴い腫瘍摘出によりそれが消失した7例について詳細な報告を行ったが，1954年の論文で Meigs 症候群を以下のように定義した[11]．すなわち，①原発腫瘍は線維腫，莢膜細胞腫，顆粒膜細胞腫，ブレンナー Brenner 腫瘍などの線維化の目立つ良性〜低悪性度の卵巣腫瘍であり，②胸・腹水を伴い，③腫瘍摘出により胸・腹水が消失し再貯留しないもので，①〜③のすべてを満たすものを true-Meigs 症候群とした．①で卵巣の線維化の目立つ腫瘍に限定して定義したのは胸・腹水の成因がそれらでは腫瘍自体からの漏出によると考えられたためである．

(2) Krukenberg 腫瘍

卵巣間質に由来する細胞成分に富んだ間質の内に，粘液を含有する印環細胞の存在を特徴とする転移性卵巣癌である．原発巣として最も多いのが胃で，全体の75%程度を占め，次いで虫垂，大腸，乳腺，胆道系，膵臓，小腸，膀胱など様々な臓器が原発巣となり得る．予後不良で，治療内容にかかわらず約2/3の患者が1年以内に死亡する．

III 21世紀の新知見

男性化徴候や思春期早発症を随伴する SST が複数報告された．これらのうち，マックーン・オルブライト McCune-Albright 症候群に男性化徴候を合併した例では，*GNAS1* 遺伝子の賦活型突然変異とともにアンドロゲン合成酵素の発現が確認された[9]．SST ではプロゲステロン受容体の発現がみられる場合も少なからずあり，ステロイドホルモン産生性をもつ可能性も示唆されている．

（河内茂人）

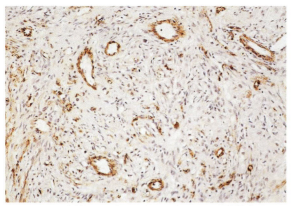

図7 硬化性間質性腫瘍（VEGF 受容体の免疫組織化学染色像）：腫瘍内血管にも VEGF 受容体（KDR）が高頻度に発現する．

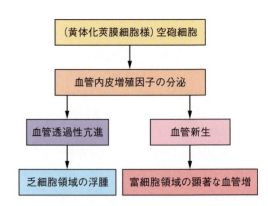

図8 硬化性間質性腫瘍の形態形成における VEGF の役割：VEGF は血管内皮細胞増殖作用とともに血管透過性亢進作用をもち，VEGF のサブタイプと血管内皮細胞に発現する VEGF 受容体の種類により作用が異なる．空胞細胞より分泌される VEGF は，富細胞領域の顕著な血管構築とともに乏細胞領域の浮腫の形成に関与する．

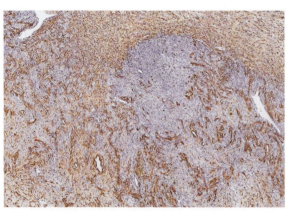

図9 硬化性間質性腫瘍（平滑筋アクチンの免疫組織化学染色像）：富細胞領域ならびに乏細胞領域の線維芽細胞様紡錘形細胞の多くは，平滑筋アクチンに陽性である．

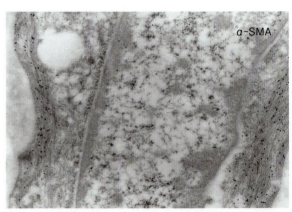

図10 硬化性間質性腫瘍（平滑筋アクチンの金コロイド包埋後免疫電顕像）：紡錘形細胞では，免疫電顕で細胞膜下を並走する平滑筋アクチン細線維束が標識され，筋線維芽細胞あるいは平滑筋細胞の特質を有する．

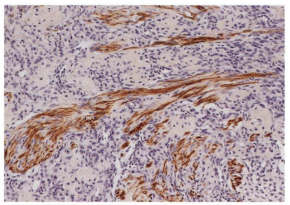

図11 硬化性間質性腫瘍（デスミンの免疫組織化学染色像）：線維芽細胞様紡錘形細胞の一部は，デスミンに陽性である．

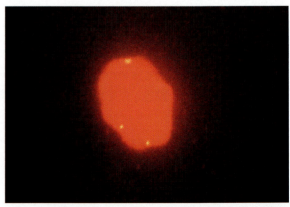

図12 12番染色体3倍体を有する硬化性間質性腫瘍の腫瘍細胞核（12番染色体セントロメアの蛍光 in situ ハイブリダイゼーション像）：12番染色体セントロメア蛍光シグナル（黄色蛍光）が，腫瘍細胞核に3つみられる．

文献

1) McCluggage WG, Staats PN, Kiyokawa T, et al: Sclerosing stromal tumor. Sex cord-stromal tumours-pure stromal tumours. In: WHO Classification of Tumours of Female Reproductive Organs (Kurman RJ, Carcangiu ML, Herrington CS, et al. eds.), 4th edition. IARC, Lyon, 2014, 46-47（最新の WHO 分類における硬化性間質性腫瘍の記載）
2) Chalvardjian A, Scully RE: Sclerosing stromal tumors of the ovary. Cancer 1973, 31: 664-670（硬化性間質性腫瘍における形態学的および臨床病理学的特徴の初めての記載）
3) Scully RE, Young RH, Clement PB. eds.: Stromal tumors. Atras of Tumor Pathology: Tumors of the Ovary, Maldeveloped Gonads, Fallopian Tube, and Broad Ligament. 3rd series. AFIP, Washington D.C., 1999, 189-202（硬化性間質性腫瘍の概説）
4) Shaw JA, Dabbs DJ, Geisinger KR: Sclerosing stromal tumor of the ovary: an ultrastructural and immunohistochemical analysis with histogenetic considerations. Ultrastruct Pathol 1992, 16: 363-377（硬化性間質性腫瘍の組織発生に関して電顕的および免疫組織化学的に検討）
5) Jung NH, Kim T, Kim HJ, et al: Ovarian sclerosing stromal tumor presenting as Meigs' syndrome with elevated CA-125. J Obstet Gynaecol Res 2006, 32: 619-622（硬化性間質性腫瘍に関連して生じた Meigs 症候群の報告）
6) Saitoh A, Tsutsumi Y, Osamura RY, et al: Sclerosing stromal tumor of the ovary. Immunohistochemical and electron-microscopic demonstration of smooth-muscle differentiation. Arch Pathol Lab Med 1989, 113: 372-376（硬化性間質性腫瘍の平滑筋分化を電顕的ならびに免疫組織化学的に示した研究）
7) Lam RM, Geittmann P: Sclerosing stromal tumor of the ovary: a light, electronmicroscopic and enzyme histochemical study. Int J Gynecol Pathol 1998, 7: 280-290（硬化性間質性腫瘍における性ステロイドホルモン産生を示した研究）
8) Boussaïd K, Meduri G, Maiza JC, et al: Virilizing sclerosing-stromal tumor of the ovary in a young woman with McCune Albright syndrome: clinical, pathological, and immunohistochemical studies. J Clin Endocrinol Metab 2013, 98: E314-E320（McCune-Albright 症候群に男性化徴候を合併し，硬化性間質性腫瘍にアンドロゲン合成酵素の発現と GNAS1 遺伝子の賦活型変異が示された症例の報告）
9) Kawauchi S, Tsuji T, Kaku T, et al: Sclerosing stromal tumor of the ovary: a clinicopathologic, immunohistochemical, ultrastructural, and cytogenetic analysis with special reference to its vasculature. Am J Surg Pathol 1998, 22: 83-92（硬化性間質性腫瘍の組織形態形成における血管内皮増殖因子の関与を証明し，12 番染色体 3 倍体細胞の存在を示した研究）
10) Scully RE, Young RH, Clement PB. eds.: Secondary (including hematopietic) tumors. Atras of Tumor Pathology: Tumors of the Ovary, Maldeveloped Gonads, Fallopian Tube, and Broad Ligament. 3rd series. AFIP, Washington D.C., 1999, 335-372（Krukenberg 腫瘍の概説）
11) Meigs JV: Fibroma of the ovary with ascites and hydrothorax; Meigs' syndrome. Am J Obstet Gynecol 1954, 67: 962-985（胸・腹水を有する卵巣腫瘍の報告例の中から 84 例の真の Meigs 症候群を選んだ）

各論 E 性索間質性腫瘍
5 印環細胞間質性腫瘍 signet-ring stromal tumor

エッセンス

- 空胞状細胞質を有する印環細胞様の腫瘍細胞の増生が特徴である．
- 空胞内には，グリコーゲン，粘液，脂質は含まれない．
- 線維腫様成分を有する症例が多く認められる．
- 術後再発例はなく，予後良好である．

I 基礎的事項

(1) 定義と臨床事項

　性索間質性腫瘍の莢膜細胞腫・線維腫群腫瘍に属する良性腫瘍で，腫瘍細胞の細胞質が空胞状で，印環細胞様の形態を示すことが特徴である．空胞内には粘液，グリコーゲンおよび脂質は含まれない．

　極めてまれな腫瘍であり，英文文献では，これまでに 14 例の報告があるのみである[1〜10]．発症年齢は 21〜83 歳までと幅があり，平均年齢は 53 歳である．ほとんどは片側性であるが，両側例の報告もある．術後再発の報告はなく，予後は良好である．

(2) 肉眼所見

　2.5〜13 cm 大で，境界は明瞭で，被膜はない（図 1）．割面は淡褐色，黄色調，黄褐色などの色調を示し，基本的には充実性であるが，嚢胞状の部位を混在した症例もある（図 2）．

(3) 病理組織所見

　細胞質が空胞状の印環細胞様の腫瘍細胞の充実性増殖がみられ（図 3），多少の核不整はあるものの異型には乏しく，核分裂像はないかほとんど認めない．種々の大きさの球状硝子体を伴う症例がある（図 4）．多くの症例で紡錘形細胞からなる線維腫様成分を混在する（図 5）．

　特殊染色では，空胞内に PAS 反応，アルシアンブルー染色，ムチカルミン染色，オイルレッド O 染色はいずれも陰性であり，グリコーゲン，粘液，脂質は認めない．鍍銀染色では，個々の腫瘍細胞を取り囲むように好銀線維がみられる（図 6）．

　免疫組織化学的染色では，vimentin, progesterone receptor, CD56 が陽性で，α-SMA や α-inhibin が一部で陽性になる．α-inhibin は陰性の場合もある．desmin, h-caldesmon, CD34, S-100 protein, calretinin, CD10, CD99, Melan A, estrogen receptor, androgen receptor はいずれも陰性である．

II 関連事項

(1) 鑑別診断

　クルケンベルグ Krukenberg 腫瘍との鑑別が最も重要であるが，細胞異型がないことから，形態的に鑑別は容易と思われる．硬化性間質性腫瘍は，腫瘍細胞が印環細胞様の変化をきたす場合があり，本腫瘍との鑑別が問題になる．偽葉構造や硬化性間質性腫瘍でみられるほどの豊富な血管成分がないことなどから鑑別可能である．

(2) 球状硝子体

　腫瘍内に種々の程度の大きさの球状硝子体を伴う症例がある．本腫瘍における球状硝子体については，変性した赤血球，細胞質内に貯留した糖蛋白，ライソソームなどの可能性が考えられているが，その本体は不明である[7]．

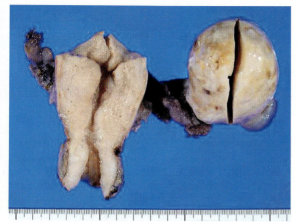

図1 印環細胞間質性腫瘍：左卵巣に充実性病変をみる．

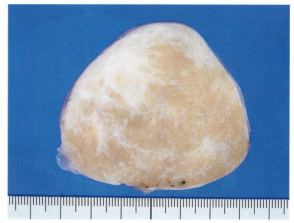

図2 印環細胞間質性腫瘍：割面は充実性で，淡褐色～白色調である．

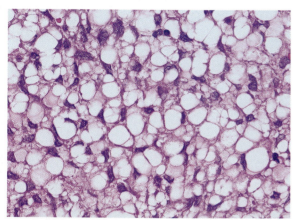

図3 印環細胞間質性腫瘍：細胞質が空胞状の印環細胞様の腫瘍細胞増生がみられる．

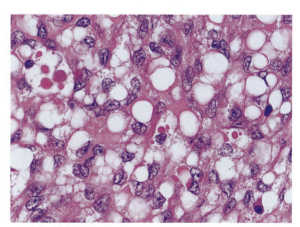

図4 印環細胞間質性腫瘍：大小の球状硝子体がみられる．

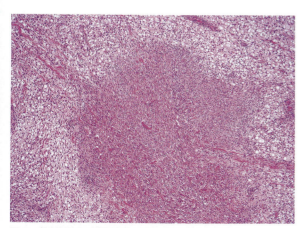

図5 印環細胞間質性腫瘍：線維腫様成分を混在する．

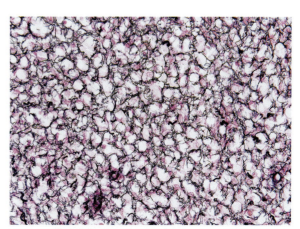

図6 印環細胞間質性腫瘍（鍍銀染色）：個々の腫瘍細胞を取り囲むように好銀線維がみられる．

5 印環細胞間質性腫瘍

III 21世紀の新知見

本腫瘍における印環細胞様の変化をきたす機序としては,腫瘍細胞質内の浮腫,ミトコンドリアの腫大,球状硝子体が吸収された後の空胞,浮腫性細胞外基質の細胞質内への陥入などの可能性が考えられている[7].

(松本　学)

文献
1) Ramzy I: Signet-ring stromal tumor of ovary. Histochemical, light, and electron microscopic study. Cancer 1976, 38: 166-172（卵巣 signet-ring stromal tumor の組織化学的および光学・電子顕微鏡による検討）
2) Suárez A, Palacios J, Burgos E, et al: Signet-ring stromal tumor of the ovary: a histochemical, immunohistochemical and ultrastructural study. Virchows Arch A Pathol Anat Histopathol 1993, 422: 333-336（卵巣 signet-ring stromal tumor の組織学的,　免疫組織化学的および電子顕微鏡による検討）
3) Dickersin GR, Young RH, Scully RE: Signet-ring stromal and related tumors of the ovary. Ultrastruct Pathol 1995, 19: 401-419（卵巣の signet-ring stromal tumor および関連腫瘍）
4) Cashell AW, Jerome WG, Flores E: Signet ring stromal tumor of the ovary occurring in conjunction with brenner tumor. Gynecol Oncol 2000, 77: 323-326（ブレンナー腫瘍 Brenner tumor を合併した卵巣の signet-ring stromal tumor）
5) Su RM, Chang KC, Chou CY: Signet-ring stromal tumor of the ovary: a case report. Int J Gynecol Cancer 2003, 13: 90-93（卵巣の signet-ring stromal tumor の一例）
6) Vang R, Bagué S, Tavassoli FA, et al: Signet-ring stromal tumor of the ovary: clinicopathologic analysis and comparison with Krukenberg tumor. Int J Gynecol Pathol 2004, 23: 45-51（卵巣の signet-ring stromal tumor の臨床病理学的検討とクルケンベルグ腫瘍との比較）
7) Matsumoto M, Hayashi Y, Ohtsuki Y, et al: Signet-ring stromal tumor of the ovary: an immunohistochemical and ultrastructural study with a review of the literature. Med Mol Morphol 2008, 41: 165-170（卵巣の signet-ring stromal tumor の免疫組織化学的および電子顕微鏡による検討と文献的検討）
8) Hardisson D, Regojo RM, Mariño-Enríquez A, et al: Signet-ring stromal tumor of the ovary: report of a case and review of the literature. Pathol Oncol Res 2008, 14: 333-336（卵巣 signet-ring stromal tumor の一例報告と文献的検討）
9) Forde GK, Harrison C, Doss BJ, et al: Bilateral and multinodular signet-ring stromal tumor of the ovary. Obstet Gynecol 2010, 116 Suppl 2: 556-558（両側性,多結節性の卵巣 signet-ring stromal tumor）
10) Sükür YE, Ozmen B, Atabekoğlu CS, et al: Signet-ring stromal tumor of the ovary: an extremely rare neoplasm. J Turk Ger Gynecol Assoc 2011, 12: 59-60（極めてまれな卵巣 signet-ring stromal tumor）

各論E 性索間質性腫瘍
6 microcystic stromal tumor

> **エッセンス**
> - microcystic stromal tumor は 2009 年に提唱された卵巣性索間質性腫瘍の概念である.
> - 線維性間質の介在を伴いつつ,小型均一核を有する腫瘍細胞が充実胞巣状構造,大小の囊胞状構造をとって増殖する特徴的な腫瘍である.
> - Wnt/β-catenin 系の異常によって生じる腫瘍であり,免疫組織化学的にβ-catenin の異常核内集積が確認される.

I 基礎的事項

(1) 臨床像

好発年齢,患者背景:20〜60代と幅広い年齢層に生じるが,30代,40代にとくに好発する[1,2].一部の症例は家族性大腸腺腫症(ガードナー Gardner 症候群を含む)を背景として生じる[3,4].

予後:良性腫瘍で,再発・転移の報告はない.

(2) 病理組織像

肉眼所見:片側性に生じる平均径8〜10cm の腫瘍.割面では充実部と囊胞状の部分が混在する(図1).

組織学的所見:以下の5つが微小囊胞間質性腫瘍 microcystic stromal tumor の組織学的特徴としてあげられる(図2〜5).

①腫瘍の境界:明瞭

　microcystic stromal tumor は辺縁の境界が明瞭な腫瘍である.周囲に卵胞を含む既存の皮質の取り巻きが確認されることも多いので,髄質を主座とする病変の可能性がある.

②幅の広い線維性間質の介在

　腫瘍細胞の増殖巣の間に線維性間質の介在が認められるのが microcystic stromal tumor の特徴である.腫瘍細胞の増殖巣が太い膠原線維束によって隔てられ,全体として分葉状を呈することが多い.間質に硝子化が認められることもある.

③腫瘍の構築:microcystic pattern,macrocystic pattern,solid pattern が不規則に混在

　疾患名に反映されているため microcystic pattern の存在が強調されがちだが,実際の症例では microcystic pattern を呈する領域には多寡がある.solid pattern を呈する領域と microcystic pattern を呈する領域の間には不規則な移行が認められる.

　microcystic pattern を呈する領域に,真の腺腔形成といえる所見はない.腫瘍増殖巣の離解が進み,大きな囊胞状の腔が形成されてくることもしばしばあり,そのような領域は macrocystic pattern としてとらえられる.

④腫瘍細胞:小型円形・類円形核を有する均一な細胞

　microcystic stromal tumor の腫瘍細胞は一般的に小型の円形および類円形核と淡好酸性の胞体を有している.核クロマチンは繊細である.細胞境界は必ずしも明瞭ではない.異型性に乏しい均一な細胞の増殖が特徴的で,核分裂像はほとんど認められない.なお,まれに腫大核やいびつな形状の核を有する細胞が出現することや,胞体が膨化した細胞が出現することがある.

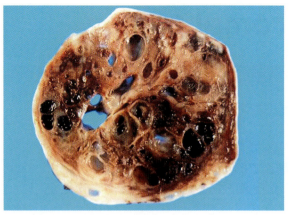

図1 microcystic stromal tumor：充実部と囊胞状の部分が混在する腫瘍で，出血性変化が目立つことが多い．

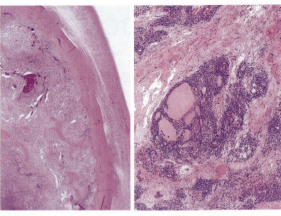

図2 microcystic stromal tumor：腫瘍の境界は明瞭で，周囲に既存の卵巣皮質の取り巻きが認められることが多い．腫瘍の辺縁に線維性被膜が形成されることがある．腫瘍細胞の増殖巣は分葉状，島状を呈し，その間に太い線維性間質の介在が認められる．

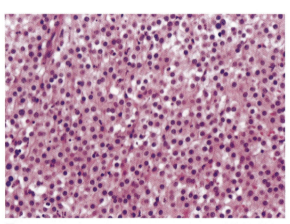

図3 microcystic stromal tumor：solid pattern を呈する領域．腫瘍細胞の核は円形で均一である．

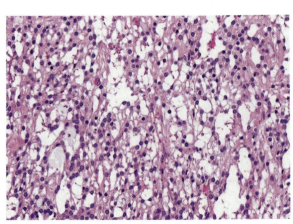

図4 microcystic stromal tumor：microcystic pattern を呈する領域．細胞間の離解が生じ，微小囊胞状の腔が形成される．

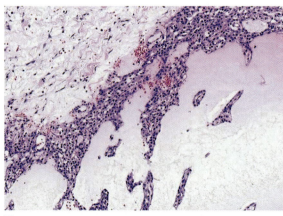

図5 microcystic stromal tumor：macrocystic pattern を呈する領域．大型で内腔が不整な囊胞腔が形成されている．

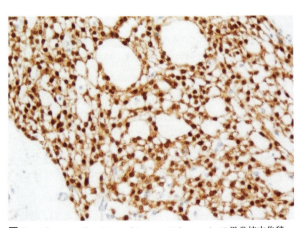

図6 microcystic stromal tumor：β-catenin の異常核内集積．

⑤間質の出血性変化

腫瘍間質に出血性変化が高頻度にみられるのも microcystic stromal tumor の特徴である．腫瘍細胞が離解した腔を埋めるように赤血球が分布し，あたかも拡張した毛細血管にうっ血が生じているようにみえることや，血管系腫瘍様の所見として認識されることがしばしばある．

II 免疫組織化学的所見

microcystic stromal tumor の免疫組織化学所見は特異である．腫瘍細胞は vimentin，CD10，WT-1，FOXL2 陽性を示す．そして，腫瘍の成因に関わる Wnt/β-catenin 経路の異常を反映して，β-catenin の核内異常集積が確認される[2]（図6）．ER，PgR といったホルモン受容体は原則として陰性．大多数の症例は cytokeratin 陰性を示すが，例外的に陽性像が確認される症例もある．EMA は陰性である．

III 遺伝子異常

卵巣 microcystic stromal tumor は Wnt/β-catenin 経路の異常によって生じてくる均一な腫瘍群と考えられる．大多数の症例では β-catenin（CTNNB1）遺伝子の Exon3 に体細胞変異が確認される[4]．ただし，家族性大腸腺腫症を背景として生じる microcystic stromal tumor に関しては，APC 遺伝子の変異がその腫瘍原性に関与していると考えられる[5]．

IV 21 世紀の新知見

本腫瘍自体が 21 世紀になって提唱されたものである．以前は thecoma やその他分類不能な卵巣腫瘍とされていた可能性が高い．microcystic tumor は特徴的な組織形態を示す性索間質性腫瘍であり，その免疫組織化学の所見は特異である．Wnt/β-catenin 異常が常に認められる点においても，均質な腫瘍群だと考えられる．なお本腫瘍とほぼ同時期に提唱された卵巣 solid pseudopapillary neoplasm も Wnt/β-catenin 系の異常に伴って生じるが，microcystic stromal tumor との間には形態学的，免疫組織化学的な面で違いがある[6]．

（前田大地）

文献

1) Irving JA, Young RH: Microcystic stromal tumor of the ovary: report of 16 cases of a hitherto uncharacterized distinctive ovarian neoplasm. Am J Surg Pathol 2009, 33: 367-375（新たな卵巣腫瘍の疾患概念として microcystic stromal tumor を提唱した論文）
2) Maeda D, Shibahara J, Sakuma T, et al: β-catenin (CTNNB1) S33C mutation in ovarian microcystic stromal tumors. Am J Surg Pathol 2011, 35: 1429-1440（卵巣 microcystic stromal tumor における β-catenin 遺伝子変異の報告）
3) 越 浩美，佐野孝昭，瀬川篤記 他：Gardner 症候群に発生した microcystic stromal tumor of the ovary の1例．診断病理 2013, 30: 53-57（日本人 Gardner 症候群患者に生じた卵巣 microcystic stromal tumor の報告）
4) Irving JA, Lee CH, Yip S, et al: Microcystic Stromal Tumor: a distinctive ovarian sex cord-stromal neoplasm characterized by FOXL2, SF-1, WT-1, Cyclin D1, and β-catenin nuclear expression and CTNNB1 mutations. Am J Surg Pathol 2015, 39: 1420-1426（多数例の卵巣 microcystic stromal tumor を対象に β-catenin 異常を検討した論文）
5) Lee SH, Koh YW, Roh HJ, et al: Ovarian microcystic stromal tumor: a novel extracolonic tumor in familial adenomatous polyposis. Genes Chromosomes Cancer 2015, 54: 353-360（家族性大腸腺腫症患者に生じた卵巣 microcystic stromal tumor における APC 遺伝子変異の報告）
6) Deshpande V, Oliva E, Young RH: Solid pseudopapillary neoplasm of the ovary: a report of 3 primary ovarian tumors resembling those of the pancreas. Am J Surg Pathol 2010, 34: 1514-1520（新たな卵巣腫瘍の疾患概念として solid pseudopapillary tumor を提唱した論文）

こんな症例も

ギナンドロブラストーマ gynandroblastoma

　顆粒膜細胞腫成分と高分化セルトリ細胞腫成分の混在する腫瘍で，各々の成分が明瞭に10%以上であるものをいう．顆粒膜細胞腫としては成人型に特徴的なコーヒー豆様の核の切れ込みやCall-Exner小体と呼ばれる微小濾胞構造がみられるものをいう．セルトリ細胞腫としては，管腔が開いているhollow tubulesが明瞭に同定できる必要がある．

　本腫瘍は1930年にRobert Meyerが記載して以来，典型例は国内外で20例ほどの報告をみる．顆粒膜細胞腫やセルトリ細胞腫とは異なり，良性腫瘍である．子宮内膜増殖症や子宮の不正出血などの内分泌活性を示す．

　WHO分類第4版（2014年）から本組織型が削除された．顆粒膜細胞腫にわずかのセルトリ細胞腫様分化がみられる程度でギナンドロブラストーマと過度に診断される傾向にあるため，それを嫌って新WHO分類ではあえて独立した組織型から削除したものであろう（低分化な性索間質性腫瘍の項参照）．

　本腫瘍は染色体異常のみられない（Y染色体をもたない）女性の性腺からの腫瘍化（顆粒膜細胞腫の発生）の過程で，おそらく*SOX9*や*DICER1*の変異で男性性腺への分化（セルトリ細胞腫への分化）が生じる，すなわち，性の決定後に局所的に性分化の可塑化が生じることの病理学的証となる重要，かつ興味深い腫瘍と考えられる．　　　　（手島伸一）

文献
1) Teilum G: Special Tumors of Ovary and Testis. Comparative Pathology and Histological Identification. 2nd edition. Lippincott, Philadelphia, 1976, 135-136, 244-245（卵巣腫瘍の病理の古典．ギナンドロブラストーマの組織発生に詳しい）
2) Yamada Y, Ohmi K, Tsunematu R, et al: Gynandroblastoma of the ovary having a typical morphological appearance: a case study. Jpn J Clin Oncol 1991, 21: 62-68（典型例，本項の図を作成した症例）

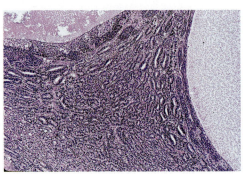

図1　ギナンドロブラストーマ：成人型顆粒膜細胞腫（左上と右）とセルトリ細胞腫がみられる．

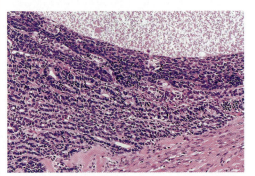

図2　ギナンドロブラストーマ：成人型顆粒膜細胞腫（上）とセルトリ細胞腫の移行部．

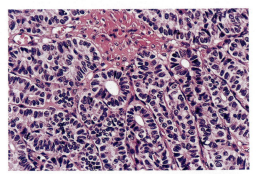

図3　ギナンドロブラストーマ（セルトリ細胞腫成分）：高分化型のセルトリ細胞腫のhollow tubulesが明瞭である．

各論E 性索間質性腫瘍
7 成人型顆粒膜細胞腫 adult granulosa cell tumor

エッセンス

- 多くがホルモン産生腫瘍で，エストロゲン産生卵巣腫瘍の中で最も多い．
- エストロゲン過多による様々な臨床病理学的所見を呈する．
- 大部分は Stage I で片側性であり，indolent な臨床経過をたどるが，晩期再発をきたすことがあり，基本的には悪性腫瘍である．
- 腫瘍細胞は核溝を有する特徴的な核所見を呈するが，増殖のパターンはかなり多彩である．

I 基礎的事項

(1) 定義

　正常卵巣の卵胞を構成する顆粒膜細胞への分化を示す腫瘍細胞からなる腫瘍である．莢膜細胞や線維芽細胞が種々の程度に混在するが，顆粒膜細胞が全体の 10％以上を占めるものをいう．性索間質性腫瘍 sex cord-stromal tumors の中の純粋型性索腫瘍 pure sex cord tumors の一つであり，ホルモン活性を示すことが多い．エストロゲン産生十腫瘍の中では最も頻度が高く，エストロゲン産生腫瘍の約 75％が成人型顆粒膜細胞腫である．

(2) 臨床的事項[1]

　好発年齢は 50～55 歳であるが，若年者を含むあらゆる年齢層に発生し得る．全卵巣腫瘍の 1～2％で，約 2/3 の症例がエストロゲン産生性，10％はアンドロゲン産生性である．エストロゲン過多症状として，閉経前では月経異常，閉経後では不正性器出血，小児に発生する場合には思春期早発症をきたす．血中ではエストラジオール，エストロンが上昇している．子宮内膜には子宮内膜増殖症をはじめ様々な増殖性変化が出現し得る．類内膜癌は 5％程度の症例で認められるが，ほぼ常に高分化型（G1）で，予後は良好である．閉経後患者の子宮頸部スメアでは，年齢にそぐわない成熟した細胞が出現する．ホルモン活性を示さない症例もみられる．10～15％程度の症例で術前に被膜の破綻を認め，腫瘍内出血をきたしやすい傾向がある．腹腔内出血をきたして急性腹症で発見されることもある．

　95％の症例は片側性で，90％以上は Stage I である．Stage I の 5 年，10 年生存率はいずれも 90％を超えるが，Stage II～III では 5 年生存率は 40～60％程度である．すべての成人型顆粒膜細胞腫は潜在的に悪性であり，全体の再発率は 20～30％程度である．Stage IA であっても 10～15％が再発をきたす．術前被膜破綻をきたした症例では再発しやすい．再発のほとんどは腹膜や大網などの腹腔内または骨盤腔に起こり，時に肝転移や肺転移もみられる．再発は術後 5～10 年に生じやすく，晩期再発の傾向があり，最長で 37 年後に再発したという報告がある．再発のモニターには血中インヒビン値の測定が有用である．

　治療は，子宮全摘・両側付属器切除であるが，若年者の Stage IA 期症例では，対側卵巣温存も選択肢になる．

II 病理学的事項

(1) 肉眼所見

　腫瘍のサイズは平均 12cm であるが，極めて小さな顕微鏡的レベルのものから腹腔を充満するほどの巨大なものまである．割面は全体が充実性のもの（図 1）から充実性領域に種々の程度に嚢胞状部分を伴うもの（図 2, 3），全体が嚢胞状を呈するもの（図 4）までである．アンドロゲン産生性腫瘍では，エストロゲン産生性腫瘍と比

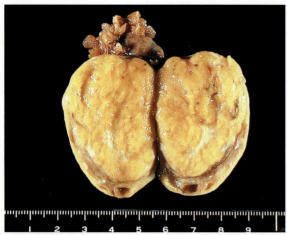

図1 顆粒膜細胞腫：全体が充実性を呈する腫瘍.（国立病院機構千葉医療センター 永井雄一郎先生のご厚意による）

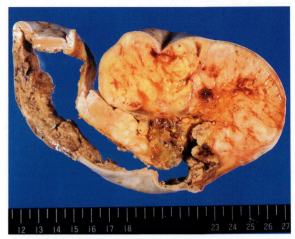

図2 顆粒膜細胞腫：嚢胞性部分と充実性部分からなる．黄色調を呈する充実性部分には出血を伴っている．

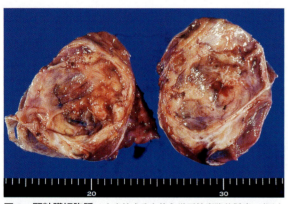

図3 顆粒膜細胞腫：充実性成分を伴う単房性嚢胞状腫瘍.（国立病院機構千葉医療センター 永井雄一郎先生のご厚意による）

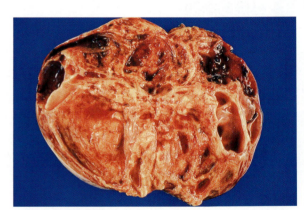

図4 顆粒膜細胞腫：多房性嚢胞性腫瘤．内部に凝血塊がみられる．（国立病院機構千葉医療センター 永井雄一郎先生のご厚意による）

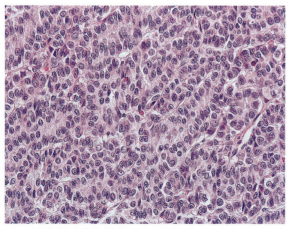

図5 顆粒膜細胞腫の腫瘍細胞：明調な核にはところどころ核溝が認められる．

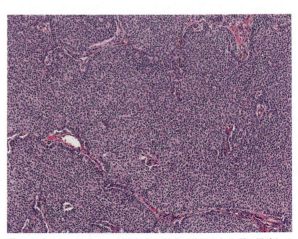

図6 diffuse pattern：腫瘍細胞は特定の構築をとらずに増殖している．

べて囊胞状腫瘍を呈する割合が高い．色調は白色から黄色調で，ルテイン化した腫瘍細胞や莢膜細胞の占める割合が多いと黄色調が強くなる．硬さも内部の線維成分が多い例では硬く，顆粒膜細胞主体の場合は軟らかい．出血を伴いやすく，囊胞状部分にはしばしば凝血成分が含まれている．

(2) 組織所見

腫瘍細胞は比較的均一な小型の明調な核を有し，胞体は不明瞭である．核は卵円形，短紡錘形，または角ばった形で，コーヒー豆様の核溝を有する（図5）．核溝を有する細胞の割合は症例により様々である．極めて多彩な配列パターンをとり，通常複数のパターンが混在してみられる．個々の増殖パターンは臨床的振る舞いとは相関しない．最も多いのは特定の構築をとらずに腫瘍細胞がシート状に増殖する diffuse pattern である（図6）．核が長軸に対して垂直に配列する索状構造 trabecular pattern は本腫瘍に特徴的である（図7）．最も特徴的なのは腫瘍細胞がロゼット状に配列する microfollicular pattern（図8）で，中央に好酸性無構造物質がみられる場合は Call-Exner body と呼ばれ（図9），正常の二次卵胞 secondary follicle においてみられる構造と類似している．顆粒膜細胞腫の診断において重要な手掛かりとなる所見であるが，出現頻度は30～50％と，それほど高くない．一列の腫瘍細胞からなる長い索状構造が波打ったように平行に配列する watered silk（moiré silk）pattern（図10）やジグザグ状，脳回状の配列 gyriform pattern（図11），境界明瞭な充実性の塊を形成する insular pattern（図12）もよくみられる．まれに肉眼で認識できる大きさの macrofollicular pattern を呈することがあり，顆粒膜細胞の周囲に莢膜細胞を伴い，正常卵胞に類似した構造を作る．セルトリ細胞腫でみられるような中空の管状構造が認められることがある（sertoliform variant）（図13）が，腫瘍全体の10％を超えなければ顆粒膜細胞腫とみなしてよい．このような構造においても顆粒膜細胞腫に特徴的な核所見が認められる．sarcomatoid pattern または，thecoma-like pattern では紡錘形の腫瘍細胞が目立ち，線維腫や莢膜細胞腫を思わせるような束状増殖を呈することがある（図14）．2％程度の症例で極めて大型の核や多核細胞が一部に出現することがあるが，変性機序によるもので，予後には影響しない．腫瘍細胞のルテイン化が目立つことがあり（図15），このような症例（luteinized granulosa cell tumor）では腫瘍細胞が豊富な明るい胞体をもち，核小体が明瞭で，核溝が目立たなくなるため，診断に困難をきたしやすい．囊胞状成分を有する腫瘍で，内腔に向かう pseudopapillary pattern（図16）を呈することがある．乳頭状突出は肉眼でも認識できることが多く，上皮性の境界悪性腫瘍に類似することがある．偽乳頭状構造を構成する細胞は顆粒膜細胞や莢膜細胞で，顆粒膜細胞に特徴的な核所見を有している．

顆粒膜細胞腫の間質には種々の程度に線維芽細胞や莢膜細胞を伴っていることがあり，比較的多くの莢膜細胞を伴う腫瘍はかつて顆粒膜莢膜細胞腫 granulosa-theca cell tumor と呼ばれていた．しかし少なくとも一部の症例において，莢膜細胞成分は真の腫瘍細胞ではなく，反応性と考えられるため，この名称を好まない考え方もある．間質にはまれに Leydig cell がみられることがある．また，肝細胞に類似した好酸性の細胞 hepatic-like cells がみられることがあり，胆汁色素を確認できることもある．

(3) 免疫組織化学[2]

性索間質細胞系のマーカーである inhibin α（図17），calretinin，CD99 が陽性となる．特異性は低いが CD56 は高率に陽性となる．このほか，steroidogenic factor（SF）-1，WT-1，vimentin，smooth muscle actin も高率に陽性で，S-100 蛋白はおよそ50％の症例で陽性となる．cytokeratin 7 と EMA は陰性である．しかし pancytokeratin や低分子量 cytokeratin は陽性になることがある．最近使われるようになってきた forkhead box L2（FOXL2）は顆粒膜細胞腫の97％に陽性で，核に陽性を示す（図18）．

(4) 鑑別診断

類内膜癌では時に顆粒膜細胞腫に類似したパターンを示すことがある．どこかに典型的な類内膜癌の所見を見いだすこと，顆粒膜細胞腫の核所見とは異なることが鑑別点となる．類内膜癌では EMA，cytokeratin 7 が陽性となるが，顆粒膜細胞腫ではこれらのマーカーは陰性である．

カルチノイド腫瘍は，索状構造やロゼット状配列を呈することから顆粒膜細胞腫との鑑別が問題となる．カルチノイド腫瘍の核は類円形で，繊細なクロマチンパターンを呈する．免疫染色でカルチノイド腫瘍は chromo-

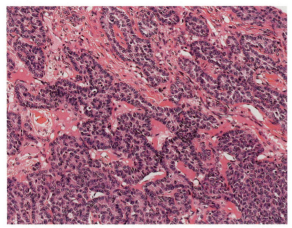

図7 trabecular pattern：不規則に連なる索状構造で，核が基底膜に対して垂直に配列しているのが特徴である．

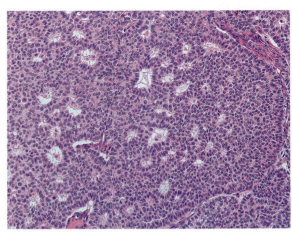

図8 microfollicular pattern：腫瘍細胞がロゼット状に配列している．

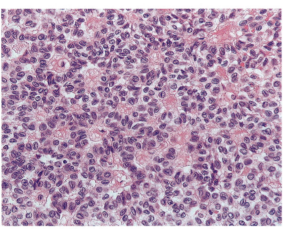

図9 Call-Exner body：ロゼット状配列を示す腫瘍細胞の中心部に好酸性無構造物質がみられる．

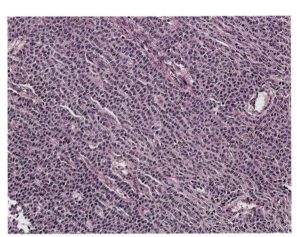

図10 watered silk pattern：一列の細長い細胞索が平行に波打って流れるように配列している．

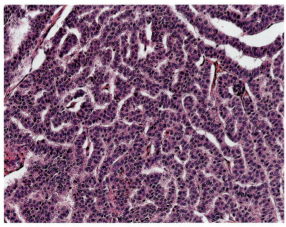

図11 gyriform pattern：腫瘍細胞は複雑な脳回様の配列を呈する．

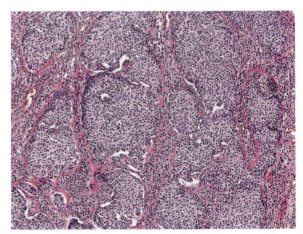

図12 Insular pattern：腫瘍細胞は境界明瞭な充実性胞巣を呈する．

granin A, synaptophysin が陽性となる．CD56 はどちらの腫瘍にも陽性になるので，鑑別には役立たない．

　未分化癌や低分化腺癌は diffuse pattern の顆粒膜細胞腫と鑑別を要する．核異型は通常前者のほうが明らかに強い．EMA や cytokeratin 7 が手掛かりとなるが，分化の低い癌においてはこれらのマーカーの発現が低下する場合もあるので注意が必要である．

　紡錘形細胞の目立つ sarcomatoid pattern の顆粒膜細胞腫では，線維腫や莢膜細胞腫との鑑別が問題となる．この鑑別には鍍銀染色が有用で，顆粒膜細胞腫では銀線維がまとまった数の細胞の周囲を取り囲むのに対し，線維腫や莢膜細胞腫ではより細かく銀線維が入り込み，莢膜細胞腫では個々の細胞を取り囲むように存在する．

　腫瘍細胞に広範囲にルテイン化がみられる例では，ステロイド細胞腫瘍 steroid cell tumor との鑑別が必要である．顆粒膜細胞腫としての特徴をどこかに一部でも見つけることが重要であり，追加切り出しを行って特徴的所見を探すのが望ましい．

　莢膜細胞腫，線維腫の中に一部顆粒膜細胞腫様の成分がみられることがあり，thecoma/fibroma with minor sex-cord element と呼ばれる．この場合，顆粒膜細胞腫様の成分は腫瘍全体の 10% 未満である．

　妊娠中の卵巣では，顆粒膜細胞の増殖がみられることがある．分布が多中心性で，閉鎖卵胞の部分に限局して存在する点が腫瘍との鑑別点となる．通常は偶然に見つかる所見であり，腫瘤を形成することはない．

III　21 世紀の新知見

　成人型顆粒膜細胞腫の 97% で，顆粒膜細胞の分化に重要な *FOXL2* 遺伝子に変異（402C→G, cysteine→tryptophan）が認められることが明らかとなった．この変異は他の性索間質性腫瘍ではほとんど認められず，本腫瘍に特異性が高い．FOXL2 の免疫染色では成人型顆粒膜細胞腫の 97% に陽性で，診断に有用であるが，他の性索間質性腫瘍でも陽性となる[3]．

（森谷鈴子）

文献
1) Sun HD, Lin H, Jao MH, et al: A long-term follow-up study of 176 cases with adult-type ovarian granulosa cell tumors. Gynecol Oncol 2012, 124: 244-249（多数症例の長期経過観察を含めた症例検討）
2) Deavers MT, Malpica A, Liu J, et al: Ovarian sex cord-stromal tumors: an immunohistochemical study including a comparison of calretinin and inhibin. Mod Pathol 2003, 16: 584-590（成人型顆粒膜細胞腫を含む性索間質性腫瘍の免疫染色）
3) Al-Agha OM, Huwait HF, Chow C, et al: FOXL2 is a sensitive and specific marker for sex cord-stromal tumors of the ovary. Am J Surg Pathol 2011, 35: 484-494（性索間質性腫瘍の病理診断における FOXL2 の免疫染色の有用性を検討している）

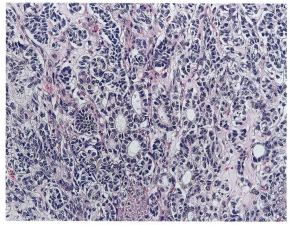

図13 セルトリ細胞腫様の管腔形成：腔の明瞭な管腔が形成されている．

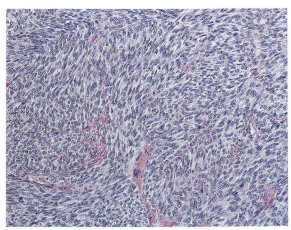

図14 sarcomatoid pattern：紡錘形の腫瘍細胞が目立つ．

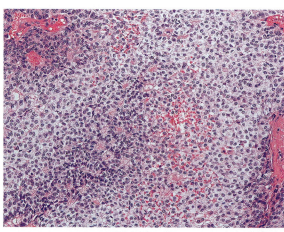

図15 ルテイン化した腫瘍細胞が目立った症例：腫瘍細胞は豊富で明るい細胞質を有する．

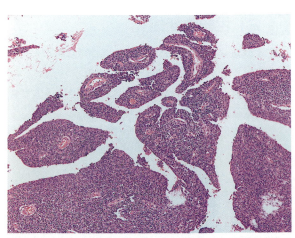

図16 pseudopapillary pattern：血管結合組織の周囲に腫瘍細胞が付着し，乳頭状構造に類似した所見を呈することがある．

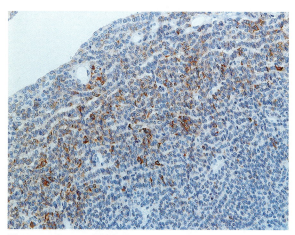

図17 inhibin α：腫瘍細胞の一部に陽性である．

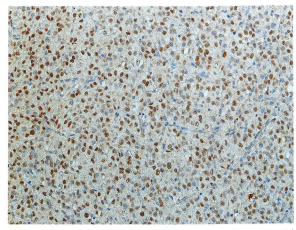

図18 FOXL2：核に陽性を示す．（九州大学 大石善丈先生のご厚意による）

各論E 性索間質性腫瘍
8 若年型顆粒膜細胞腫 juvenile granulosa cell tumor

エッセンス

- 若年者に多い腫瘍で，思春期前では仮性性早熟症を示す．
- 多くは良好な予後を示すが，臨床病期が進行した症例では悪性の経過をとり得る．
- 濾胞部と充実部との混在がみられ，前者は顆粒膜細胞で取り囲まれる特徴的な構造を示す．成人型と異なり，Call-Exner 小体や核溝はみられず，核分裂像が散見される．

I 基礎的事項

(1) 定義と臨床像[1]

　小児や10代の若年者に発生する顆粒膜細胞腫の中には，成人型と変わらないものも認められるが，多くは以下に述べる特徴的な臨床病理所見を示すことから若年型顆粒膜細胞腫 juvenile granulosa cell tumor（JGCT）と呼ばれている．顆粒膜細胞腫の中では5％未満の頻度である．まれに成人発症例も報告されている．

　思春期前の小児に発生する症例の80％程度で仮性性早熟症を示し，排卵やホルモン分泌なしに乳房発達，陰毛発育，無排卵性性器出血，骨年齢の亢進などを認める．思春期以後では腹痛，腹部膨満，月経不順，無月経，などがみられる．まれに腫瘍破裂による急性腹症で発見される．また，本腫瘍ではしばしば内軟骨腫症を合併している（後述）．高カルシウム血症や硬化性腹膜炎の合併例の報告もみられる．

　ほとんどの症例は臨床病期Ⅰ期で，一般的には成人型に比して良好な経過をとるが，進行例では悪性の経過をとり得る．約10％の症例では，術中に腹水貯留や術中破裂をみるが予後への影響は乏しい．再発例のほとんどが3年以内に起こり，成人型とは異なり晩期再発例の存在は知られていない．

(2) 肉眼所見

　肉眼像は成人型顆粒膜細胞腫に類似する．典型的には充実性であるが，ほとんどの症例で大小の濾胞を混じる（図1）．全体が充実性（図2），あるいはほぼ全体が囊胞状のこともある．大きさは様々で，平均は12cm程度といわれる．ほとんどは片側性で，両側発生は2％程度である．充実部割面は灰黄色～灰白色，脳髄様とも表現される（図3）．囊胞壁には粘稠な液が付着している．約半数に出血を認め，まれに壊死を伴う症例がある．

(3) 病理組織学的所見

　最も多いパターンは，腫瘍細胞が充実性・シート状の配列を示し，それに混じて種々の濾胞状構造を認める（図4）．濾胞の大きさは大小様々だが，中等大のものが多く，濾胞腔には好酸性の液を含んでおり（図5），この液はムチカルミン陽性である．濾胞部分は顆粒膜細胞相当の腫瘍細胞に被覆されているが，多くの場合はこれらが周囲の充実性増殖部を構成する細胞へと境界不明瞭に移行する（図6）．しかし，症例によっては周辺部に莢膜細胞の取り囲みが目立ち，顆粒膜細胞層が明瞭になることもある（図7）．このような症例の中には囊胞状変化が目立つ症例も含まれている（図8）．また，最近では偽乳頭状構造が目立つ例も報告されている（図9）[2]．一部の例外を除いて成人型では特徴的な Call-Exner 小体を欠いている．

　個々の細胞は，比較的豊富な好酸性の，あるいは淡明な胞体を有している．好酸性胞体は黄体化によるものと思われ，脂肪染色で陽性に染まることがある．核は円形～楕円形で，成人型とは異なり核溝（特徴的な切れ込み像）の存在は目立たない．種々の程度に核クロマチンの増量などがあり，約10～15％の症例において強い核異型を認める．また，hobnail 状を呈することがある．成人型とは異なり核分裂像が比較的容易に散見され，数個/強拡大10視野程度まで存在する（図10）．充実性増殖部分では，びまん性の増生，線維性結合織に囲まれた多

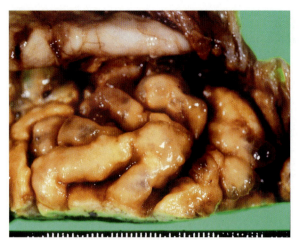

図1 若年型顆粒膜細胞腫，囊胞型：囊胞壁には脳回状を呈する低隆起が存在している．開腹時に大量の血性腹水が貯留していた．

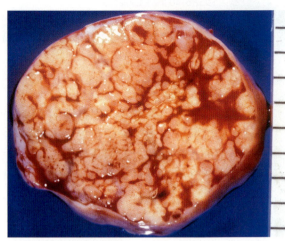

図2 若年型顆粒膜細胞腫，充実型：黄色調が目立ち，分葉状ながらほぼ全体が充実性を示している．（産業医科大学第一病理学教室 久岡正典先生のご厚意による）

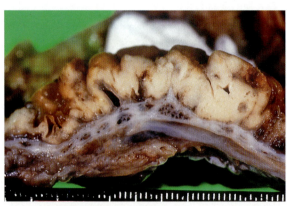

図3 若年型顆粒膜細胞腫，囊胞型：図1の割面．腫瘍は囊胞内腔に突出し，外方への浸潤性増殖を認めない．黄白色調を示し，内部には小囊胞腔が観察される．

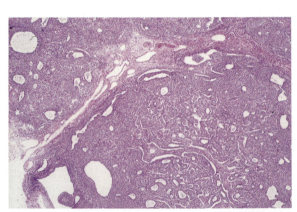

図4 若年型顆粒膜細胞腫：線維性間質介在により分葉状の構造を示す．充実性増殖と，大小の濾胞状構造が混在して認められる．

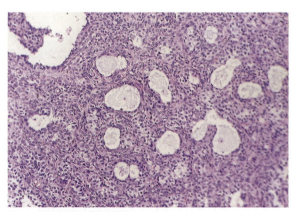

図5 若年型顆粒膜細胞腫：充実性増殖を示す腫瘍胞巣内に，多数の濾胞状空隙を伴い，好酸性の物質を含んでいる．

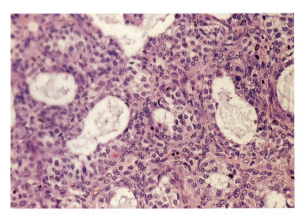

図6 若年型顆粒膜細胞腫：濾胞を取り囲む細胞は周囲の充実部分へと境界不明瞭に移行している．

結節状構造，あるいは莢膜細胞が種々の程度に混在して認められる．莢膜細胞腫〜線維腫相当の増殖が混在していることもある（図11）．一部の症例では腫瘍全体がこのような充実性増殖からなっている．

免疫組織学的特徴は成人型顆粒膜細胞腫と同様で，通常α-inhibin が陽性，calretinin，CD56，WT-1，CD99（細胞膜に発現）（図12），steroidogenic factor-1（SF-1），müllerian-inhibiting substance（MIS），vimentin，FOXL2 が陽性である[3]．また一部の例は低分子量 cytokeratin 陽性で，EMA が陽性（発現は弱く，部分的である）を示す例もある．Ki-67 ラベリングインデックスは＜5％のことが多い．

II 関連事項

(1) オリエ病とマフッチ症候群

オリエ Ollier 病は2〜10歳の小児に起こる片側性・多発性の内軟骨腫症で，軟骨肉腫に進行することもある．性差はない．若年型顆粒膜細胞腫では，本疾患およびこれに血管腫を伴うマフッチ Maffucci 症候群を合併していることがある[4,5]．

(2) 鑑別すべき疾患

本腫瘍は比較的頻度が低いために，種々の卵巣腫瘍との鑑別点を理解しておく必要がある．成人型顆粒膜細胞腫との鑑別はすでに述べたが，組織像が混在する症例では優勢な組織型に分類する．ステロイド細胞腫瘍や妊娠黄体腫でもルテイン化した腫瘍細胞が存在するが，それらはいずれも細胞構成がより均質であり，また妊娠黄体腫は多発する傾向にある．

上皮性腫瘍では明細胞癌，移行上皮癌（とくに偽乳頭状構造を示す場合），未分化癌などが部分的に類似した所見を示し得るが，腫瘍全体を注意深く観察すれば鑑別は比較的容易で，発症年齢が若年である点も鑑別点となる．胚細胞腫瘍では卵黄嚢腫瘍や胎芽性癌と鑑別を要するが，これらはより細胞異型が強く，卵黄嚢腫瘍ではSchiller-Duval 小体などの特徴的な構造を見いだす．免疫組織化学（AFP や HCG），あるいは奇形腫など他の胚細胞性腫瘍成分の混在も診断上参考となる．まれに小細胞癌や転移性悪性黒色腫とも鑑別を要する．

充実型 JGCT の場合には，前述のように莢膜細胞腫に極めて類似しており，その鑑別は必ずしも容易ではない．多数切片を作製し定型的な濾胞構造を探すことや，鍍銀法で顆粒膜細胞の胞巣を嗜銀線維が取り囲む像を探す．30歳未満の若年女性で少なからず核分裂像を認める場合にはJGCT の可能性を考える必要がある．

(3) 分子生物学的検討

成人型顆粒膜細胞腫に認められる FOXL2 遺伝子の変異はほとんど認められない．しかし，FOXL2 が mRNA レベルの高発現や免疫組織学的に強発現する症例は予後不良であることも報告されている[6]．FISH 法による検討でトリソミー12の存在が指摘されている．

III 21世紀の新知見

FOXL2 遺伝子に関する研究によって，本組織型は成人型から独立した腫瘍であることが認識されるようになった．最近ではさらに，platelet-derived growth factor alpha（PDGFA）の関与や guanine nucleotide binding protein（GNAS）遺伝子の変異，AKT1 遺伝子の重複などに着目した研究成果が報告されており，今後さらに腫瘍発生や進展のメカニズムが明らかになることが期待される． 　　　　　　　　　　（森谷卓也）

文献
1) Young RH, Dickersin GR, Scully RE: Juvenile granulose cell tumor of the ovary. A clinicopathologic analysis of 125 cases. Am J Surg Pathol 1984, 8: 575-596（多数例の臨床病理学的解析）
2) Irving JA, Young RH: Granulosa cell tumors of the ovary with a pseudopapillary pattern: a study of 14 cases of an unusual morphologic variant emphasizing their distinction from transitional cell neoplasms and other papillary ovarian tumors. Am J Surg Pathol 2008, 32: 581-586（偽乳頭状構造を示す症例の臨床病理学的検討）
3) Al-Agha OM, Huwait HF, Chow C, et al: FOXL2 is a sensitive and specific marker for sex cord-stromal tumors of the ovary. Am J Surg Pathol 2011, 35: 484-494（若年型顆粒膜細胞種を含む，精索間質性腫瘍の免疫組織学的検討）
4) Gell JS, Stannard MW, Ramnani DM, et al: Juvenile granulosa cell tumor in a 13-year-old girl with enchondromatosis (Ollier's disease): a case report. J Pediatr Adolesc Gynecol 1998, 11: 147-150（オリエ病の合併例）
5) Tanaka Y, Sasaki Y, Nishihara H, et al: Ovarian juvenile granulose cell tumor associated with Maffucci's syndrome. Am J Clin Pathol 1992, 97: 523-527（マフッチ症候群の合併例）
6) D'Angelo E, Mozos A, Nakayama SD, et al: Prognostic significance of FOXL2 mutation and mRNA expression in adult and juvenile granulosa cell tumors of the ovary. Mod Pathol 2011, 24: 1360-1367（FOXL2 遺伝子の異常と予後）

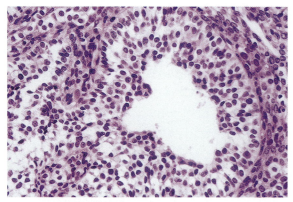

図7 若年型顆粒膜細胞腫：周囲の莢膜細胞の取り囲みにより，濾胞を取り囲む数層の顆粒膜細胞が明瞭にみられている．

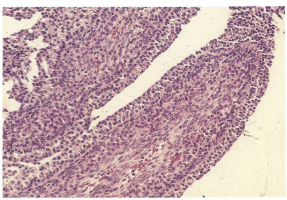

図8 若年型顆粒膜細胞腫：数層の顆粒膜細胞が囊胞状変化を示している．

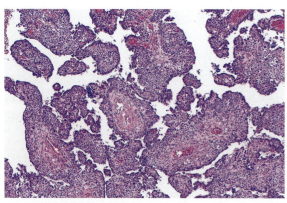

図9 若年型顆粒膜細胞腫：偽乳頭状構造を示す例では上皮性腫瘍との鑑別を要する．

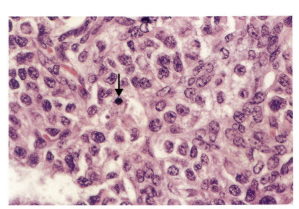

図10 若年型顆粒膜細胞腫：腫瘍細胞は比較的豊富な胞体を有している．核分裂像も散見される（矢印）．

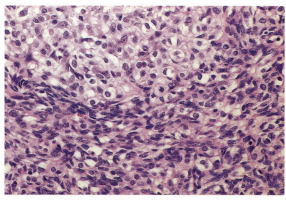

図11 若年型顆粒膜細胞腫：充実性の増殖を示す腫瘍では，腫瘍胞巣は莢膜細胞腫相当の部分と混在してみられる．

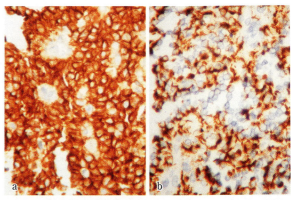

図12 若年型顆粒膜細胞腫：免疫組織学的に CD99（a：膜状陽性）や，時に CAM5.2（b）が陽性を示す．

各論 E　性索間質性腫瘍
9　セルトリ・ライディッヒ細胞腫　Sertoli-Leydig cell tumors

エッセンス

- セルトリ・ライディッヒ細胞腫はSertoli細胞とLeydig細胞からなる混合腫瘍であるが，その細胞構成比は様々である．
- 充実性，嚢胞性，いずれの肉眼像をもとり得る．
- 高分化型，中分化型，低分化型に分けられ，おおむね良性，境界悪性，悪性に対応する．
- 精巣網様構造を示すことや異所性成分を伴うことがあり，α-フェトプロテイン産生細胞を含むこともある．大部分精巣網様構造からなるものは，特殊型として網状型と呼ぶ．
- 多くはLeydig細胞によりアンドロゲン産生性である．
- Sertoli細胞のみからなるものをセルトリ細胞腫という．

I　基礎的事項

(1) 定義と分類

　セルトリ・ライディッヒ細胞腫 Sertoli-Leydig cell tumors は，性索由来成分であるSertoli細胞と間質細胞由来であるLeydig細胞とからなる腫瘍と定義され，WHO分類（2014）では混合型性索間質性腫瘍 mixed sex cord-stromal tumors の範疇に入る．従来混合型性索間質性腫瘍 sex cord-stromal tumor, mixed cell type という術語は，輪状細管を伴う性索腫瘍 sex cord tumor with annular tubules やギナンドロブラストーマ gynandroblastoma を指していたので，性索間質腫瘍における「混合型」という術語の定義の仕方の変更にまず注意しなければならない．

　種々の成熟段階のSertoli細胞とLeydig細胞とが様々な割合で腫瘍を構成するが，純型の性索腫瘍に分類されるセルトリ細胞腫 Sertoli cell tumor あるいは純型の間質性腫瘍に分類されるライディッヒ細胞腫との区別に明確な基準があるとはいえない．Sertoli細胞が多様な形態をとりSertoli細胞としての認識が困難なことがあること，Leydig細胞が反応性にもかなりの増殖を示すこと，Leydig細胞の未熟型の判別が困難なことなどがその理由である．

　腫瘍を構成する細胞，とくにSertoli細胞の形態的分化度から，高分化型，中分化型，低分化型とに分けられ，臨床的にはおおむね良性，境界悪性（中間），悪性に対応する．またSertoli細胞とLeydig細胞を含むが大部分精巣網上皮細胞様細胞からなるものは網状型と呼ばれ，これも臨床的にはほぼ境界悪性に対応する．中分化型，低分化型，網状型は時に異所性成分を伴うことがある．その場合，「異所性成分を伴う〜」"〜with heterologous elements" と付記される．

　Sertoli細胞のみ認められLeydig細胞が認められない腫瘍，すなわちセルトリ細胞腫をWHO分類（2014）では純粋型性索腫瘍 pure sex cord tumors という範疇に入れているため異なる腫瘍のような印象を与えるかもしれないが，セルトリ細胞腫とセルトリ・ライディッヒ細胞腫とは一連の腫瘍群と考えるべき面は依然としてもっているので，ここでは一緒に述べる．セルトリ細胞腫は極めてまれな腫瘍であるが，その大部分が高分化型である．

(2) 肉眼所見

　片側性腫瘍である．筆者の症例ファイル中にある15例での大きさは，長径4〜20cm，長径平均10cm，長径

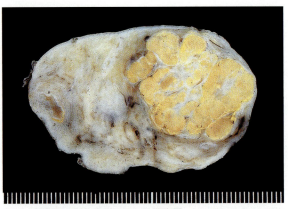

図1 充実性の高分化型セルトリ細胞腫：割面全体がほぼ充実性で，腫瘍細胞の多い部分は黄金色にみえる．

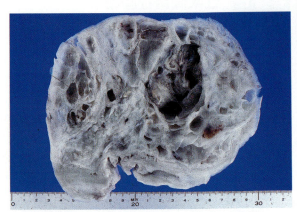

図2 囊胞性の中分化型セルトリ・ライディッヒ細胞腫：多数の囊胞から形成されているが，所々に黄色の小充実部もみられる．

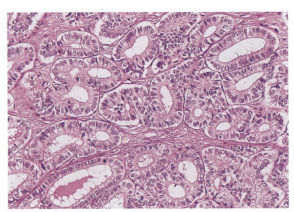

図3 セルトリ細胞腫：Sertoli 細胞が管状構造を形成している．ここでは管腔の多くは開いている．

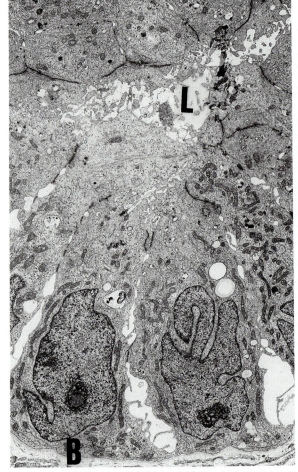

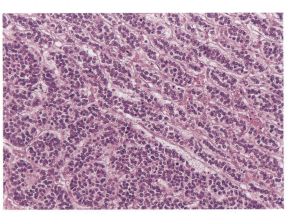

図4 セルトリ細胞腫：Sertoli 細胞が充実性の管状構造を形作っている．一部索状にみえるところもある．

図5 Sertoli 細胞が作る管状構造の電顕像：管腔面に腺上皮細胞型の微絨毛を有していないこと，細胞側面に豊富な間隙があること，明らかな基底膜は有さないことなどが腺癌細胞の管状構造とは異なる（L：管腔側，B：基底側）．

中央値8cmである．高分化型はホルマリン固定後の割面では黄金色を呈し，充実性であることが多い（図1）．最も発生頻度の高い中分化型では組織像の多彩性を反映して，肉眼像も多様となる．基本的には充実性部分が多いが，囊胞状部分が多く混在することもあり，時に多房性囊胞性腫瘍の形態をとることもある（図2）．網状型は囊胞状部分を作りやすい．低分化型は充実性部分に黄色調が乏しくなり，出血部分や壊死部分がみられるようになる．

(3) 病理組織所見[1]

高分化型ではセルトリ・ライディッヒ細胞腫，セルトリ細胞腫を問わず Sertoli 細胞は管状構造を形成する（図3）．また，Sertoli 細胞は幼児の精細管のように内腔が開いていない充実状の管状様構造 solid tubules を呈することもある（図4）．内腔を有するようにみえる管状構造 hollow tubules も電子顕微鏡でみると上皮細胞が形成する管状組織とはまったく異なることがわかる[2]（図5）．Leydig 細胞は好酸性の豊かな胞体をもつ多辺形の細胞として特徴づけられる．

中分化型でも管状構造はある程度認められるが，分化度が低くなるにつれ Sertoli 細胞は管状構造をとることが少なくなる．中分化型においては，Sertoli 細胞は Leydig 細胞と密に混在したり（図6, 7），索状（図8），胞巣状あるいは島状（図9）に増殖したりすることが多く，さらには充実性（図10）増殖部分もまじってくることがある．また，脂質が蓄積することにより胞体が腫大することがある（図11）．低分化型では，充実性部分に加え多形性肉腫様の像あるいは線維肉腫様の像（図12）を呈する部分も多くみられるようになる．

網状型は，前述のように腫瘍組織の大半が精巣網上皮細胞様細胞からなるものをいうが，精巣網に似た裂隙状構造を呈する．量的に少ないときには，「網状パターンを伴う"with retiform pattern"」（図13）と明記しておく必要はあるが，診断名とはしない．

中分化型，低分化型，網状型は異所性成分を伴うことがあるが，異所性成分としては消化管型の上皮が最も多く（図14），その他，カルチノイド，軟骨あるいは骨格筋の例なども報告されている．

(4) 免疫組織化学[2,3]

次のような免疫組織化学的性質あるいは傾向を有する．

①inhibin-α（図15），calretinin，WT1，SF1 は Sertoli 細胞，Leydig 細胞の両方で発現がみられるが，通常 inhibin-α，calretinin の染色強度は同一標本内では Sertoli 細胞のほうが弱い．

②melanA/MART-1 は Leydig 細胞で発現される．

③FOXL2 は約半分の例で Sertoli 細胞に発現がみられる．

④低分子量 cytokeratin は管状構造を形成する Sertoli 細胞に検出されることが多く，その場合同時に vimentin も検出されることが少なくない．

⑤CD56，CD99 は Sertoli 細胞でしばしば陽性を示すものがある．

⑥プロゲステロンレセプターが Sertoli 細胞でしばしば陽性になる．

⑦EMA や CEA は，異所性成分を除き Sertoli 細胞や Leydig 細胞で陽性となることはない．

⑧α-fetoprotein（AFP）については後述する．

II 関連事項

(1) 内分泌症状

セルトリ・ライディッヒ細胞腫は男性化をきたすことのある腫瘍として代表的なものである．Leydig 細胞よりアンドロゲンが産生分泌されることによる．過剰なアンドロゲンによる症状は，まず無月経が起こり，通常その後1年以上してから男性化症状が目立ってくる．したがって，時間的要素を考慮しないで内分泌症状の有無やその内容を論じることは無意味である．血中アンドロゲン値と内分泌症状の有無やその進行速度とは必ずしも並行しない．

セルトリ・ライディッヒ細胞腫でもまれにエストロゲンの産生を伴うものもある．セルトリ細胞腫は通常エストロゲン産生性である．そのため，不正子宮出血をきたすことや腟細胞診で成熟指数の右方移動をきたすことがある．

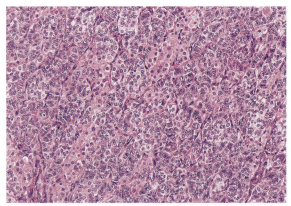

図6 中分化型セルトリ・ライディッヒ細胞腫：淡明な細胞質をもった Sertoli 細胞と，赤紫の細胞質をもった Leydig 細胞が密に混在している．

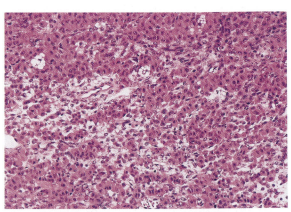

図7 中分化型セルトリ・ライディッヒ細胞腫：セルトリ・ライディッヒ細胞腫では通常 Sertoli 細胞が占める割合が圧倒的に多いが，部分的に Leydig 細胞が高密度に存在することもある．

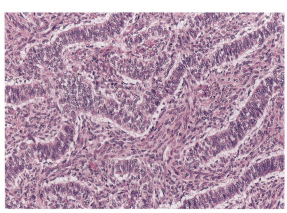

図8 中分化型セルトリ・ライディッヒ細胞腫：Sertoli 細胞が索状配列を示している．

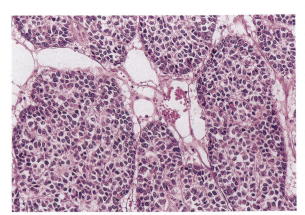

図9 中分化型セルトリ・ライディッヒ細胞腫：Sertoli 細胞が胞巣状あるいは島状に増殖している．

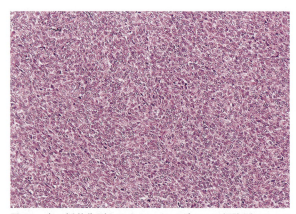

図10 中〜低分化型セルトリ・ライディッヒ細胞腫：Sertoli 細胞が充実性に増殖している部分．

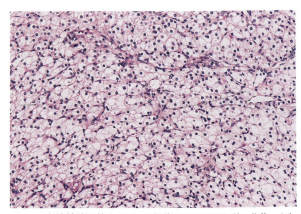

図11 脂肪蓄積を伴う Sertoli 細胞：細胞質は脂質の蓄積により腫大し，淡明化している．

(2) 血中AFP値の上昇

筆者の症例ファイルにある中分化型および低分化型の13例では5例に血中AFP値の上昇が確認されており，49〜2,600 ng/mL，平均1,100 ng/mL，中央値306 ng/mLである．免疫組織化学的にはAFP陽性細胞はSertoli細胞様細胞であったり，Leydig細胞様細胞であったり，異所性成分の消化管上皮様細胞であったり，肝様細胞であったりと多種である[4]．

(3) 鑑別診断

臨床的に男性化症候があった場合，アンドロゲン産生腫瘍であるライディッヒ細胞腫やアンドロゲン産生性の機能性間質を伴う腫瘍との鑑別が問題になる．アンドロゲン産生性機能性間質は転移性腺癌や胚細胞腫瘍に伴われることが比較的多い．とくにカルチノイドはしばしば索状配列や管状構造をとるので，機能性間質としてLeydig細胞様細胞が出現した場合，カルチノイド細胞の索状配列や管状構造がSertoli細胞の索状配列や管状構造と見誤られることがある（**図16**）．血中AFP値が高いときには卵黄嚢腫瘍が鑑別診断にあげられるが，卵黄嚢腫瘍はアンドロゲン産生性の機能性間質を伴うことがあるので注意を要する．

アンドロゲンによる症状がまだ出ておらず，そのため血中アンドロゲン値の測定もしていないような例では，組織像から性索間質腫瘍に類似した像を示す類内膜癌（**図17**）や若年型顆粒膜細胞腫が本腫瘍群と誤診されていることもまれではない．若年型顆粒膜細胞腫とされることがあるのは，Sertoli細胞が顆粒膜細胞と，Leydig細胞が黄体化細胞と見誤られるためである．

セルトリ細胞腫は管状構造の集合からなるので，転移性腺癌との鑑別が問題にされることがある．この鑑別にはinhibinなどの性索間質マーカーの免疫組織化学が参考になり，またSertoli細胞は原則としてEMAやCEAを発現することはないということから，これらの免疫組織化学も診断の助けとなる．

III　21世紀の新知見[5,6]

胸膜肺芽腫 pleuropulmonary blastoma や家族性多結節性甲状腺腫 familial multinodular goiter に関わる遺伝子 *DICER1* がセルトリ・ライディッヒ細胞腫にも深く関わっていることが明らかになった．DICER1蛋白は，miRNAのプロセシングに必要なRNaseファミリーのエンドリボヌクレアーゼである．

セルトリ・ライディッヒ細胞腫では *DICER1* のRNaseIIIbドメインをコードする領域に体細胞変異が密に集積していることが知られるようになった．変異によりDICER1蛋白に機能異常が生じ，miRNAプロセシングに異常を招くことによって腫瘍化に関わっていると考えられている．*DICER1* 変異はセルトリ・ライディッヒ細胞腫の30〜60％に確認されている．*DICER1* 変異セルトリ・ライディッヒ細胞腫が *DICER1* 非変異セルトリ・ライディッヒ細胞腫よりも悪性度が高いことを示唆する報告もあるが，正否は今後の研究に待たれる．

（本山悌一）

文献
1) Young RH: Sertoli-Leydig cell tumors of the ovary: review with empasis on historical aspects and unusual variants. Int J Gynecol Pathol 1993, 12: 141-147（各亜型の臨床病理学的特徴をまとめている）
2) Kato N, Fukase M, Ono I, et al: Sertoli-Leydig cell tumor of the ovary: immunohistochemical, ultrastructural and genetic study. Hum Pathol 2001, 32: 796-802（セルトリ・ライディッヒ細胞腫の免疫組織化学的，超微形態的，分子病理学的特徴を述べている）
3) Zhao C, Vinh TN, McManus K. et al: Identification of the most sensitive and robust immunohistochemical markers in different categories of ovarian sex-cord stromal tumors. Am J Surg Pathol 2009, 33: 354-366（性索間質性腫瘍の鑑別に役立つ免疫組織化学的マーカーについて述べている）
4) Motoyama T, Watanabe H, Gotoh A, et al: Ovarian Sertoli-Leydig cell tumor with elevated serum alpha-fetoprotein. Cancer 1989, 63: 2047-2053（AFP産生性，異所性成分を伴うものおよび網状パターンを伴うものについて述べている）
5) Heravi-Moussavi A, Anglesio MS, Cheng SW, et al: Recurrent somatic DICER1 mutations in nonepithelial ovarian cancers. N Engl J Med 2012, 366: 234-242（セルトリ・ライディッヒ細胞腫の約60％に *DICER1* の変異が認められたと報告）
6) Goulvent T, Ray-Coquard I, Borel S, et al: DICER1 and FOXL2 mutations in ovarian sex-cord stromal tumours; a GINECO Group study. Histpathology 2016, 68: 279-285（*DICER1* 変異を有するセルトリ・ライディッヒ細胞腫のほうが予後が悪い可能性を示唆）

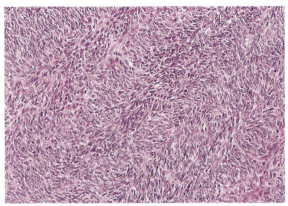

図12　低分化型セルトリ・ライディッヒ細胞腫：紡錘形の腫瘍細胞が線維肉腫様の像を示している．

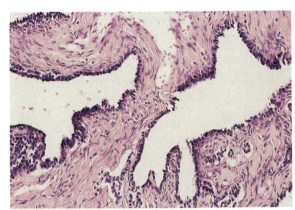

図13　網状パターン：精巣網に似た構造をいい，大部分このパターンからなるセルトリ・ライディッヒ細胞腫を網状型と呼ぶ．

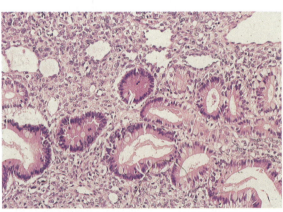

図14　異所性成分：異所性成分としては消化管型の粘液性上皮が最も多い．杯細胞が認められる．

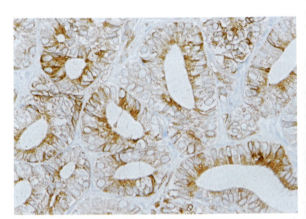

図15　Sertoli 細胞と inhibin-α：Sertoli 細胞には inhibin-α が検出されることが多く，とくに管状構造を形成するところでは検出されやすい．

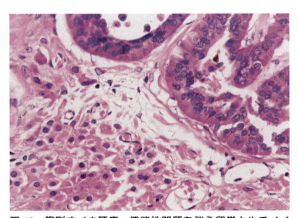

図16　鑑別すべき腫瘍—機能性間質を伴う卵巣カルチノイド：上方に索状配列および管状構造を示すカルチノイド細胞があり，下方に機能性間質としての Leydig 細胞様細胞がみられる．実際，当初臨床的にも病理診断的にもセルトリ・ライディッヒ細胞腫と診断されていた症例である．

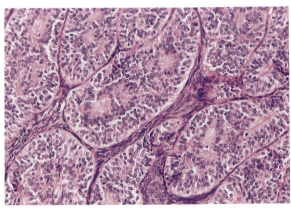

図17　鑑別すべき腫瘍—セルトリ細胞腫に似た類内膜癌：このような Sertoli 細胞に類似している部分があっても，腫瘍内のどこかに通常の類内膜癌の像があること，上皮性の酸性粘液を有すること，inhibin-α がまったく検出されないことなどが真のセルトリ細胞腫との鑑別点となる．

各論E 性索間質性腫瘍
10 輪状細管を伴う性索腫瘍 sex cord tumor with annular tubules

エッセンス

- 性索間質性腫瘍の一型で，約1/3の症例ではポイツ・イエーガー症候群（PJS）を合併する．
- 線維性間質を背景とし単純または複雑な輪状細管の増生を特徴とする．
- PJS非合併例では成人型顆粒膜細胞腫とセルトリ細胞腫と類似する像をしばしば伴う．
- PJS合併例は多中心性，両側性で，一般に小型で3cm以下である．
- PJS非合併例では少なくとも20％は臨床的に悪性であり，PJS合併例は良性の経過を示す．

I 基礎的事項

(1) 概念

性索間質性腫瘍の一型と分類されるまれな腫瘍で，1970年にScully[1]がsex cord tumor with annular tubules（SCTAT）としてポイツ・イエーガー症候群Peutz-Jeghers syndrome（PJS）を合併する例を含む10例を報告したのに始まる．その後組織発生について議論が多い[1~5]．

(2) 臨床的特徴

約1/3はPJS（消化管ポリポーシス，口腔，皮膚のメラニン沈着）を合併し，時に子宮頸部の悪性腺腫 adenoma malignaumを伴うこともある[1~4]．PJSに伴う症例は偶然に発見されることが多い．PJSを伴わない例は，腹部腫瘤や不正性器出血を主訴とすることが一般的であり，また40％の例では高エストロゲン症状を示す．時にプロゲステロンを産生する．

(3) 病理所見

肉眼的に，PJS非合併例では片側性で大きく，充実性，黄白色，限局性の腫瘍で嚢胞を伴うこともある（図1）．PJS合併例では多中心性，両側性で一部に石灰化を伴うことが多い．少なくとも約2/3の症例では肉眼的には腫瘤を認めにくい．腫瘍は小型で一般に3cm以下である[4]．

組織学的には，線維性間質を背景とし単純または複雑な輪状細管 simple and complex annular tubuleの増生を特徴とする．単純な輪状細管部では，腫瘍胞巣の辺縁と中心部の基底膜様の硝子体の周りに腫瘍細胞が一列の車軸状配列を示す．複雑な輪状細管部では多数の硝子体を囲む細管の吻合像をみる（図2，3）．腫瘍細胞の核は類円形ないしコーヒー豆様で胞体は淡明ないし弱好酸性でその境界は不明瞭である（図3）．硝子体はPAS陽性で胞巣周囲の基底膜と時に連続する．PJS非合併例では，部位によっては硝子体を伴わず，セルトリ細胞腫や顆粒膜細胞腫と類似した像がみられる（図4~8）．大濾胞状パターンをみることもある（図9）．PJS合併例では，tumorletとしてみられ卵巣間質に散在する単純な管腔形成像，管腔の集合像を特徴とする．またlipid rich sex cord cellや石灰化を認める．

免疫染色では，vimentin, cytokeratin, FOXL2, WT1, CD56, inhibin-α, calretinin（図10~12）が陽性である[6]．EMAは陰性である．電顕的には核近傍に縦走する密なフィラメントであるCharcot-Bottcher filamentが観察され，またdesmosome-like junctionを認める[2]．

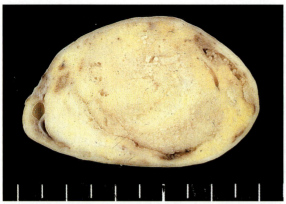

図1 PJS非合併例：肉眼割面像．50×30mm大，充実性，黄白色，境界明瞭な腫瘤．

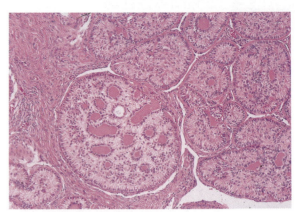

図2 PJS非合併例：車軸状の単純ないし複雑な硝子体を囲む輪状細管構造を示す．間質は線維性である．

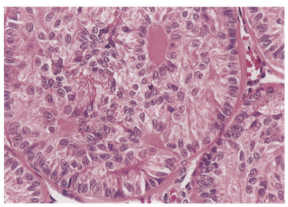

図3 PJS非合併例：腫瘍細胞の核は類円形ないしコーヒー豆様で胞体は豊かで淡明でその境界は不明である．硝子化した基底膜を有する．

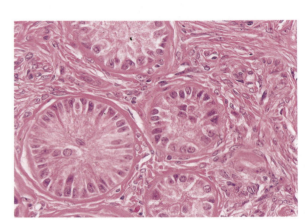

図4 PJS非合併例：一部にみられるセルトリ細胞腫様の胞巣像．

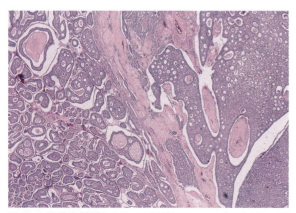

図5 PJS非合併例：左側では典型的なSCTAT像，右側では顆粒膜細胞腫と類似した像をみる．

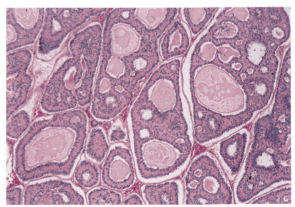

図6 PJS非合併例：SCTATの典型的な輪状細管構造の中拡大像．

(4) 鑑別診断

成人型顆粒膜細胞腫とセルトリ細胞腫との鑑別を要す．前者では濾胞状（微小および大濾胞），索状，島状，びまん性（肉腫様）など多彩な像を示し，これらが併存する．Call-Exner 小体も比較的特徴的である．コーヒー豆様の核溝は SCTAT よりも顕著である．複雑な輪状細管構造を呈することはまれである．SCTAT の部分像は成人型顆粒膜細胞腫との区別が困難である（図5, 7, 8）．セルトリ細胞腫ではセルトリ細胞が形成する管状構造が主体をなし，SCTAT でみられる明瞭な単純または複雑な輪状細管や基底膜様の硝子体は認めにくい．臨床的に PJS の有無も鑑別診断に役立つ．

(5) 予後

PJS 非合併例では，約 20％は臨床的に低悪性でリンパ転移をきたす．再発は遅発性である．PJS 合併例は良性に経過する．

(6) 組織発生

顆粒膜細胞腫説[1,3]とセルトリ細胞腫説[2,5]がある．Tavassoli と Norris[2] はセルトリ細胞に特異的であるといわれる Charcot-Bottcher filament を SCTAT に認め，セルトリ細胞腫説[2]を主張している．いずれにしても両者に密接した腫瘍であるが結論は出ていない．

II 21世紀の新知見

PJS 合併症例では 19p13.3 において *STK11* の germline mutation がみられるが，PJS 非合併例ではみられていない[7]．

（福永眞治）

文献
1) Scully RE: Sex cord tumor with annular tubules. A distinctive ovarian tumor of the Peurtz-Jeghers syndrome. Cancer 1970, 25: 1107-1121（初めての報告論文）
2) Tavassoli FA, Norris HJ: Sertoli tumors of the ovary. A clinicopathologic study of 28 cases with ultrastructural observations. Cancer 1980, 46: 2281-2297（セルトリ細胞腫由来説）
3) Hart WR, Kumar N, Crissman JD: Ovarian neoplasms resembling sex cord tumors with annular tubules. Cancer 1980, 45: 2352-2363（顆粒膜細胞腫説）
4) Young RH, Welch WD, Dickersin GR, et al: Ovarian sex cord tumor with annular tubules: review of 74 cases including 27 with Peutz-Jeghers syndrome and four with adenoma malignum of the cervix. Cancer 1982, 50: 1384-1402（review を中心とする）
5) Nomura K, Furusato M, Nikaido T, et al: Ovarian sex cord tumor with anuular tubules. Report of a case. Acta Pathol Jpn 1991, 41: 701-706（詳細に検討された症例報告）
6) Deavers MT, Malpica A, Liu J, et al: Ovarian sex cord-stromal tumors: an immunohistochemical study including a comparison of calretinin and inhibin. Mod Pathol 2003, 16: 584-590（性索間質性腫瘍の体系的な免疫組織学的検索）
7) Connoly DC, Katabuchi H, Cliby WA, et al: Somatic mutations in the STKII/LKB1 gene are uncommon n rare gynecological tumor types associated with Peutz Jegher's syndrome. Am J Pathol 2000, 156: 1139-1148（初めて遺伝子変異について報告）

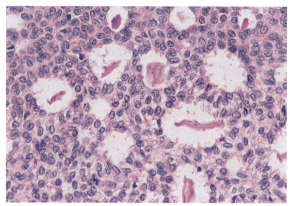

図7　PJS 非合併例：小濾胞状パターンを示し顆粒膜細胞腫と区別の困難な部分．

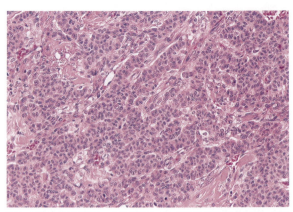

図8　PJS 非合併例：索状配列を示し顆粒膜細胞腫と区別の困難な部分．

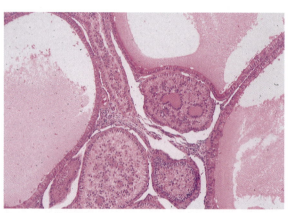

図9　PJS 非合併例：1 ないし 2 層の腫瘍細胞からなる大濾胞状配列．

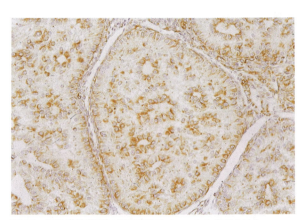

図10　PJS 非合併例：腫瘍細胞は vimentin に陽性を示す．

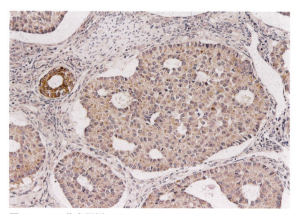

図11　PJS 非合併例：腫瘍細胞は cytokeratin（CAM5.2）に陽性を示す．

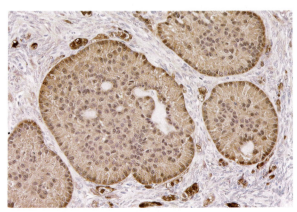

図12　PJS 非合併例：腫瘍細胞核は calretinin に陽性を示す．

各論E 性索間質性腫瘍

11 門細胞腫（ライディッヒ細胞腫）
hilus cell tumor (Leydig cell tumor)

エッセンス

- 性索間質性腫瘍の中の純粋型間質性腫瘍の一つで，門細胞腫と同義である．
- ホルモン活性を示すことが多い．
- 脂質やリポクローム色素を含む豊富な胞体の存在がみられる．
- ラインケ結晶の存在を最大の特徴とする．
- 良性腫瘍であり，悪性例が存在する分類不能型ステロイド細胞腫瘍とは異なる．

I 基礎的事項

(1) 定義と臨床的特徴

ラインケ Reinke 結晶を有するライディッヒ細胞が優勢を占める良性腫瘍である．現在は精索間質性腫瘍の中の純粋型間質性腫瘍 pure stromal tumors の一つとして位置づけられている．以前は間質性黄体腫 stromal luteoma，ステロイド細胞腫瘍とともに，ステロイド（脂質）産生腫瘍の一型に分類されていた．これらは細胞質に脂質を有しており脂質細胞腫瘍 lipid cell tumors としてまとめられていたが，脂質の存在は必ずしも必須の条件ではない．

卵巣門に発生するものが多く（門型 hilar type），門細胞腫 hilus cell tumor の名称が付けられているが，同様の細胞が門部以外にも発生し得る（非門型 non-hilar type）．発生部位が特定できないものは分類不能型といわれることがある．基本的には，組織学的にラインケ結晶を認める場合，本組織型に分類される．

ステロイド細胞腫瘍の約20%を占める．通常閉経後の女性に発生し，約75%の症例は男性化症状を示すが，エストロゲン活性を示す（とくに非門型で）症例や，ホルモン活性がないものもみられる[1]．男性化症状を示す例ではテストステロンが産生され，尿中17-ケトステロイドは正常である．

本腫瘍は原則的にすべて良性である．まれに悪性例の報告もみられるが，ラインケ結晶が証明されていないなど，悪性ステロイド細胞腫瘍とすべき症例が含まれている可能性があり，診断自体が疑問視されている．

(2) 肉眼所見

ライディッヒ細胞腫の多くは卵巣門部に存在する限局性の，被膜を欠く腫瘍である．1～3cm程度の小さなものが多く，割面は赤褐色～黄色，時に暗褐色～黒色である（図1～3）．また，まれに5cmを超える大きな腫瘍や，嚢胞化，両側発生例などの報告がある．

(3) 病理組織学的所見

腫瘍はびまん性，時に胞巣状や索状の細胞配列を示す（図4, 5）．個々の細胞は円形～多形性で，豊富な胞体は淡好酸性～淡明である（図6）．全例ではないが，胞体内には脂質が証明される．また，リポクローム色素を伴うことも少なくない（図7）．核は小型円形または角張っており，核小体を認めることもある．免疫組織学的にα-inhibin, calretinin, steroidogenic factor-1 (SF-1), melan-A が陽性となる．FOXL2 は陰性である[2]．

ラインケ結晶の存在は診断的価値がある（図8）[3]．血管周囲の無核層を伴う核集合像を約半数例で認める（図9, 10）．時に血管壁のフィブリノイド変性（図10），多核巨細胞や核内細胞質封入体を認める（図11, 12）．核分裂像は乏しい．

鑑別診断として，間質性黄体腫は卵巣実質に発生し，背景に間質莢膜細胞過形成 stromal hyperthecosis を伴うことがある．ライディッヒ細胞腫と同じ組織像であってもラインケ結晶が証明できなければステロイド細胞腫

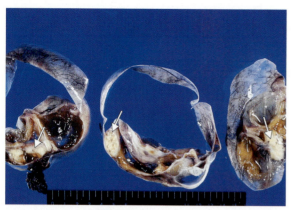

図1 ライディッヒ細胞腫：囊胞性腫瘍の一部に黄色調充実部が存在し（矢印），その部分がライディッヒ細胞腫である．

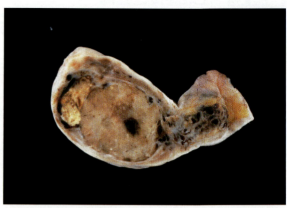

図2 ライディッヒ細胞腫：2×1cm 大の淡黄褐色，充実性，境界明瞭な腫瘍．一部は黄色味が強く出血を伴う（仙台市立病院 長沼 廣先生のご厚意による）．

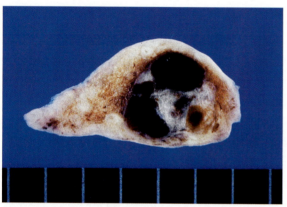

図3 ライディッヒ細胞腫：長径3cm の小型囊胞状腫瘍で，黒色囊胞状部分と，それを取り巻く黄色充実性部分がみられる．

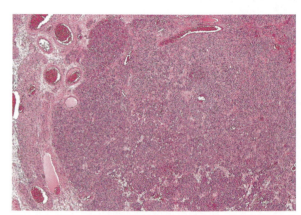

図4 ライディッヒ細胞腫：腫瘍胞巣は充実性で多結節状〜分葉状を示す．辺縁部に門細胞過形成様の小胞巣を伴うことがある（門部血管と混在）．

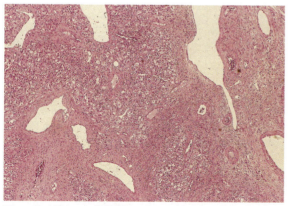

図5 ライディッヒ細胞腫：卵巣門部に発生し，門部の豊富な血管網と混在してみられる（国立がんセンター症例）．

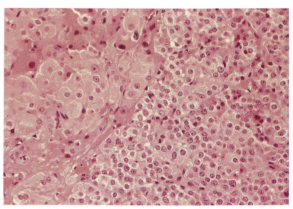

図6 ライディッヒ細胞腫：豊富な淡好酸性胞体を有する細胞と，淡明な胞体を有する細胞とが混在してみられる（国立がんセンター症例）．

瘍に分類される．しかしこのような場合，卵巣門部原発が確実で，かつ組織学的に無髄神経線維の付随，腫瘍細胞が無細胞域を介して血管周囲に集簇する所見，周囲の門細胞過形成，血管壁のフィブリノイド変性などが存在すれば steroid cell tumor, probably Leydig cell tumor との診断が妥当と思われる[4]．核分裂像 2/10HPF 以上，壊死，出血，中等度以上（Grade 2～3）の核異型，腫瘍径 7cm 以上などの所見は悪性の指標と考えられており，ライディッヒ細胞腫では認められない．

II 関連事項

(1) ラインケ結晶

細胞質に存在する細長い好酸性の結晶構造で，ライディッヒ細胞腫の特徴とされている．HE 染色で不明瞭な場合には鉄ヘマトキシリンやトリクロームの染色が有用なことがある．しかし，実際には結晶がなかなか見つからない症例も少なくはなく（約 60% といわれる），発見できない場合には原則的にはステロイド細胞腫瘍に分類される．

(2) 門細胞 hilus cells

精巣ライディッヒ細胞と相同である．妊娠時や閉経後に増殖する傾向があり，閉経後の軽度過形成は珍しくない．通常は卵巣門の血管周囲に多く，無髄神経を取り囲んだり，卵巣網部に存在することもある．なお，これとは別個に，卵巣内に胎生期の副腎組織遺残を認めることがある．

(3) 間質性黄体腫

卵巣間質に存在し，肉眼的に確認できる程度の大きさの腫瘍をいう．多くは閉経後に発生し，約 60% がエストロゲン活性を示すが，プロゲステロン活性やアンドロゲン活性を示すこともある．すべて良性で，予後は良好である．

(4) ステロイド細胞腫瘍

旧来のステロイド細胞腫瘍の約 60% を占める．発症年齢は平均 43 歳で，ライディッヒ細胞腫や間質性黄体腫より若い．約半数がアンドロゲン活性を示すが，エストロゲン活性，プロゲステロン活性，まれにクッシング Cushing 症候群を示すことがある．臨床進行期は I 期が多いが，25～40% が悪性経過をとる．ライディッヒ細胞腫は良性腫瘍であるため，悪性の症例を含むステロイド細胞腫瘍との鑑別は重要である[5]．

III 21 世紀の新知見

本腫瘍は，組織分類改訂に伴い位置づけや名称が変更されてきたこと，また何よりも報告例が極めて少ないこともあって，新しい知見は十分とはいえない．精巣における相同の腫瘍では LH 受容体の遺伝子変異が認識されているが，卵巣腫瘍でも検討したところ wild type であったとの報告がみられる[6]．分子生物学的検討も今後の課題と思われる．

（森谷卓也）

文献
1) Paraskevas M, Scully RE: Hilus cell tumor of the ovary. A clinicopathological analysis of 12 Reinke crystal-positive and 9 crystal-negative cases. Int J Gynecol Pathol 1989, 8: 299-310（ライディッヒ細胞腫におけるラインケ結晶の有無による臨床病理学的検討）
2) Jones MW, Harri R, Dabvbs DJ, et al: Immunohistochemical profile of steroid cell tumor of the ovary: a study of 14 cases and a review of the literature. Int J Gynecol Pathol 2010, 29: 315-320（ステロイド細胞腫瘍全般に対する免疫組織学的検討）
3) 新井正秀，上坊敏子，佐藤倫也 他：Reinke crystal が目立った卵巣間質性ライディク細胞腫の 1 例．日臨細胞会誌 1997, 36：517-520（ラインケ結晶が目立つ症例についての細胞像を含めた症例提示）
4) 清川貴子：精索間質性腫瘍．病理と臨床 2015, 33：970-976（ライディッヒ細胞腫を含む，精索間質性腫瘍全般の疾患概念の変遷）
5) Roth LM, Czernobilsky B: Perspectives on pure ovarian stromal neoplasms and tumor-like proliferations of the ovarian stroma. Am J Surg Pathol 2011, 35: e15-e33（ライディッヒ細胞腫を含む，精索間質性腫瘍全般の臨床病理学的解説）
6) Juniarto AZ, Setiawati BA, Ediati A, et al: Virilization due to androgen hypersecretion in a patient with ovarian leydig cell tumor: diagnostic and psychosocial implications. Acta Med Indones 2013, 45: 130-135（LH 受容体遺伝子に対する解析を行った症例報告）

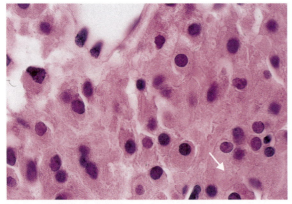

図7 ライディッヒ細胞腫：豊富な淡好酸性胞体を有する細胞にはリポクロームを含んでおり，やや褐色調を帯びている（国立がんセンター症例）.

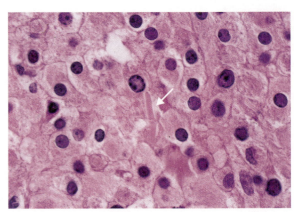

図8 ライディッヒ細胞腫：ラインケ結晶（矢印）は本腫瘍の特徴であるとされている（国立がんセンター症例）.

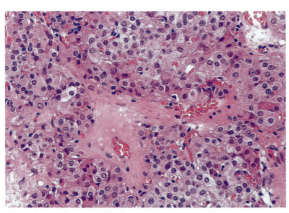

図9 ライディッヒ細胞腫：腫瘍細胞が無細胞域を介して血管周囲に集簇する所見（仙台市立病院 長沼 廣先生のご厚意による）.

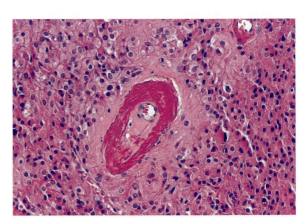

図10 ライディッヒ細胞腫：血管壁のフィブリノイド変性および周辺の無細胞域の存在．（九州大学症例）.

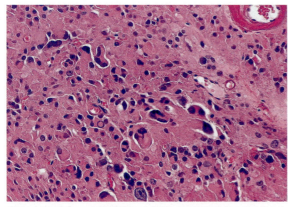

図11 ライディッヒ細胞腫：大型核や多核巨細胞が介在することがあるが，概して局所的所見にとどまり，核分裂像はみられない（九州大学症例）.

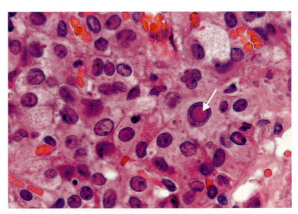

図12 ライディッヒ細胞腫：核内細胞質封入体を伴うことがある（矢印）.

各論E 性索間質性腫瘍
12 ステロイド細胞腫瘍 steroid cell tumor not otherwise specified

> **エッセンス**
> - ステロイド細胞腫瘍は間質性黄体腫，ライディッヒ細胞腫，steroid cell tumor not otherwise specified（SCT-NOS）に分類されていたが間質性黄体腫は腫瘍性病変ではないということでWHO分類第4版（2014年）ではpure stromal tumorの一つとしてライディッヒ細胞腫，steroid cell tumorに分類されている．
> - このうち臨床的・病理学的に一番問題になるのがsteroid cell tumorである．
> - steroid cell tumorの半数近い症例は悪性の臨床経過をたどり，病理組織学的には良・悪性の鑑別は必ずしも容易ではない．
> - steroid cell tumorはステロイド産生を活発に行い，性索間質性腫瘍の中で唯一副腎皮質ホルモン過剰症を臨床的に生じ得る．

I 基礎的事項

（1）定義と予後

　従来，ステロイド細胞腫瘍は脂質細胞腫瘍 lipid cell tumorあるいはlipoid cell tumorなどと呼ばれてきていたが，過去のWHO分類でsteroid cell tumorと総称されるようになった経緯がある．この腫瘍は決して頻度は多くないものの，間質性黄体腫 stromal luteoma，ライディッヒ細胞腫 Leydig cell tumor，そしてsteroid cell tumor not otherwise specified（SCT-NOS）の3つにさらに分類された．間質性黄体腫，ライディッヒ細胞腫はほぼ全例が良性である．しかし，ステロイド細胞腫瘍の約60％を占めるSCT-NOSは少なからぬ症例で悪性の臨床経過をたどることがあり，その発生母地も明確には判明していない．このSCT-NOSは病理組織診断に苦労する場合もあり，本稿では紙面の関係からこのSCT-NOSを中心に記載する．なおWHO分類第4版（2014年）では間質性黄体腫は腫瘍性病変ではなくpure stromal tumorとしてライディッヒ細胞腫とsteroid cell tumor（SCT）に分類された．そこで本書でもこれからSCT-NOSではなくSCTの名称を用いる．

　SCTは比較的若い年齢で発症し（平均発症年齢43歳），43％の患者が悪性の経過をたどるという報告もある．副腎皮質ホルモン過剰症候群を呈する患者では悪性の経過をたどりやすい．

（2）肉眼所見

　SCTは5％で両側性である．腫瘍は充実性であり，境界は極めて鮮明であることが多い．上述の他のステロイド細胞腫瘍と比較して，平均径が8.4cmと極めて大きな腫瘍である場合が多い．腫瘍の割面は腫瘍細胞の脂質含有度によって黄色から赤茶色まで様々であり（図1），heterogeneityがみられる症例も多い．割面で出血・壊死などもみられることが少なくない．

（3）病理組織所見

　SCTは，いわゆるステロイド産生細胞としての形態学的特徴を有している．すなわち，淡明あるいは緻密な好酸性の細胞質を有する腫瘍細胞が比較的大きな胞巣を形成して増殖している（図2）．原則的に間質成分はあまり認められない．強拡大では腫瘍細胞は副腎皮質腫瘍などと同様に円形の核を有しており，様々な量の細胞内脂質を含んでいる（図3，4）．ライディッヒ細胞腫とは異なり，Reinke結晶は認められない．核異型は認められることもあり，一部の症例では細胞分裂像が亢進している場合もある．副腎皮質腫瘍の良・悪性の鑑別と同様に，SCTの摘出標本での病理組織像から術後の臨床経過を検討することは困難であることが多い．細胞学的に

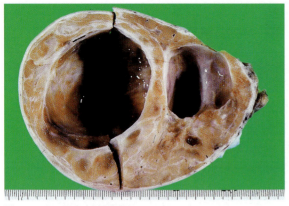

図1　SCT：割面は茶褐色を呈している.

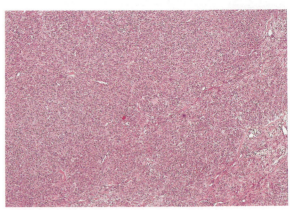

図2　SCT：淡明な細胞質を有する腫瘍細胞が比較的びまん性に増殖している.

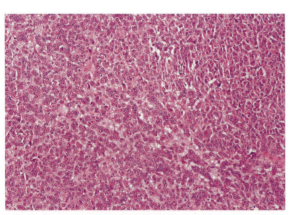

図3　SCT：この症例では比較的好酸性の細胞質を有する腫瘍細胞が比較的びまん性に増殖している.

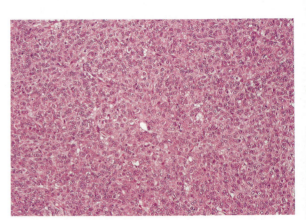

図4　図2と同一症例：強拡大所見.

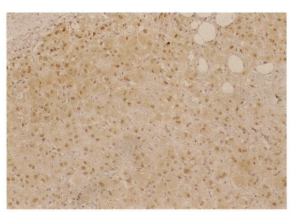

図5　SCTのSF-1の免疫組織化学：多くの腫瘍細胞でステロイド合成酵素の転写制御因子であるSF-1は核にその発現が認められる.

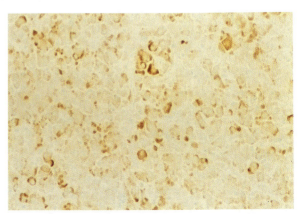

図6　SCTの3β-HSDの免疫組織化学：多くの腫瘍細胞で3β-HSDの発現が認められる.

良性にみえた症例でも極めて悪性の臨床経過をたどることがあり注意が必要である．悪性の経過をたどる指標として，7cm以上の大きさ，強拡大10視野当たり2個以上の細胞分裂，壊死・出血，核異型などがあげられるが，副腎皮質腫瘍の場合のWeissの指標のように確立しているものはない．このSCTは最近の報告はそのほとんどが症例報告であり，まとまった臨床病理学的検討は必ずしも多くはない．しかし少なからぬ症例報告で病理組織学的所見と臨床経過との間の乖離が報告されていて注意が必要である．

II 関連事項

(1) 内分泌学的特性

SCTは他の性索間質性腫瘍と同様に様々な性ステロイド産生，代謝異常を呈する．50%の症例では男性ホルモン過剰を，10%ではエストロゲン過剰症を臨床的に示すことが知られている．図5に示すように，ほとんどの腫瘍細胞でステロイド合成酵素の転写制御因子であるSF-1（steroidogenic factor-1）の発現が認められ，$P450_{scc}$，3β-ヒドロキシステロイドデヒドロゲナーゼ（3β-HSD）（図6），$P450_{C17}$などの性ステロイド合成に関与する酵素がほとんどの腫瘍細胞で発現しているのが認められ，活発なステロイド合成能を示す．また興味深いことに，他の性索間質性腫瘍とは異なり，SCTではCushing症候群などの副腎皮質ホルモン過剰症を臨床的に呈することがある．この所見に対応して，本来卵巣では発現しない$P450_{C21}$，$P450_{C11}$といった副腎皮質のステロイド合成酵素が発現してくることも知られている．

III 21世紀の新知見

症例数が決して多くはないこともあり，まとまった報告は少ないのが現況であるが，同じステロイドホルモン産生腫瘍である副腎皮質癌とは異なり，悪性の指標は明確ではないのが現況である．さらにgenetic profilingなどの網羅的な解析もまだ報告はなく，摘出標本の病理学的あるいは分子生物学的所見のみで良悪性の鑑別を行うことは21世紀の現時点でも可能ではない．今後のさらなる基礎的な検討が望まれる卵巣腫瘍の一つであると考えられる．

(笹野公伸)

文献
1) Hayes MC, Scully RE: Ovarian steroid cell tumors (not otherwise specified): a clinicopathological analysis of 63 cases. Am J Surg Pathol 1987, 11: 835-845（SCT-NOSの概念を初めて樹立した論文．多くの症例の解析から術後の臨床経過と病理組織所見との対応も述べている）
2) Sasano H, Okamoto M, Mason JI, et al: Immunohistochemical studies of steroidogenic enzymes (aromatase, 17 alpha-hydroxylase and cholesterol side-chain cleavage cytochromes P-450) in sex cord-stromal tumors of the ovary. Hum Pathol 1989, 20: 452-457（SCT-NOSの内分泌学的特徴を述べている論文）
3) Mehdi G, Ansari HA, Sherwani RK, et al: Ovarian steroid cell tumour: correlation of histopathology with clinicopathologic features. Patholog Res Int 2011, 2011: 987895（病理組織学的所見と臨床経過との乖離を記載したよくまとまっている症例報告）

各論E 性索間質性腫瘍
13 低分化な性索間質性腫瘍 poorly differentiated sex cord-stromal tumor

エッセンス

- 低分化性索間質性腫瘍は顆粒膜細胞腫，セルトリ・ライディッヒ細胞腫，細胞密度の高い線維腫の鑑別が難しい．
- ギナンドロブラストーマの診断名を用いるよりも，その構成成分と比率を率直に記載するほうが望ましい．
- FOXL2 や DICER1 遺伝子変異の解析は診断に有用である．

I 基礎的事項

(1) 定義―性索間質性腫瘍とは―

性索間質性腫瘍は顆粒膜細胞，線維芽細胞，莢膜細胞，セルトリ細胞，ライディッヒ細胞に分化した腫瘍細胞からなる腫瘍と定義され，その組み合わせや分化の程度は様々である[1]．

主な性索間質性腫瘍は顆粒膜細胞腫（成人型および若年型），セルトリ・ライディッヒ細胞腫（高分化型，中分化型，低分化型），線維腫，莢膜細胞腫，線維肉腫であり，びまん性増殖や紡錘形細胞の束状増殖パターンといった，性索間質性腫瘍において低分化な形態として認識される像が優勢なときにその鑑別が困難になる．

(2) 低分化な性索間質性腫瘍

顆粒膜細胞腫やセルトリ・ライディッヒ細胞腫の特徴的な組織像，例えば Call-Exner body やセルトリ様管腔構造 hollow and solid tubules を欠く性索間質性腫瘍が，いわゆる分化の低い性索間質性腫瘍と認識される（図1, 2）．具体的には

① 卵円形細胞のびまん性増殖を主体とする性索間質性腫瘍
② 紡錘形細胞を主体とする性索間質性腫瘍

が相当すると思われる．

①，②のいずれの場合においても成人型顆粒膜細胞腫と中分化～低分化型セルトリ・ライディッヒ細胞腫の鑑別は問題となり，より顆粒膜細胞腫らしい，あるいはセルトリ・ライディッヒ細胞腫らしい臨床所見，病理所見を見いだして判断することになる．表1はその主な鑑別点を Blaustein のテキストブックから引用したものである[1]．とくに細胞所見の違いが明記されている点に筆者としては注目したい．

中分化型セルトリ・ライディッヒ細胞腫の構成細胞を Blaustein のテキストブックでは，"immature Sertoli cells with small, round, oval, or angular nuclei" と表現しており[1]，WHO 分類 第4版（2014年）では "darkly staining Sertoli cells, typically with scant cytoplasm" と表現されている[2]．さらに Scully[3] や Zaloudek[4] による 1980 年代の古典的論文によれば "cells with small oval to round nuclei, usually inconspicuous cytoplasm and poorly defined cell border"[3] "small round or spindle-shaped cells with scanty amphophilic cytoplasm and ill defined cell borders. Their nuclei were hyperchromatic and oval to fusiform. The chromatin was finely to moderately granular, and some nuclei contained one or two small, round nucleoli."[4] と表現されている．このような核所見が未熟なセルトリ細胞の特徴と思われる（図3, 4）．

低分化型セルトリ・ライディッヒ細胞腫については，Blaustein のテキストブックでは "sarcomatoid" "resembling fibrosarcoma" という表現を用いつつ "a diffuse pattern that is not clearly recognizable as that of fibrosarcoma" とも記述しており，必ずしも紡錘形細胞だけが構成細胞ではないことを匂わせている[1]．WHO 分類 第4版（2014

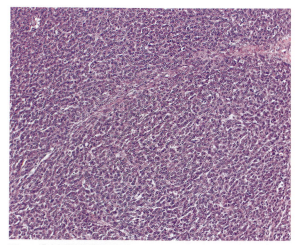

図1 成人型顆粒膜細胞腫：びまん性増殖が卵円形細胞で構成されている．（『病理と臨床』33巻10号 卵巣腫瘍Ⅱ—病理診断の実際—から引用）

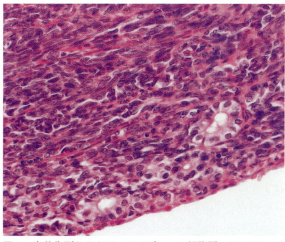

図2 中分化型セルトリ・ライディッヒ細胞腫：短紡錘形の未熟なセルトリ細胞の増殖を主体とし，一部に管腔構造を認める．

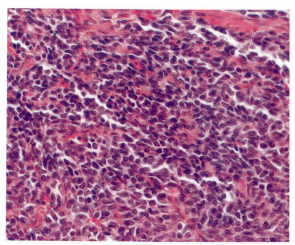

図3 中分化型セルトリ・ライディッヒ細胞腫：細胞質に乏しい卵円形から短紡錘形の未熟なセルトリ細胞がびまん性に増殖する．核クロマチンは細顆粒状である．異型は乏しい．

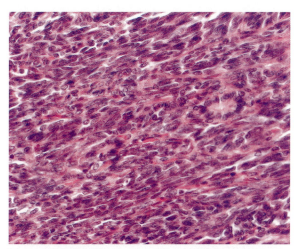

図4 中分化型セルトリ・ライディッヒ細胞腫：細胞質に乏しい紡錘形の未熟なセルトリ細胞が束状に増殖する．核クロマチンは細顆粒状である．異型は乏しい．

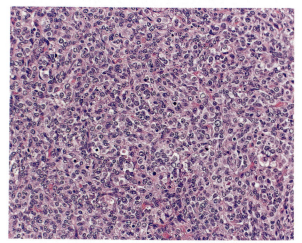

図5 低分化型セルトリ・ライディッヒ細胞腫：異型の強い卵円形細胞のびまん性増殖を認める．多数の核分裂像を認める．

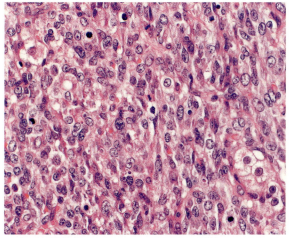

図6 低分化型セルトリ・ライディッヒ細胞腫：図5の強拡大．異型の強い卵円形細胞のびまん性増殖を認める．多数の核分裂像を認める．右下にライディッヒ細胞を認める．

年）では "sarcomatoid stroma resembling primitive gonadal stroma" とだけ記述されている[2]．文献 3 では "Both the rounded and spindle-shaped cells generally exhibited moderate to severe nuclear atypia and pleomorphism" と記述されており[3]，その図を見る限り，病理総論的に悪性とするに足る核異型があるようである．中分化型セルトリ・ライディッヒ細胞腫と低分化型セルトリ・ライディッヒ細胞腫の鑑別においては核異型の認識が重要と思われる（図 5〜10）．

これはまったく筆者の実感でしかないが，まずセルトリ・ライディッヒ細胞腫と確信をもって診断できる例が非常に少ないため，セルトリ・ライディッヒ細胞腫，とりわけ分化の低いものの核所見の特徴を把握することが困難であるように感じられる．成人型顆粒膜細胞腫に関しては核溝や pale nuclei などの核所見（成熟した細胞とされる）の特徴を認識することはある程度可能と思われるが，セルトリ・ライディッヒ細胞腫の核所見の評価は上記のテキストブックや論文の図をよく参照して評価してゆくしかないように感じられる．

そのうえで筆者のあくまで個人的な経験からすると，中分化型セルトリ・ライディッヒ細胞腫でも核溝がみられたり pale nuclei にみえたりする場合があり，構成細胞の細胞所見や核所見のみで両者を鑑別することは困難なことも多いように感じている．表 1 に示した項目を総合的に評価することが重要と思われる．

紡錘形細胞を主体とする性索間質性腫瘍では，分化の低いセルトリ・ライディッヒ細胞腫と成人型顆粒膜細胞腫の鑑別にとどまらず，線維肉腫や核分裂活性と細胞密度の高い線維腫も重要な鑑別診断となる[5]．

4/10HPF 以上の核分裂数が線維肉腫を示唆するとの認識が長らく支配的であったため，核分裂像の多い紡錘形細胞増殖からなる卵巣腫瘍は線維肉腫と過剰診断されやすいと思われる．しかし近年では，中等度から高度の核異型の存在という前提の重要性が再認識されるに至っている[2,6]．中等度以上の核異型を欠くものは 4/10HPF 以上の核分裂数を認めても線維肉腫とは診断されず，核分裂活性の高い線維腫と診断される[2]．線維肉腫として長らく引用されている文献では[7]核分裂数の増加に加えて，顕著な多形性，出血壊死の存在，莢膜細胞腫的性格の欠如を線維肉腫の特徴としており，軟部肉腫の中ではいわゆる malignant fibrous histiocytoma/undifferentiated pleomorphic sarcoma に相当するのではないかと筆者は感じている．

低分化な性索間質性腫瘍の診断においては，性索間質性腫瘍というところまでは確信をもち得たとしても，その先顆粒膜細胞腫なのかセルトリ・ライディッヒ細胞腫なのか核分裂活性の高い線維腫（とくに細胞密度が高い腫瘍が問題となる）なのかという判断は主観的にならざるを得ず，鑑別が難しい[5]．それぞれの組織学的定義のあいまいさや重複，疾患がまれであるゆえの組織像解釈の共通認識構築の困難性（とくにセルトリ・ライディッヒ細胞腫の分化の低い成分）のため，診断の再現性は低いと思われる[5]．したがって診断困難例においては分類不能性索間質性腫瘍と診断して，個人的な診断哲学（セルトリとするか顆粒膜とするか）は脇に置いて低悪性度腫瘍として扱うのも現実的な対応と思われる[5]．実際，分類不能性索間質性腫瘍としか診断し得ないものは存在し[8,9]，そのような腫瘍を 32 例解析した Seidman は，卵巣に限局していれば予後良好で顆粒膜細胞腫やセルトリ・ライディッヒ細胞腫に準じて取り扱うことが妥当と結論づけている[8]．

II 関連事項

(1) ギナンドロブラストーマ gynandroblastoma

WHO 分類 第 3 版（2003 年）ではギナンドロブラストーマという疾患単位は認められており，よく分化したセルトリ成分と顆粒膜細胞成分がいずれも 10％以上混在する腫瘍と定義されていた[10]．"ギナンドロブラストーマ" は非常にまれな予後良好な腫瘍として記述されており，臨床医が病理組織像をまったくみる機会がなければ，顆粒膜細胞腫やセルトリ・ライディッヒ細胞腫とはまったく別個の良性疾患としてとらえられかねない．しかし，その定義が示すように，顆粒膜細胞腫とセルトリ・ライディッヒ細胞腫がはっきり混在したものをギナンドロブラストーマと称しているに過ぎず，少数例の報告をもとに良性腫瘍と断じてしまうのは妥当でないように感じられる．Blaustein のテキストブックでもギナンドロブラストーマの診断名を用いるよりも，その構成成分と比率を率直に記載するほうが臨床医にとって適切な情報を与えると記述しており[1]，おそらくはそのような理由から 2014 年版からは "ギナンドロブラストーマ" というカテゴリーが削除されたと推測される．

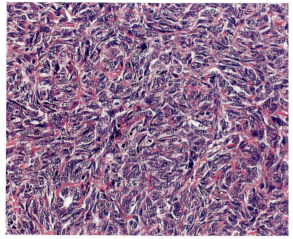

図7 低分化型セルトリ・ライディッヒ細胞腫：図5, 6と同一症例．異型の強い紡錘形細胞の束状増殖を認める．多数の核分裂像を認める．

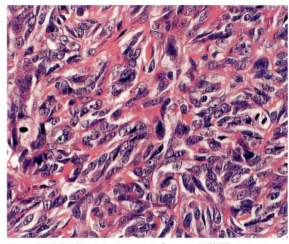

図8 低分化型セルトリ・ライディッヒ細胞腫：図7の強拡大．異型の強い紡錘形細胞の束状増殖を認める．多数の核分裂像を認める．

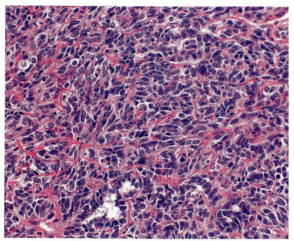

図9 低分化型セルトリ・ライディッヒ細胞腫：図5～8と同一症例．下方にセルトリ管腔を認める．

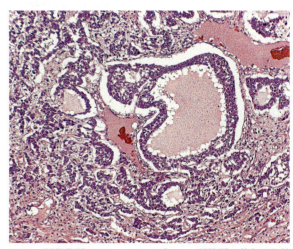

図10 低分化型セルトリ・ライディッヒ細胞腫と共存する若年型顆粒膜細胞腫：濾胞構造を認める（図5～8と同一症例）．

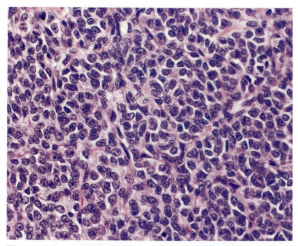

図11 セルトリ様管腔の目立つ成人型顆粒膜細胞腫（いわゆるギナンドロブラストーマ）：成熟した核所見を呈する典型的な成人型顆粒膜細胞腫の部分．核溝を散見する．

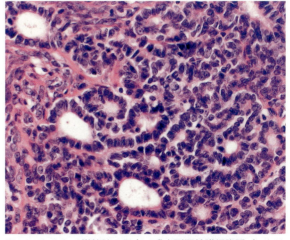

図12 セルトリ様管腔の目立つ成人型顆粒膜細胞腫（いわゆるギナンドロブラストーマ）：図11と同一症例．セルトリ様管腔構造を多数認める．*FOXL2*遺伝子変異の認められた症例である．

13 低分化な性索間質性腫瘍

表1 成人型顆粒膜細胞腫とセルトリ・ライディッヒ細胞腫の鑑別点

	成人型顆粒膜細胞腫	セルトリ・ライディッヒ細胞腫
年齢	多くは閉経後	主に若年者
内分泌症状	エストロゲン産生	アンドロゲン産生
組織構築	大小濾胞，島状，索状	管腔構造
構成細胞	成熟した顆粒膜細胞	未熟なセルトリ細胞
間質	線維腫様間質（＋）	線維腫様間質（−），未熟間質細胞（＋）
黄体化細胞	まれ	集塊状，ライディッヒ細胞として認識
異所性成分	まれ	約20％
網状構造	まれ	約15％

III 21世紀の新知見—性索間質性腫瘍と遺伝子異常—

フォークヘッド転写因子の一つで，顆粒膜細胞の分化増殖に必要な転写因子であるFOXL2をコードする遺伝子変異が90％以上の成人型顆粒膜細胞腫にみられる[11]．

microRNAのプロセシングに関与する酵素であるDICER1の遺伝子変異がセルトリ・ライディッヒ細胞腫の60％で認められる[12]．このような知見からFOXL2遺伝子変異の存在は成人型顆粒膜細胞腫を，DICER1遺伝子変異の存在はセルトリ・ライディッヒ細胞腫を強く示唆する所見と考えられる．

筆者はかつて"いわゆるギナンドロブラストーマ"と考えていた症例でFOXL2遺伝子変異を認めた経験があり，真の成人型顆粒膜細胞腫もセルトリ様管腔構造をとり得ると考えている（図11，12）．この点からもギナンドロブラストーマというカテゴリーの妥当性が疑わしいと思われる．

低分化な性索間質性腫瘍の診断にあたっては，形態所見を詳細に検討することを前提に，こうした遺伝子変異の情報を加えることで，その精度が向上すると思われる．

注）本稿は『病理と臨床』33巻10号「卵巣腫瘍II—病理診断の実際—」に掲載された「低分化性索間質腫瘍」の原稿の一部を省略し体裁を変更したものである．

（大石善丈）

文献

1) Kurman RJ, Ellenson LH, Ronnett BM: Blaustein's Pathology of the Female Genital Tract. 6th edition. Springer, New York, 2010（婦人科病理の代表的な権威ある教科書）
2) Kurman RJ, Carcangiu ML, Herrington CS, et al: WHO classification of Tumours of Female Reproductive Organs. 4th edition. IARC Press, Lyon, 2014（婦人科腫瘍の最新のWHO分類）
3) Young RH, Scully RE: Ovarian Sertolli-Leydig cell tumors. A clinicopathological analysis of 207 cases. Am J Surg Pathol 1985, 9: 543-569（セルトリ・ライディッヒ細胞腫を多数例解析し，病理組織像を詳述している）
4) Zaloudek C, Norris HJ: Sertolli-Leydig cell tumors of the ovary. A clinicopathologic study of 64 intermediate and poorly differentiated neoplasms. Am J Surg Pathol 1984, 8: 405-418（分化の低いセルトリ・ライディッヒ細胞腫を多数例解析し，病理組織像を詳述している）
5) 大石善丈, 桃崎征也, 蓮尾泰之 他: 紡錘形細胞成分が目立つ卵巣性索間質性腫瘍の一例. 日本婦人科病理学会誌 2014, 5: 13-16（紡錘形細胞成分が目立つ卵巣性索間質性腫瘍の症例報告）
6) Irving JA, Alkushi A, Young RH, et al: Cellular fibromas of the ovary: a study of 75 cases including 40 mitotically active tumors emphasizing their distinction from fibrosarcoma. Am J Surg Pathol 2006, 30: 929-938（核分裂活性の高い線維腫の概念を提唱し線維肉腫との違いを記述している）
7) Prat J, Scully RE: Cellular fibromas and fibrosarcomas of the ovary: a comparative clinicopathologic analysis of seventeen cases. Cancer 1981, 47: 2663-2670（卵巣線維肉腫の臨床病理像を報告している）
8) Seidman J: Unclassified Ovarian Gonadal Stromal Tumors: a Clinicopathological Study of 32 Cases. Am J Surg Pathol 1996, 20: 699-706（分類不能な卵巣性索間質性腫瘍の臨床病理像について詳述している）
9) Stewart CJR, Kobel M, Senz J, et al: An immunohistochemical and molecular analysisi of problematic and unclassified ovarian sex cord-stromal tumors. Human Pathol 2013, 44: 2774-2781（形態的に分類困難な卵巣性索間質性腫瘍の免疫染色所見と遺伝子異常を解析した報告）
10) Fattaneh A, Tavassoli FA, Deville P: Pathology and Genetics of Tumours of the Breast and Female Genital Organs. World Health Organization Classification of Tumours. IARC Press, Lyon, 2003（2003年に刊行された婦人科腫瘍のWHO分類）
11) Shah SP, Kobel M, Senz J, et al: Mutation of FOXL2 in granulosa-cell tumors of the ovary. N Engl J Med 2009, 360: 2719-2729（FOXL2遺伝子変異が成人型顆粒膜細胞腫に高率にみられることを報告）
12) Heravi-Moussavi A, Anglesio MS, Cheng SWG et al: Recurrent somatic DICER1 mutations in nonepithelial ovarian cancers. N Engl J Med 2012, 366: 234-242（DICER1遺伝子変異がセルトリ・ライディッヒ細胞腫に高率にみられることを報告）

こんな症例も

αフェトプロテイン（AFP）を産生したセルトリ・ライディッヒ細胞腫の一例

　月経異常・腹部膨隆が主訴の10代半ばの女性に生じた17 cmのセルトリ・ライディッヒ細胞腫では，術前の血清AFP値が128.9 ng/mL（正常値：11 ng/mL以下）と軽度上昇していた．このため，手術検体を鏡検するまでは卵黄嚢腫瘍の可能性を考えていたが，組織学的には中分化型が主体のセルトリ・ライディッヒ細胞腫であり，高分化・低分化領域をわずかに含んでいた．抗AFP抗体の免疫染色では，セルトリ細胞の腺管が陽性になり，この症例ではセルトリ細胞がAFPを産生していたと考える．

　AFPは卵黄嚢や胎児の肝臓，上部消化管で産生される糖蛋白であるが，様々な卵巣腫瘍で血清値が上昇することが知られており，卵黄嚢腫瘍をはじめ，胎芽性癌，ディスジャーミノーマや未熟奇形腫といった胚細胞腫瘍などでの上昇が知られている．本例のようなセルトリ・ライディッヒ細胞腫でも，血清AFP値の上昇した症例の報告が少なからず存在し，AFP産生部位としてセルトリ細胞やライディッヒ細胞，異所性肝細胞，異所性消化管上皮が報告されている．

　血清AFP値が上昇したセルトリ・ライデ

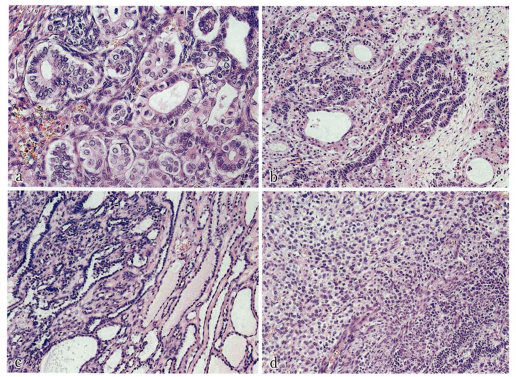

図1　主な組織像：高分化型の腺管を形成するセルトリ細胞（a）のほか，中分化型と考えられる性索様の索状構造（b）や網状管腔構造（retiform pattern）（c），充実巣（d）を呈して増生するセルトリ細胞がみられる．

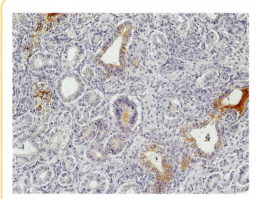

図2 抗AFP免疫染色：腺管を形成する高分化型セルトリ細胞に細胞質が陽性となるものが認められ，この細胞がAFPを産生していたと考えられる．

ィッヒ細胞腫では，再発病変にAFP産生細胞が含まれている場合には血清AFP値が再発を予測させる腫瘍マーカーになり得るが，再発病変にAFPを産生する細胞が含まれていない場合には腫瘍マーカーとはなり得ないので，注意が必要である．

（出張玲子，井上裕美）

文献
1) Young RH, Perez-Atayde AR, Scully RE: Ovarian Sertoli-Leydig cell tumor with retiform and heterologous components. Report of a case with hepatocytic differentiation and elevated serum alpha-fetoprotein. Am J Surg Pathol 1984, 8：709-718（セルトリ・ライディッヒ細胞腫の血清AFP値は卵黄嚢腫瘍より低値のことが多いが，この症例では術前の血清AFP値が14,000ng/mLと極めて高値を示した）

Silverberg先生のOne Point Advice

卵巣性索間質性腫瘍の鑑別診断

　性索間質性の卵巣腫瘍はいろいろな意味で最も診断が難しく，すべての卵巣腫瘍が想定される可能性がある．そのような問題が生じるのにはいくつかの理由がある．①線維腫を除き，これらの腫瘍は頻度が低くまれであるため，一人の病理医が日常診療で多くの症例に遭遇する機会がないこと，②間質成分が優勢ないし全体を占める腫瘍においては，性索間質性腫瘍相互の鑑別のみにとどまらず卵巣外の間質性腫瘍や卵巣内の非腫瘍性間質性病変とも鑑別が必要であること，③性索様成分を主体とする腫瘍の場合は，しばしば，より頻度が高い原発性あるいは転移性の上皮性卵巣腫瘍（とりわけ類内膜癌の一型）やカルチノイド腫瘍と混同しやすいこと，④悪性あるいは悪性の可能性がある性索間質性腫瘍の予後因子は十分に明らかにされていないが，従来核分裂像が目立たない腫瘍（線維腫群）では核分裂像の増加が少なくともその一部を担うと考えられるが，もともと核分裂像がよく認められる腫瘍群（成人型および若年型顆粒膜細胞腫）では核分裂像の多寡は予後に影響しにくい，そして⑤本腫瘍群の一部はしばしば他の腫瘍成分（異所性成分を伴うセルトリ・ライディッヒ細胞腫，性腺芽腫gonadoblastomaを含む胚細胞—性索間質性混合腫瘍）を混じており，それらが性索間質性腫瘍成分を覆い隠してしまうことがある．

　このグループの腫瘍は，何らかの症候群や卵巣外の病変（腫瘍転移以外の）を合併する可能性がある点も重要である．この中には（順不同で提示するが）顆粒膜細胞腫の患者におけるオリエOllier病ないしマフッチMaffucci症候群，線維腫とゴーリンGorlin症候群およびメイグスMeigs症候群（腹水および胸水），硬化性腹膜炎を伴う黄体化莢膜細胞腫，および輪状細管を伴う性索腫瘍（SCAT）（およびまれに他の性索間質性腫瘍）とポイツ—ジェガースPeutz-Jeghers症候群がある[1]．

　性索間質性腫瘍の一部にはgradingが行われるが，該当しない腫瘍群もある．そして腫瘍の種類によって異なる判定基準が用いられている．セルトリ・ライディッヒ細胞腫は高分化型，中分化型，低分化型にgrade分けされており，grade（および他の因子）は臨床経過に関連している．それに対し，成人型顆粒膜細胞腫は全例が潜在的に悪性と考えられており，組織学的特徴は予後に影響しにくいことが知られている．若年型顆粒膜細胞腫は，一般的に成人型に比して気にかかる所見を呈するわりには，予後はずっと良好である．線維性の腫瘍は通常型の良性にみえる腫瘍から，細胞性線維腫および軽度の核異型と強拡大10視野中4個未満の活動性核分裂像を有する線維腫までの幅がある．より異型が強く，核分裂像が目立つ腫瘍は線維肉腫と考える．莢膜細胞腫はほぼ全例が良性であり，gradingは行わないが，まれに悪性腫瘍の報告がなされている[2]．SCTATにおいては，最も重要で唯一の予後因子は腫瘍がポイツ—ジェガース症候群を伴っているか否かである．ポイツ—ジェガース症候群を伴う腫瘍は多巣性かつ両側性で，通常は顕微鏡レベルの大きさからなり，良性の経過をとる．しかし，この症候群と関連のない症例は通常単発で大きく，約15％が臨床的に悪性である．すなわち，浸潤性増殖パターンと強い核異型を認めるとともに，多数の核分裂像を示すことが悪性の経過をとる因子といわれている[1]．

既述したように，卵巣性索間質性腫瘍の鑑別診断として，非腫瘍性の間質増生や性索様の細胞増多は重要である．それらの一部は妊娠に伴って生じており，妊娠黄体腫，門細胞過形成，異所性脱落膜，および顕微鏡レベルの顆粒膜増生などが含まれる．ほかには妊娠や分娩後の状態と関連に乏しい病変で，卵巣広汎性浮腫，卵巣（ないし傍卵巣）線維腫症，卵巣間質過形成，および莢膜細胞過形成/莢膜細胞増殖症などがある．このような病変の多くにおいては，性索間質性腫瘍の可能性をより強く認識するための重要なポイントは，腫瘍成分がそれを取り囲む非腫瘍性卵巣間質と明らかに境されていることにある．また，若い女性では，非腫瘍性の間質内に様々な発育段階の濾胞が認められるが，腫瘍内には存在しない．さらに，多結節性の細胞増殖よりも単発の病巣形成は強く腫瘍性変化を疑う根拠になる．もちろん，一方の卵巣に非腫瘍性病変があり，他方に腫瘍を認めることがあり，卵巣間質過形成と莢膜細胞腫の組み合わせなどがそれに当たる．

免疫組織染色は，卵巣性索間質性腫瘍の鑑別診断上有用なことがある．インヒビン，カルレチニン，および（最も最近では）FOXL2が顆粒膜細胞腫のマーカーとして用いられており，それらは多くの癌腫，カルチノイド，および子宮内膜間質性腫瘍では陰性となる．これらのマーカーは，多くのセルトリ・ライディッヒ細胞腫でも陽性となる．顆粒膜細胞腫は，時に部分的にサイトケラチンが陽性となるが，常にEMAは陰性である．セルトリ・ライディッヒ細胞腫もEMA陰性だが，通常サイトケラチンは陽性である．若年型顆粒膜細胞腫の免疫組織学的反応パターンは成人型に類似しており，さらに通常はCD99が強陽性となる．ビメンチンは通常線維腫および莢膜細胞腫の両者に陽性である．後者は通常インヒビンも陽性となるが，線維腫では通常陰性である．線維莢膜細胞腫 fibrothecomaという用語はこれら2つの腫瘍の中間的なもので，WHO分類では推奨されなくなってしまったが，私自身は通常この用語を用いており，今後も使用する予定である．

最後に，ラインケ結晶という用語について述べなければならない．この好酸性で硝子様の，桿状構造を有する物質は，純粋型のライディッヒ細胞腫の細胞内に認められるが，50％の症例には見いだされず，セルトリ・ライディッヒ細胞腫では認められない．もし，それらが認められた場合（私が発見するとは限らないが）には，ライディッヒ細胞腫とステロイド細胞腫瘍（以前は独立した腫瘍群として分類されていたが，現在は性索間質性腫瘍に含められている）あるいは間質黄体腫との鑑別に有用である．しかし，ラインケ結晶が認められない場合は，そのことをもって鑑別診断を行ったり，ほかに何らかの判断を下すための手段にはならない．

（S.G. Silverberg，和訳：森谷卓也）

文献
1) Zaloudek C, Garg K: Ovary and Fallopian Tube. In: Silverberg's Principles and Practice of Surgical Pathology and Cytopathology, (Wick MR, LiVolsi VA, Pfeifer JD, et al eds.), 5th edition. Cambridge University Press, 2015, 2724-2820
2) McCluggage WG, Kiyokawa T, Staats PN, et al: Sex cord-stromal tumours: pure stromal tumours, Zaloudek CZ, Mooney EE, Staats PN, et al: Sex cord-stromal tumours: pure sex cord tumours, and Mixed sex-cord-stromal tumours. In: WHO Classfication of Tumours of Female Reproductive Organs. (Kurman RJ, Carcangiu ML, Herrington CS, et al eds.), 4th edition. IARC, Lyon, 2014, 44-49, 50-56

各論 F 胚細胞腫瘍

1 未分化胚細胞腫/ディスジャーミノーマ
dysgerminoma

エッセンス

- 幼若な胚細胞から発生した悪性の胚細胞腫瘍である．
- 10代〜20代の若い女性に多く，化学療法が有効である．
- 肉眼像は瘤（こぶ）状の充実性腫瘍で，割面は黄白色〜黄褐色を示す．
- 組織像は精巣のセミノーマや中枢神経のジャーミノーマと共通する，大型の腫瘍細胞と浸潤性リンパ球からなる two cell pattern を示す．

I 基礎的事項

(1) 定義

卵巣の未分化胚細胞腫/ディスジャーミノーマ dysgerminoma は，始原生殖細胞に類似した幼若な細胞から発症する悪性腫瘍である．組織像は精巣のセミノーマ seminoma や，松果体など中枢神経のジャーミノーマ germinoma と同様である．由来となる胚細胞は，本来は多分化能を有するため，純粋型のこともあれば，卵黄嚢腫瘍，絨毛癌，胎芽性癌などが混在することもある．WHO 分類 第4版（2014年）と「卵巣腫瘍・卵管癌・腹膜癌取扱い規約　病理編（第1版）」には「混合型胚細胞腫瘍/Mixed germ cell tumor」という項目があり，一例としてディスジャーミノーマと卵黄嚢腫瘍の組み合わせが多いと記載されている．このためディスジャーミノーマに他の組織型が混在している場合，何割程度であれば混合型胚細胞腫瘍にするのか迷うこともあるかもしれないが，明確な定義の記載はなく，主たる教科書には，確認できる胚細胞成分をすべて記載することが望ましいとされている．本稿では純粋型ディスジャーミノーマについて概説する．性腺芽腫 gonadoblastoma を伴う場合もあるが，そのような症例については他稿をご参照いただきたい．

なお，本組織型の名称に対して初版の「卵巣腫瘍取扱い規約」では「未分化胚細胞腫」，第2版では「ディスジャーミノーマ」となり，2016年刊行の「卵巣腫瘍・卵管癌・腹膜癌取扱い規約　病理編（第1版）」では併記となった．本稿ではディスジャーミノーマの名称を使用する．

(2) 頻度，年齢分布，予後

ディスジャーミノーマは悪性胚細胞腫瘍の中では最も頻度が高い腫瘍の一つである．日本産科婦人科学会婦人科腫瘍委員会年報（2003〜2007年）によると，ディスジャーミノーマ（625例中114例）は卵黄嚢腫瘍（625例中159例）に次いで多い．Surveillance, Epidemiology, and End Results（SEER）データを用いた米国からの報告によると，ディスジャーミノーマ（1,262例中414例）は未熟奇形腫（1,262例中449例）に次いで多い[1]．

年齢分布に関しては10代〜20代にピークがある．思春期前の小児にも起こり得る腫瘍で，10歳過ぎから頻度が増加する[2]．40歳以降に発症することはまれである．全体的に精巣のセミノーマ（20代〜40代に好発）の発症年齢よりも若い[2]．その理由の一つとして，女性に分化する始原生殖細胞は胎生期から第一減数分裂を開始するため盛んに増殖するのに対し，男性に分化する始原生殖細胞は思春期になるまでは減数分裂せず静止期にとどまるという細胞活動の性差が関係しているのではないかと推察されている[2,3]．

ディスジャーミノーマを支持する腫瘍マーカーには乳酸脱水素酵素 lactate dehydrogenase（LDH）があるが，特異性は高くない．血清ヒト絨毛性腺刺激ホルモン（hCG）が上昇することもあり，この場合は胎芽性癌や非妊娠性絨毛癌も術前に疑われるので注意が必要である．ディスジャーミノーマ内に含まれる合胞性栄養膜細胞様巨細胞が hCG の産生源と考えられている．切り出し時に術前の臨床情報を得ておくことが望ましく，ホルモン異

常を疑わせるようなデータ（無月経や男性化など）がある場合は，性腺芽腫など胚細胞・性索間質性腫瘍が合併している可能性を考慮し，十分な枚数の切片を作製して検討する必要がある．

適切に治療が行われれば予後は良好とされる．5年生存率は，イタリアのグループによる調査では再発例を含めて97.9%（n=49）[4]，SEERデータ（n=240）を用いた米国の調査では全体で99.1%，Ⅲ～Ⅳ期においても98%（n=59）を得ている[5]．注意すべき点として，若年発症のことが多いため妊孕性温存も重要で，Ⅱ期以上であっても片側付属器切除術が選択されることが少なくない．ディスジャーミノーマは10～15%程度が両側性とされるため[6]，片側付属器切除術後は対側付属器のフォローアップも慎重に行わねばならない．また抗癌剤による卵巣毒性や二次癌などの晩期障害に注意する必要もある．

(3) 肉眼所見

大抵の場合は充実性腫瘍として認められ，球円形，卵円形，あるいは瘤（こぶ）状に発育する（図1～3）．表面は卵巣表層上皮を越えず平滑で，割面は黄白色～黄褐色を示す．一部に出血を伴うこともある．大きな腫瘍では卵巣の表層が破綻していることもある．肉眼および組織所見に共通する注意点として，充実性腫瘍部に加えて嚢胞形成部分や石灰化部分などが認められれば，ディスジャーミノーマ以外の腫瘍成分が存在する可能性を疑い，それらの箇所からも標本を作製する．

(4) 病理組織所見と鑑別疾患

大型の腫瘍細胞と浸潤性リンパ球からなる two cell pattern を示す（図4～6）．シート状に増殖することもあるが，索状や島状に配列することもある（図5）．腫瘍細胞像は精巣のセミノーマや中枢神経のジャーミノーマと共通する．腫瘍細胞には1～数個の核小体が目立つ大型核が認められ，細胞境界は明瞭である．細胞質はグリコーゲンが豊富なため淡明である（図6）．

鑑別疾患としては，年齢を考慮すると，他の胚細胞腫瘍のみならず性索間質性腫瘍，悪性リンパ腫や白血病などの造血器腫瘍も含まれる．弱拡大で索状配列や島状配列が主体の場合には，若年型顆粒膜細胞腫やセルトリ・ライディッヒ細胞腫，カルチノイド腫瘍などが疑われる場合もあろう．幼若な胚細胞主体の腫瘍であることがわかれば卵黄嚢腫瘍，胎芽性癌，非妊娠性絨毛癌が鑑別にあがる．性腺芽腫のディスジャーミノーマ成分が二次的に増大する場合もあるため，非腫瘍部における性腺が正常卵巣組織かどうかも確認してほしい（図7，8）．

Ⅱ 関連事項

(1) 免疫組織化学染色

KIT（c-Kit, CD117），PLAP，PDPN（D2-40）は多くのディスジャーミノーマで陽性になることから病理診断に頻用される．分化に関わる転写因子のPOU5F1（OCT4, OCT3），SALL4もディスジャーミノーマで陽性を示す（図9～12）．POU5F1は胎芽性癌でも陽性に，PLAPとSALL4は卵黄嚢腫瘍と胎芽性癌でも陽性となるため，単独ではこれらの胚細胞腫瘍との鑑別には使えない[7,8]．卵黄嚢腫瘍ではAFPが，胎芽性癌ではCD30が陽性になるが，ディスジャーミノーマでは大半が陰性といわれている[3,7,9]．診断に難渋する症例ではこれら複数の免疫染色結果をパネルにして判断するほうが確実であろう．性索間質性腫瘍との鑑別に迷う場合は，性索間質性腫瘍マーカーである inhibin や FOXL2 がディスジャーミノーマでは陰性になることが役立つ[10]．

(2) 分子病理学的診断と発症に関する知見

精巣のセミノーマ同様，卵巣のディスジャーミノーマにも KIT 遺伝子変異を伴う症例がある．ディスジャーミノーマの KIT 遺伝子変異頻度は27～53%程度で[11～13]，他の悪性胚細胞腫瘍での変異例は報告されていないので補助診断に有用かもしれない．変異は KIT 遺伝子 exon17 の816番目のアミノ酸に多い（図13）．イマチニブが著効する変異箇所ではないため，ディスジャーミノーマへの適用に関する情報はいまだほとんどない．

始原生殖細胞との関わりについて一言述べておきたい．女性に分化する始原生殖細胞は胎生期6週ごろからKITシグナルに誘導されて泌尿生殖隆起に移動する．その後 oogonia と呼ばれる胚細胞集団は活発に増殖するが減数分裂の過程で激減し，胎生期に第一減数分裂を起こす．正常分化では第一減数分裂に入るとともにPOU5F1の発現がすみやかに消失するが，ディスジャーミノーマは，それらの過程に異常が生じて腫瘍化した胚細胞では

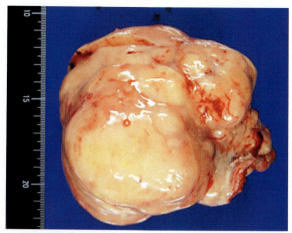

図1 肉眼表面（固定前）：平滑で不完全な分葉状．

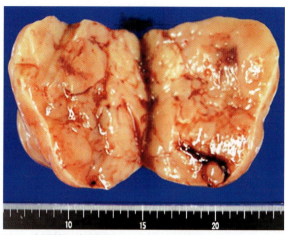

図2 肉眼割面（固定前）：充実性で黄褐色調．

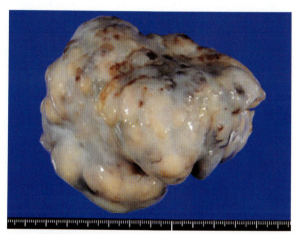

図3 肉眼表面（固定後）：瘤（こぶ）状の外観．卵巣表層被膜は保たれている．

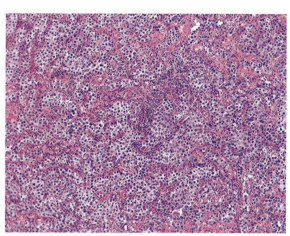

図4 HE染色（中拡大）：腫瘍細胞の集簇．リンパ球が介在性に浸潤する．

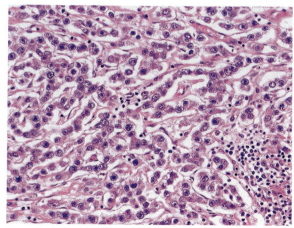

図5 HE染色（中拡大）：索状配列が目立つ部分．

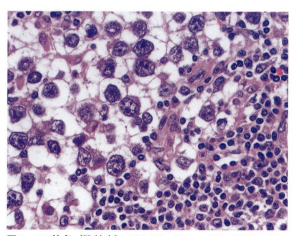

図6 HE染色（強拡大）：腫瘍細胞（左）は大型で細胞質が明るい．1～数個の核小体が目立つ．核はリンパ球（右）の数倍大きい．

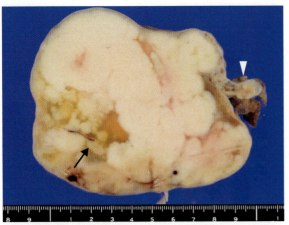

図7 肉眼割面（固定後）：充実性で黄白色調．粘液変性（矢印）．
右辺縁に非腫瘍性卵巣実質と卵管（矢頭）．

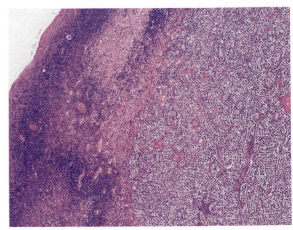

図8 HE染色（弱拡大）：正常卵巣組織（左）と腫瘍の境界部．

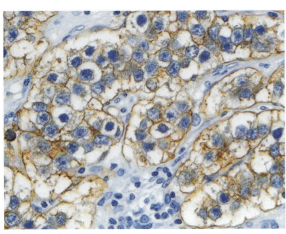

図9 PLAP免疫染色：腫瘍細胞膜に陽性．

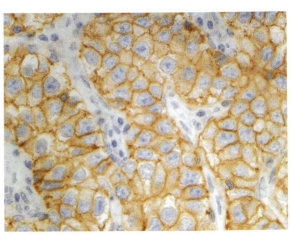

図10 PDPN（D2-40）免疫染色：腫瘍細胞膜に陽性．

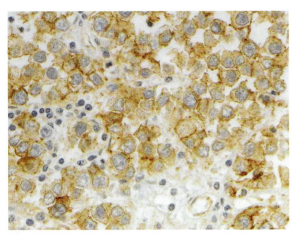

図11 KIT（c-Kit, CD117）免疫染色：腫瘍細胞膜に陽性．

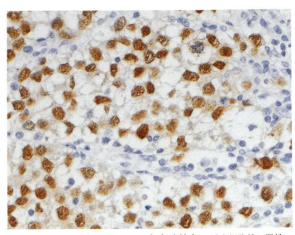

図12 POU5F1（OCT4, OCT3）免疫染色：腫瘍細胞核に陽性．

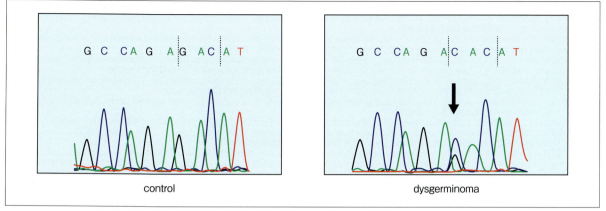

図13 *KIT* exon 17：ディスジャーミノーマ（右）では p.D816H 変異が認められる（矢印）．

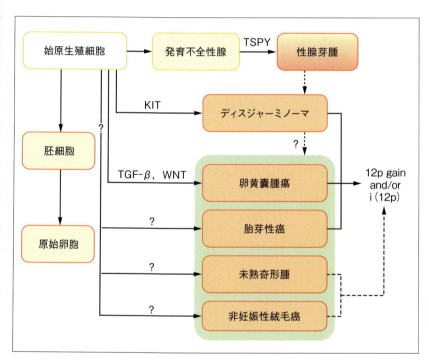

図14 卵巣胚細胞腫瘍の発育・分化模式図：破線は混合型腫瘍のみに関連が認められるものや，関連が不明の腫瘍を指す．
（文献 3, 13 より引用，一部改変）

ないかと考えられている[3,13]．両側性のディスジャーミノーマには *KIT* 遺伝子変異が見つからないことから，腫瘍化は始原生殖細胞の移動後と解釈され，両側性腫瘍には別の発症機構があるのかもしれない[13]．

III 21 世紀の新知見

　Teilum が半世紀前に発表した卵巣胚細胞腫瘍発生の概念は[14]，簡潔かつ有用な指標として今なお多くの教科書に紹介されているが，近年の DNA コピー数や miRNA などを用いた解析の蓄積から，ディスジャーミノーマの発症には *KIT* 遺伝子変異の有無にかかわらず KIT シグナルの亢進が鍵を握ると考えられるようになった[3]．また精巣のセミノーマに多い 12 番染色体短腕の同腕染色体［i（12p）］は，卵巣のディスジャーミノーマや他の悪性胚細胞腫瘍（混合型を含む）でも確認されているが，純粋型未熟奇形腫には見つかっていない[15]（図14）．病因論の視点からみる胚細胞腫瘍は，今後，解明が進むことによって再編される可能性を秘めている．

（古屋充子）

文献

1) Smith HO, Berwick M, Verschraegen CF, et al: Incidence and survival rates for female malignant germ cell tumors. Obstet Gynecol 2006, 107: 1075-1085（米国における卵巣胚細胞腫瘍の疫学統計）
2) Giambartolomei C, Mueller CM, Greene MH, et al: A mini-review of familial ovarian germ cell tumors: an additional manifestation of the familial testicular germ cell tumor syndrome. Cancer Epidemiol 2009, 33: 31-36（米国における卵巣・精巣胚細胞腫瘍の年齢分布）
3) Kraggerud SM, Hoei-Hansen CE, Alagaratnam S, et al: Molecular characteristics of malignant ovarian germ cell tumors and comparison with testicular counterparts: implications for pathogenesis. Endocr Rev 2013, 34: 339-376（卵巣胚細胞腫瘍の病態や分子機構に関する総説）
4) Mangili G, Sigismondi C, Gadducci A, et al: Outcome and risk factors for recurrence in malignant ovarian germ cell tumors: a MITO-9 retrospective study. Int J Gynecol Cancer 2011, 21: 1414-1421（イタリア多施設共同研究による卵巣胚細胞腫瘍の疫学統計）
5) Chan JK, Tewari KS, Waller S, et al: The influence of conservative surgical practices for malignant ovarian germ cell tumors. J Surg Oncol 2008, 98: 111-116（米国における卵巣胚細胞腫瘍の臨床統計）
6) Pectasides D, Pectasides E, Kassanos D: Germ cell tumors of the ovary. Cancer Treat Rev 2008, 34: 427-441（卵巣胚細胞腫瘍の治療指針）
7) Ulbright TM: Germ cell tumors of the gonads: a selective review emphasizing problems in differential diagnosis, newly appreciated, and controversial issues. Mod Pathol 2005, 18（Suppl）2: S61-S79（卵巣・精巣胚細胞腫瘍の病理組織学的所見）
8) Cao D, Guo S, Allan RW, et al: SALL4 is a novel sensitive and specific marker of ovarian primitive germ cell tumors and is particularly useful in distinguishing yolk sac tumor from clear cell carcinoma. Am J Surg Pathol 2009, 33: 894-904（SALL4免疫染色の卵巣胚細胞腫瘍に対する有用性の検討）
9) Cossu-Rocca P, Jones TD, Roth LM, et al: Cytokeratin and CD30 expression in dysgerminoma. Hum Pathol 2006, 37: 1015-1021（CD30免疫染色のディスジャーミノーマに対する陽性率の検討）
10) Al-Agha OM, Huwait HF, Chow C, et al: FOXL2 is a sensitive and specific marker for sex cord-stromal tumors of the ovary. Am J Surg Pathol 2011, 35: 484-494（FOXL2免疫染色の性索間質性腫瘍に対する有用性の検討）
11) Cheng L, Roth LM, Zhang S, et al: KIT gene mutation and amplification in dysgerminoma of the ovary. Cancer 2011, 117: 2096-2103（ディスジャーミノーマにおけるKIT遺伝子変異頻度の検討）
12) Hersmus R, Stoop H, van de Geijn GJ, et al: Prevalence of c-KIT mutations in gonadoblastoma and dysgerminomas of patients with disorders of sex development（DSD）and ovarian dysgerminomas. PLoS One 2012, 7: e43952（性腺芽腫とディスジャーミノーマにおけるKIT変異とKIT, POU5F1, TSPY免疫染色の比較）
13) Hoei-Hansen CE, Kraggerud SM, Abeler VM, et al: Ovarian dysgerminomas are characterised by frequent KIT mutations and abundant expression of pluripotency markers. Mol Cancer 2007, 6: 12（片側性/両側性ディスジャーミノーマや他胚細胞腫瘍におけるKIT変異の比較から各組織型の発症を考察）
14) Teilum G: Classification of endodermal sinus tumour（mesoblatoma vitellinum）and so-called "embryonal carcinoma" of the ovary. Acta Pathol Microbiol Scand 1965, 64: 407-429（胚細胞腫瘍における各組織型発症に関する古典的概念）
15) Poulos C, Cheng L, Zhang S, et al: Analysis of ovarian teratomas for isochromosome 12p: evidence supporting a dual histogenetic pathway for teratomatous elements. Mod Pathol 2006, 19: 766-771〔混合型胚細胞腫瘍と純粋型奇形腫におけるi（12p）の比較から各組織型の発症を考察〕

各論 F 胚細胞腫瘍
2 卵黄嚢腫瘍 yolk sac tumor

エッセンス

- 卵黄嚢や内胚葉方向への分化を示し，α-フェトプロテインを産生する腫瘍である．
- 20歳前後に好発する悪性腫瘍であるが，化学療法により予後が著しく改善している．
- 微小嚢胞状・網状パターンを基本に，内胚葉洞様，多小胞状卵黄嚢，腺管状，肝様など多彩な組織パターンを示す．
- 約20%が奇形腫，未分化胚細胞腫，胎芽性癌など他の胚細胞腫瘍成分を合併する．まれには50代以降で類内膜癌などに伴って発生し，体細胞由来と考えられるものがある．

I 基礎的事項

(1) 定義

卵黄嚢腫瘍 yolk sac tumor は腫瘍細胞が卵黄嚢や内胚葉方向への分化を示し，α-フェトプロテイン（AFP）を産生する腫瘍である[1]．

(2) 臨床的事項

10代～30代の若年者に好発するが，とくに20歳前後に多い．血清 AFP が高値となり，通常 1,000 ng/mL を超える．なお，50歳以上の発生は極めてまれであり，その場合の多くは体細胞腫瘍に伴って発生する（関連事項参照）．

過去には極めて予後不良の腫瘍であったが，現在は bleomycin + etoposide + cyclophosphamide（BEP）療法を基本とした化学療法の進歩により，5年生存率はⅠ期で80%，進行期でも50%近くと予後が著しく改善している．ただし，Ⅱ期以上，術後の肉眼的腫瘍残存は予後不良因子である．

(3) 肉眼所見

大きさは通常 10 cm 以上で，ほとんどが片側性である．表面は平滑で軟らかい．割面は黄白色充実性で軟らかく，出血や壊死も目立つ（図1）．大小の嚢胞を伴うことが多く，その中にはやや粘稠性の液を含んでいる（図2）．

(4) 病理組織所見

同一腫瘍内でも多彩な組織パターンを示すが，ほぼすべての卵黄嚢腫瘍で出現する最も基本的なパターンは，微小嚢胞状 microcystic・網状 reticular パターンである．扁平な腫瘍細胞が糸のように繊細な細胞質を伸ばして微小嚢胞や網目をつくり，クモの巣のようにみえる．しばしば細胞の内外に好酸性の硝子球 hyaline globule を伴うが，卵黄嚢腫瘍に必ずしも特異的な所見ではない（図3，4）．

微小嚢胞状・網状パターンとしばしば移行混在して認められるのが内胚葉洞様 endodermal sinus パターンである．立方状ないし扁平な細胞が類洞様あるいは迷路様の構築をつくる（図5）．腫瘍細胞が血管周囲に配列し，その周囲に空隙が生じると，腎臓の糸球体に類似した Schillar-Duval 小体を形成するが（図6），典型像というよりもむしろそれに近い像をみることのほうが多い．

出現頻度は少ないものの，その他のパターンとしては，充実性パターン，多小胞状卵黄嚢 polyvesicular vitelline パターン，腺管状 glandular パターン，肝様 hepatoid パターンがある．多小胞状卵黄嚢パターンはヒトの二次卵黄嚢を模倣するもので，扁平な腫瘍細胞で裏打ちされた多数の小嚢胞からなる．小嚢胞はくびれて扁平な細胞から立方・円柱状の細胞へと移行する（図7）．腺管状パターンは，特定の腺上皮への分化を示さないものも多いが，原腸様の未熟なものから杯細胞を含む腸上皮，あるいは類内膜腺上皮の形態を示すものなど様々である

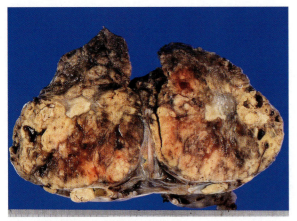

図1 卵黄嚢腫瘍：黄白色，充実性で軟らかく，出血や壊死を伴う．（鶴岡市立荘内病院病理科 深瀬真之先生のご厚意による）

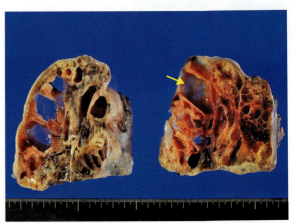

図2 卵黄嚢腫瘍：大小の囊胞を形成し，中にはやや粘稠な液（矢印）を含んでいる．

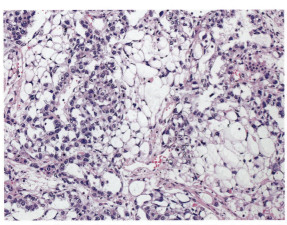

図3 微小囊胞状・網状パターン：腫瘍細胞が糸のような細胞質を伸ばして網目をつくり，クモの巣のようにみえる．

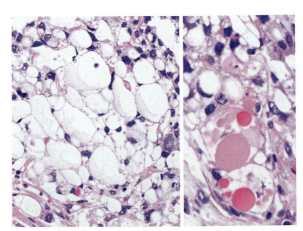

図4 微小囊胞状・網状パターン（強拡大）：扁平な腫瘍細胞がクモの糸のような繊細な細胞質を伸ばしている（左）．細胞の内外に好酸性の硝子球も認められる（右）．

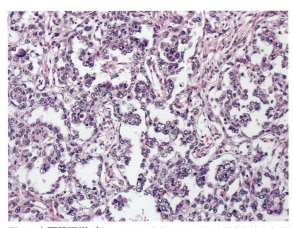

図5 内胚葉洞様パターン：立方状ないし扁平な腫瘍細胞が類洞様，迷路様の構築をつくる．

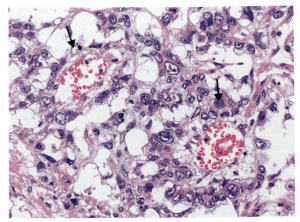

図6 内胚葉洞様パターン（強拡大）：立方状の腫瘍細胞は比較的明調な細胞質をもつ．血管を中心に糸球体様の構造（矢印）を呈すると，Schillar-Duval小体と呼ばれる．

（図8）．肝様パターンでは，肝細胞に類似する好酸性細顆粒状の細胞が索状，充実性に増殖する（図9）．

いずれのパターンでも免疫組織化学的に AFP が細胞質に，SALL4 が核に陽性となる．AFP は陽性所見が腫瘍のごく一部にとどまることが少なくないが，SALL4 はほとんどの症例でびまん性に陽性となる（図10）[2]．

II 関連事項

(1) 組織発生

由来：卵巣に発生する卵黄囊腫瘍のほとんどは胚細胞の腫瘍化によって生じると考えられている．他の胚細胞腫瘍と同様，若年者に好発し，卵黄囊腫瘍の約20％は他の胚細胞腫瘍（奇形腫，未分化胚細胞腫，胎芽性癌など）を合併すること（図11）はそれを臨床病理学的に裏づけている．しかしながら，ごく少数ではあるが50代以降に類内膜癌や癌肉腫などに伴って発生し，体細胞由来と考えられる症例もある[3]．

分化の方向性：卵黄囊腫瘍は過去に，明細胞癌とともに"mesonephroma"と呼ばれていた．Teilum によりラット胎盤（卵黄囊）の内胚葉洞と組織学的類似性を示す腫瘍（"内胚葉洞腫瘍"）として分離された後，AFP 産生という際立った機能的特徴も明らかになり，"卵黄囊腫瘍"という疾患単位で現在に至っている．しかしながら，本腫瘍の分離独立のもとになったラット内胚葉洞に対応する組織はヒト発生過程には存在しない．一方で，本腫瘍に出現するそれ以外の組織の多くは，ヒト発生過程の内胚葉誘導体を模倣している（二次卵黄囊，原腸，消化管上皮や肝など）[4]．近年，それらを包含する"primitive endodermal tumor"という概念も提唱されている[3]．

(2) 鑑別診断

明細胞癌と卵黄囊腫瘍は，いずれも明調な細胞を構成要素として含み，硝子球を伴いやすい．部分像だけみると両者は酷似し，ほとんど区別できないことがある（図12）．前述のように両者が同一腫瘍とみなされていた時代もある．しかしながら両者の治療法と予後はまったく異なるため，鑑別は極めて重要である．両者の鑑別には全体像の把握が大切であり，その主なポイントは，①年齢（卵黄囊腫瘍は20歳前後，明細胞癌は40代以降に好発），②血清 AFP 値（明細胞癌ではまず1,000 ng/mL を超えない），③肉眼所見（卵黄囊腫瘍では充実部の中に囊胞，明細胞癌では囊胞の中に充実部，のパターンが多い），④微小囊胞状・網状の組織パターン（卵黄囊腫瘍でほぼ必発，明細胞癌では欠如），⑤免疫染色所見〔卵黄囊腫瘍は AFP（＋），SALL4（＋），明細胞癌は AFP（－），SALL4（－）〕[2]である．なお，頻度は少ないながら，卵黄囊腫瘍で内膜腺様の腺管状パターンが目立ってくると類内膜癌との鑑別も問題になるが，鑑別の基本的なポイントは明細胞癌の場合と同様である．

卵黄囊腫瘍を胎芽性癌，未熟奇形腫といった他の胚細胞腫瘍とはっきり線引きするのは時に困難である．胎芽性癌は通常，他の胚細胞腫瘍と混在して認められ，その代表が卵黄囊腫瘍である．また，原腸や腸管状の腺管形成は卵黄囊腫瘍でも未熟奇形腫でも出現し得る．両者に厳密な境界線を引くのは不可能に近く，全体のパターンや典型像から各々の存在を確実に認識することが実際上は重要である．

III 21世紀の新知見

2007年にヒト人工多能性幹細胞 induced pluripotent stem cell（iPS 細胞）の樹立が報告された．iPS 細胞の多能性は，免疫不全マウスへの皮下移植により3胚葉からなる奇形腫が形成されることで確認されるが，リプログラミングが不完全な iPS 細胞を移植すると，奇形腫とともに卵黄囊腫瘍や胎芽性癌に相当する組織が形成されてくる[5]．

（加藤哲子）

文献
1) Kurman RJ, Carcangiu ML, Herrington CS, et al：WHO Classification of Tumours of Female Reproductive Organs. 4th edition. IARC, Lyon, 2014（2014年改訂の卵巣腫瘍の WHO 分類 第4版）
2) Cao D, Guo S, Allan RW, et al：SALL4 is a novel sensitive and specific marker of ovarian primitive germ cell tumors and is particularly useful in distinguishing yolk sac tumor from clear cell carcinoma. Am J Surg Pathol 2009, 33：894-904（卵黄囊腫瘍と明細胞癌の免疫組織化学的鑑別について述べている）
3) Nogales FF, Preda O, Nicolae A：Yolk sac tumours revisited. A review of their many faces and names. Histopathology 2012, 60：1023-1033（卵黄囊腫瘍に関する新しい知見や概念について述べている）
4) 手島伸一：卵黄囊腫瘍（ヨークサック腫瘍）．病理と臨床 1990, 8：1135-1140（卵黄囊腫瘍のたどってきた歴史を臨場感とともに伝えている）
5) Griscelli F, Féraud O, Oudrhiri N, et al：Malignant germ cell-like tumors, expressing Ki-1 antigen（CD30），are revealed during in vivo differentiation of partially reprogrammed human-induced pluripotent stem cells. Am J Pathol 2012, 180：2084-2096（ヒト iPS 細胞のマウス移植で，条件によりどのような腫瘍ができるかを検討している）

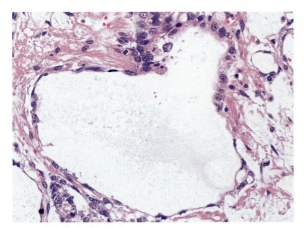

図7 多小胞状卵黄囊パターン：扁平な腫瘍細胞で裏打ちされた小囊胞がくびれて立方状の細胞へ移行する．ヒト二次卵黄囊を模倣している．

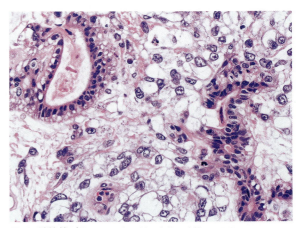

図8 腺管状パターン：原腸様の未熟な腺管がみられる．

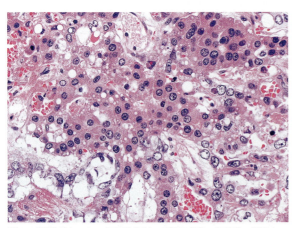

図9 肝様パターン：肝細胞類似の細胞が索状，胞巣状に増殖している．

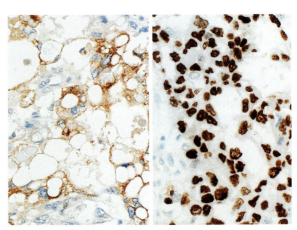

図10 卵黄囊腫瘍，免疫染色：AFP（左）が細胞質に，SALL4（右）が核に陽性となる．

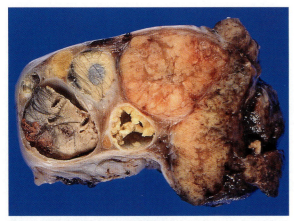

図11 成熟奇形腫を伴う卵黄囊腫瘍：左半分は毛，皮脂，軟骨を含む奇形腫，右半分は卵黄囊腫瘍である．

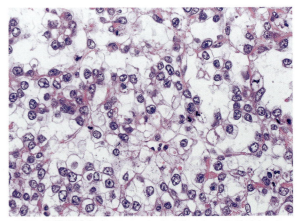

図12 卵黄囊腫瘍：細胞質の淡明化が著しく，明細胞癌とほとんど区別し難い像である．

こんな症例も

多胎芽腫 polyembryoma

悪性胚細胞腫瘍の中で，未熟な間葉性間質の中に様々な分化傾向を示す多数の類胎芽体 embryoid body（EB）を有する腫瘍を多胎芽腫 polyembryoma と呼ぶ．卵巣原発の症例は極めてまれで，英文の文献では，現在まで15例ほどの報告にとどまる．小児や若年女性に発生し，混合性の悪性胚細胞腫瘍の一部分として発生する[1]．血清の AFP や hCG の上昇がみられることが多い[2]．

肉眼的には片側性の巨大な腫瘍で，割面は充実性かつ微小嚢胞性である（図1）．EBは，組織学的に発生初期の胎芽に類似した形態を示し，浮腫状の間質を伴って，胚盤 blastodisc や，卵黄嚢 yolk sac, 羊膜嚢胞 amniotic vesicle, 栄養膜成分 chorionic elements, 胎児外間葉組織 extraembryonic mesenchyme から構成される（図2, 3）．よく分化した腸管様の腺管や，未熟あるいは成熟した肝組織が観察されることもあり（図4），胆汁産生などが観察されることもある．卵黄嚢成分や肝組織は免疫組織化学的に AFP 陽性を示す．臨床的態度は他の混合性の悪性胚細胞腫瘍と同様であり，治療は外科的治療と化学療法が併用される．

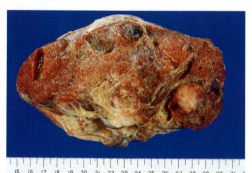

図1　多胎芽腫：充実性，海綿状の割面を呈する．

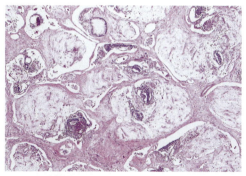

図2　多胎芽腫：多数の EB を認める．

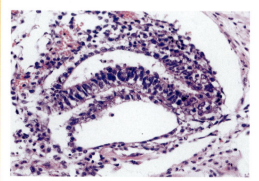

図3　多胎芽腫：EB の拡大像．

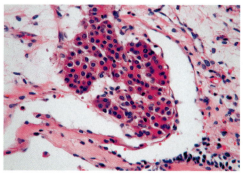

図4　多胎芽腫：類肝組織の形成を認める．

中島らは EB の連続切片による観察に免疫組織化学的な研究を加えて，①隣り合う EB がしばしば連続するか EB が蛇行する管状構造であること，②羊膜嚢胞に相当する構造が細い管を通して成熟した消化管構造に連続すること，③EB の上皮が直接腸管胃に移行すること，④成熟した肝組織が卵黄嚢の内胚葉部分からではなく，その他の卵黄嚢上皮から生じることを示し，「EB は胎児 embryo ではなく，前腸 foregut に似たポテンシャルをもつ幼若組織である」と結論した[3].

（長坂徹郎）

文献
1) Jundle DM, Shahin MS, Sorosky J, et al: Ovarian mixed germ cell tumor with predominance of polyembryoma: a case report with literature review. Int J Gynecol Pathol 2002, 21: 78-81（混合性胚細胞腫瘍の成分として多胎芽腫を合併した症例）
2) Takeda A, Ishizuka T, Goto T, et al: Polyembryoma of ovary producing alpha-fetoprotein and HCG: immunoperoxidase and electron microscopic study. Cancer 1982, 49: 1878-1889（AFP, hCG 産生を示した多胎芽腫の症例）
3) Nakashima N, Murakami S, Fukatsu T, et al: Characteristics of "embryoid body" in human gonadal germ cell tumors. Hum Pathol 1988, 19: 1144-1154（連続切片法により EB の肝組織，腸管様構造への連続性を明示）

各論F 胚細胞腫瘍

3 胎芽性癌 embryonal carcinoma

エッセンス

- 胎芽期の未熟な上皮を模倣する分化を示す腫瘍細胞で構成される．
- 未熟な大型上皮様細胞の管状，乳頭状，充実性増殖で構成される．
- 予後不良である．

I 基礎的事項

(1) 定義

　胎芽期の未熟な上皮を模倣する分化を示す胚細胞腫瘍で，未熟な大型上皮様細胞の管状，乳頭状，あるいは充実性増殖によって特徴づけられる[1]．過去には卵黄嚢腫瘍と混同されていたが，精巣原発の胎児性癌との類似性から，1976年にKurmanらによって分離されるに至ったという経緯がある[2]．Langleyらは両者の違いは付随する分化の方向であることを指摘した．

(2) 臨床像

　若年で発生し，平均年齢は12歳である．腹部腫瘤を主訴とすることが多く，初潮前では性早熟，不正出血，多毛症などの内分泌症状を伴うことがある．hCG産生により妊娠反応が陽性となる．血中AFP値も上昇する．約半数の症例では診断時に骨盤腔内あるいは腹腔内で播種病巣が認められる．

(3) 肉眼所見

　充実性大型腫瘤を形成し，最大径が17cmに達する例が知られている．片側性で，脆弱であることが多い．しばしば出血・壊死がみられる．

(4) 組織像

　純粋型はまれであり，ほとんどは混合型胚細胞腫瘍の一成分として認められる．形態的には精巣に発生する胎児性癌と同様である．大型細胞が充実性，乳頭状，あるいは管腔を形成しながら増殖する（図1）．しばしば広範な壊死も認められる．腫瘍細胞の核は大型で円形かつ空胞状である（図2）．クロマチン構造は粗造で，核小体が明瞭であることが多い．核分裂は多数認められる．細胞質は両染性ないし好塩基性で，全体として暗調である．充実性増殖が主体である場合には未分化癌に類似する（図3）．硝子滴（図4）のほか，合胞性栄養膜細胞を模倣する大型細胞 syncytiotrophoblastic giant cells（SGC）がしばしば認められる（図5）．
　免疫組織化学的にはOCT3/4，SALL4，CD30，PLAP，サイトケラチンなどが陽性となる．AFPが陽性であることもある．SGCはhCG陽性となる（図6）．

(5) 鑑別診断

　充実性増殖が主体である場合には未分化胚細胞腫/ディスジャーミノーマと類似する．胎芽性癌を示唆する所見としては乳頭状ないし管腔形成がみられる点，腫瘍細胞の核の多形性がみられる点，リンパ球浸潤や肉芽腫反応がみられない点，CD30が陽性で，CD117（KIT）が陰性である点，などがあげられる．
　卵黄嚢腫瘍は腫瘍細胞の網目状配列，Shiller-Duval小体の存在などで胎芽性癌と区別される．
　未分化癌ないし低分化癌，高異型度漿液性癌は発生年齢から否定的で，AFP，hCGが上昇することは一部の例外を除いてない．
　その他の鑑別診断として，若年型顆粒膜細胞腫，セルトリ・ライディッヒ細胞腫があげられる．

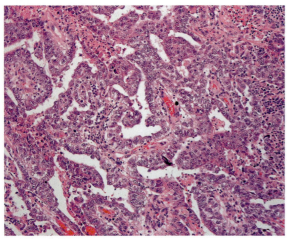

図1 胎芽性癌：円柱状の異型細胞が乳頭状に，あるいは管腔を形成しながら増殖している．

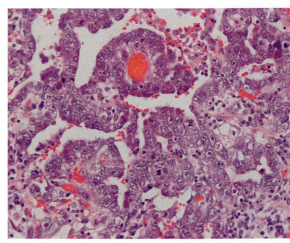

図2 胎芽性癌：腫瘍細胞は空胞状で核小体が明瞭な大型核を有する細胞で構成されている．

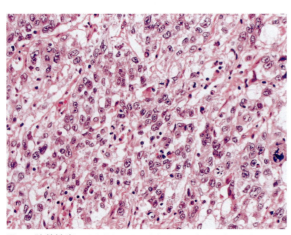

図3 胎芽性癌：充実性増殖を示す場合には未分化癌に類似する．

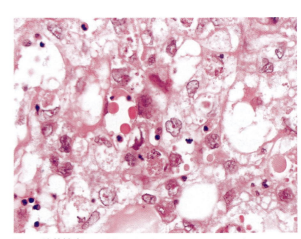

図4 胎芽性癌：好酸性の硝子滴が認められることがある．

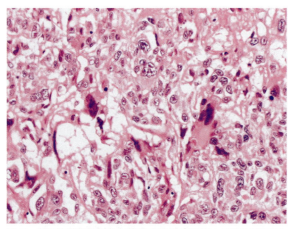

図5 合胞性栄養膜細胞を模倣する腫瘍細胞：好酸性細胞質を有する多核細胞として認められる．

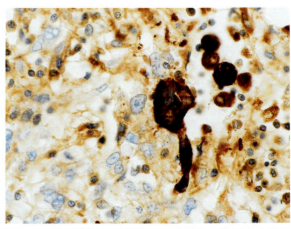

図6 合胞性栄養膜細胞を模倣する腫瘍細胞：細胞質がβhCG陽性である．

(6) 予後

化学療法未施行の場合にはⅠ期であっても5年生存率は50％程度だが，シスプラチンをベースとした化学療法の施行例では卵巣外進展がある場合でも長期生存例が報告されている．

Ⅱ 21世紀の新知見

胎芽性癌は奇形腫や卵黄囊腫瘍，非妊娠性絨毛癌などとの併存，組織形態などから胚細胞腫瘍として位置づけられ，命名された腫瘍である．すなわち胎芽期の上皮性分化はあくまで想定に過ぎないものであったが，この腫瘍から同定された転写因子であるOCT3/4がiPS細胞の樹立に関わった山中4因子の一つであることは特筆に値する．

〈三上芳喜〉

文献
1) Teilum G: Classification of endodermal sinus tumour (mesoblatoma vitellinum) and so-called "embryonal carcinoma" of the ovary. Acta Pathol Microbiol Scand 1965, 64: 407-429（Teilumによる胎芽性癌に関する古典的な論文）
2) Kurman RJ, Norris, HJ: Embryonal carcinoma of the ovary: a clinicopathologic entity distinct from endodermal sinus tumor resembling embryonal carcinoma of the adult testis. Cancer 1976, 38: 2420-2433（胎芽性癌に関する詳細な臨床病理学的検討）

各論 F 胚細胞腫瘍
4 非妊娠性絨毛癌 non-gestational choriocarcinoma

エッセンス

- 絨毛癌は妊娠性と非妊娠性に分類されるが，非妊娠性の絨毛癌が胚細胞腫瘍に分類される．
- 非妊娠性の絨毛癌は極めてまれで，多くはその他の胚細胞腫瘍と混在してみられることが多い．
- 肉眼的には著明な出血，壊死を伴うことが多い．
- 単核の細胞栄養膜細胞と多核の合胞体栄養膜細胞で構成される悪性胚細胞腫瘍である．
- ヒト絨毛性ゴナドトロピン（hCG）は合胞体栄養膜細胞を中心に陽性像を示す．

I 基礎的事項

(1) 定義

組織学的には，胚細胞由来の細胞栄養膜細胞（ラングハンス細胞）cytotrophoblast と合胞体栄養膜細胞 syncytiotrophoblast で構成される2細胞構造を示す．胚細胞性の絨毛癌は，非妊娠性のものを意味し，多くは小児または若年者の卵巣に発生するまれな腫瘍である．絨毛癌のみで構成される純粋型はまれで，多くは他の胚細胞腫瘍の中に混在することが多い．

(2) 頻度，年齢分布，予後

非妊娠性絨毛癌は全悪性胚細胞腫瘍の1％未満とされ，まれな卵巣腫瘍である．典型的には小児から若年者に発生するが，閉経後の報告もある．性早熟，性器出血や子宮外妊娠様の症状をきたすこともある．血中 hCG はしばしば数百～200万 mIU/mL 以上に上昇する．肺，脳などに高率に転移するが，化学療法の進歩により5年生存率は約80～90％である．非妊娠性絨毛癌は，妊娠性絨毛癌と比べて化学療法に抵抗性を示す症例が多く生存率は予後不良である[1]．

(3) 肉眼所見

典型的には大きく充実性で，時に一部囊胞性変化を伴う（図1）．割面では，灰白色～暗赤色調で，著明な出血，壊死を伴うことが多く，時に血腫様の像を示す（図2）．

(4) 病理組織所見

出血，壊死が著明であり，腫瘍細胞は腫瘤の辺縁に存在することも多い（図3a）．丸い単核の細胞栄養膜細胞の細胞と多核で暗い細胞質を有する合胞体栄養膜細胞の細胞で構成される（図3b）．これらの細胞の割合は様々であるが，単核細胞の集団を多核細胞が囲むような像を認める（図4）．単核細胞は，充実性，シート状の増殖を示し，核小体が目立ち，多数の核分裂像を認める．免疫染色では，hCG は多核の合胞体栄養膜細胞を中心に陽性像を示すが，一部の細胞栄養膜細胞にも陽性を示すことがある（図5）．その他，ケラチン免疫染色で，単核細胞は膜に強く染まり，多核細胞は細胞質が淡く陽性となる（図6a）．インヒビンは，多核細胞のみに陽性を示す．単核細胞はほとんどの細胞が MIB-1 陽性を示すが，多核細胞はほとんど陰性である（図6b）．

II 関連事項

(1) 妊娠性絨毛癌との鑑別

上述のように非妊娠性絨毛癌は妊娠性絨毛癌と比べて化学療法に抵抗性を示すものが多く，妊娠性か非妊娠性

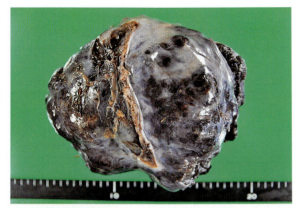

図 1 卵巣絨毛癌肉眼像：充実性腫瘍で出血が著明（本例は妊娠性絨毛癌である）．

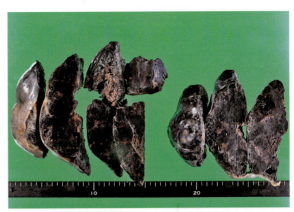

図 2 卵巣絨毛癌割面像：出血，壊死が著明（本例は妊娠性絨毛癌である）．

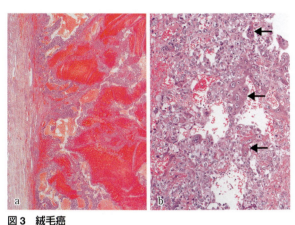

図 3 絨毛癌
a：弱拡大像．中心部は出血，壊死が強く，辺縁に腫瘍細胞を認める．
b：中拡大像．多核の合胞体栄養膜細胞（矢印）と単核の細胞栄養膜細胞から構成される．

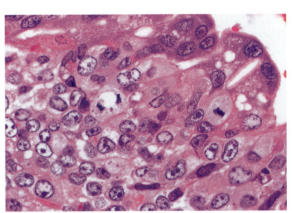

図 4 絨毛癌強拡大像：単核細胞の細胞栄養膜細胞を多核細胞の合胞体栄養膜細胞が取り囲むようにみえる．核小体は目立ち，多数の核分裂像を認める．

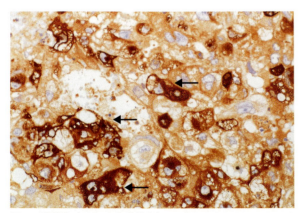

図 5 絨毛癌（hCG の免疫染色）：合胞体栄養膜細胞と一部細胞栄養膜細胞に陽性像を示す．

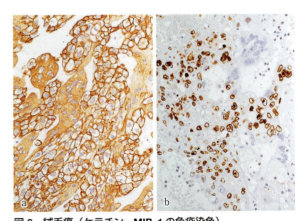

図 6 絨毛癌（ケラチン，MIB-1 の免疫染色）
a：ケラチン免疫染色．細胞栄養膜細胞は細胞膜に強く陽性で，合胞体栄養膜細胞は細胞質に弱陽性．
b：MIB-1 免疫染色．細胞栄養膜細胞に多数の陽性像を認める．

かの鑑別が重要となる．臨床的には，性的に未熟で性交渉がなく，他の胚細胞成分を伴うものは，非妊娠性と考えられるが，妊娠可能な年齢の純粋型絨毛癌の場合は妊娠性絨毛癌を考慮する．臨床的または肉眼的に絨毛癌を疑う場合は，腫瘍組織の一部を凍結しておき，必要に応じて，腫瘍組織の遺伝子と母方の遺伝子，父方の遺伝子と比較し，父方の遺伝子がないことを証明することが望ましい[2]．

III 21世紀の新知見

卵巣の上皮性腫瘍と非妊娠性絨毛癌との合併例は極めてまれであるが，数例報告されている．これらは閉経後の症例に多く，予後は極めて不良である[3]．

閉経後の非妊娠性，純粋型絨毛癌も報告されている．

非妊娠性純粋型絨毛癌の中で，46, XY，45, XO/46, XY の核型を示すものが報告され，性染色体異常によるものがあると推測される．

（佐藤勇一郎）

文献
1) Hayashi S, Abe Y, Tomita S, et al: Primary non-gestational pure choriocarcinoma arising in the ovary: a case report and literature review. Oncol Lett 2015, 9: 2109-2111（10歳女児の非妊娠性，純粋型絨毛癌の症例報告で，32例の報告をレビュー）
2) Koo HL, Choi J, Kim KR, et al: Pure non-gestational choriocarcinoma of the ovary diagnosed by DNA polymorphism analysis. Pathol Int 2006, 56: 613-616（卵巣絨毛癌のDNAと子宮筋層のDNAを比較し非妊娠性と診断している）
3) Hirabayashi K, Yasuda M, Osamura RY, et al: Ovarian nongestational choriocarcinoma mixed with various epithelial malignancies in association with endometriosis. Gynecol Oncol 2006, 102: 111-117（複数の上皮性癌と非妊娠性絨毛癌との合併症例）

各論F 胚細胞腫瘍
5 混合型胚細胞腫瘍 mixed germ cell tumor

> **エッセンス**
> - 悪性胚細胞腫瘍の2種類以上の組織型が混在している腫瘍で，悪性胚細胞腫瘍の8〜10％の頻度である．
> - 構成成分として最も多い組織型は未分化胚細胞腫/ディスジャーミノーマで，次いで卵黄嚢腫瘍，未熟奇形腫，胎芽性癌，非妊娠性絨毛癌の順である．
> - 予後は含まれる組織型や病期によって左右される．
> - 標本を多数作製して十分に検索し，各組織型とその量を報告書に記載することが大切である．

I 基礎的事項

(1) 定義
2種類以上の悪性原始胚細胞成分からなる腫瘍である．未分化胚細胞腫/ディスジャーミノーマ dysgerminoma と卵黄嚢腫瘍 yolk sac tumor の混合型が最も多い．性腺芽腫は高頻度に未分化胚細胞腫/ディスジャーミノーマや他の胚細胞腫瘍を併発するが，胚細胞・性索間質性腫瘍の中に分類される．

(2) 頻度，臨床的特徴，予後
悪性胚細胞腫瘍の8〜10％が混合型である[1,2]．患者の平均年齢は16歳で，初経前の約1/3の女性に早発偽思春期徴候がみられる．血清腫瘍マーカー値では，腫瘍成分の特徴からLDH，AFP，HCGなどが通常高値である．予後は含まれる腫瘍成分の割合に左右される．腫瘍の1/3以上が卵黄嚢腫瘍，非妊娠性絨毛癌 non-gestational choriocarcinoma，未熟奇形腫 immature teratoma G3の成分が含まれる場合は歴史的には予後不良とされてきた．しかし，近年の化学療法の進歩で治療成績は改善され，病期が最も重要な予後因子となっている．

(3) 肉眼所見
平均の直径が15cm前後の大きな腫瘍で，10cm径以下は少ない．肉眼像はそれぞれの組織型の量を反映している．したがって，未分化胚細胞腫/ディスジャーミノーマが優位な腫瘍では灰白色髄様を呈するが，卵黄嚢腫瘍を伴う部では粘稠性で軟らかい（図1〜3）．非妊娠性絨毛癌を伴う部では出血をみる．

(4) 病理組織所見
混合型胚細胞腫瘍の個々の成分は，純粋な胚細胞腫瘍と類似しているが，腫瘍内で混在している場合や比較的区域に分離されている場合がある．最も多い組織型は未分化胚細胞腫/ディスジャーミノーマで，70％の症例に認められる[2,3]（図2，4）．次いで卵黄嚢腫瘍（図3，5，6），未熟奇形腫（図5，6），胎芽性癌 embryonal carcinoma，非妊娠性絨毛癌（図4）の順である（表1）．組み合わせでは未分化胚細胞腫/ディスジャーミノーマと卵黄嚢腫瘍が最も多い．3種類以上の構成成分をもつ腫瘍は混合型の30％の頻度である．

胚細胞腫瘍の各組織型別に他の組織型を伴う頻度をみると，未分化胚細胞腫/ディスジャーミノーマでは10％ほどに他の悪性胚細胞腫瘍を含む．未熟奇形腫では非妊娠性絨毛癌や卵黄嚢腫瘍を伴うことが時として認められる．胎芽性癌や多胎芽腫の純粋型は極めてまれで，多くは他の胚細胞腫瘍の中に混在して認められる．したがって，胚細胞腫瘍の切り出しの際には肉眼的所見に注意して，混合型が疑われる際には多数切片を作製するよう努め，報告書の作成には病期はもちろんのこと，それぞれの構成成分とその量をできるだけ詳細に記述することが，治療をするうえで，また治療成績を検討するうえで重要である．

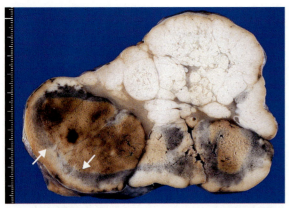

図1 未分化胚細胞腫/ディスジャーミノーマ+卵黄嚢腫瘍：未分化胚細胞腫/ディスジャーミノーマに加えて、粘液腫状の部に卵黄嚢腫瘍が存在した（矢印）．

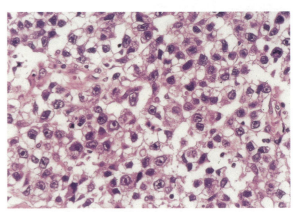

図2 図1の未分化胚細胞腫/ディスジャーミノーマの部：多くの部は未分化胚細胞腫/ディスジャーミノーマである．

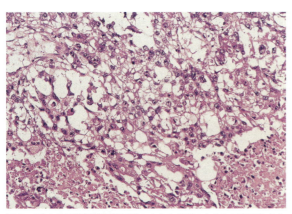

図3 図1の卵黄嚢腫瘍の部：小さな病変のときには見落とされがちである．

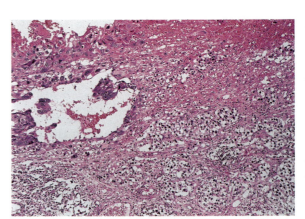

図4 非妊娠性絨毛癌+未分化胚細胞腫/ディスジャーミノーマ：左に非妊娠性絨毛癌、右に未分化胚細胞腫/ディスジャーミノーマをみる．

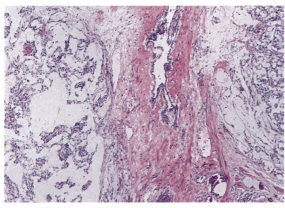

図5 卵黄嚢腫瘍+未熟奇形腫：中央に未熟奇形腫、両側に卵黄嚢腫瘍をみる．

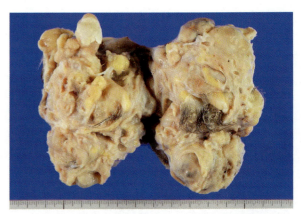

図6 未熟奇形腫+卵黄嚢腫瘍：未熟奇形腫と卵黄嚢腫瘍が混在していた．

表1 混合型胚細胞腫瘍の卵巣と精巣との比較

卵巣（30例）[3]		精巣（42例）[1]	
dysgerminoma+YST	11例	seminoma+Chorio	1例
dysgerminoma+IT	3例	seminoma+Emb ca	5例
dysgerminoma+Chorio	2例	IT+Chorio	1例
YST+IT	4例	IT+Emb ca	7例
IT+Emb ca	1例	Chorio+Emb ca	6例
dysgerminoma+YST+IT	3例	seminoma+YST+Emb ca	1例
dysgerminoma+YST+Chorio	1例	seminoma+IT+Emb ca	5例
dysgerminoma+IT+Emb ca	1例	seminoma+Chorio+Emb ca	5例
IT+Chorio+Emb ca	1例	YST+IT+Emb ca	2例
dysgerminoma+YST+IT+Chorio	1例	YST+Chorio+Emb ca	1例
dysgerminoma+YST+IT+Emb ca	1例	IT+Chorio+Emb ca	6例
dysgerminoma+IT+Chorio+Emb ca	1例	seminoma+YST+Chorio+Emb ca	1例
		seminoma+IT+Chorio+Emb ca	1例

YST：卵黄嚢腫瘍，IT：未熟奇形腫，Chorio：絨毛癌，Emb ca：胎芽性癌

表2 卵巣悪性胚細胞腫瘍の免疫組織化学染色による鑑別[5]

	PLAP	CD30	AFP	GLP3	D2-40	OCT3/4	SOX2	SALL4
未分化胚細胞腫/ディスジャーミノーマ	+	−	−	−	+	+	−	+
卵黄嚢腫瘍	±	−	+	+	±	−	−	+
未熟奇形腫	−	−	+END	+NEP	+STR	−	+NEP	+
胎芽性癌	+	+	−	+Focal	±Apical	+	+	+
非妊娠性絨毛癌	+SYNC	−	−	+SYNC	−	−	−	−

AFP：α-fetoprotein，END：endodermal，GLP3：glypican 3，NEP：neuroepithelium，PLAP：placental alkaline phosphatase，STR：stroma，SYNC：syncytiotrophoblast.

　免疫染色は組織診断するうえで重要であるが，従来悪性胚細胞腫瘍の診断に用いられてきたplacental alkaline phosphatase（PLAP），CD30，α-fetoprotein（AFP），glypican 3（GLP3），podoplanin（D2-40）と，最近多分化能マーカーとして普及しつつあるOCT3/4，SOX2，SALL4といったマーカーを組み合わせること，すなわち免疫マーカーパネルを使用すると，胚細胞腫瘍の各組織型における鑑別診断に大変役立つようになった[4,5]（表2）.

II 関連事項

(1) 精巣胚細胞腫瘍の混合型との対比

　精巣胚細胞腫瘍の混合型と卵巣胚細胞腫瘍の混合型とを比較すると，頻度や組織型に大きな違いが認められる（表1）．手島ら[1]によると，成人の精巣胚細胞腫瘍の43%が混合型である．精巣の混合型に含まれる各組織型の頻度は，胎芽性癌が最も多く95%に認められ，次いで未熟奇形腫52%，絨毛癌52%，セミノーマ45%，卵黄嚢腫瘍12%である．組み合わせでは胎芽性癌＋未熟奇形腫が最も多い．3種類以上の構成成分は混合型の52%と高率に認められた．

(2) 混合型胚細胞腫瘍と分類不能な混合型胚細胞・性索間質性腫瘍との対比

　WHO分類第4版（2014年）では，胚細胞腫瘍の中に混合型胚細胞腫瘍mixed germ cell tumorが分類され，胚細胞・性索間質性腫瘍の中に性腺芽腫と分類不能な混合型胚細胞・性索間質性腫瘍mixed germ cell-sex cord-stromal tumor, unclassfiedが分類されている．分類不能な混合型胚細胞・性索間質性腫瘍とは，胚細胞と性索成分からなる腫瘍で，明らかな性腺芽腫の組織学的特徴を有しないものである．混合型胚細胞腫瘍は悪性であるのに対して，分類不能な混合型胚細胞・性索間質性腫瘍は臨床的には良性で，悪性や転移はまれである．

III 21世紀の新知見

(1) 分化能マーカー

近年の幹細胞の研究によって様々な分化能マーカーが開発され，それらは様々な分化段階によって発現し，組織型によって発現に違いが出てくるので，胚細胞腫瘍の診断や治療に応用されてきている．

(2) 胚様体

未熟奇形腫の一成分とされている胚様体は，卵黄嚢腫瘍や胎芽性癌上皮の異常増殖と関連ある一成分かもしれないと考えられている．

（山田隆司）

文献
1) 手島伸一，下里幸雄，岸紀代三 他：胚細胞性腫瘍．臓器別臨床病理学的特異性．病理と臨床 1983, 1: 472-482（卵巣腫瘍 140 例を含む全身諸臓器の胚細胞腫瘍 345 例の臨床病理学的研究）
2) Gershenson DM, Del Junco G, Copeland LJ, et al: Mixed germ cell tumors of the ovary. Obstet Gynecol 1984, 64: 200-206（卵巣混合型胚細胞腫瘍 42 例の臨床病理学的研究）
3) Kurman RJ, Norris HJ: Malignant mixed germ cell tumors of the ovary. A clinical and pathologic analysis of 30 cases. Obstet Gynecol 1976, 48: 579-589（卵巣混合型胚細胞腫瘍 30 例の臨床病理学的研究）
4) Cheng L, Zhang S, Talerman A, et al: Morphologic, immunohistochemical, and fluorescence in situ hybridization study of ovarian embryonal carcinoma with comparison to solid variant of yolk sac tumor and immature teratoma. Hum Pathol 2010, 41: 716-723（卵巣胚細胞腫瘍の組織型鑑別の研究）
5) 長坂徹郎：胚細胞腫瘍．病理と臨床 2015, 33: 977-983（卵巣悪性胚細胞腫瘍の免疫組織化学染色による鑑別）

各論F 胚細胞腫瘍
6 成熟奇形腫 mature teratoma

エッセンス

- 全卵巣腫瘍の10～20%，胚細胞腫瘍の80～90%を占める腫瘍で，二～三胚葉性の成熟した体組織からなる．
- 肉眼的にも組織学的にも特徴があり診断は比較的容易であるが，未熟奇形腫や悪性転化像の有無に注意する．
- 腫瘍の構成成分としては，外胚葉性の表皮と皮膚付属器，神経組織，中胚葉性の骨・軟骨，内胚葉性の消化管上皮，呼吸上皮，甲状腺などがよく認められる．
- 良性腫瘍であるが，合併症を防ぐ，未熟奇形腫の有無を検索する，悪性転化を防ぐなどの目的で外科治療を必要とする．
- 成熟奇形腫由来の腹膜偽粘液腫や奇形腫に合併する自己免疫性脳炎が，近年注目を集めている．

I 基礎的事項

(1) 定義

奇形腫は全卵巣腫瘍の10～20%と比較的多く発生する腫瘍である．胚細胞腫瘍の中では80～90%で圧倒的な頻度を占める．組織発生に関しては幼若な生殖細胞（胚細胞）の腫瘍化の過程で，奇形腫は第1減数分裂後の胚細胞から単為生殖性に発生し，三胚葉性胚形成後の体組織を模倣した腫瘍と考えられる[1,2]．奇形腫の多くは成熟した二～三胚葉の組織からなる成熟奇形腫であるが，胎生期の組織を模倣する未熟奇形腫や，単一の体組織を模倣する単胚葉性奇形腫（高度限定型奇形腫）も認められる．時として成熟奇形腫の悪性転化も生じる．本稿では二～三胚葉の組織からなる成熟奇形腫について取り上げる．

(2) 頻度，年齢分布，予後

全卵巣腫瘍の10～20%．全年齢に認めるが，30歳前後にピークを有する．80%は20～50歳の間に認められるが，4歳以下と70歳以上でもまれにみられる[1,2]．小児では全卵巣腫瘍に占める頻度が40～50%と高い．

腹痛や腹部膨満などの症状を示すが，無症候で偶然見つかることも多い．茎捻転や被膜が破綻することもある．妊娠と合併することも多く，10%は妊娠時に見つかる．予後は良好であるが，合併症を防ぐ，未熟奇形腫の有無を検索する，さらには悪性転化を防ぐなどの目的で外科療法が必要とされている．

(3) 肉眼所見

多くは片側性で，両側性は9～16%である．大きさは1～30cm，多くは5～10cmで，表面は平滑で薄い被膜を有する．分葉状を呈することもある．軟らかく粘土のような感触で，圧迫すると指圧痕ができる．緊満感や透光性はない（図1）．

割面は多くは単房性囊胞状で，黄色や灰白色粥状の皮脂物と毛髪をいれる．3～12%は多房性である．まれに充実性のこともある．表皮の成分が多いときは囊胞が目立ち，表皮と付属器が主体のときは皮様囊胞腫 dermoid cyst と呼ばれる（図2, 3）．グリア組織などの神経組織が多ければ充実性で灰白色脳様を呈するが，囊胞が神経組織によって覆われてグリア囊胞腫 glial cyst を形成することもある（図4）．1/3に歯牙や骨組織をみる．多房性の囊胞内に漿液内容を有することもある．多くの例で囊胞壁から内腔に単発あるいは多発の，充実性一部囊胞性の結節状の隆起が認められ，ロキタンスキー隆起 Rokitansky tubercle と呼ばれる（図5）．

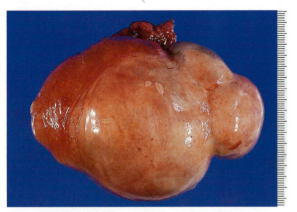

図1　成熟嚢胞性奇形腫：表面は平滑で分葉状を呈する．

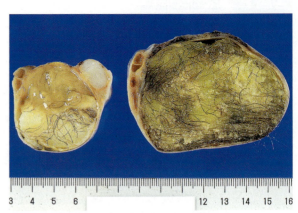

図2　成熟嚢胞性奇形腫（皮様嚢胞腫，両側性）：内腔には皮脂と毛髪をいれる．

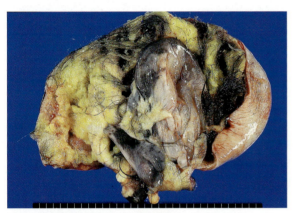

図3　成熟嚢胞性奇形腫（皮様嚢胞腫）：多房性である．

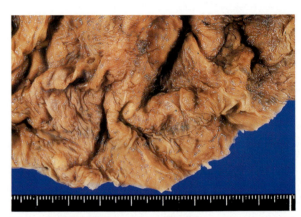

図4　成熟嚢胞性奇形腫（グリア嚢胞腫）：奇形腫の内面はグリアが広く裏打ちしている．

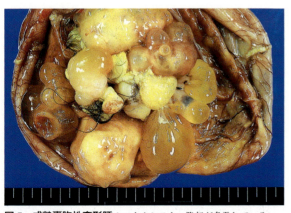

図5　成熟嚢胞性奇形腫：ロキタンスキー隆起が多発している．

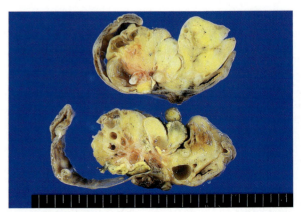

図6　成熟奇形腫：充実部が広く認められる．

充実性の奇形腫の場合，割面は黄白色で比較的軟らかい．肉眼的には未熟奇形腫との鑑別が困難なことが多いが，未熟奇形腫に比して出血・壊死が乏しい（図6）．多数の標本を作製して未熟奇形腫の有無を検索する必要がある．一部にでも未熟な神経上皮成分があれば未熟奇形腫にいれる．充実性奇形腫では囊胞性の奇形腫に比較して腹膜神経膠播種（腹膜神経膠腫症）の合併頻度が高い．神経膠播種を伴う場合も予後は良好である．

奇形腫と粘液性腫瘍との移行が5％ほどに認められる（図7）．

（4）病理組織所見

成熟した二～三胚葉性の体組織からなる．表皮，毛囊（毛髪），皮脂腺，汗腺，軟骨，呼吸上皮，グリア組織，平滑筋，脂肪組織などが通常認められる．脈絡叢，ガングリオン，網膜，大脳，小脳，メラノサイト，消化管上皮，骨，甲状腺などもしばしば認められる（図8～12）．前立腺，乳腺，肺，下垂体，心筋，横紋筋，胸腺などはまれに部分的に出現する程度である[1,2]．甲状腺腫，副腎腺腫，脂肪腫，母斑などがみられることもある．幼若な成分が認められることもある．とくに肉眼的に結節状の隆起部（ロキタンスキー隆起部）に多くの種類の組織がみられる．

囊胞壁の上皮が剥脱して異物巨細胞をまじえる肉芽腫で置換されているものをしばしば経験する（図13）．

II 関連事項

（1）臓器別の奇形腫の構成成分の違い

奇形腫は性腺に加えて前縦隔，後腹膜，仙尾部，頭蓋内などにも認められる．その中でも好発部位である卵巣，精巣，前縦隔の奇形腫の組織像を比較すると臓器特異性が認められる．表皮や呼吸上皮，消化管上皮はいずれの臓器でも高頻度に認められるが，卵巣では甲状腺組織が出現する頻度が高い．精巣では神経組織が，前縦隔では膵組織の頻度が高い．一方，卵巣の奇形腫では膵組織をみることは極めてまれである（「こんな症例も！膵組織を有する未熟奇形腫」の項参照）．

（2）成熟奇形腫と未熟奇形腫 G1 の鑑別

成熟奇形腫であっても，詳細に観察すると幼若な組織成分が見つかる．幼若な血管，軟骨，骨成分などの間葉系組織が一部にみられても未熟奇形腫とはしない．多少幼若な組織を含んでも良性腫瘍である．明瞭な胎児期の組織，すなわち，神経上皮ロゼットや神経管様組織，未熟な腸管様組織，未熟な腎組織などがわずかにみられれば未熟奇形腫 G1 とする．

（3）奇形腫に合併する粘液性腫瘍および腹膜偽粘液腫

成熟奇形腫に，腸上皮への分化を示す粘液性腫瘍を合併することをしばしば経験する（図7）．その場合の粘液性腫瘍には奇形腫と同様に胚細胞由来の症例が含まれることがわかってきた．また成熟奇形腫に合併して腹膜偽粘液腫 pseudomyxoma peritonei がみられることがある（図14，15）．腹膜偽粘液腫は虫垂腫瘍が原発であることが多いが，近年の研究から，奇形腫に合併する腹膜偽粘液腫では胚細胞に由来する粘液性腫瘍がその発生母地と考えられてきている[3～5]．

（4）胎児型奇形腫 fetiform teratoma（homunculus）

不完全な胎児に似た構造を有するまれな奇形腫である．20代～30代に多いが，9～65歳までの報告をみる．囊胞壁の内面に脊柱の骨髄とともに陰部，下腿，下肢などを含む体下部の器官が多く認められる[1]．

（5）合併症

茎捻転は若年や妊娠産褥期に生じやすい．腫瘍の破綻後に腹腔内に多発性の肉芽腫をつくることがあり，癌の腹膜播種や結核性腹膜炎との鑑別を要する（図13）．奇形腫が膀胱，子宮，腸管などと癒着し，それらの臓器の壁を穿破することがある（図16～18）．

若年の奇形腫では自己免疫性溶血性貧血の合併も知られており，腫瘍摘出によって貧血が治癒する．

（6）奇形腫に合併する抗 NMDA 受容体抗体脳炎

近年，奇形腫に合併する自己免疫性脳炎が注目されている．抗 NMDA 受容体抗体脳炎は脳の興奮性神経伝達物質である N-methnyl-D-aspartate（NMDA）受容体に自己抗体ができることによる重篤な急性脳炎で，統合

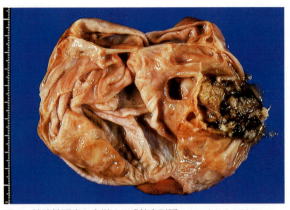

図7　粘液性腫瘍を合併する成熟奇形腫：右に成熟奇形腫をみる.

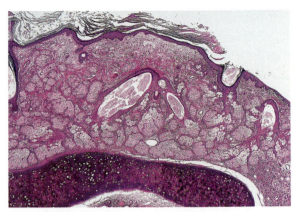

図8　成熟嚢胞性奇形腫：表皮と皮脂腺組織，軟骨.

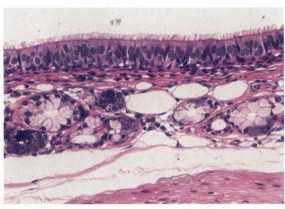

図9　成熟嚢胞性奇形腫：気管支を模倣.

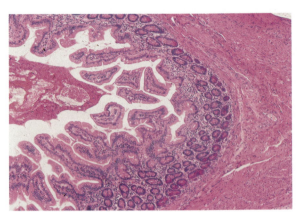

図10　成熟嚢胞性奇形腫：小腸を模倣.

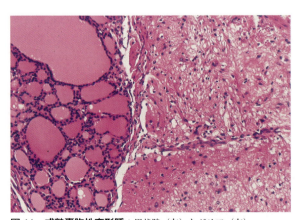

図11　成熟嚢胞性奇形腫：甲状腺（左）とグリア（右）.

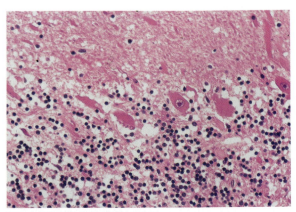

図12　成熟嚢胞性奇形腫：脳組織.

失調症様症状がみられる．Dalmau らによると，98 例の本脳炎患者のうち，58 例で腫瘍が認められ，その中の 52 例を卵巣の奇形腫（成熟奇形腫 35，未熟奇形腫 14，その他 3）が占める．卵巣腫瘍の摘出により劇的に症状が改善する[3,6]．

III 21 世紀の新知見

　奇形腫に合併する粘液性腫瘍の中には胚細胞腫瘍由来のものがあることが判明した．同様に腹膜偽粘液腫には卵巣胚細胞腫瘍由来があることが示された．奇形腫に合併する抗 NMDA 受容体抗体脳炎が明らかとなり，注目されている．

（手島伸一）

文献
1) Talerman A, Vang R: Teratoma.: Blaustein's Pathology of the Female Genital Tract (Kurman RJ, Ellenson LH, Ronnett BM, eds.), 6th edition. Springer, New York. 2011, 869-891（卵巣の奇形腫に関する優れた総説）
2) 長坂徹郎：奇形腫．腫瘍病理鑑別アトラス　卵巣腫瘍．(本山悌一，坂本穆彦 編)．文光堂，東京，2012，130-142（卵巣奇形腫に関する邦文の代表的な良書）
3) 長坂徹郎：胚細胞腫瘍．病理と臨床 2015, 33: 977-983（奇形腫に合併する粘液性腫瘍，奇形腫に合併する自己免疫性脳炎などの新しい知見に詳しい）
4) Vang R, Gown AM, Zhao C, et al: Ovarian mucinous tumors associated with mature cystic teratomas: morphologic and immunohistochemical analysis identifies a subset of potential teratomatous origin that shares features of lower gastrointestinal tract mucinous tumors more commonly encountered as secondary tumors in the ovary. Am J Surg Pathol 2007, 31: 854-869（奇形腫に合併する粘液性腫瘍の形質発現の検討により，その一部は胚細胞由来であることを明らかにした）
5) McKenny JK, Soslow RA, Longacre TA: Ovarian mature teratomas with mucinous epithelial neoplasms: morphologic heterogeneity and association with pseudomyxoma peritonei. Am J Surg Pathol 2008, 32: 645-655（奇形腫に伴う粘液性腫瘍由来の腹膜偽粘液腫 10 例の臨床病理学的検討）
6) Dalmau J, Gleichman AJ, Hughes E, et al: Anti-NMDA-receptor encephalitis: case series and analysis of the effects of antibodies. Lancet Neurol 2008, 7: 1091-1098（Anti-NMDA-receptor encephalitis 98 例の報告．本疾患は 2005 年に Dalmau によって提唱された）

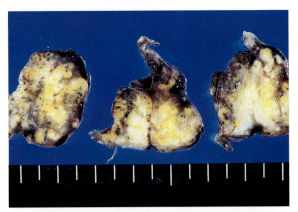

図13 腹腔内の多発性の肉芽腫：成熟囊胞性奇形腫の破綻によって生じた.

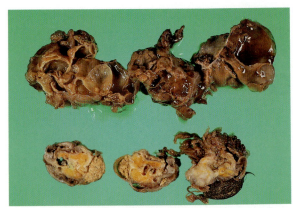

図14 成熟奇形腫由来の腹膜偽粘液腫：下段は卵巣奇形腫の割面．上段は腹膜偽粘液腫．腹膜に粘液が広く付着している．（湘南藤沢徳洲会病院病理 中野雅行先生のご厚意による）

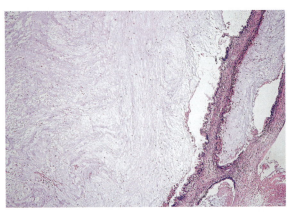

図15 図14と同一症例：腹膜偽粘液腫．異型の乏しい粘液性上皮が1層に配列している．表面に粘液が豊富である．

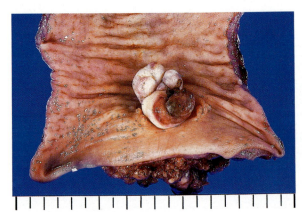

図16 成熟奇形腫の結腸穿破：結腸粘膜側にポリープ状に突出している．（都立大塚病院病理 有輪六朗先生のご厚意による）

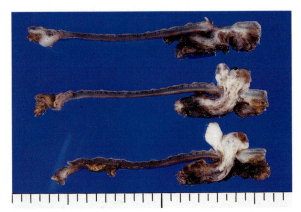

図17 図16と同一症例：卵巣の成熟奇形腫が癒着した結腸壁を穿破している．

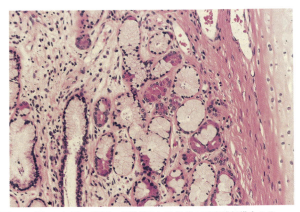

図18 図16と同一症例：組織学的には軟骨や唾液腺組織をみる．

各論F 胚細胞腫瘍
7 未熟奇形腫 immature teratoma

エッセンス

- 未熟奇形腫は，構成組織が胎児様の未熟性を示す奇形腫で，卵巣悪性胚細胞腫瘍の20%を占め，未分化胚細胞腫/ディスジャーミノーマ，卵黄嚢腫瘍に次いで3番目に多い．
- AFPの上昇は1,000 ng/mLまでで，それ以上の上昇は，卵黄嚢腫瘍の存在を示唆する．
- 未熟組織の主体を占めるのは，神経上皮ロゼットや神経管，多数の核分裂像がみられる細胞密度が高い神経膠組織などの未熟な神経組織である．
- 未熟な神経上皮組織の量がgradingに重要であり，予後を規定する因子である．
- 未熟奇形腫は，しばしば成熟した（Grade 0の）神経膠組織の腹膜播種病変を合併することがあり，腹膜膠腫症と呼ばれる．腹膜膠腫症の予後は良好である．

I 基礎的事項

(1) 定義

構成組織が種々の程度に胎児様の未熟性を示す奇形腫をいう．

(2) 臨床所見

未熟奇形腫は，未分化胚細胞腫/ディスジャーミノーマ，卵黄嚢腫瘍に次いで3番目に多い卵巣悪性胚細胞腫瘍で，卵巣悪性胚細胞腫瘍の20%，悪性卵巣腫瘍全体の1%を占める．卵巣奇形腫の大部分は成熟奇形腫であり，未熟奇形腫は，卵巣奇形腫の3%に過ぎない．小児期あるいは若年女性に好発し，発生年齢の平均は18歳である．腹部腫瘤あるいは腹痛を主訴として発見されることが多い．腫瘍マーカーとしてAFP，hCG，NSE，CEA，CA125などがあげられる．AFPの上昇は高くても1,000 ng/mLまでで，それ以上の上昇は，卵黄嚢腫瘍の存在を示唆する．卵巣外へは通常，腹膜播種，リンパ節転移の形をとり，腫瘍の被膜が破綻したり，癒着を伴ったりしている症例に多くみられる．約1/3の症例にみられる．

(3) 病理所見

肉眼所見：未熟奇形腫は通常，被膜に覆われた大きな腫瘍で，大きさの平均は，約18 cmである．被膜破綻は50%の症例にみられる．割面は，充実性の場合が多く，粘液や血液をいれた小嚢胞がみられる．充実性の部分は神経組織であることが多い．灰白色あるいはややピンクの色調を呈していることが多く，しばしば壊死や出血を伴っている．骨，軟骨を伴っていることもある．肉眼的に皮様嚢腫を有する症例は20～25%程度である．腫瘍のほとんどが片側性であるが，対側に成熟奇形腫を有する症例も10%程度存在する（図1）．

組織所見：成熟組織と未熟組織の混在からなる（図2）．未熟組織の量は，顕微鏡的巣のレベルから大きな領域を占めるものまで様々であるが，それらの主体を占めるのは，未熟な神経組織，すなわち神経上皮ロゼットや神経管，多数の核分裂像がみられる細胞密度が高い神経膠組織などである（図3～5）．未熟な軟骨，骨，骨格筋や未熟な腺組織が，未分化な間質の中に散在する所見もしばしば観察され，まれに未熟な糸球体構造を伴う腎組織の形成や（図6），未熟な肝組織，腸管型の上皮組織といった胎児性内胚葉組織も，しばしば観察される（図7～11）．こうした胎児性内胚葉成分の多くみられる症例では血中のAFP値が高値を示すことが多く，そうした症例では，卵黄嚢腫瘍の存在を除外するために，さらに注意深い検索が必要となる．ごくまれに，未熟な神経上

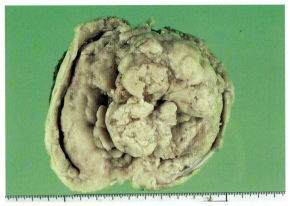

図1 未熟奇形腫：囊胞性腫瘍部分と黄白色調の充実性腫瘍部分が混在する．

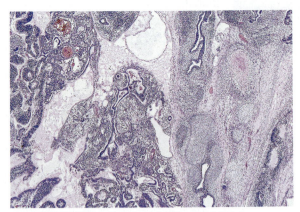

図2 未熟奇形腫：三胚葉性の未熟組織の増生を認める．

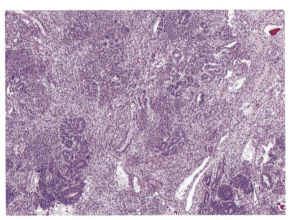

図3 未熟奇形腫：未熟な神経組織が主体の未熟奇形腫．

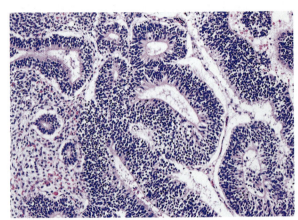

図4 未熟奇形腫：未熟な神経管様の組織．

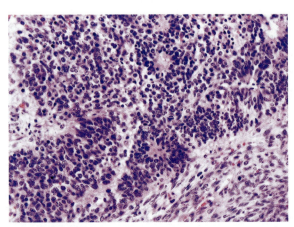

図5 未熟奇形腫：未熟な神経組織にロゼット構造を認める．

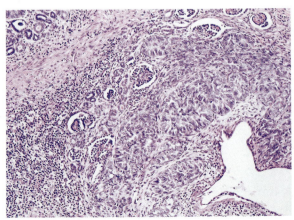

図6 未熟奇形腫：未熟な糸球体をみる未熟な腎組織をみる．

皮成分を欠き，未熟な肝組織や腸管構造といった内胚葉成分のみからなる未熟奇形腫の報告もある[1]．

II 関連事項

(1) 未熟奇形腫のgradingについて

正確なgradingのためには多数のサンプリング，標本作製が必須である．腫瘍径1cmごとに1個のブロックが推奨される．未熟な神経上皮組織の量が未熟奇形腫のgradingに重要であり，予後を規定する因子である[2,3]．Grade 0は，いずれのスライドにも未熟な神経組織を含まないものである．Grade 1は，未熟な神経上皮組織が，まれにしかみられないもので，どのスライドでも，量的に低倍率（対物4倍）1視野の面積を超えないものである．Grade 2は，未熟な神経上皮組織が中等量存在するもので，具体的には，低倍率（対物4倍）で，面積がいずれかのスライドで1視野を超えるが，いずれのスライドでも4視野を超えないものである．すなわち，一番多く未熟な神経上皮成分を含むスライドでも面積の総和は低倍率4視野分を超えないものである．Grade 3は，未熟な神経上皮組織の面積が，いずれかのスライドで，低倍率（40倍）の4視野分を超えるものに相当する．スライド内の未熟神経上皮成分の面積を合算する作業は，なるべく厳密に行われるべきであるが，目算でよいと考えられる．gradingは，腹膜播種病変にも適応される[2]．

(2) 腹膜膠腫症について

未熟奇形腫は，しばしば成熟した（Grade 0の）神経膠組織の腹膜播種病変を合併することがあり，腹膜膠腫症と呼ばれている（図12）．神経膠組織に内膜症が混在したり，成熟した神経膠組織に未熟な神経上皮組織が混在したりすることもある．注意深い腹膜病変の検索が大切である．また，骨盤内あるいは傍大動脈のリンパ節に神経膠組織がみられることもある．腹膜膠腫症の予後は，悪くないとされるが，その予後因子としては，腹腔内転移巣に含まれる未熟成分の多寡があげられている[3]．

III 21世紀の新知見

(1) 新しいマーカーを使ったgradingの試み

OCT4は，哺乳類の発生過程において，多分化能を有する初期の胎生幹細胞や原始胚細胞の維持，分化調節に関与している転写因子の一つと考えられており，その発現は体細胞分化とともに抑制されることがわかっている．胚細胞腫瘍の免疫組織化学的マーカーとしても用いられており，セミノーマ，性腺芽腫，胎芽性癌の核に陽性となる．Abikoらは，OCT4が卵巣未熟奇形腫の未熟な神経組織にのみ陽性となることを明らかにし，未熟奇形腫の中からさらに高悪性度群を鑑別する有用なマーカーであることを示した[4]．

(2) 腹膜膠腫症についての知見

腹膜膠腫症は，従来，奇形腫成分の播種性病変であると考えられてきたが，奇形腫と腹膜膠腫症病変のマイクロサテライト領域の多型性の比較により，近年，腹膜膠腫症の腹膜化生説を支持する知見が報告されている．腹膜膠腫症の由来が中皮細胞の化生由来とする考え方である．また，多発する腹膜病変が，同一腫瘍起源の腫瘍細胞から発生したものでなく，多中心性に発生したことを分子病理学的手法で証明した報告もあり，今後この領域での新たな展開が期待される[5,6]．

（長坂徹郎）

文献
1) Norris HJ, Zirkin HJ, Benson WL: Immature (malignant) teratoma of the ovary: a clinical and pathologic study of 58 cases. Cancer 1976, 37: 2359-2372（未熟奇形腫の臨床病理学的解析）
2) O'Connor DM, Norris HJ: The influence of grade on the outcome of stage I ovarian immature (malignant) teratomas and the reproducibility of grading. Int J Gynecol Pathol 1994, 13: 283-289（未熟奇形腫のgradingの基礎となる論文）
3) Robby SJ, Scully RE: Ovarian teratoma with glial implants on the peritoneum. An analysis of 12 cases. Hum Pathol 1970, 1: 643-653（未熟奇形腫の神経膠成分の腹膜播種に関する論文）
4) Abiko K, Mandai M, Hamanishi J, et al: Oct 4 expression in immature teratoma of the ovary: relevance to histologic grade and degree of differentiation. Am J Surg Pathol 2010, 34: 1842-1848（未熟奇形腫の未熟成分のOCT4による染色性と組織学的gradingとの関連に関する論文）
5) Ferguson AW, Katabuchi H, Ronnett BM, et al: Glial implant in gliomatosis peritonei arise from normal tissue, not from the associated teratoma. Am J Pathol 2001, 159: 51-55（腹膜膠腫症のグリア成分を腹膜組織由来とする論文）
6) Best DH, Butz GM, Moller K, et al: Molecular analysis of an immature ovarian teratoma with gliomatosis peritonei and recurrence suggests genetic independence of multiple tumors. Int J Oncol 2004, 25: 17-25（腹膜膠腫症のグリア成分の腹膜組織由来に関する遺伝学的解析）

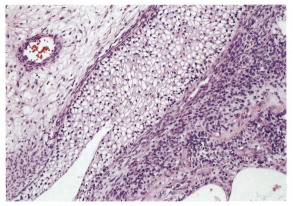

図7　未熟奇形腫：未熟な扁平上皮様組織.

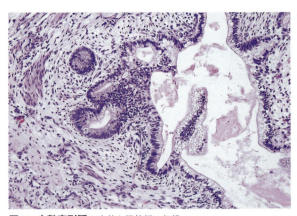

図8　未熟奇形腫：未熟な腸管様の組織.

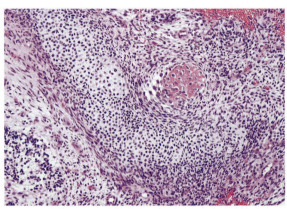

図9　未熟奇形腫：未熟な骨組織を認める.

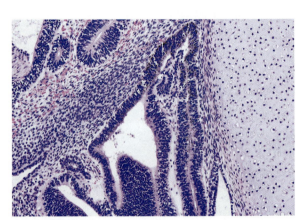

図10　未熟奇形腫：未熟な神経組織と，軟骨組織を認める.

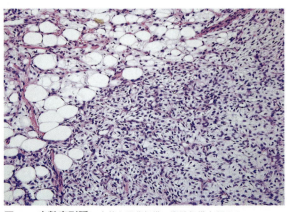

図11　未熟奇形腫：未熟な間葉組織，脂肪組織を認める.

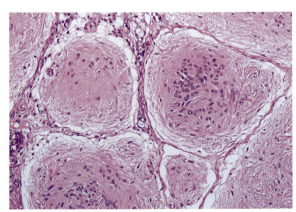

図12　未熟奇形腫：腹膜膠腫症の所見.

こんな症例も

膵組織を有する未熟奇形腫

　奇形腫の構成成分として，成熟した膵組織がみられる症例を経験した．23歳の右卵巣腫瘍で，妊娠初期に気づかれ，妊娠33週の帝王切開時に摘出された．直径14cm，200gの嚢胞状腫瘍の中に直径7cm大の充実部を認めた．組織学的には大部分は成熟した組織からなり，表皮，毛包皮脂腺，胃腸管上皮，呼吸上皮，甲状腺，骨，軟骨，神経細胞と神経膠細胞などで構成されていた．一部に幼弱な成分もあり，また一部に神経上皮性組織を認めたため未熟奇形腫，Grade1と診断した．成熟した成分の一部に2～3mmの膵組織が3ヵ所確認された（図1）．外分泌腺とともに膵島が明瞭に認められ（図2），免疫染色で膵島にソマトスタチン（図3a）とインスリン（図3b）が陽性であった．グルカゴンは弱陽性を示した．卵巣奇形腫の成分として甲状腺以外のホルモン分泌臓器をみることは珍しく，その中でもとくに膵組織の報告例は極めてまれであり，検索した範囲では文献以外の報告はなかった．卵巣奇形腫は多彩な組織像を呈するため，診断に際しては多数の切片を切り出し検討することの重要性を再認識させられた症例であった．

（仲里　巌，手島伸一）

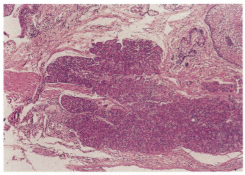

図1　膵組織：外分泌腺とともに膵島を散見する．周囲に重層扁平上皮と腺上皮もみる．

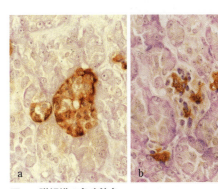

図3　膵組織の免疫染色
a：膵島にソマトスタチンの明瞭な発現をみる．
b：膵島にインスリンの明瞭な発現をみる．

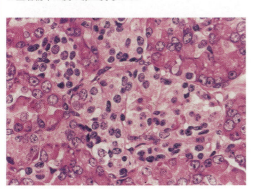

図2　膵組織：膵島が明瞭である．

文献
1) Ueda G, Yamasaki M, Inoue M, et al: A rare malignant ovarian mixed germ cell tumor containing pancreatic tissue with islet cells. Int J Gynecol Pathol 1984, 3: 220-231（幼弱な膵組織が主体の腫瘍で dysgerminoma, endodermal sinus tumor, immature teratoma と mucinous adenocarcinoma の成分を有する症例の報告）

こんな症例も

前立腺組織および前立腺癌を有する卵巣奇形腫

女性臓器の卵巣奇形腫に男性臓器の前立腺組織が混在することは文献でもしばしば報告され，本書の初版を含めて教科書にも「まれに部分的に出現する」と記述されている．しかしその悪性転化である前立腺癌が混在することは非常にまれであり，英文誌を渉猟した限り2例目の報告となる．

提示症例は61歳と比較的高齢（閉経後）の女性．画像検査で左卵巣に増大傾向のある長径6cmの多房性嚢腫が指摘された．術中迅速診断で成熟奇形腫が疑われ，両側付属器切除術が施行された．組織学的検索により，扁平上皮・脂腺・毛包・骨組織など成熟奇形腫に通常みられる像とともに，0.7cmの範囲でPSA免疫染色陽性の前立腺組織が認められた（図1）．加えて大きさ0.4cm，高～中分化相当（Gleason score：3＋4＝7）の前立腺癌が観察され，基底細胞マーカーの免疫染色では2層性の喪失が確認された（図2，3）．癌は左卵巣内に限局していた．

（三浦泰朗，森　正也）

文献
1) 三浦泰朗，西東瑠璃，森　正也：前立腺組織および前立腺癌を伴った卵巣成熟嚢胞性奇形腫の1例．診断病理 2014, 31：176-178（本稿で供覧した症例の報告）
2) Halabi M, Oliva E, Mazal PR, et al: Prostatic tissue in mature cystic teratomas of the ovary: a report of four cases, including one with features of prostatic adenocarcinoma, and cytogenetic studies. Int J Gynecol Pathol 2002, 21：261-267（前立腺癌を有する卵巣奇形腫の最初の報告）

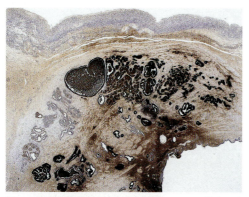

図1　前立腺組織のPSA免疫染色：PSAの明瞭な発現を示す腺管の増殖が認められる．

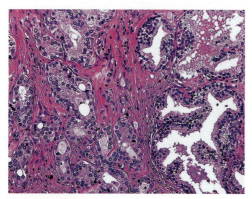

図2　前立腺癌：左半分はGleason score 3＋4＝7相当の前立腺癌である．

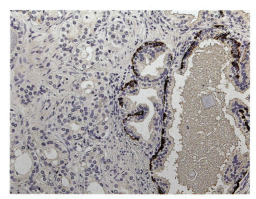

図3　前立腺癌の34βE12免疫染色：癌部（左半分）の腺管は基底細胞を欠如している．

こんな症例も

神経膠播種 glial implant

　神経膠播種 glial implant は充実性奇形腫あるいは未熟奇形腫に関連して，まれにみられる粟粒状腹膜播種性病変である（図1）．肉眼的には癌性腹膜炎や deciduosis と鑑別を要する．時には傍大動脈リンパ節内にも病変が認められる．初回手術時から認められる症例がほとんどであるが，セカンドルックの手術時に発見される症例も報告されている．組織学的に播種病変は Grade 0 に相当する成熟した神経膠組織から構成されるが（図2, 3a），成熟上皮性成分や成熟硝子軟骨成分が混在することもある．免疫組織化学的には神経膠組織に対するマーカーの glial fibrillary acidic protein（GFAP），S100 蛋白，ニューロフィラメント，シナプトフィジンなどが陽性となる（図3b）．一般に予後は良好である．ただし，再発例や悪性転化をきたした例も報告されている．これらの症例では播種巣に未熟成分の混在を認めたものが多い．したがって未熟成分の有無の検索が重要であるため，神経膠播種を認めた症例では組織切片の十分なサンプリングが必要である．

（同義語：peritoneal glial implantation, gliomatosis peritonei）

（二階堂　孝）

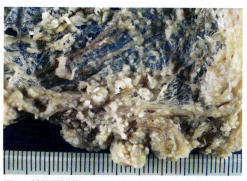

図1　神経膠播種：大網表面に粟粒状の播種性結節が多発し，部分的にはビロード状の様相を呈している．（千葉大症例）

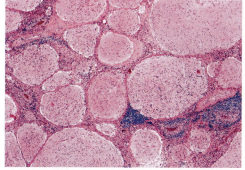

図2　神経膠播種：炎症性間質を随伴し，直径数 mm 以下の境界明瞭な大小の小結節が多発している．

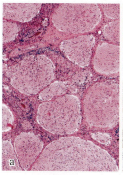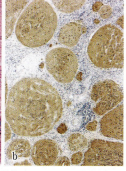

図3　神経膠播種：個々の結節は Grade 0 に相当する成熟した神経膠組織から構成されている（a）．個々の結節に一致して S100 蛋白の明瞭な発現がみられる（b）．

文献
1) Nielsen SN, Scheithauer BW, Gaffey TA: Gliomatosis peritonei. Cancer 1985, 56: 2499-2503（神経膠播種4例の報告と解析）
2) Müller AM, Sondgen D, Strunz R, et al: Gliomatosis peritonei: a report of two cases and review of the literature. Eur J Obstet Gynecol Reprod Biol 2002, 100: 213-222（神経膠播種2例の報告と解析）
3) Dadmanesh F, Miller DM, Swenerton KD, et al: Gliomatosis peritonei with malignant transformation. Mod Pathol 1997, 10: 597-601（神経膠播種の悪性化の報告）

各論 F 胚細胞腫瘍
8 卵巣甲状腺腫 struma ovarii

エッセンス

- 腫瘍の大部分が甲状腺組織よりなる奇形腫をいう．
- 基本的に正常甲状腺に似た組織からなるが，種々の変化をきたす．
- 卵巣甲状腺腫より発生する悪性腫瘍は乳頭癌が多い．
- 甲状腺機能亢進症を伴うことはまれである．

I 基礎的事項

(1) 定義と分類

単胚葉性奇形腫あるいは成熟奇形腫より発生した体細胞型腫瘍の一つと位置づけられ，腫瘍の大部分が甲状腺組織によって占められているものと定義されている．良性卵巣甲状腺腫と悪性卵巣甲状腺腫とに分けられる．悪性卵巣甲状腺腫については，腫瘍中に甲状腺組織が占める割合がたとえ小さくても甲状腺組織由来の悪性腫瘍が認められるだけで悪性卵巣甲状腺腫とされる．甲状腺組織の占める割合については，腫瘍全体の50%以上であることを条件としている者もいるが，大きさの問題も含め確立された基準はまだない．また，肉眼的に甲状腺組織と認められるところがあれば，卵巣甲状腺腫とする者もいる．

悪性卵巣甲状腺腫は極めてまれなので，以下良性卵巣甲状腺腫を主として述べる．

(2) 肉眼所見

ホルマリン固定後の新鮮割面では，典型的な場合，本来の甲状腺が固定されたときと同じような黄褐色の色調を呈する（図1）．しかし，かなり多様な色調を呈することもあり，肉眼で認めることが容易でない例もある．通常，種々の程度の囊胞性変化を示す（図2）．囊胞性変化が顕著で，囊胞壁の一部にしか小さな濾胞組織が認められないような囊胞性卵巣甲状腺腫 cystic struma ovarii の場合には，卵巣甲状腺腫であることに気づかれず，例えば粘液性囊胞腺腫というような診断にされてしまうこともある．

(3) 病理組織所見

基本的には正常甲状腺組織を模倣するが（図3），種々の変化がみられ，腺腫性甲状腺腫様変化，濾胞腺腫様変化，悪性変化などをきたす．濾胞腺腫様の像を示すものは，本来の甲状腺でみられるような正常濾胞性（単純性），小濾胞性あるいは管状（胎児性）（図4），索状（図5）あるいは充実性（胎芽性）などの像をとり得る．前述した囊胞性卵巣甲状腺腫の場合には，囊胞内面は扁平ないし立方状の上皮性細胞に覆われ，線維性の隔壁の中に小さな濾胞組織をみるのみである（図6）．卵巣甲状腺組織が悪性変化を示す場合，つまり悪性卵巣甲状腺腫では，本来の甲状腺同様乳頭癌が多い[1]．

正常の甲状腺組織を模倣している場合には，その中にしばしば傍濾胞細胞（C細胞）も含まれ，免疫組織化学的にカルシトニンやガストリン放出ペプチド（GRP）が検出される（図7）．濾胞腺腫を模倣している場合には，C細胞はあっても数は少ない．一方，正常甲状腺様組織にも濾胞腺腫様組織にもサイログロブリンが検出される（図8）．通常，サイログロブリンの免疫染色を併用しないと甲状腺組織の有無を確認できないということはないが，囊胞性卵巣甲状腺腫の場合には役立つことがある（図8）．

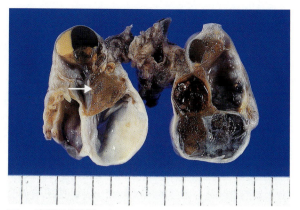

図1 卵巣甲状腺腫：矢印の部分に正常甲状腺とほぼ同じ色調の充実性部分がみられ，この部は甲状腺組織からなる．

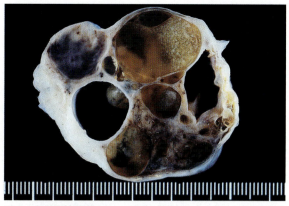

図2 卵巣甲状腺腫：種々の程度に嚢胞性変化を示すことが少なくなく，内部に含まれる液も種々の色調，粘性を示す．

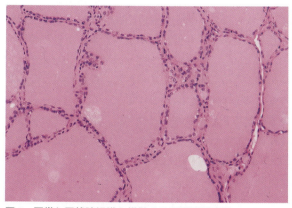

図3 正常な甲状腺組織を模倣する卵巣甲状腺腫：濾胞は形が比較的一様で，濾胞上皮細胞も丈が低い．

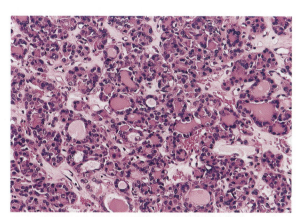

図4 胎児性濾胞腺腫を模倣している卵巣甲状腺腫：小さな濾胞を形成したり，管状構造を形成したりする．濾胞上皮細胞も丈が高い．

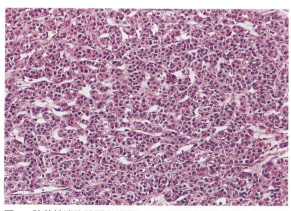

図5 胎芽性濾胞腺腫を模倣している卵巣甲状腺腫：索状配列を示しつつ増殖している．

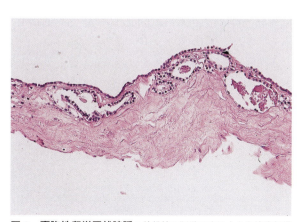

図6 嚢胞性卵巣甲状腺腫：線維性の隔壁の中に小さな濾胞組織がみられる．

II 関連事項

(1) 甲状腺機能亢進症

卵巣甲状腺腫の部分が正常甲状腺よりも大きいことは珍しくなく，免疫組織化学的にサイログロブリン，サイロトキシン，トリヨードサイロニンなども検出される．それにもかかわらず，甲状腺機能亢進症が惹起されることはまれで，高く見積もっても5%以下と推測されている[2]．一方，甲状腺機能亢進症を伴う例では，循環血液中に甲状腺刺激ホルモン thyroid-stimulating hormone (TSH) レセプター刺激抗体が検出され，卵巣甲状腺腫組織に TSH レセプターの発現が確認されているものがある[3]．

(2) 鑑別診断

同一腫瘍の中に成熟奇形腫の像もある場合，「卵巣甲状腺腫と成熟奇形腫」と診断すべきか，「甲状腺組織を含む成熟奇形腫」と診断すべきかが問題にされることが少なくない．個人的な診断基準であるが，組織学的に周囲組織と境界を有する最大径1.5cm以上のもの，および本来の甲状腺に発生する腫瘍，つまり濾胞腺腫や癌の像を示しているものを卵巣甲状腺腫とすると，自験例では全卵巣甲状腺腫例中成熟奇形腫を伴っていたものは約50%，全成熟奇形腫中甲状腺組織を含むものは約8%である．これは諸家の報告とほぼ一致する．

成熟奇形腫が甲状腺組織を含む場合，頸部臓器を模倣していると考えられ，気管に対応する多列線毛上皮（図9）や喉頭軟骨に対応する軟骨組織（図10）がしばしば近接してみられる．悪性卵巣甲状腺腫のみならず，本来の甲状腺において腫瘍と診断すべき組織がある場合には，成熟奇形腫を伴うと否とにかかわらず，まず卵巣甲状腺腫と診断すべきである．

囊胞性卵巣甲状腺腫の場合には，各種囊胞腺腫との鑑別が問題になる．囊胞により黄色から緑色あるいは黄褐色の液をいれている多囊胞性の肉眼像とサイログロブリンの免疫染色が診断の助けとなる．

卵巣甲状腺腫細胞も好酸性の胞体をもったり（図11），淡明な胞体をもったりし（図12），索状配列を示したりすることもある．このような場合，明細胞癌，腎細胞癌の転移，カルチノイド，セルトリ細胞腫などが鑑別診断としてあがってくる[4]．切り出しブロックを追加して注意深く典型的な濾胞上皮細胞を探すことや，免疫染色でサイログロブリンをもつ細胞を見つけ出すことが鑑別の方法となる．

III 21世紀の新知見

卵巣甲状腺腫あるいは成熟奇形腫内の甲状腺組織が何らかの原因で腹腔内に播種したものを腹膜甲状腺腫症 peritoneal strumosis と呼び，予後良好なものと考えられてきた．しかし，これらの例を長期間観察するとリンパ節転移など臨床経過から悪性と考えざるを得ないものがあり，腹膜甲状腺腫症の少なくとも一部は高分化型濾胞癌 highly differentiated follicular carcinoma of ovarian origin (HDFCO) と考えるべきものがあることがわかってきた[5]．

悪性卵巣甲状腺腫の大部分は乳頭癌の像をとることは以前より知られていたが，本来の甲状腺乳頭癌同様しばしば *BRAF* 変異があることが明らかにされてきた[6]．

（本山悌一）

文献

1) Robboy SJ, Shaco-Levy R, Peng RY, et al: Malignant struma ovarii: an analysis of 88 cases, including 27 with extraovarian spread. Int J Gynecol Pathol 2009, 28: 405-422（悪性卵巣甲状腺腫を多数集めて分析）
2) Dunsendorfer T, deLas Morenas A, Kalir T, et al: Struma ovarii and hyperthyroidism. Thyroid 1999, 9: 499-502（卵巣甲状腺腫における甲状腺機能亢進症について述べている）
3) Teale E, Gouldesbrough DR, Peacey SR: Grave's disease and coexisting struma ovarii: struma expression of thyrotropin receptors and the presence of thyrotropin receptor stimulating antibodies. Thyroid 2006, 16: 791-793（甲状腺機能亢進症患者における血中TSHレセプター刺激抗体の上昇，卵巣甲状腺腫組織中のTSHレセプターの存在を確認）
4) Szyfelbein WM, Young RH, Scully RE: Struma ovarii simulating ovarian tumors of other types. A report of 30 cases. Am J Surg Pathol 1995, 19: 21-29（卵巣甲状腺腫と鑑別すべき他の腫瘍を示している）
5) Roth LM, Karseladze AI: Highly differentiated follicular carcinoma arising from struma ovarii: a report of 3 cases, a review of the literature, and a reassessment of so-called peritoneal strumosis. Int J Gynecol Pathol 2008, 27: 213-222（卵巣甲状腺腫に由来する高分化型濾胞癌の概念を提唱し，腹膜甲状腺腫症を再評価すべしとしている）
6) Schmidt J, Derr V, Heinrich MC, et al: BRAF in papillary thyroid carcinoma of ovary (struma ovarii). Am J Suug Pathol 2007, 31: 1337-1343（卵巣甲状腺腫由来の乳頭癌にもしばしば *BRAF* 変異が認められることを報告）

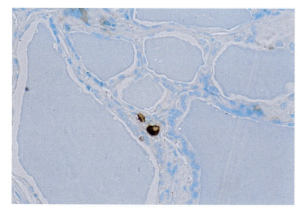

図7 卵巣甲状腺腫中の傍濾胞細胞：免疫組織化学的にカルシトニンが検出される．

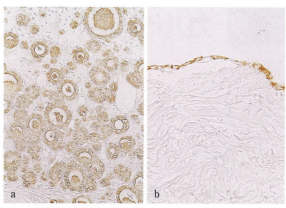

図8 卵巣甲状腺腫中の濾胞細胞：免疫組織化学的にサイログロブリンが検出される．
a：胎児性濾胞腺腫様組織
b：嚢胞性卵巣甲状腺腫の嚢胞壁

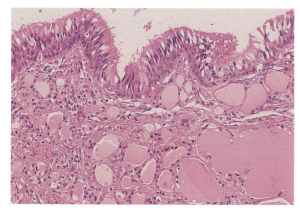

図9 成熟奇形腫中の甲状腺組織：多列線毛上皮の呼吸上皮を伴うことが多い．

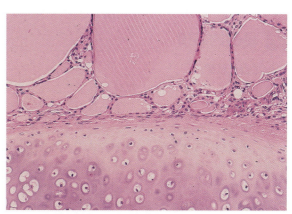

図10 成熟奇形腫中の甲状腺組織：喉頭軟骨を模倣していると考えられる軟骨を伴うことも多い．

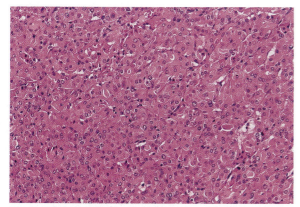

図11 卵巣甲状腺腫中の好酸性細胞：豊富な好酸性の細胞質を有する．

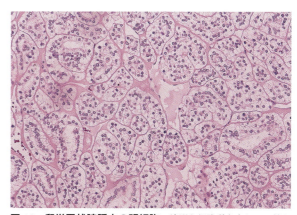

図12 卵巣甲状腺腫中の明細胞：淡明な細胞質を有し，一見セルトリ細胞様にみえる．

各論F 胚細胞腫瘍
9 カルチノイド carcinoid

> **エッセンス**
> - 消化管と同様に島状カルチノイド，索状カルチノイド，粘液性カルチノイドが発生し得るが，卵巣独自のものとして甲状腺腫性カルチノイドがあり，日本人では甲状腺腫性カルチノイドの発生頻度が最も高い．
> - 島状カルチノイドは主としてセロトニン産生性，索状カルチノイドと甲状腺腫性カルチノイドは主としてpeptide YY（PYY）産生性である．
> - 卵巣カルチノイドの腫瘍随伴症候群として古典的カルチノイド症候群と新カルチノイド症候群とがある．

I 基礎的事項

(1) 定義と分類

　カルチノイドcarcinoidの初期の概念ともいうべきものは，「未分化癌様細胞配列を示すが，発育緩徐で非浸潤性・非転移性であり，通常の癌とは似て非なるもの」と要約することができる．その後，この概念はいくつかの修正が加えられることになるが，カルチノイド（癌腫のようなもの）という素朴な名称は今日なお生き続けている．現代的な概念では，低悪性度あるいは高分化型の神経内分泌腫瘍neuroendocrine tumor（NET）として位置づけられ，消化管などでのgradingにならえば，多くはNET Grade 1に相当する．しかしながら，カルチノイドが単純でないのは，組織亜型によって性格が異なること，たとえ組織亜型が同じでも発生臓器によって性格が異なることが少なくないからである．gradingにとどまっていては腫瘍の本質を精確に把握することはできない．

　卵巣のカルチノイドは通常，①島状カルチノイドinsular carcinoid[1]，②索状カルチノイド[2]，③甲状腺腫性カルチノイド[3]，④粘液性カルチノイドmucinous carcinoid，の4型に亜分類される．欧米では島状カルチノイドの頻度が最も高く，卵巣カルチノイドの半分以上を占めるという報告が多いが，日本ではむしろまれである．わが国で最も多いのは甲状腺腫性カルチノイドであり，全卵巣カルチノイドの少なくとも80％以上を占め，索状カルチノイドが2番目である．このように，卵巣カルチノイドは欧米における発生状況とは著しく異なる代表的腫瘍群の一つである．粘液性カルチノイドが純型で卵巣に発生することは極めてまれである．

(2) 肉眼所見

　ホルマリン固定後の新鮮割面は索状カルチノイドも島状カルチノイドも黄白色充実性を示し，部分的に囊胞を伴うこともある（図1）．甲状腺腫性カルチノイドの場合，典型的なカルチノイド部分は黄白色，甲状腺組織だけの部分は褐色，両者が混在している部分は混在割合により種々中間的な色調を呈する（図2）．

(3) 病理組織所見

　島状カルチノイドは腫瘍細胞が大小の充実性結節をつくりながら増殖し，結節が島状にみえるためこの名称がある（図3）．索状カルチノイドの索とは，縄，綱あるいは紐と同義である．索状とは少し太めの紐が無造作に置かれた状態を連想してもらえばよい．この紐様に並んだ腫瘍細胞が吻合している部分はリボンを結んだ様を連想することができるので，そのような場合リボン状配列と呼ばれることもある（図4）．甲状腺腫性カルチノイドは，甲状腺組織部分，カルチノイド部分，そして両者が混在している部分を含む（図5）．甲状腺濾胞細胞とカルチノイド細胞の中間・移行型あるいはハイブリッドといえる細胞もみられる．粘液性カルチノイドは杯細胞

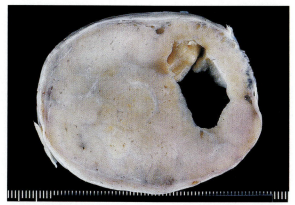

図1 索状カルチノイド：黄白色充実性の割面を示す．一部嚢胞状変化を示す部分もあるが，ここには被覆上皮は認められず，直接線維性組織が壁をなしていた．

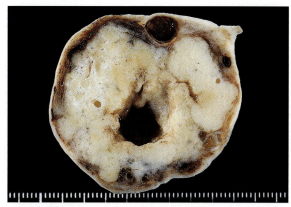

図2 甲状腺腫性カルチノイド：黄白色充実性部分が主としてカルチノイドからなり，周囲の小嚢胞を含む飴色部分が主として甲状腺組織よりなる．白色調にやや乏しい部分はカルチノイド腫瘍細胞と甲状腺濾胞組織とが混在している．

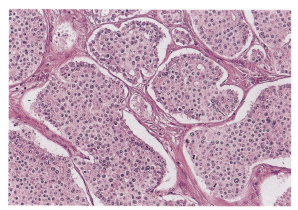

図3 島状カルチノイド：腫瘍細胞が大小の充実性結節をつくり，島状にみえる．

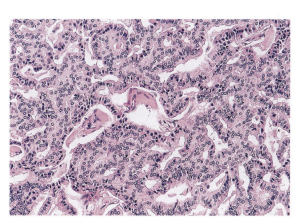

図4 索状カルチノイド：腫瘍細胞が索状に配列し，ところどころで吻合している．

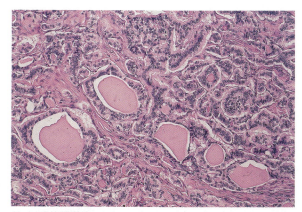

図5 甲状腺腫性カルチノイド：カルチノイド的細胞と甲状腺濾胞上皮的細胞が密に混在している部分．

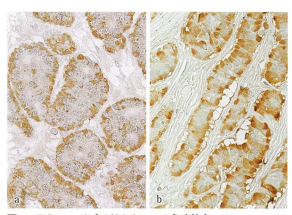

図6 アミン・ペプチドホルモンの免疫染色：島状カルチノイド（a）では多くの腫瘍細胞にセロトニンが検出され，索状カルチノイド（b）では多くの腫瘍細胞にPYYが検出される．

カルチノイドと呼称されることもあり，杯細胞様細胞と小型円柱上皮細胞とが小管腔を形成する．

(4) 免疫組織化学

次のような免疫組織化学的性質あるいは傾向を有する．

- カルチノイドあるいはカルチノイド部分は，chromogranin A，synaptophysin，CD56 などの神経内分泌マーカーの少なくとも1つ以上は検出されるが，染色強度や陽性細胞の割合は症例や部位により必ずしも一様ではない．ただし，安定した染色技術があるならば，Grimelius 染色では常に好銀性顆粒が検出されるし，電顕的には 100％明瞭で多数の神経内分泌顆粒を確認できる．
- 粘液性カルチノイドを除き，カルチノイド細胞は基本的に cytokeratin（CK）7 陽性，CK20 陰性である．
- 甲状腺腫性カルチノイドでは，TTF1 は甲状腺成分には陽性であるがカルチノイド成分では陰性である．
- 甲状腺腫性カルチノイドと索状カルチノイドは，直腸カルチノイドなどの後腸系カルチノイドと同様に前立腺酸性ホスファターゼ陽性となる．
- 島状カルチノイドではセロトニン陽性細胞が多数検出され，甲状腺腫性カルチノイドと索状カルチノイドでは peptide YY（PYY）陽性細胞が多数検出される（図6）．

II 関連事項

(1) 古典的カルチノイド症候群と新カルチノイド症候群

皮膚紅潮，下痢（腹鳴・腹痛）などのいわゆる「古典的カルチノイド症候群」を起こすのは，卵巣においても島状カルチノイドである．これは主として過剰に産生分泌されたセロトニンによる．Robboy らによれば，卵巣原発の島状カルチノイド患者の約 1/3 に古典的カルチノイド症候群の随伴がみられるといい，これは島状カルチノイドの好発部位である消化管の場合と比べてはるかに頻度が高い[1]．消化管原発の島状カルチノイドの例とは異なり，肝転移がなくてもカルチノイド症候群を随伴してくる例が卵巣原発の島状カルチノイドでは少なくない．

索状カルチノイドと甲状腺腫性カルチノイドに関して以前は非機能性と考えられていたが[2,3]，その多くは消化管の運動を抑制する作用をもつ PYY の過剰産生分泌により「新カルチノイド症候群」ともいうべき便秘を引き起こす．カルチノイド部分が 3cm 以上あり，免疫組織化学的に PYY 陽性細胞がカルチノイド細胞の 50％以上を占めると便秘はほぼ必発である[4,5]．

(2) 鑑別診断

実際に誤診されていた例より鑑別診断をあげると，卵巣甲状腺腫，セルトリ・ライディッヒ細胞腫，粘液性癌，直腸カルチノイドの転移などがある．

卵巣甲状腺腫と診断されてしまう例があるのは，甲状腺組織が濾胞腺腫様とりわけ胎芽性腺腫様に索状配列を示すことがあり，カルチノイド細胞が示す索状配列をそれと見誤ってしまうためである．セルトリ・ライディッヒ細胞腫と診断されることがあるのは，やはり Sertoli 細胞が索状配列を示すことがあるのに加え，卵巣カルチノイドはアンドロゲン産生性の機能性間質を伴うことがあるからである．索状カルチノイドは粘液性腺腫を伴うことがある．このような場合にカルチノイド部分を低分化な形態になった粘液性癌部分と誤診していた例もある．後腸系カルチノイド（左結腸・直腸原発カルチノイド）の卵巣への転移の場合は，ともに索状配列を主組織像とするものが多いため，HE 染色だけでは鑑別が難しいこともある．前立腺酸性ホスファターゼはどちらも強陽性になるため無力であるが，PYY の免疫染色は有力である．PYY 陽性細胞の比率が卵巣原発のものにおいては著しく高いからである．卵巣原発の索状カルチノイドの場合，通常カルチノイド細胞の 50％以上が PYY 陽性となる．他方，直腸や結腸の索状カルチノイドの場合，PYY が検出されても数％を超えることはまずない．また，島状カルチノイドであることが多い小腸や虫垂原発のカルチノイドでは CDX2 を発現しているものが多い[6]．

III 21 世紀の新知見

甲状腺腫性カルチノイドや索状カルチノイドといった卵巣カルチノイドで随伴することの多い便秘は当初日本人に起こりやすい特殊な現象と考えられていた．しかし，症例の蓄積が進むにつれ，日本に住んでいない白人で

あっても甲状腺腫性カルチノイドや索状カルチノイドが発生した場合には便秘を随伴する例があることがわかってきた[7].

(本山悌一)

文献

1) Robboy SJ, Norris HJ, Scully RE: Insular carcinoid primary in the ovary. A clinicopathologic analysis of 48 cases. Cancer 1975, 36: 408-418（卵巣原発の島状カルチノイドについて臨床病理学的にまとめている）
2) Robboy SJ, Scully RE, Norris HJ: Primary trabecular carcinoid of the ovary. Obstet Gynecol 1977, 49: 202-207（卵巣原発の索状カルチノイドについて臨床病理学的にまとめている）
3) Robboy SJ, Scully RE: Strumal carcinoid of the ovary: an analysis of 50 cases of a distinct tumor composed of thyroid tissue and carcinoid. Cancer 1980, 46: 2019-2034（甲状腺腫性カルチノイドについて臨床病理学的にまとめている）
4) Motoyama T, Katayama Y, Watanabe H, et al: Functioning ovarian carcinoids induce severe constipiation. Cancer 1992, 70: 513-518（卵巣カルチノイドに新カルチノイド症候群が随伴することを発見した論文）
5) 本山悌一：卵巣カルチノイドの特性と発生．日本婦人科病理・コルポ誌 1996,14: 129-134（日本人の卵巣カルチノイドの特性と組織発生について概説している）
6) Desouki MM, Lioyd L, Xu H, et al: CDX2 may be a useful marker to distinguish primary ovarian carcinoid from gastrointestinal metastatic carcinoids to the ovary. Hum Pathol 2013, 44: 2536-2541（原発性卵巣カルチノイドと消化管カルチノイドの転移との鑑別に CDX2 が役立つ可能性について述べている）
7) Muller KE, Tafe LJ, Gonzalez JZ, et al: Ovarian strumal carcinoid producing peptide YY associated with severe constipation: a case report and review of the literature. Int J Gynecol Pathol 2015, 34: 30-35（白人でも PYY 産生性卵巣カルチノイドで便秘が起こる例があることを報告している）

Silverberg 先生の *One Point Advice*

卵巣胚細胞腫瘍の鑑別診断

　胚細胞腫瘍は，主に頻度が高いという理由で，おそらく最も診断が容易な原発性卵巣腫瘍と考えられる．最も高頻度に遭遇する胚細胞腫瘍は圧倒的に良性嚢胞性奇形腫で，私が行った米国の集団観察研究でも，すべての卵巣原発性腫瘍中最も多く発生しており，レビューを行った全腫瘍の20％を上回っていた[1]．これらの腫瘍が診断上問題になることはまれで，胚細胞腫瘍全体の病理学的診断精度が高い要因につながっている．

　胚細胞腫瘍を正しく診断するための助けになる他の疫学的特徴は，患者の年齢分布である．卵巣の悪性胚細胞腫瘍の大半が小児や若年女性に発生し，上皮性悪性腫瘍や転移性癌がそのような年齢の女性に発生することはまれである．悪性胚細胞腫瘍が高齢者に発生することはあるが，それでも最初から診断の可能性を考慮することはない．

　最後に，胚細胞腫瘍では免疫組織学的マーカーの感度が高く，比較的特異的でもある[2]．なかでもとくに有用なのは胎盤アルカリフォスファターゼ（PLAP）で，未分化胚細胞腫／ディスジャーミノーマ，卵黄嚢腫瘍，胎芽性癌は大抵が陽性を示す．また，SALL4も同じ腫瘍群が陽性を示す．未分化胚細胞腫／ディスジャーミノーマと他の胚細胞腫瘍を鑑別するにはサイトケラチン（通常，未分化胚細胞腫／ディスジャーミノーマは陰性で，他の腫瘍では陽性を示す）およびCD117（逆の発現を示す）が助けとなる．ヒト絨毛ゴナドトロピン（hCG）は卵巣絨毛癌の診断および未分化胚細胞腫／ディスジャーミノーマにしばしば出現する合胞型栄養膜巨細胞の確認に有用（必要とされることはまれではあるが）であるのに対し，アルファ・フェトプロテイン（AFP）は卵黄嚢腫瘍の有用なマーカーとして残存している．他の有用かつ新たなマーカーについては，本書の中でより詳細に議論されている．

　卵巣の悪性胚細胞腫瘍で最も頻度が高いのが未分化胚細胞腫／ディスジャーミノーマで，精巣のセミノーマおよび松果体腫を含む中心線上の胚細胞腫と本質的に相同の腫瘍である．組織学的には，淡明〜顆粒状の胞体と円形で泡状の核，および明瞭な核小体を有し，核分裂像が目立つ楕円形腫瘍細胞の出現と，それらが豊富なリンパ球浸潤を伴う線維性隔壁により隔てられており，即座に認識可能な特徴を有している．本組織型が示す変化の中には時に診断を難しくしているものがある．具体的には，間質成分が豊富で腫瘍細胞が乏しい例で，リンパ球が少なく厚い線維化をきたし，肉芽腫形成を伴うこともある．また，腫瘍細胞相互の結合性が低下して偽腺管状を呈する例や，（上述のように）合胞型栄養膜巨細胞が出現して絨毛癌との鑑別を要する例が知られている．さらに，間質成分の介在が乏しい症例では，明細胞癌や充実成分が大半を占める卵黄嚢腫瘍，悪性黒色腫を含む転移性腫瘍との鑑別を要する．

　卵巣の悪性胚細胞腫瘍のうち未分化胚細胞腫／ディスジャーミノーマは唯一，大抵が片側性であるとはいえないものである．ただし，対側卵巣に偶然顕微鏡レベルの未分化胚細胞腫／ディスジャーミノーマが発見された例を含めても両側発生例の頻度は15〜20％を超えない程度である[3]．胚細胞腫瘍の両側発生について考察する際に重要な事項として，原発性卵巣腫瘍で最も頻度が高い良性嚢胞性奇形腫では対側卵巣にあらゆるタイプの

腫瘍が発生し得ることと，良性嚢胞性奇形腫の対側卵巣が悪性胚細胞腫瘍であった場合には両側卵巣腫瘍として取り扱うべきではないことを認識しておくべきである．

未分化胚細胞腫/ディスジャーミノーマ以外の悪性胚細胞腫瘍は，それらを合わせても卵巣原発性悪性腫瘍全体の1～2％程度に達するのみであるため，一般の病理医にとってはそう簡単にそれらの腫瘍に遭遇するものではない．したがって，病理医が正確に診断するための最も重要な因子は，小児，思春期あるいは若年女性に発生する片側性卵巣腫瘍すべてにそれらの可能性があることを考慮することである．未分化胚細胞腫/ディスジャーミノーマの大半は，診断時に卵巣（一側または両側）に限局しているが，未分化胚細胞腫/ディスジャーミノーマ以外の悪性胚細胞腫瘍では，1/3～1/2の症例において診断時すでに卵巣を越えていずれかの部位に進展した状態で発見される．したがって，予後はより不良と予測されるが，治療として通常化学療法が選択され，たとえ進行した症例であってもかなりの割合で治癒が期待できるため，直ちに治療を開始するためにも正確な病理診断が極めて重要である．

卵巣の絨毛癌は最もまれな卵巣原発胚細胞腫瘍で，組織像は他臓器の絨毛癌に類似している．したがって，最も問題となるのは，①診断が可能な，非出血部の健存腫瘍細胞を発見することと，②腫瘍が卵巣原発であり，子宮や卵管腫瘍からの進展ではないことを確実にすること，である．

卵黄嚢腫瘍（内胚葉洞腫瘍としても知られている）と胎芽性癌もやはり頻度が低い腫瘍で，両者ともに多彩な組織学的パターンをとるために，お互いを鑑別することだけではなく，他の胚細胞腫瘍（あるいは時に胚細胞腫瘍以外の腫瘍）との鑑別が難しい．特異的な診断的特徴については本書の他項で述べられる．前述のように，免疫組織化学も非常に参考になる．

すでに述べたように，良性（成熟）嚢胞性奇形腫はすべての卵巣腫瘍の中で最も好発する腫瘍であり，一般的に正しい診断を下すことが容易である．より頻度が低いのは奇形腫の亜型で，悪性の性格を有するものもある．この中でも頻度が高いものとしては，良性奇形腫内に二次的に悪性腫瘍を併発する腫瘍と未熟奇形腫があるが，それらはまったく異なる概念のものである．前者は，良性奇形腫の一部に成人型の悪性腫瘍を合併しているもので，認識が容易な場合と難しい場合とがある．悪性腫瘍として最も多いのは扁平上皮癌（約85％）だが[4]，種々のタイプの腺癌（卵巣甲状腺腫から発生する甲状腺癌を含む），肉腫，悪性黒色腫，あるいは他の悪性腫瘍併発の報告例がある．臨床的特徴や，治療方法については，発生した悪性腫瘍の従来の部位のそれらに類似している．卵巣カルチノイドと甲状腺性カルチノイドもしばしば遭遇する腫瘍だが，顆粒膜細胞腫のような卵巣原発性の腫瘍や，卵巣外から転移してきたカルチノイド腫瘍との鑑別が難しい症例がある．一般に両者ともに良性の経過をとるが，必ずしも全例ではない．他の悪性胚細胞腫瘍とは異なり，良性奇形腫から二次性に発生する悪性腫瘍は通常成人に発生する．

それに対し，未熟奇形腫は様々な量の未熟組織（絶対的なものではないが未熟な神経外胚葉成分が最もよく認められる）が，成熟奇形腫の一部に混在して認められることを特徴としている．この腫瘍は小児あるいは若年成人に発生し，充実性の形態を示し，嚢胞状を呈する定型的な良性奇形腫の形状とは異なっている．未熟奇形腫は未熟成分（異型の程度ではない）の量によってGrade分類され，

生命予後はGradeと病期に規定される．本腫瘍がユニークな点として，原発巣と播種（通常は腹膜）巣が別々にgradingされる点で，播種巣が成熟性の場合には予後は良好に保たれる．

　もともと卵巣に存在していない成分からなる腫瘍は，たとえ良性の奇形腫成分であることが十分に確認されていない状況でも，通常は奇形腫に由来すると推測される．そのような病変は，通常1例報告ないし少数例の検討として論文化されており，普遍的な結論を出すのは困難な状況である．

　最後に，混合型胚細胞腫瘍は定義上悪性で，2つないしそれ以上の悪性胚細胞成分から構成される．それらは悪性胚細胞腫瘍の8％を占めると報告されている．これらの腫瘍のうち1/3以上が卵黄嚢腫瘍，絨毛癌あるいは未熟奇形腫から構成される場合は，従来予後不良とされてきたが，現在は最新の化学療法を実施する段階が最も重要な予後因子になると考えられている[3]．それでも，悪性腫瘍のタイプと，腫瘍内に占める相対的な割合は，病理報告書に記載されるべきである．

（S.G. Silverberg，和訳：森谷卓也）

文献
1) Katsube Y, Berg JW, Silverberg SG: Epidemiologic pathology of ovarian tumors: a histopathologic review of primary ovarian neoplasms diagnosed in the Denver Standard Metropolitan Statistical Area, 1 July-31 December 1969 and 1 July-31 December 1979. Int J Gynecol Pathol 1982, 1: 3-16
2) Zaloudek C, Garg K: Ovary and Fallopian Tube. In: Silverberg's Principles and Practice of Surgical Pathology and Cytopathology (Wick MR, LiVolsi VA, Pfeifer JD, et al eds.), 5th edition. Cambridge University Press, 2015, 2724-2820
3) Prat J, Cao D, Carinelli SG, et al: Germ cell tumours, and Monodermal teratoma and somatic-type tumours arising from a dermoid cyst. In: WHO Classification of Tumours of Female Reproductive Organs (Kurman RJ, Carcangiu ML, Herrington CS, et al, eds.), 4th edition. IARC, Lyon, 2014, 57-66
4) Hackethal A, Brueggmann D, Bohlmann MK, et al: Squamous-cell carcinoma in mature cystic teratoma of the ovary: systematic review and analysis of published data. Lancet Oncol 2008, 9: 1173-1180

こんな症例も

腹膜播種を示した卵巣甲状腺腫

　卵巣甲状腺腫ではまれに悪性転化がみられることが知られている．通常は甲状腺乳頭癌の形態を示し，乳頭状構造やすりガラス状核，核溝，核内封入体などがみられる．骨，リンパ節，腹膜などへの転移が認められることもある．一方，組織学的に悪性所見を指摘できない卵巣甲状腺腫であるにもかかわらず腹膜播種を伴う病態が知られている．腹膜甲状腺腫症 peritoneal strumosis と呼ばれるもので，このとき腹膜播種巣にみられる組織も悪性所見のない成熟した甲状腺組織である．腹膜播種巣の発育は緩徐で，まれに癒着による腹部症状をきたす以外は一般に無症候性で予後良好である．かつては「良性甲状腺腫症」と呼ばれていたが，現在では卵巣病変を「highly differentiated follicular carcinoma」とし，腹膜病巣はその播種と考える研究者が多い．

（笹島ゆう子）

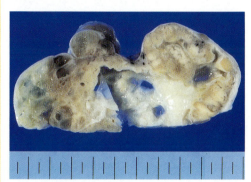

図1　卵巣甲状腺腫：充実部と囊胞部からなる腫瘍で，充実部分は透明感のある淡褐色調である．

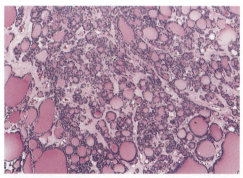

図2　卵巣原発巣：大小の濾胞が密に増殖する卵巣甲状腺腫．

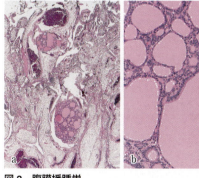

図3　腹膜播種巣
a：直径2mmまでの境界明瞭な小結節が多発している．
b：コロイドを含む大小の濾胞構造が認められる．個々の細胞は異型に乏しい．
（図1〜3症例は元埼玉県立がんセンター婦人科科長 白水健士先生のご厚意による）

文献
1) Shapiro PF: Metastasis of thyroid tissue to abdominal organs: with special case report of a struma ovarii metastasizing to the omentum. Ann Surg 1930, 92: 1031-1042（卵巣と腹膜に甲状腺組織が認められた1剖検例の報告）
2) Karseladze AI, Kulinitch SI: Peritoneal strumosis. Pathol Res Pract 1994, 190: 1082-1085（peritoneal strumosis 1 例の報告）
3) Roth LM, Karseladze AI: Highly differentiated follicular carcinoma arising from struma ovarii: a report of 3 cases, a review of the literature, and a reassessment of so-called peritoneal strumosis. Int J Gynecol Pathol 2008, 27: 213-222（peritoneal strumosis 3 例の報告および文献例も含めた良悪性についての考察）

こんな症例も

卵巣の PNET

　卵巣原発の原始神経外胚葉性腫瘍 primitive neuroectodermal tumor（PNET）は非常にまれである．奇形腫を合併する例が多い．腫瘍細胞は小円形で，小型・円型・核小体不明瞭な核と細胞境界の不明瞭な明るい胞体を持ち，小空隙，細血管を取り囲む偽ロゼットを形成する．各種の神経系腫瘍へ分化する．現在は Ewing 肉腫/PNET 群として扱われ，免疫染色では神経特異エノラーゼ（NSE），シナプトフィジン synaptophysin，ニューロフィラメント（NF），CD57 などの神経系マーカーが陽性になり，多くの症例で MIC2 遺伝子産物（CD99）の発現が高頻度にみられるが，特異的ではない．染色体異常が高頻度に認められ，22q12 に座位する Ewing sarcoma breakpoint region1（EWSR1）遺伝子と FLI1 遺伝子（11q24）の t（11；22）転座により生じるキメラ遺伝子 EWS-FII1 が形成されている．病理診断は病理組織像，免疫染色像，キメラ遺伝子の証明などで行う．融合遺伝子のタイプにより予後の差をみるとの報告もあるが，一般的に予後は不良である．

（長沼　廣）

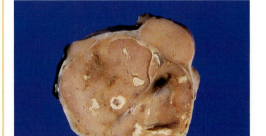

図1　卵巣の PNET：白色充実性腫瘍で，部分的に壊死を認める．（JCHO北海道病院　服部淳夫先生のご厚意による）

文献

1) Kleinman GM, Young RH, Scully RE：Primary neuroectodermal tumors of the ovary：a report of 25 cases. Am J Surg Pathol 1993, 17：764-778（卵巣原発の NET 症例25例の報告）
2) Kawauchi S, Fukuda T, Miyamoto S, et al：Peripheral primitive neuroectodermal tumor of the ovary confirmed by CD99 immunostaining, karyotypic analysis, and RT-PCR for EWS/FLI-1 chimeric mRNA. Am J Surg Pathol 1998, 22：1417-1422（免疫染色，染色体分析，PCR 法による遺伝子解析による卵巣原発の PNET の診断）
3) de Alava E, Gerald WL：Molecular biology of the Ewing's sarcoma/primitive neuroectodermal tumor family. J Clin Oncol 2000, 18：204-213（Ewing 肉腫/PNET 群の分子生物学的解説）
4) O'sullivan MJ, Perliman EJ, Furman J, et al：Visceral primitive peripheral neuroectodermal tumors：a clinicopathologic and molecular study. Hum Pathol 2001, 32：1109-1115（各種臓器から発生した PNET の病理学的，分子生物学的検索，予後との関連）

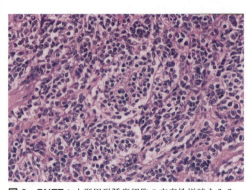

図2　PNET：小型円形腫瘍細胞の充実性増殖をみる．（JCHO北海道病院　服部淳夫先生のご厚意による）

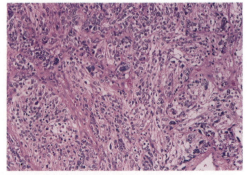

図3　PNET：腫瘍細胞の多形性，大型化がみられ，膠芽腫への分化もみる．（JCHO北海道病院　服部淳夫先生のご厚意による）

こんな症例も

卵巣原発上衣腫

　卵巣原発上衣腫 ependymoma of the ovary は単胚葉性奇形腫群の神経外胚葉型腫瘍に位置づけられている．この腫瘍群は分化型，未熟型，退形成型に大別されており，上衣腫は分化型に属し，その中では比較的頻度の高い腫瘍である．

　卵巣原発上衣腫は若年成人に好発し，充実性あるいは囊胞を伴う腫瘤を形成する．組織像は中枢神経に発生する上衣腫に類似しており，血管周囲性偽ロゼット perivascular pseudorosette（図1）や上衣ロゼット ependymal rosette（図2）の存在が診断の手がかりとなる．腫瘍細胞は glial fibrillary acidic protein（GFAP）に陽性である（図3）．それに加えて，卵巣上衣腫ではER，PgR，cytokeratin が陽性となることが多い．また他の神経外胚葉型腫瘍と異なり，奇形腫成分を併せもつことはまれである．臨床病期が重要な予後因子であるが，卵巣原発上衣腫は未熟型や退形成型に比べると悪性度が低い．

　上衣腫以外にも，卵巣には星細胞腫，膠芽腫などの発生が報告されている．見慣れない組織像をみた場合には，脳腫瘍を思い出すと診断に至るかもしれない．

（廣瀬隆則）

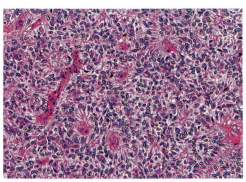

図1 卵巣原発上衣腫：多数の血管周囲性偽ロゼットを認める．腫瘍細胞は細い突起を小血管に向かって伸ばしている．

文献
1) Kleinman GM, Young RH, Scully RE：Ependymoma of the ovary：report of three cases. Hum Pathol 1984, 15：632-638（卵巣原発上衣腫の最初の報告）
2) Kleinman GM, Young RH, Scully RE：Primary neuroectodermal tumors of the ovary. Am J Surg Pathol 1993, 17：764-778（卵巣原発神経外胚葉性腫瘍に関する原著論文で，WHO分類の基礎をなす）
3) Stolnicu S, Furtado A, Sanches A, et al：Ovarian ependymomas of extra-axial type or central immunophenotypes. Hum Pathol 2011, 42：403-408（卵巣原発上衣腫の免疫組織化学的検討）
4) Komuro Y, Mikami M, Sakaiya N, et al：Tumor imprint cytology of ovarian ependymoma. A case report. Cancer 2001, 92：3165-3169（卵巣原発上衣腫の捺印細胞所見についての報告）

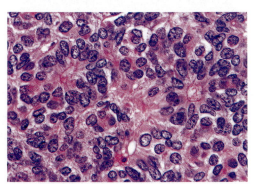

図2 卵巣原発上衣腫：腫瘍細胞が花冠状に配列し，上衣ロゼットを形成している．ロゼットの中心には小腺腔が認められる．

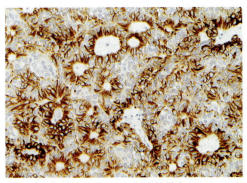

図3 卵巣原発上衣腫のGFAP免疫染色：多くの腫瘍細胞がGFAP陽性を示している．

各論F 胚細胞腫瘍

10 悪性転化を伴う成熟奇形腫
mature teratoma, malignant transformation

エッセンス

- 悪性転化を伴う成熟奇形腫は悪性腫瘍が成熟奇形腫の組織から連続的に発生したものをいう．
- 扁平上皮癌の発生が最も多く，次いで腺癌が発生する．
- まれに，悪性黒色腫や肉腫の報告例がある．

I 基礎的事項

(1) 定義
悪性腫瘍が成熟奇形腫の組織から連続的に発生したものをいう．

(2) 臨床所見
成熟奇形腫の悪性転化の中で扁平上皮癌が約80%を占める．

報告例は19歳〜87歳で，平均年齢は55歳である．悪性所見を伴わない成熟奇形腫の発生年齢より20年高齢である．腫瘍が大きくなると，周囲の組織との癒着症状をきたす．長径が10cmを超え，血清CEA値が上昇し，年齢が45歳を超える場合，悪性転化が疑われ，詳細な画像診断の対象となる．通常成熟奇形腫から扁平上皮癌への悪性転化は片側性である[1]．

(3) 病理所見
肉眼所見：成熟奇形腫の一部に充実性あるいは充実性の部分と嚢胞状の部分が混在した認識可能な成分としてみられる．嚢胞壁から突出，あるいは嚢胞壁の肥厚として認識されることが多い（図1）．

組織所見：扁平上皮癌としてよく分化し，角化を示すものから低分化なものまで様々なパターンをとる．腫瘍細胞は好酸性で豊かな細胞質をもつものから，退形成性あるいは肉腫様の形態を示すこともある．発生起源は，成熟奇形腫の扁平上皮成分であるが，呼吸上皮が扁平上皮化生を示し，その部から発生するものもある（図2，3）．予後は臨床病期による．卵巣に限局したI期の症例の予後は良好である．5年生存率は，すべての臨床病期を含めて15〜52%で，I期では，75.7%である．進行期の症例の予後は，他の上皮性腫瘍に比して不良である．腺癌は，成熟奇形腫の悪性転化の組織型として2番目に多い（図4〜6）．成熟奇形腫の悪性転化の約7%を占める．多くは，成熟奇形腫の成分としてみられる消化管や呼吸上皮から発生する[2,3]．

II 関連事項

肉腫の発生は，約8%とまれであるが，若年者に発生する症例としては，扁平上皮癌よりもむしろ頻度が高い．平滑筋肉腫，血管肉腫，骨肉腫，軟骨肉腫，線維肉腫，横紋筋肉腫，悪性線維性組織球腫などの報告がある．悪性黒色腫の発生もしばしば報告されている[4]．

III 21世紀の新知見

成熟奇形腫と合併する粘液性腫瘍は，併存として扱われてきたが，腸上皮型の症例の中には成熟奇形腫の成分由来のものもあることが遺伝学的手法によって証明されている．これらの症例の中には腺腫，境界悪性腫瘍と連続して腺癌へと進展する症例もある．卵巣原発の粘液性腫瘍が腹膜偽粘液腫の原因となることはまれとされるが，成熟奇形腫より発生した症例では，しばしば腹膜偽粘液腫を併発することがあり，粘液性腫瘍とは異なる臨

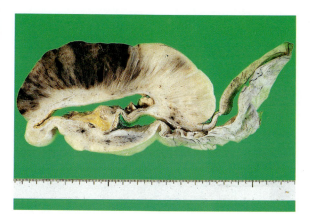

図1 成熟奇形腫に発生した腺癌:囊胞内に突出する充実性腫瘍.

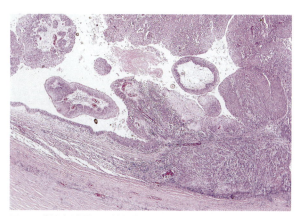

図2 成熟奇形腫の悪性転化:非腫瘍性の上皮から連続して扁平上皮癌の発生をみる.

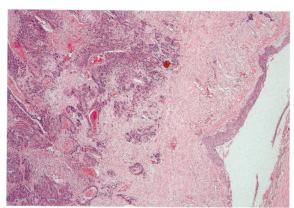

図3 成熟奇形腫に発生した扁平上皮癌:角化を示す浸潤性胞巣と右囊胞腔の扁平上皮には異型がみられる.

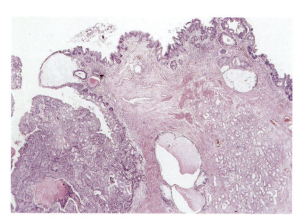

図4 成熟奇形腫の悪性転化:非腫瘍性上皮から連続して発生する腺癌の所見.

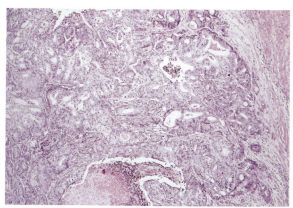

図5 成熟奇形腫の悪性転化:腺癌の組織像には特徴的な所見を認めない.

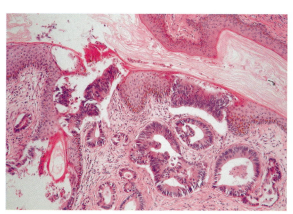

図6 成熟奇形腫に発生した腺癌:腺癌が浸潤し,一部扁平上皮を置換する.

床病理学的所見を呈する.

(長坂徹郎)

文献
1) Hirakawa T, Tsuneyoshi M, Enjoji M: Squamous cell carcinoma arising in mature cystic teratoma of the ovary: clinicopathologic and topographic analysis. Am J Surg Pathol 1989, 13: 397-405(成熟奇形腫に発生した扁平上皮癌症例の臨床病理学的解析)
2) Levine DA, Villella JA, Poynor EA, et al: Gastrointestinal adenocarcinoma arising in a mature cystic teratoma of the ovary. Gynecol Oncol 2004, 94: 597-599(成熟奇形腫に胃腸型の腺癌を発生した症例の報告)
3) Sumi T, Ishiko O, Maeda K, et al: Adenocarcinoma arising from respiratory ciliated epithelium in mature ovarian cystic teratoma. Arch Gynecol Obstet 2002, 267: 107-109(成熟奇形腫の呼吸上皮成分から腺癌が発生した症例の報告)
4) Nielsen GP, Young RH, Prat J, et al: Primary angiosarcoma of the ovary: a report of seven cases and review of the literature. Int J Gynecol Pathol 1997, 16: 378-382(成熟奇形腫に血管肉腫を発生した症例の報告)

こんな症例も

横紋筋肉腫を発生した未熟奇形腫

6歳女児の未熟奇形腫から発生した横紋筋肉腫を紹介する．

組織学的には成熟した成分と幼若な間葉系成分からなる未熟奇形腫で，4度再発し，患児は術後3年で死亡した．2度目以降の再発腫瘍はすべて横紋筋肉腫であった．

卵巣奇形腫から発生する悪性腫瘍は上皮性であることが多いが，間葉系腫瘍も発生することが知られており，横紋筋肉腫の発生もこれまでに数例報告されている．原発病変では横紋筋肉腫成分が明らかではない場合でも，治療（とくに白金製剤を用いた化学療法）後の再発巣では横紋筋肉腫の像が優勢になることもある．これは治療に感受性のある組織成分が消失し，治療抵抗性を示す組織成分のみが選択的に増殖してゆくためと考えられている．組織診断をするうえでは，原発腫瘍にみられる横紋筋芽細胞の増生を横紋筋肉腫とみなすか，奇形腫の未熟成分とみなすかが問題となるが，弱拡大1視野を超えて横紋筋芽細胞の増生がみられ，他の組織成分と混在していない場合は横紋筋肉腫の可能性を考える．横紋筋肉腫成分を含む未熟奇形腫の予後は，未熟組織の主体が神経組織である同じstage，gradeの未熟奇形腫に比して不良である．

（柳井広之）

文献
1) Yanai H, Matsuura H, Kawasaki M, et al：Immature teratoma of the ovary with a minor rhabdomyosarcomatous component and fatal rhabdomyosarcomatous metastases: the first case in a child. Int J Gynecol Pathol 2002, 21: 82-85（本稿で提示した症例の報告と既報告例のレビュー）

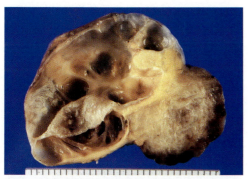

図1 原発奇形腫：嚢胞性部分と充実性部分よりなる奇形腫である．嚢胞部には少量の皮脂が付着している．充実性部分の黄色部分は成熟脂肪組織，灰白色部分は未熟間葉組織である．

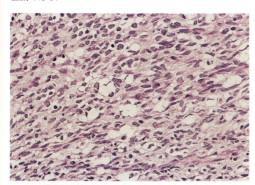

図2 奇形腫の未熟間葉系成分：分化傾向の不明瞭な紡錘形細胞が増生している．原発巣では脂肪芽細胞もみられ，種々の成分が混在していることがうかがわれる．この症例では未熟神経組織はみられなかった．

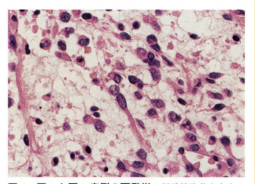

図3 図2と同一症例の再発巣：好酸性胞体を有するstrap cellを認める．腫瘍細胞はMyoD1陽性，ミオグロビン一部陽性であり，横紋筋肉腫と考えられる．

こんな症例も

卵巣悪性黒色腫

　成熟奇形腫は 1〜2％程度で悪性転化するとされ，その場合の特殊な組織型として悪性黒色腫があげられる．卵巣原発悪性黒色腫は 70％で成熟奇形腫を合併し，奇形腫の皮膚成分から発生したものが多く，ぶどう膜や髄膜の成分から発生した例もある．

　一方，皮膚や諸臓器に発生した悪性黒色腫の剖検例のうち 18％に卵巣転移がみられ，成熟奇形腫への転移（腫瘍内腫瘍転移）も報告されている．

　卵巣原発と診断するためには転移性の可能性を慎重に除外する必要がある．Cronje らは①卵巣以外に原発巣がないこと，②片側性の腫瘍で奇形腫の成分を含むこと，③メラノサイトの junctional activity があること，④年齢および症状が過去の報告とよく一致することの 4 項目を満たせば，より確実に卵巣原発悪性黒色腫と診断できると提唱している．ただし，①の条件から卵巣原発と考えられても，これら 4 項目すべてを満たすことは多くない．表皮内黒色腫や奇形腫の成分が認められない場合，悪性黒色腫の増大・浸潤に伴いこれらの成分が破壊され消失したと推察される．

　当該症例は 40 代女性の左卵巣に発生した 20×15cm の腫瘍で，肉眼的に黒色の成分を認めた（図 1）．成熟奇形腫の表皮成分に近接して悪性黒色腫が増殖し（図 2），腫瘍細胞は S-100，HMB-45 に陽性であった（図 3）．表皮内にメラノサイトが散見されたが，表皮内黒色腫や真皮内母斑は認められなかった．皮膚病変（手術歴を含む）はなく，片側性で年齢や症状も過去の文献と一致し，卵巣原発悪性黒色腫と診断した．

図1　左卵巣腫瘍の肉眼像：表面平滑な腫瘤と，多結節状の黒色腫瘤からなっていた．

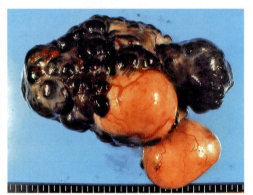

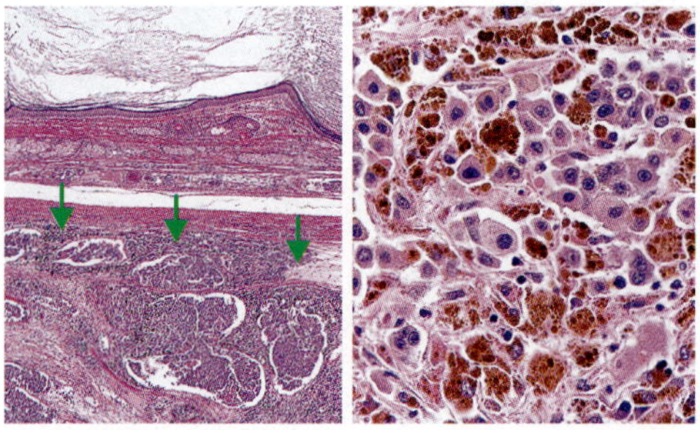

図2　組織像：成熟嚢胞奇形腫の表皮成分に近接して胞巣状・索状の腫瘍が増殖していた．腫瘍細胞は異型が高度で，メラニン色素沈着が認められた．

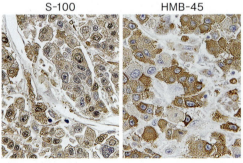

図3　免疫組織化学染色：腫瘍細胞は S-100，HMB-45 に陽性であった．

卵巣悪性黒色腫は予後不良で，原発性・転移性いずれの場合も診断から 2〜3 年以内に死亡することが多い．

（小島伊織，堀部良宗）

文献
1) 小島伊織，堀部良宗，今枝義博 他：卵巣原発悪性黒色腫の1例．診断病理 2014, 31：30-32（疫学や原発性/転移性の鑑別法，組織亜型について review を加えた症例報告）
2) Gupta D, Deavers MT, Silva EG, et al: Malignant melanoma involving the ovary: a clinicopathologic and immunohistochemical study of 23 cases. Am J Surg Pathol 2004, 28：771-780（卵巣悪性黒色腫は胚細胞腫瘍や性索間質性腫瘍との鑑別を要し，S-100 免疫染色が診断に有用である）
3) Cronje HS, Woodruff JD: Primary ovarian malignant melanoma arising in cystic teratoma. Gynecol Oncol 1981, 12：379-383（本文中に述べた 4 項目の基準を元に，過去の報告が真に卵巣原発としてよいか検討した）

各論 G　その他の腫瘍カテゴリー

1　性腺芽腫 gonadoblastoma

エッセンス

- 大型の胚細胞と，未熟なセルトリ細胞に類似した性索細胞が腫瘍胞巣を形成する腫瘍である．
- 多くは異形成性腺に発生し，また多くの症例でY染色体をもつ個体に発生する．
- 腫瘍胞巣内には基底膜様物質の沈着，石灰化が高率にみられる．
- 未分化胚細胞腫/ディスジャーミノーマをはじめとして，卵黄嚢腫瘍，胎芽性癌などの胚細胞腫瘍を高率に併発する．
- 予後は合併する胚細胞腫瘍により影響される．純粋型の予後は良好である．

I　定義と臨床的事項

(1) 定義

　胚細胞と性索・間質成分の混在からなる腫瘍のうち，多くは異形成性腺 dysgenetic gonad に発生し，大型の胚細胞と，未熟なセルトリ Sertoli 細胞に類似した細胞が胞巣を形成し，しばしば腫瘍胞巣間にはライディッヒ Leydig 細胞の増生巣がみられる腫瘍である．性腺芽腫 gonadoblastoma のみからなる純粋型と，悪性胚細胞腫瘍を伴うものの2型があるが，後者の割合が高い[1]．

(2) 臨床像と予後

　性腺芽腫74例を解析したScullyの報告によれば，約80％の症例は表現型女性にみられ，通常男性化を伴うという．染色体分析では，90％以上の症例は核型が46, XY, 45, XO/46, XY のモザイクであり，Y染色体が確認される[2]．しかし，正常な染色体をもち分娩した女性の卵巣に発生した例も報告されている[3]．予後は，純粋型は極めて良好であるが，約50％の症例で未分化胚細胞腫/ディスジャーミノーマを，また約10％に卵黄嚢腫瘍，胎芽性癌などのより悪性度の高い胚細胞腫瘍を合併する．その場合は，これら胚細胞腫瘍の悪性度に依存する[1]．

II　病理学的事項

(1) 肉眼所見

　腫瘍の大きさは，併存する胚細胞腫瘍の有無により差がある．純粋型では多くは8cm以下であり，25％は顕微鏡的なサイズとされている[2]．割面では灰白色充実性であり，しばしば石灰化を伴う．

　18歳，表現型女性の性腺に発生した未分化胚細胞腫/ディスジャーミノーマを併発した性腺芽腫（症例1）の腹腔鏡写真（図1）および固定後割面像（図2）と，13歳，表現型女性に発生した同腫瘍（症例2）の固定後割面像（図3）を示す．

(2) 病理組織所見

　腫瘍は2種類の腫瘍細胞から構成される．1つは未分化胚細胞腫/ディスジャーミノーマあるいはセミノーマに類似した大型の胚細胞であり，もう1つの細胞は未熟な Sertoli 細胞に類似した性索細胞に由来するとされる小型細胞である（図4〜7）．免疫組織化学染色では，前者では胎盤性アルカリホスファターゼが，後者の細胞では α-インヒビンが陽性となる．これらが大小の類円形の腫瘍胞巣を形成して，あるいはびまん性に増殖する．腫瘍胞巣内には好酸性の無構造・硝子様物質の沈着がみられることが多い（図5）．この好酸性物質はPAS反応

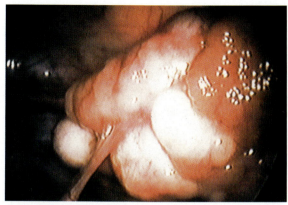

図1 症例1−18歳，表現型女性（核型46, XY）に生じた性腺芽腫の腹腔鏡検査所見：右性腺は6×5.5×2.2cm大に腫大し，表面は不整で，索状物により腹膜と癒着している．

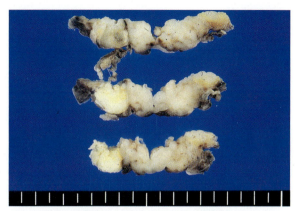

図2 症例1の腫瘍の一部（ホルマリン固定後）：腫瘤は灰白色，充実性で，多巣性に壊死を伴う未分化胚細胞腫/ディスジャーミノーマの成分が主体であるが，辺縁部の一部には石灰化巣を伴う性腺芽腫の成分が存在する．

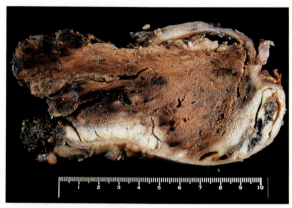

図3 症例2−13歳，表現型女性（核型46, XY）に生じた性腺芽腫（ホルマリン固定後）：割面のほとんどは出血・壊死を伴う非定型的な未分化胚細胞腫/ディスジャーミノーマによって占められ，性腺芽腫は腫瘍表面に近い部分に顕微鏡的に認められるのみであった．本例では顕微鏡的な成熟奇形腫も存在した．

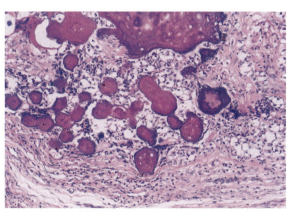

図4 症例1の病理組織所見：弱拡大像．腫瘤の中で辺縁を中心に約10％の領域に線維性結合組織に囲まれた性腺芽腫の胞巣形成をみるが，その中心に石灰化が目立つ．

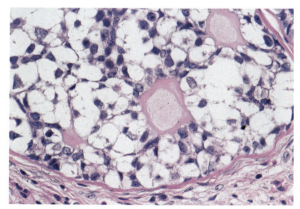

図5 症例1の病理組織所見：強拡大像．図4の胞巣は，類円形で小型の核と淡明な胞体をもつ大型細胞と，紡錘形あるいは多角形の核と境界不明瞭な胞体をもつ小型細胞の増生からなり，前者は胚細胞に，後者は未熟なSertoli細胞に類似する．未熟なSertoli細胞はしばしば好酸性物質を囲むCall-Exner小体様配列を示す．

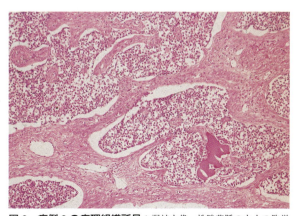

図6 症例2の病理組織所見：弱拡大像．性腺芽腫の大小の胞巣を認める．一部に石灰化を認める．

陽性（図8）であり，免疫組織化学的染色ではIV型コラーゲン（図9）やラミニンなどの基底膜を構成する物質に免疫活性陽性像を示す．また，多巣性に石灰化像を伴うことが多い．腫瘍細胞の脱落により石灰化巣のみが残存する場合がある（図10）．腫瘍胞巣間にはLeydig細胞や黄体化細胞の集簇像を伴う（図11）．性腺芽腫に併発した未分化胚細胞腫/ディスジャーミノーマの組織像を図12に示す．

(3) 鑑別診断

鑑別診断としては輪状細管を伴う性索腫瘍 sex cord tumor with annular tubules（SCTAT）があげられるが，SCTAT は性索間質性腫瘍のカテゴリーに入る腫瘍であり，胚細胞成分を欠く点から鑑別可能である．また，分類不能な混合型胚細胞・性索間質性腫瘍 mixed germ cell-sex cord-stromal tumour unclassified type〔WHO分類 第4版（2014年）〕は，正常な染色体をもつ女性の卵巣に発生し，性腺芽腫にみられるような硝子様物質の沈着や石灰化はない．

III 21世紀の新知見

分子生物学的進展によりgonadoblastomaの原因遺伝子はY染色体上に存在する *testis-specific protein Y-encoded*（*TSPY*）遺伝子に存在することが明らかになった[4]．また，この遺伝子の過剰発現はgonadoblastomaのみならず，他の胚細胞腫瘍でもみられるという[4]．

さらに，免疫組織化学の発展により，腫瘍を構成する胚細胞にはCD117, D2-40, Oct-1, Nanog, SALL4などが発現していることが明らかになっており，診断に有用である[5,6]．

（武島幸男）

文献

1) Scully RE: Histological Typing of Ovarian Tumours. In: WHO International Histological Classification of Tumours. 2nd edition. Springer, Berlin, 1999（性腺芽腫の定義，組織像の解説）
2) Scully RE: Gonadoblastoma. A review of 74 cases. Cancer 1970, 25: 1340-1356（性腺芽腫の多数例の臨床病理学的検討の報告）
3) Zhao S, Kato N, Endoh Y, et al: Ovarian gonadoblastoma with mixed germ cell tumor in a woman with 46, XX karyotype and successful pregnancies. Pathol Int 2000, 50: 332-335（正常の核型karyotypeをもつ女性に発生した性腺芽腫の症例報告と，同様の症例の文献のレビュー）
4) Lau YF, Li Y, Kido T: Gonadoblastoma locus and the TSPY gene on the human Y chromosome. Birth Defects Res C Embryo Today 2009, 87: 114-122（Gonadoblastomaの原因遺伝子の*TSPY*遺伝子に関する総説）
5) Cao D, Guo S, Allen RW, et al: SALL4 is a novel sensitive and specific marker of ovarian primitive germ cell tumors and is particularly useful in distinguishing yolk sac tumor from clear cell carcinoma. Am J Surg Pathol 2009, 33: 894-904（胚細胞腫瘍におけるSALL4の発現パターンと鑑別診断の有用性に関する報告）
6) Stoop H, Honecker F, van de Geilin GJ, et al: Stem cell factor as a novel diagnostic marker for early malignant germ cells. J Pathol 2008, 216: 43-54（早期胚細胞腫瘍における各種幹細胞系マーカーの発現に関する報告）

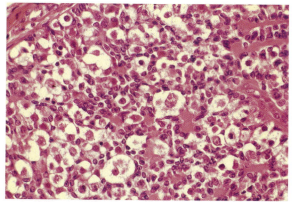

図7 症例2の病理組織所見：強拡大像．上記の胞巣は，症例1と同様に類円形の大型細胞と，紡錘形あるいは多角形の小型細胞の増生からなる．

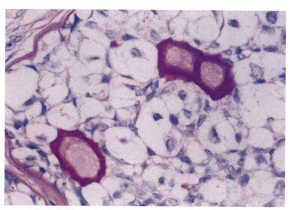

図8 腫瘍胞巣のPAS染色：腫瘍胞巣内の好酸性物質はPAS反応強陽性を示す．

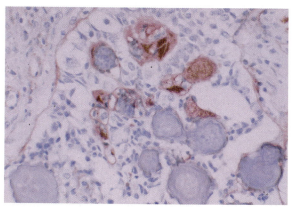

図9 抗IV型コラーゲン抗体による免疫組織化学染色：胞巣中心の好酸性物質は，免疫組織化学的に抗IV型コラーゲン抗体の免疫活性が陽性である．

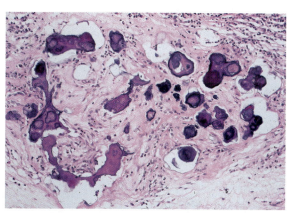

図10 性腺芽腫：中拡大像．構成細胞が脱落し，石灰化巣のみがみられる場合がある．

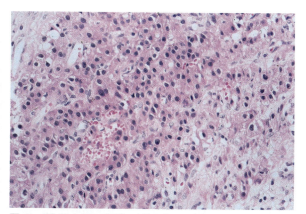

図11 図10と同一症例：中拡大像．性腺腫瘍細胞胞巣の周囲にはLeydig細胞の増生巣を認める．

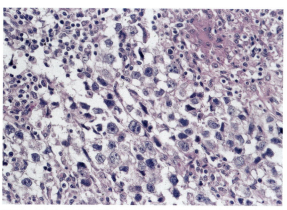

図12 図10と同一症例：強拡大像．性腺芽腫に接して，類円形核と淡明な胞体をもつ大型細胞のびまん性増殖からなる腫瘍性病変を認める．腫瘍細胞間にはリンパ球浸潤や肉芽腫反応がみられ，未分化胚細胞腫／ディスジャーミノーマとみなされる．

各論 G その他の腫瘍カテゴリー
2 小細胞癌 small cell carcinoma

エッセンス

- 原発性卵巣小細胞癌には，高カルシウム血症型，および肺型（神経内分泌癌）が存在する．
- 高カルシウム血症型では，肺型に比して発症年齢が若く，進行した症例では予後不良である．
- 高カルシウム血症型では，macrofollicle-like space が認められることが多く，顆粒膜細胞腫（とくに若年型）との病理組織学的鑑別が重要である．
- 高カルシウム血症型では，大型細胞や粘液性上皮の出現を認めることもある．大型細胞に関しては，ovarian rhabdoid tumor との類似性が指摘されている．
- 高カルシウム血症型は，その組織発生に関して定説はなく，起源不明の卵巣腫瘍に分類されている．

I 定義と臨床病理学的事項

　原発性卵巣小細胞癌には，高カルシウム血症型 hypercalcemic type[1] および肺型 pulmonary type[2] が存在し，両者はまったく組織発生の異なる腫瘍と考えられる．本稿では，高カルシウム血症型原発性卵巣小細胞癌を中心に鑑別診断を含めて概説する．

　高カルシウム血症型原発性卵巣小細胞癌は Scully が 1979 年に最初に報告し，その後 Young ら[1] が 150 例を臨床病理学的に集計報告している．発症年齢は比較的若く，9〜43 歳（平均 22 歳前後）である．約 60%の症例で高カルシウム血症を伴い，術後（腫瘍切除後）に血中カルシウム値が正常域に回復し，また再発とともに上昇する症例が確認されている．約 3%の症例では高カルシウム血症の症状を呈する．ほとんどの症例は片側発生で，さらに stage I で発見されている．5 年生存率は stage I a で約 30%とされ，それより進行した症例での予後は極めて不良である．

II 病理学的事項

(1) 肉眼所見
　嚢胞性および充実性部分が認められ（図 1），充実性部分の割面は弾性軟で淡灰白色調である（図 2）．

(2) 病理組織所見
　小型の腫瘍細胞の充実性上皮様増生像がみられ，約 80%の症例で macrofollicle-like space が認められる（図 3）．充実性部分の中拡大像では小型の均一な腫瘍細胞の密な増生像が認められる（図 4）．強拡大像では腫瘍細胞の核は小さな核小体を有し，クロマチンは粗糙であり，また細胞質はわずかである．さらに核分裂像が散見される．なお，核溝は認められない（図 5）．約 50%の症例には淡明で大きな核および豊富なやや好酸性の細胞質を有する腫瘍細胞の胞巣も認められ（図 6），また eosinophilic cytoplasmic globule を有するものもある．これらの腫瘍細胞が優勢な場合は，large cell variant とも称されるが，ovarian rhabdoid tumor との類似性が指摘されている．本腫瘍部分の鍍銀線維の発達は悪く（図 7），また約 12%の症例では粘液性上皮細胞の出現が認められ，不規則な小腔を形成している（図 8）．これらの細胞は粘液染色陽性である（図 9）．小型の充実性腫瘍細胞部分では一部にサイトケラチン陽性所見（図 10）が，また粘液性上皮細胞部分では強陽性所見を認める（図

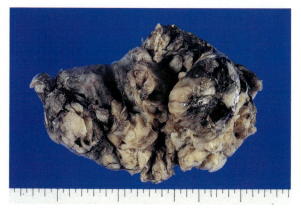

図1 高カルシウム血症型原発性卵巣小細胞癌：嚢胞性および充実性部分が認められる．

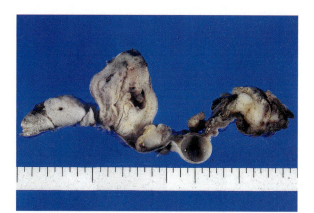

図2 高カルシウム血症型原発性卵巣小細胞癌：充実性部分の割面は淡灰白色調．

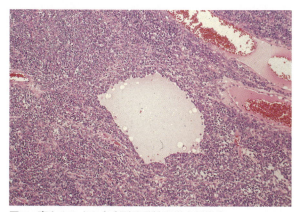

図3 高カルシウム血症型原発性卵巣小細胞癌：macrofollicle-like space が認められる部分．

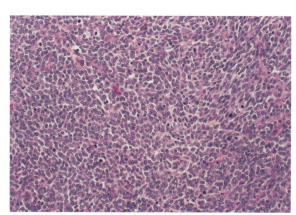

図4 高カルシウム血症型原発性卵巣小細胞癌：小型の均一な腫瘍細胞の密な増生が認められる部分．

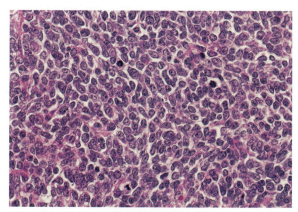

図5 高カルシウム血症型原発性卵巣小細胞癌：腫瘍細胞の核クロマチンは粗糙で，小型の核小体を有している．

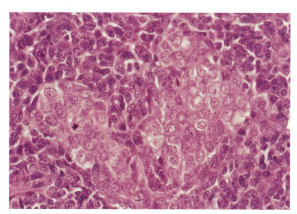

図6 高カルシウム血症型原発性卵巣小細胞癌：淡明大型核および淡好酸性細胞質を有する腫瘍細胞部分．

11).充実性小型腫瘍細胞の超微形態像では細胞間に細胞接着装置がみられ，上皮性の特徴を示しているが，神経内分泌顆粒は認められない（図12）．

(3) 鑑別診断

肺型原発性卵巣小細胞癌：高カルシウム血症型原発性卵巣小細胞癌よりもさらに発生頻度はまれである．約55%の症例が片側性で，発症年齢は28〜85歳と，高カルシウム血症型に比べて高齢発症なことが特徴である．組織学的には通常の肺原発小細胞癌（神経内分泌癌）と同様の組織像奇形腫起源の報告もあり[3]，高カルシウム血症型に比べて核小体は目立たず，クロマチンの増量が顕著で，また挫滅傾向が強い．鑑別の際は肺をはじめとする他臓器原発の小細胞癌（神経内分泌癌）の卵巣への転移を除外することが重要である．

成人型および若年型顆粒膜細胞腫：成人型ではびまん性（類肉腫）配列を呈する型との鑑別が問題となるが，核溝の存在の有無が重要である．若年型ではmacrofollicle patternを呈し，また核溝が欠如し，さらに黄体化像が認められる場合には，高カルシウム血症型原発性卵巣小細胞癌の大型腫瘍細胞との鑑別が問題となる．免疫組織化学的にインヒビンの局在の有無が鑑別の一助となる．

III 21世紀の新知見

2014年に入り，本腫瘍に関する研究が進展し，SMARCA4（BRG1）の変異が指摘され，その免疫組織化学的欠失が診断に有用であるとの報告[4〜6]が散見されるようになった．さらに本腫瘍に出現する大型細胞に関しては，ovarian rhabdoid tumorとの類似性が指摘されている[4〜6]．その同一性は，本腫瘍の診断治療にも重要なポイントとなり，組織発生に関する問題と相まって，研究のさらなる進展が期待される．

IV おわりに

高カルシウム血症型原発性卵巣小細胞癌の組織発生に関しては，現在に至るまで定説はなく，その他の卵巣腫瘍に分類されている[7,8]．発生頻度はまれであるが，予後は不良であるので適切な病理組織診断が望まれる．

（名方保夫，吉安可奈子，八十嶋　仁）

文献

1) Young RH, Oliva E, Scully RH: Small cell carcinoma of the ovary, hypercalcemic type: a clinicopathological analysis of 150 cases. Am J Surg Pathol 1994, 18: 1102-1116（高カルシウム血症型卵巣小細胞癌を臨床病理学的に解析し，組織像を詳説している）
2) Eichhorn JH, Young RH, Scully RE: Primary ovarian small cell carcinoma of pulmonary type: a clinicopathologic, immunohistologic, and flow cytometric analysis of 11cases. Am J Surg Pathol 1992, 16: 926-938（肺型卵巣小細胞癌を臨床病理学的に解析している）
3) Rubio A, Schuldt M, Chamorro C, et al: Ovarian small cell carcinoma of pulmonary type arising in mature cystic teratomas with metastases to the contralateral ovary. Int J Surg Pathol 2015, 23: 388-392（卵巣奇形腫より発生した肺型卵巣小細胞癌の報告）
4) Foulkes WD, Clarke BA, Hasselblatt M, et al: No small surprise-small cell carcinoma of the ovary, hypercalcaemic type, is a malignant rhabdoid tumour. J Pathol 2014, 233: 209-214（BRG1欠失とmalignant rhabdoid tumourという名称について言及）
5) Rabinovich A, Witkowski L, Shaco-Levi R, et al: Primary rhabdoid tumor of the ovary: when large cells become small cells. Gynecol Oncol Rep 2015, 12: 64-66（大型細胞の起源にも言及）
6) Karanian-Philippe M, Velasco V, Longy M, et al: SMARCA4（BRG1）loss of expression is a useful marker for the diagnosis of ovarian small cell carcinoma of the hypercalcemic type（ovarian rhabdoid tumor）: a comprehensive analysis of 116 rare gynecologic tumors, 9 soft tissue tumors, and 9 melanomas. Am J Surg Pathol 2015, 39: 1197-1205（BRG1欠失の診断の有用性を強調）
7) Kurman RJ, Carcangiu ML, Herrinton CS: WHO Classification of Tumours of Female Reproductive Organs. 4th edition. IARC, Lyon, 2014, 69-73（最新の組織分類）
8) 永井雄一郎：その他の腫瘍．特集：卵巣腫瘍I−病理の新しい考え方．病理と臨床 2015, 33：984-990（組織分類を詳述）

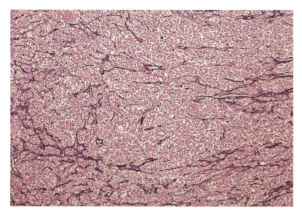

図7　高カルシウム血症型原発性卵巣小細胞癌：鍍銀線維の発達は全体的に悪い．

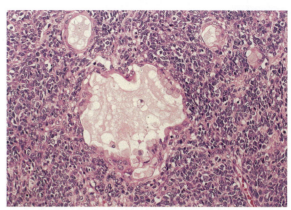

図8　高カルシウム血症型原発性卵巣小細胞癌：粘液性上皮細胞の出現を認める部分．

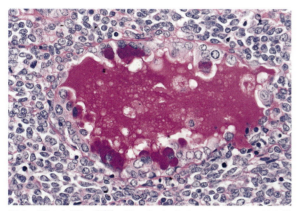

図9　図8と同一症例：図8（HE）部分のジアスターゼ消化後PAS染色．

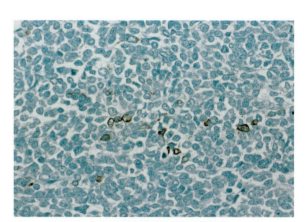

図10　高カルシウム血症型原発性卵巣小細胞癌：一部の腫瘍細胞でサイトケラチン陽性．

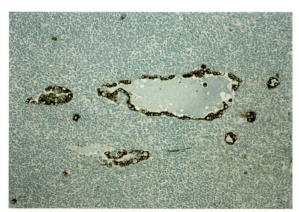

図11　高カルシウム血症型原発性卵巣小細胞癌：サイトケラチンは粘液性上皮細胞には強陽性．

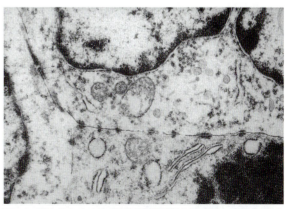

図12　高カルシウム血症型原発性卵巣小細胞癌：超微形態学的には細胞接着装置を認める．

各論 G　その他の腫瘍カテゴリー

3 ウォルフ管腫瘍 Wolffian tumour

エッセンス

- ウォルフ管由来の腫瘍で主に卵巣門，傍卵巣組織，子宮広間膜などに発生することが多い．
- 表面は腹膜で覆われた結節性腫瘍で硬い白色充実性腫瘍で部分的に囊胞化を伴うことがある．
- 多形性の乏しい上皮性細胞の密なる増殖で，管状・索状・充実性構造を形成する．
- 多くは無症状で偶発的に発見されることが多い．

I 定義と臨床病理学的事項

　ウォルフ管腫瘍 Wolffian tumour はウォルフ Wolff 管遺残がみられる卵巣門，傍卵巣組織，子宮広間膜などに主に発生する腫瘍で，卵巣腫瘍というよりは卵巣周囲組織に発生する腫瘍といえる．1973 年に Kariminejad と Scully によって，female adnexal tumor of probable Wolffian origin（FATWO）として 9 症例の検討として報告された．形態がウォルフ管遺残腺管と類似し，発生部位もウォルフ管遺残腺管の分布とほぼ一致することから，ウォルフ管遺残由来と考えられている．さらには免疫組織学的な検討などにより，ウォルフ管由来であることが証明されてきつつある（図1）．したがって，2014 年の WHO 分類 第 4 版からは "probable" という言葉が外されている．

　20 代前半～80 代までの広い範囲の年齢での報告がみられる．下腹痛・排便困難・悪心・嘔吐・圧痛などの mass effect による症状がみられることもあるが，多くは無症状で健診や他の婦人科疾患などの精査中に偶発的に発見されることが多い．また，少数の例外を除きホルモン症状は示さない．

　卵巣門，傍卵巣組織，子宮広間膜などに単発性に発生することが一般的であり，これらの部位から有茎性に突出する場合もあり，子宮漿膜下筋腫との鑑別を要する場合も少なくない．まれではあるが，多発例や播種病巣を形成する症例も報告されている．

　治療は腫瘍摘出が基本となるが，化学療法や放射線療法の奏効性については一定の見解はまだない．

　当初は良性腫瘍として報告され，大部分は予後良好であるが，再発や転移をきたす悪性例も報告されつつある．再発例の多くは late recurrence のパターンをとっている．

　予後不良因子についてはまだ十分な検討はされていない．転移再発例でも転移先が切除できればその予後は良好である．播種病巣を形成するものは予後不良のようである．この腫瘍は核分裂像が少なく，転移や再発例でも 8-10/HPF との報告もあれば 2/50HPF 程度との報告もある．Ki67 陽性率も 5％ 未満がほとんどで予後を反映するとのデータは出ていない．予後不良例で CD56 が陽性であったとの報告もみられる．

II 病理学的事項

(1) 肉眼的所見

　基本的には卵巣より遊離した子宮広間膜あるいは傍卵巣組織内の腫瘤としてとらえられることが多い．表面は腹膜で覆われた結節性腫瘍で多くは硬い充実性腫瘍を形成する．部分的に囊胞化を伴うこともある．割面は淡黄色の結節であり，それらを線維性組織が囲むように介在する（図2, 3）．陳旧化に伴い線維成分が増加し，白色調が増すようになる．石灰化を伴うこともある．

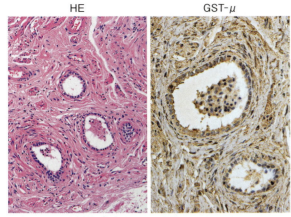

図1 ウォルフ管由来の遺残（傍卵管部）：卵管に併走して存在し，平滑筋組織に取り囲まれる．比較的淡明な細胞質をもつ立方上皮で囲まれる（左）．GST-μが陽性である（右）．

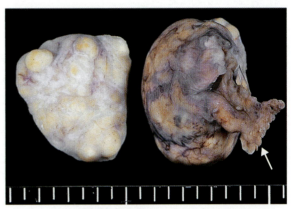

図2 ウォルフ管腫瘍の肉眼所見：傍卵管部子宮広間膜に発生したウォルフ管腫瘍．図右が表面，左が割面．割面は白色の線維性組織が黄色の結節状増殖巣を取り囲んでいる．矢印は卵管采を示す．

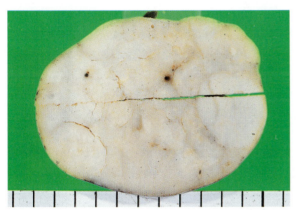

図3 図2と同一症例の割面：黄白色充実性の割面を呈する．多結節性病変の癒合からなる病変．壊死はみられない．

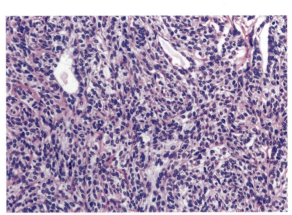

図4 ウォルフ管腫瘍：代表的な組織像を示す．比較的均一な上皮細胞の増殖を示す．細胞密度が比較的高く，HE染色のプレパラートで青色の腫瘍 "blue tumor" となることが多い．

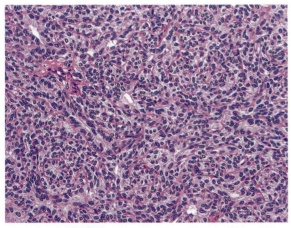

図5 ウォルフ管腫瘍：基本的なパターンである多形性の乏しい腫瘍細胞の索状あるいは管状の増殖像．

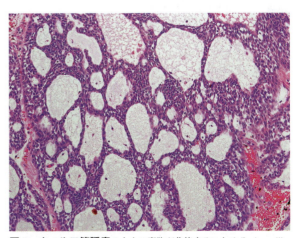

図6 ウォルフ管腫瘍：大小の囊胞が集簇するいわゆる sieve-like pattern．

(2) 病理組織学的所見

基本的には多形性の乏しい上皮性細胞の密なる増殖を示し（図4, 5），様々な大きさの囊胞が集簇する sieve-like pattern を特徴とし（図6），緻密な充実性増殖（図7），網状増殖あるいは管状・索状増殖を示すこともある（図8, 9）．個々の腫瘍胞巣は比較的明瞭な基底膜で囲まれている（図10）．個々の腫瘍細胞は立方状あるいは円柱状で，比較的淡明な細胞質を有し，円形あるいは楕円形の比較的均一な核を有する．核のくびれを有することもある．やや粗いクロマチンを有するが大型の核小体をもつことはほとんどなく，核分裂像もまれである．充実性増殖を示す部位では腫瘍細胞が紡錘形化することがある．多くの場合，本腫瘍は細胞密度が比較的高く，ルーペ像あるいは低倍率での観察ではブルーの色調を呈する．

管腔に分泌物を含まない索状・管状増殖を呈する場合はセルトリ細胞腫と類似している．管腔内に PAS 陽性の淡好酸性物質を内包することもある．管腔周囲の細胞が扁平化し，腺腫様腫瘍あるいは中皮腫に類似する場合もある（図11）．核が多層化し，類内膜癌に類似することも少なくない．索状構造が顕著で核のくびれが目立つ場合には顆粒膜細胞腫との鑑別が必要となる．

間質に膠原線維の増生あるいは硝子化を伴うことも少なくない．石灰化を伴うこともある．中心部に central scar を形成し，囊胞化することがある．

(3) 免疫組織学的所見と鑑別診断

本腫瘍の免疫組織学的形質はウォルフ管由来組織と類似する．すなわち，一部の cytokeratin（AE1/AE3, CAM5.2, CK7）が陽性，CK20 や EMA は陰性のことが多い．vimentin は陽性である．inhibin α も陽性のことが多い．calretinin などの中皮のマーカーの陽性率も高い．CD10 や SMA が陽性となることもある．estrogen/progesteron receptor（ER/PgR）は陰性のことが多く，androgen receptor も陰性のことが多い．ウォルフ管由来の組織に比較的特異的なマーカーとして glutathione S transferase μ（GST-μ）があり，ミュラーMüller 管由来の細胞では陰性なので，鑑別に非常に有用である（図12）．c-kit 陽性となることもある．CA125, monoclonal CEA および CD99 は通常陰性である．

顆粒膜細胞腫やセルトリ細胞腫などの性索間質性腫瘍との鑑別には inhibin α のみでは困難であるが，本腫瘍は CD99 が陰性なので，陽性となる顆粒膜細胞腫との鑑別には有用である．ER/PgR も本腫瘍では陰性のことが多く，参考になる．calretinin は本腫瘍でも陽性であるので，腺腫様腫瘍や中皮腫などの中皮系腫瘍との鑑別には使えないが，D2-40 は本腫瘍で陰性なので，鑑別に有効となる．

類内膜癌との鑑別では CA125, EMA および CD10 の組み合わせが有効である．本腫瘍では －/－/＋ であるのに対し，類内膜癌では ＋/＋/－ となることが多い．

III 21 世紀の新知見

本腫瘍はまれな腫瘍であり，新たなる集学的な研究はみられていない．ただし，症例報告の形でいくつかの新しい見解が提唱されている．まずは，c-kit が陽性となる症例があることから，Gleevec が奏効したとの報告がみられ，治療戦略として期待される．また，CD56 陽性の悪性ウォルフ管腫瘍の症例も報告され，予後不良の因子として提案されている．

（永井雄一郎）

文献
1) Kariminejad MH, Scully RE: Female adnexal tumor of probable Wolffian origin. A distinctive pathologic entity. Cancer 1973, 31: 671-677（ウォルフ管腫瘍を新規腫瘍概念として初めて提唱した論文）
2) Inoue H, Kikuchi Y, Hori T, et al: An ovarian tumor of probable Wolffian origin with hormonal function. Gynecol Oncol 1995, 59: 304-308（本腫瘍がまれにホルモン活性をもつことを示した症例報告）
3) Devouassoux-Shisheboran M, Silver SA, Tavassoli FA: Wolffian adnexal tumor, so-called female adnexal tumor of probable Wolffian origin (FATWO): immunohistochemial evidence in support of a Wolffian origin. Hum Pathol 1999, 30: 856-863（本腫瘍の免疫組織学的プロフィールを系統的に検討し，ウォルフ管遺残組織と比較し，鑑別診断についても述べている）
4) Tiltman AJ, Allad U: Female adnexal tumours of probable Wolffian origin: an immunohistochemical study comparing tumours, mesonephric remnants and paramesonephric derivatives. Histopathology 2001, 38: 237-242（本腫瘍の免疫組織学的プロフィールをウォルフ管由来遺残組織とミュラー管由来組織のものと比較した論文）
5) Nakamura K, Nakayama K, Miura H, et al: Malignant female adnexal tumor of Wolffian origin (FATWO) positive for CD56: a possible diagnostic role for the biomarker. Eur J Gynaecol Oncol 2014, 5: 580-583（本腫瘍の CD56 陽性例の症例報告）
6) Harada O, Ota H, Takagi K, et al: Female adnexal tumor of probable wolffian origin: morphological, immunohistochemial, and ultrastructural study with c-kit gene analysis. Pathol Int 2006, 56: 95-100（本腫瘍の c-kit 陽性例の症例報告）

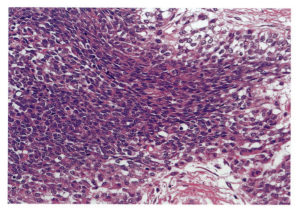

図7 ウォルフ管腫瘍：腺構造が不明瞭になり，軽度に紡錘形化した腫瘍細胞が充実性に増殖することもある．

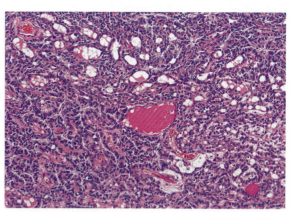

図8 ウォルフ管腫瘍：内腔にPAS陽性物質を含む管腔を形成することもある．

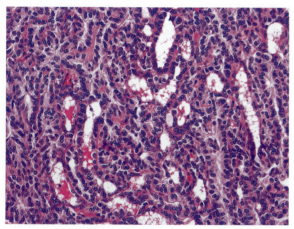

図9 ウォルフ管腫瘍：管腔形成が目立ち，類内膜癌との鑑別を要することも少なくない．

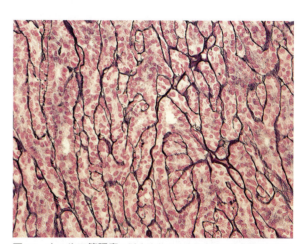

図10 ウォルフ管腫瘍：腫瘍胞巣はよく発達した基底膜で囲まれている（鍍銀染色）．

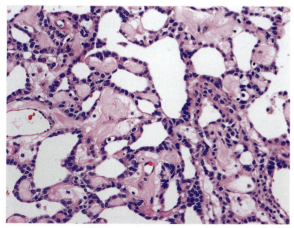

図11 ウォルフ管腫瘍：間質が硝子化し，上皮が扁平化して腺腫様腫瘍との鑑別を要する像もしばしばみられる．

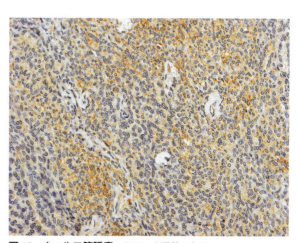

図12 ウォルフ管腫瘍：GST-μが陽性である．

各論G その他の腫瘍カテゴリー
4 卵巣網の腫瘍，腺腫様腫瘍
tumors of the rete ovarii, adenomatoid tumor

エッセンス

- 卵巣網は卵巣門部に存在する組織で扁平，立方状，円柱状の1層の細胞で被覆され，不規則なスリット状，管腔状，乳頭状の構造をなす．
- 卵巣網の病変はまれで，嚢胞，嚢胞腺腫，腺腫，腺癌がある．
- 腺腫症例の半数では反応性の門細胞の過形成を伴う．まれに男性化徴候を示す．
- 腺腫様腫瘍は婦人科領域で最も頻度の高い中皮由来の腫瘍である．石綿との関連性はない．
- 腺腫様腫瘍は子宮角部，卵管に好発し，卵巣発生はまれである．多くは偶然に見つかっている．
- 腺腫様腫瘍は組織学的に類円形細胞の吻合状，管状，小型シート状の増殖よりなる．calretininなどの中皮マーカーが陽性である．
- 腺腫様腫瘍の鑑別診断として印環細胞癌を含む転移性癌，類上皮血管内皮腫があげられる．

I 卵巣網の腫瘍

卵巣網は門部 rete hilus に存在し，扁平，立方状，円柱状の1層の細胞にて被覆され，不規則なスリット状，管腔状，乳頭状の構造をなす（図1）．周囲間質は紡錘形細胞を認めるが，卵巣実質との連続性はない．卵巣網の病変は極めてまれであり，網嚢胞 rete cyst，嚢胞腺腫 cystadenoma，腺腫，腺癌がある[1,2]．

(1) 網嚢胞，嚢胞腺腫

若年より高齢者にみられる．嚢胞腺腫は腫瘤として触知され，しばしば卵巣の漿液性腺腫と誤診される．約半数では，近傍の卵巣門の二次的過形成を伴う．まれにテストステロンの上昇，男性化を示す．腺腫は中高年者に多く顕微鏡的病変で incidental finding である．網嚢胞，嚢胞腺腫は通常片側性で，門部より髄質，まれに皮質に膨張性に広がり，平均8.7cm大で，線維性壁は薄く平滑である．間質は線維性，平滑筋組織よりなる．嚢胞は不規則な構造を示し内壁は1層の立方状，円柱状，扁平な上皮細胞で被覆される．時に線毛上皮細胞を認める．核異型はない．腺腫は免疫組織化学的にCAM5.2，EMA，vimentin，progesterone receptorが陽性である[1]．

(2) 癌

1例のみの報告しかなく，52歳発生の高分化型腺癌である[2]．両側性で肉眼的な特徴像はない．分枝状，管状，充実性の増殖を示し，硝子化を示す線維血管軸を伴う乳頭状の配列もみられる．上皮細胞は異型を示し立方状で線毛はみられない．一部では移行上皮様の配列を示す．多数の核分裂像をみる．

(3) 鑑別診断

網嚢胞，嚢胞腺腫：良性の卵巣嚢胞性病変，傍卵巣嚢胞とは門部発生，平滑筋組織，門組織，線毛細胞を欠くことより区別される．

腺腫：ウォルフ管腫瘍 Wolffian tumor と類似するが，腺腫では monotonous な管状配列をなし，Wolffian tumor では充実性，シダ状の配列を示す．まれにみられる卵巣網の過形成では過形成部より正常部にスムーズな移行がみられる．

腺癌：網状型のセルトリ・ライディッヒ細胞腫 Sertoli-Leydig cell tumor との鑑別を要する．腺癌ではより異型

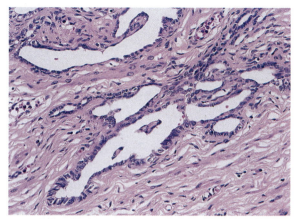

図1　正常の卵巣網：スリット状，管腔状の構造で，扁平，立方状，円柱状の細胞で被覆されている．

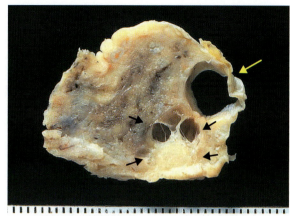

図2　卵巣門部の腺腫様腫瘍：白色の充実部と小囊胞よりなる．（平川俊夫先生のご厚意による）

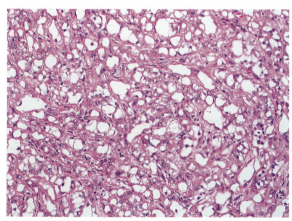

図3　腺腫様腫瘍：密な管状，拡張性管状の増殖で，印環細胞状を呈する細胞も多い．

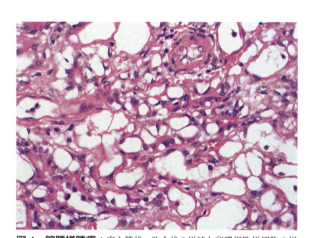

図4　腺腫様腫瘍：密な管状，吻合状の増殖と印環細胞様細胞の増殖を示す．

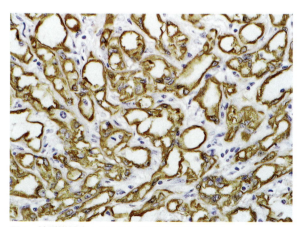

図5　腺腫様腫瘍：CAM5.2がびまん性陽性を示す．

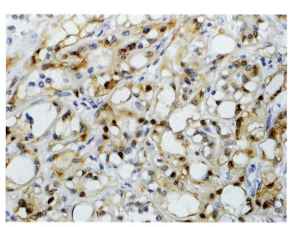

図6　腺腫様腫瘍：多くの腫瘍細胞核がcalretinin陽性を示す．

が高度で，性索状の配列をみることはまれである．

II 腺腫様腫瘍

(1) 概念
中皮細胞由来の良性腫瘍である．婦人科領域で最も頻度の高い中皮由来の腫瘍である．卵巣発生はまれで13例の報告しかない[3~10]．

(2) 臨床的特徴
成人に好発する．incidental finding のことが多い．子宮筋層，卵管，卵巣，時に大網，腸間膜に発生する[3~6]．卵巣では門部に好発し，3cm 大以下で片側性である[6]．男性では精巣や精巣上体に発生する．石綿との関連性はない．

(3) 病理学的特徴
肉眼像：比較的境界明瞭な小型の硬い白色結節（図2）で，一部に囊胞変化をみることもある．まれに壊死を認め，悪性中皮腫など悪性腫瘍との鑑別が問題となる[7]．

組織像：類円形の核，弱好酸性，また空胞を有する細胞質よりなる中皮細胞の増殖で，異型はなく核分裂像はみられない．吻合状，管状，小型充実性の増殖をなし，拡張した管状構造もしばしば認められる．時に印環細胞状を呈する[9]（図3，4）．

免疫組織化学，組織化学：cytokeratin（図5），vimentin，WT1，calretinin（図6），CK5/6，HBME1，thrombomodulin が陽性である．細胞質は alcian blue 染色陽性で，ヒアルロニダーゼにて消化される．PAS 染色は陰性である．

(4) 鑑別診断
血管性腫瘍と転移性癌があげられる．血管性腫瘍，とくに類上皮血管内皮腫との鑑別を要する．この腫瘍は分葉状の発育，chondromyxoid な間質を特徴とし，血管内皮マーカー陽性を示す．印環細胞癌を含む転移性癌では細胞異型がみられ，中皮マーカーは通常陰性である．

(5) 予後
良好である．

III 21世紀の新知見

卵巣網の良性病変は日常見落とされている可能性がある．また鑑別診断が容易ではない．その存在を意識する必要がある．腺腫様腫瘍は子宮外の発生例では組織診断が難渋する．overdiagnosis を避けることが肝要である．

（福永眞治）

文献
1) Nogales FF, Carvia RE, Donné C, et al: Adenomas of the rete ovarii. Hum Pathol 1997, 28: 1428-1433（卵巣網の腺腫2例についての報告）
2) Rutgers JL, Scully RE: Cysts (cystadenomas) and tumors of the rete ovarii. Int J Gynecol Pathol 1988, 7: 330-342（卵巣網発生の囊胞，腺腫，腺癌を含む16例の報告）
3) McCluggage WG, Daya D, Ip P, et al: Mesothelial tumours. In: WHO Classification of Tumours of Female Reproductive Organs. (Kurman RJ, Carcangiu ML, Herrington CS. et al. eds.) IARC, Lyon, 2014, 73（最新版の WHO 分類で，婦人科腫瘍，腹膜病変の必読書．新しい概念が記載されている）
4) Clement PB: Selected miscellaneous ovarian lesions: small cell carcinomas, mesothelial lesions, mesenchymal and mixed neoplasms, and non-neoplastic lesions. Mod Pathol 2005, 18 (Suppl 2): S113-S129（病理診断で pitfall になりやすい卵巣骨盤内，腹膜病変が簡潔に記載されている）
5) Scully RE, Dickersin GR: Small cell carcinoma of the ovary that is commonly associated with hypercalcemia is a neuroendocrine tumor on the basis of presently available evidence. Int J Gynecol Pathol 1989, 8: 296-297（ovarian small cell carcinoma と神経内分泌腫瘍との関係についてコメントが記載されている）
6) Young RH, Silva EG, Scully RE: Ovarian and juxtaovarian adenomatoid tumors: a morphologic feature present in all adenomatoid tumors: a report of six cases. Int J Gynecol Pathol 1991, 10: 364-371（卵巣原発腺腫様腫瘍5例と傍卵巣領域原発1例の報告）
7) Skinnider B, Young RH: Infarcted adenomatoid tumor: a report of five cases of a facet of a benign neoplasm that may cause diagnostic difficulty. Am J Surg Pathol 2004, 28: 77-83（梗塞合併症例の病理診断上の pitfall について具体的に記載されている）
8) Hirakawa T, Tsuneyoshi M, Enjoji M: Adenomatoid tumor of the ovary: an immunohistochemical and ultrastructural study. Jpn J Clin Oncol 1988, 18: 159-166（卵巣原発腺腫様腫瘍の1例報告）
9) Phillips V, McCluggage WG, Young RH: Oxyphilic adenomatoid tumor of the ovary: a case report with discussion of the differential diagnosis of ovarian tumors with vacuoles and related spaces. Int J Gynecol Pathol 2007, 26: 16-20（卵巣原発腺腫様腫瘍の1例報告で，好酸性の細胞質，印環細胞が特徴的でその鑑別診断について記載）
10) Ghossain MA, Chucrallah A, Kanso H, et al: Multilocular adenomatoid tumor of the ovary: ultrasonographic findings. J Clin Ultrasound 2005, 33: 233-236（多囊胞性の卵巣原発腺腫様腫瘍の1例報告）

こんな症例も

類肝細胞癌（肝様癌）hepatoid carcinoma

組織学的に胎児期の肝細胞あるいは肝細胞癌に類似し，AFP 産生を示す非胚細胞性腫瘍である．閉経後の中高齢女性に発症することが多い．肝細胞癌の転移を否定する必要がある[1,2]．

本腫瘍は 1987 年に Ishikura らによって提唱された比較的新しい腫瘍である．当時は AFP 産生性の卵巣腫瘍は卵黄嚢腫瘍のみが知られていたが，Ishikura らは AFP 産生性を示すが卵黄嚢腫瘍とは異なる病態像を示す高齢者の腫瘍で，肝細胞癌に類似する 5 症例を見つけて類肝細胞癌としてまとめたものである．以後，肝様癌の症例は主にわが国から提示され，第 2 版（1999 年），第 3 版（2003 年）の WHO 分類では「起源不明の腫瘍」として分類されていた．しかし 21 世紀の新しい学問の流れの中で，卵黄嚢腫瘍の中に肝細胞癌類似の亜型がみられる，明細胞癌や類内膜癌などの上皮性腫瘍にも AFP 産生腫瘍が見つかる，転移性類肝細胞癌が漿液性腺癌の組織像をとる症例がみられる，体細胞由来の卵黄嚢腫瘍が提唱される，などのために WHO 分類 第 4 版（2014 年）からは独立した組織型から削除された（「卵巣腫瘍と AFP」の項参照）．Ishikura らの後を継いで本腫瘍を学問的に発展させる病理学者がいない今日では，本腫瘍が WHO 分類から削除されたのも時代の流れと受け止めざるを得ないが，新しい学問の流れの中で一時期注目された腫瘍として終わらせてしまうには石倉先生から薫陶をうけたわれわれにとって寂しさを感じざるを得ない．

（手島伸一，森谷卓也，岸本　充）

文献
1) Ishikura H, Scully RE: Hepatoid carcinoma of the ovary: a newly described tumor. Cancer 1987, 60: 2775-2784（類肝細胞癌の第 1 報告論文）
2) Tochigi N, Kishimoto T, Supriatna Y, et al: Hepatoid carcinoma of the ovary: a report of three cases admixed with a common surface epithelial carcinoma. Int J Gynecol Pathol 2003, 22: 266-271（類肝細胞癌の発生起源に関する検討）

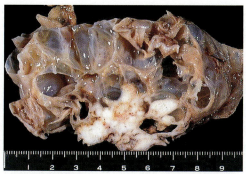

図 1　類肝細胞癌：多嚢胞性病変の一部に白色充実性部を認める．白色部は結節がいくつか集合した形状を呈し，通常の卵巣発生の癌腫と区別できない肉眼像を呈している．

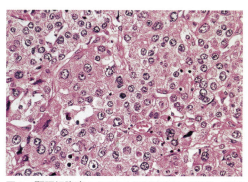

図 2　類肝細胞癌：典型的な類肝細胞癌の細胞像．細顆粒状で好酸性の胞体は肝細胞癌に類似する．

各論G その他の腫瘍カテゴリー
5 悪性リンパ腫，形質細胞腫 malignant lymphoma, plasmacytoma

エッセンス

[悪性リンパ腫]
- 卵巣原発悪性リンパ腫と診断するには節外性リンパ腫としての診断基準を適用する．
- びまん型大細胞性B細胞性リンパ腫の頻度が高いが，T細胞性リンパ腫の報告もみられる．
- 早期症例でも両側発症例がみられる点や硬化性索状浸潤像を認める点から転移性癌との鑑別が重要である．
- 鑑別のためには免疫組織化学的検索に加え，分子生物学的な検索も有効である．

[形質細胞腫]
- 極めてまれではあるが，卵巣原発形質細胞腫も発生し得る．
- 髄外性リンパ腫形質細胞腫の診断基準を適用する．

I 悪性リンパ腫

(1) 定義，発生頻度

進行した全身性悪性リンパ腫の卵巣浸潤の頻度は7～26％と報告されているが，卵巣原発としての悪性リンパ腫の発生頻度は極めてまれである．双方の予後は明らかに異なるため，卵巣原発悪性リンパ腫と診断するには，①初発時に卵巣以外の臓器に病変を認めない，②リンパ節病変を認めない．リンパ節病変がみられたとしてもごく近傍の所属リンパ節に限られ，その際も腫瘍量は卵巣内のほうが圧倒的に優位である，③初発時に骨髄や末梢血中に異型リンパ球を認めない，④遠隔部位の病巣は卵巣病変が確認されてから一定の期間をおいて発生するなど，他の節外性悪性リンパ腫と同様，厳格な基準に沿うべきである．したがって，真の卵巣原発悪性リンパ腫症例の病期はすべてAnn Arbor Stage I EもしくはII Eである．これらの診断基準に当てはまる報告例は現時点で24例程度である．ただし，病期の進んだ報告例も含めると，卵巣の悪性リンパ腫の発生頻度は全悪性リンパ腫の0.5％，全卵巣腫瘍の1.5％とされている．精巣原発の悪性リンパ腫の発生頻度が全睾丸腫瘍の5％程度であることからも，卵巣悪性リンパ腫例はまれであることが推定できる[1～3]．

(2) 好発年齢，臨床症状

20代～60代までの報告が多く，平均年齢は45歳前後で，閉経前の中年層に好発する．進行例の約54％で両側発症例を認めるが，早期症例でも数例ながら両側発症例がみられる．

多くの症例は通常の卵巣腫瘍と同様，下腹部腫瘤や腹部膨満感などを主訴とするが，1/3の症例は卵巣内膜症，成熟奇形腫，漿液性腫瘍などの他の卵巣腫瘍により切除された卵巣腫瘍内に偶発的に発見されている．それらの症例の悪性リンパ腫の腫瘍量は顕微鏡的な範囲に限定されている．症候性に発見された症例の腫瘍径は10 cm径前後のものが多いが，20 cm径の巨大腫瘤を形成することもある（図1）．これら症候例は発熱，夜間盗汗，全身倦怠感，体重減少などのいわゆるB症状を主訴とすることが多い．

(3) 予後

他の節外性悪性リンパ腫と同様で，予後は組織型と初診時の病期に左右される．Ann Arbor Stage I Eであれば，良好な予後が得られる．

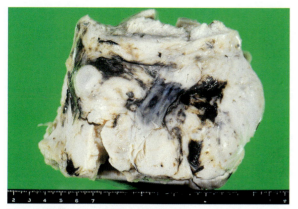

図1 卵巣悪性リンパ腫例の腫瘍割面像：分葉状増殖を示す充実性腫瘍で，小出血巣を混在している．光沢のある乳白色調の割面は，悪性リンパ腫に特徴的である．（千葉大学症例）

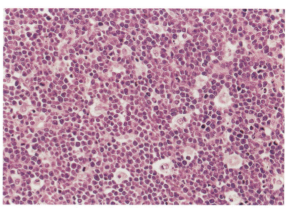

図2 バーキット型リンパ腫：腫瘍細胞の monotonous な増殖と tingible body macrophage の賦活により "starry-sky pattern" を呈している．

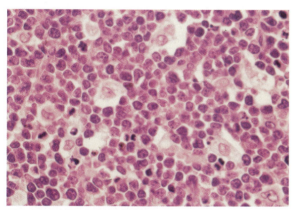

図3 図2と同一症例の強拡大像：個々の腫瘍細胞は中型で，多型性に乏しい．

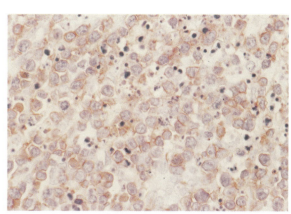

図4 図2と同一症例の抗 CD20 抗体による染色：腫瘍細胞の表面に一致して，CD20 の発現を認める．

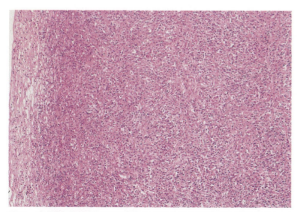

図5 卵巣原発悪性リンパ腫：びまん性大細胞型 B 細胞性リンパ腫．（慶應義塾大学医学部病理診断部　向井萬起男博士のご厚意による）

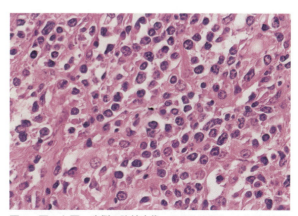

図6 図5と同一症例の強拡大像：随伴性線維化により腫瘍細胞の索状配列像や偽胞巣状増殖像を認め，転移性癌との鑑別を要する組織像である．

(4) 組織亜型，組織像（図2～8）

びまん型大細胞性B細胞性リンパ腫の発生頻度が最も高い．小児例ではバーキット型リンパ腫が好発する．なお，濾胞性リンパ腫，T細胞性リンパ芽球性リンパ腫，T細胞性退形成性大細胞性リンパ腫などの報告例もある．T細胞性リンパ腫の発生を少なからず認めることは精巣原発のリンパ腫と異なる点である．

個々の組織像は通常の節外性悪性リンパ腫と同様で，組織亜型によって種々の形態を示す．留意すべき点は，病巣辺縁部では随伴性硬化や炎症細胞浸潤などによる二次的な修飾像により多彩な像を呈する点である．偽濾胞様構造や上皮性腫瘍のような索状浸潤を認めることがあり，鑑別のためには各種免疫染色が必須である．

(5) 鑑別疾患

卵巣原発腫瘍としては，成人型顆粒膜細胞腫，未分化胚細胞腫，小細胞癌（高カルシウム血症型），顆粒球肉腫が鑑別となるが，中年女性に好発すること，両側同時発生例があること，病巣辺縁部では索状浸潤像を呈すること，などの点を考慮すると最も留意すべき鑑別疾患は転移性癌である．なかでも，未分化癌，硬癌，乳癌（小葉癌），神経内分泌癌の転移との鑑別にはHE所見のみでは鑑別困難であり，免疫組織化学的検索が必須である．さらにLDH，可溶性IL2受容体などの腫瘍マーカーを含む詳細な臨床情報も必要である．

(6) 発生母地

卵巣門や髄質に卵巣固有のリンパ球集簇巣を認めたとの報告はあるものの，先天性および後天性を含めMALTのようなリンパ装置は通常の卵巣には認めない．また，炎症性病巣を先行性病変として認めた報告もなく，卵巣原発悪性リンパ腫の発生母地は不明である．さらに卵胞ホルモンや黄体ホルモンの受容体発現を伴う卵巣悪性リンパ腫の報告例はない．

II 形質細胞腫

卵巣原発の形質細胞腫は極めてまれな疾患で，1938年にVogetらが報告して以来，2013年の時点で9例の英文報告例を認めるのみである[4]．これらのうち，1例が両側発生で，5例に血清免疫グロブリン異常を認めている．また，いずれも腫瘍径が12cm以上の大きな腫瘤を形成していた（図9）．

(1) 定義

通常の髄外性形質細胞腫と同様で，診断基準は，①単発性病変である，②組織像が形質細胞腫（骨髄腫）に相当する，③骨髄像は正常で，形質細胞が5%以下である，などがあげられる．

(2) 組織像，細胞像（図10～12）

形質細胞の腫瘍性増殖を認める点は髄外性形質細胞腫と同様である．ただし，間質の随伴性硬化像を認める症例が多く，その点では転移性癌（とくに低分化型腺癌）との鑑別に留意すべきである．免疫組織化学的手法が有効な補助診断となり得ることは無論であるが，軽鎖や重鎖の免疫染色は良好な結果が得られにくいことを考慮すると，捺印材料を作製することが診断に極めて有用である．細胞診材料では，車軸状の核クロマチンパターンや好塩基性胞体が容易に確認できる．

その他の鑑別疾患については悪性リンパ腫の項であげたものと同様である．

III 21世紀の新知見

極めてまれではあるが，成熟奇形腫の併存腫瘍としての悪性リンパ腫例がみられる[5]．

（二階堂　孝）

文献

1) Fox H, Langley FA, Govan AD, et al: Malignant lymphoma presenting as an ovarian tumour: a clinicopathological analysis of 34 cases. Br J Obstet Gynaecol 1988, 95: 386-390（卵巣原発悪性リンパ腫の診断基準について記載されている）
2) Vang R, Medeiros LJ, Warnke RA, et al: Ovarian non-Hodgkin's lymphoma: a clinicopathologic study of eight primary cases. Mod Pathol 2001, 14: 1093-1099（早期の卵巣原発悪性リンパ腫についての臨床病理学的な報告がなされている）
3) Dimopoulos MA, Daliani D, Pugh W, et al: Primary ovarian non-Hodgkin's lymphoma: outcome after treatment with combination chemotherapy. Gynecol Oncol 1997, 64: 446-450（卵巣原発悪性リンパ腫の進行例について臨床的に検討）
4) Emery JD, Kennedy AW, Tubbs RR, et al: Plasmacytoma of the ovary: a case report and literature review. Gynecol Oncol 1999, 73: 151-154（卵巣形質細胞腫の症例報告と過去の報告例を総括）
5) Maguire A, Castriciano G, Walker J, et al: Case study: diffuse large B-cell lymphoma arising in mature cystic teratoma. Int J Gynecol Pathol 2015, 34: 459-464（卵巣奇形腫に発生した悪性リンパ腫の症例報告）

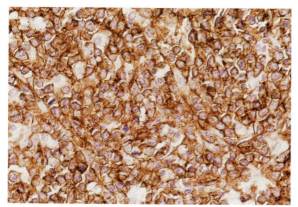

図7 図5と同一症例の抗CD20抗体による染色：腫瘍細胞にびまん性にCD20の発現を認める．

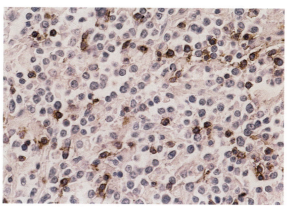

図8 図5と同一症例の抗CD3抗体による染色：反応性Tリンパ球の浸潤が豊富であることは，他の節外性リンパ腫と同様である．

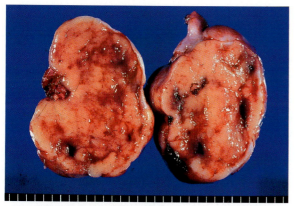

図9 卵巣原発形質細胞腫の肉眼像：小出血巣の混在はみられるも，基本的には充実性で均一な乳白色腫瘍である．（千葉大学症例）

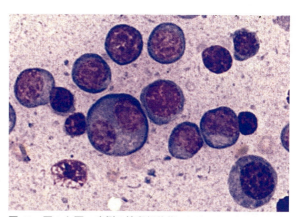

図10 図9と同一症例の捺印細胞像：細胞の出現パターンは孤立散在性で，非上皮性である．核クロマチンは凝集性で核縁に寄る傾向がみられ，胞体は好塩基性である．鏡面配列を示す2核細胞もみられる．

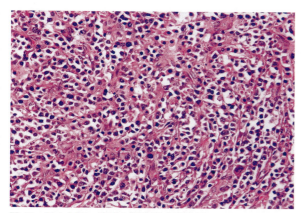

図11 図9と同一症例の組織像（弱拡大）：腫瘍細胞のびまん性増殖とともに随伴性線維化が目立つ．

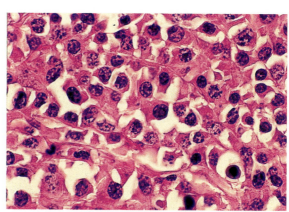

図12 図9と同一症例の組織像（強拡大）：正常形質細胞に比較してN/C比が高く，中心性に位置する核小体が目立つ．

各論 G その他の腫瘍カテゴリー
6 白血病の卵巣浸潤

> ### エッセンス
> - 白血病の卵巣浸潤は剖検例ではよくみられるが，多くは無症候性である．
> - まれに白血病細胞の髄外病変が卵巣に腫瘍を形成することがあるが，骨髄性白血病では初発病変として，リンパ球性白血病では寛解後の再発病変として認めることが多い．

I 基礎的事項

(1) 概要

白血病の髄外病変の一つに卵巣浸潤がある．剖検例では白血病の卵巣浸潤は11～50%と比較的高頻度に認められるが，臨床的には無症候性のことが多い[1,2]．剖検例での組織型別の卵巣浸潤の頻度はAML：11%，CML：9%，ALL：21%，CLL：22%との報告がある[2]．またわが国に多い成人T細胞白血病/リンパ腫（ATLL）も性器・卵巣浸潤が20.5%に認められる[3]．

生殖器は化学療法の影響が届きにくい臓器と考えられ，生殖器で生き延びた白血病細胞が化学療法休止後の寛解期に増殖し，卵巣に腫瘍を作って髄外再発病変として認められることがある[1,4]．とくにリンパ球性白血病では化学療法後の再発に腫瘍形成をきたす傾向があり[4,5]，このような症例は，網内系や腹膜，大網，卵管，リンパ節，中枢神経系などへの転移も伴っていることが多い[5,6]．一方，骨髄性白血病では腫瘍を形成した髄外病変をとくにmyeloid sarcoma（granulocytic sarcoma, chloroma）という．白血病の初発病変として認めることが多く，再発病変として認めることは比較的少ない[4,5]．好発部位は骨（眼窩が有名），骨膜，軟部組織，リンパ節，皮膚などだが，まれに卵巣に発生することがある[5]．また卵巣腫瘍の病理結果を契機に骨髄組織検査を行い，髄内に白血病が発見されることもある[4]．

(2) 肉眼所見

無症候性の卵巣浸潤では，肉眼上ははっきりとした腫大や変性などを認めない．

腫瘍形成性では片側性，両側性いずれもみられ，報告された腫瘍径の平均値は10～12cmである[4,7]．肉眼的に腫瘍は充実性で比較的軟で，白色，黄色，赤褐色を呈する．とくにmyeloid sarcomaは細胞内のmyeloperoxidaseにより緑色調になることから[7]，緑色腫chloromaとも呼ばれる．内部には液状変性，出血，壊死を伴う[6,7]．

(3) 病理組織所見

無症候性の卵巣浸潤では，骨髄と同じ未熟白血病細胞が既存の卵巣の間質や毛細血管に，孤立散在性に浸潤する像を認める（図1～6）．

腫瘍形成性では，密着性のない円～卵円形の核を持ち，富クロマチン，細胞質少量の幼弱な白血病細胞が，びまん性に均一に増生する像や，組織内にsclerosisを伴って索状，線状に配列する像を認める[3,5～7]．悪性リンパ腫との鑑別方法として，白血病細胞がnaphtol-ASD-CLAE染色陽性，免疫組織化学的にlysozyme, myeloperoxidase, CD43, CD45, CD68, CD117などのマーカーに陽性を示すことが，診断の補助になる[7]．

II 21世紀の新知見

PET/CT検査の発達により，大きな腫瘍を形成する以前の髄外病変の早期発見が可能になった[8]．

（木村美葵，松本俊治）

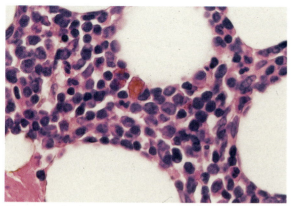

図1 AML（M2）の骨髄生検像：骨髄芽球からなる白血病細胞の増生をみる.

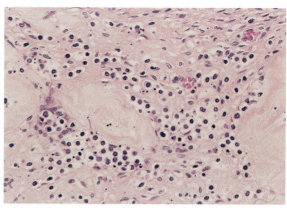

図2 図1と同一症例の卵巣：既存の卵巣の構造を残し，孤立散在性に間質に浸潤している白血病細胞を認める.

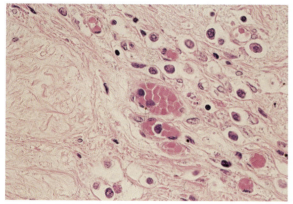

図3 図1と同一症例の卵巣：間質および血管内に白血病細胞をみる.

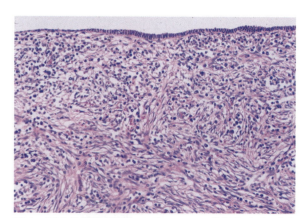

図4 ATLLの卵巣浸潤像：34歳のATLLの剖検例．卵巣の皮質に孤立散在性に白血病細胞の浸潤をみる.

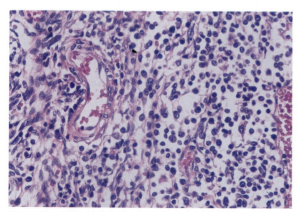

図5 図4と同一症例：異型の強い白血病細胞を多数みる.

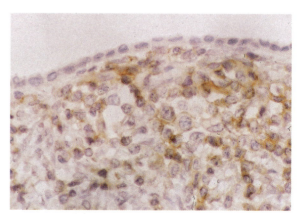

図6 図4と同一症例のCD4免疫染色：白血病細胞の多くはCD4陽性である.

6 白血病の卵巣浸潤

文献
1) Pais RC, Kim TH, Ragab AH, et al: Ovarian tumors in relapsing acute lymphoblastic leukemia: a review of 23 cases. J Pediat Surg 1991, 26: 70-74（卵巣に再発した ALL 自験例 5 例と文献的考察）
2) Barcos M, Lane W, Gomez GA, et al: An autopsy study of 1206 acute and chronic leukemias（1958-1982）. Cancer 1987, 60: 827-837（白血病剖検 1,206 例の統計）
3) 佐藤栄一, 蓮井和久: ATLL の剖検所見, レトロウイルス疾患─ ATL と AIDS の全て─. 病理と臨床（臨増）1993, 11: 163-170（ATLL 117 例の剖検所見の詳細な解析）
4) Cunningham I: The clinical behavior of 124 leukemic ovarian tumors: clues for improving the poor prognosis. Leuk Lymphoma 2013, 54: 1430-1436（卵巣腫瘍を形成した急性白血病 124 例の文献的考察）
5) Oliva E, Ferry JA, Young RH, et al: Granulocytic sarcoma of the female genital tract: a clinicopathologic study of 11 cases. Am J Surg Pathol 1997, 21: 1156-1165（卵巣 7 症例を含む婦人科臓器に発生した granulocytic sarcoma 11 例の検討）
6) Scully RE, Young RH, Clement PB: Tumors of the Ovary, Maldeveloped Gonads, Fallopian Tube, and Broad Ligament. AFIP, Washington, DC. 1996: 366-367（白血病卵巣転移の病理学的所見）
7) Kurman RJ, Ellenson LH, Ronnett BM, et al: Blaustein's Pathology of the Female Genital Tract. 6th edition, Springer, New York, 2011: 1150-1152（骨髄性白血病の卵巣転移の病理所見）
8) Stölzel F, Rölling C, Radke J, et al: ^{18}F-FDG-PET/CT for detection of extramedullary acute myeloid leukemia. Haematologica 2011, 96: 1552-1556（AML 髄外病変の診断における ^{18}F-FDG-PET 検査の有用性）

こんな症例も

両側卵巣転移と腹膜偽粘液腫を生じた低異型度虫垂粘液性腫瘍

腹膜偽粘液腫の状態で，虫垂，卵巣に腫瘍が確認される場合に，どちらが原発かを決定するのは困難なことが多い．虫垂癌がみられ，腹膜の粘液貯留部に癌細胞が確認でき，卵巣は良性腫瘍または境界悪性腫瘍の場合は虫垂癌による腹膜偽粘液腫と診断できるが，両者が境界悪性または低異型度腫瘍の場合には，組織学的所見，免疫染色の検討を加味して，原発巣を同定している．図1～4に低異型度虫垂粘液性腫瘍で両側卵巣転移，腹膜偽粘液腫を呈した症例の組織像，卵巣肉眼像を提示するが，腫瘍細胞は cytokeratin 20 陽性，cytokeratin 7 陰性を示し免疫組織学的にも虫垂原発を支持した．　　（松本俊治）

文献
1) Stewart CJ, Ardakani NM, Doherty DA, et al: An evaluation of the morphologic features of low-grade mucinous neoplasms of the appendix metastatic in the ovary, and comparison with primary ovarian mucinous tumors. Int J Gynecol Pathol 2014, 33: 1-10（低異型度虫垂粘液性腫瘍で卵巣転移，腹膜偽粘液腫を呈した症例の組織像の解析）
2) Ronnett BM, Shmookler BM, Diener-West M, et al: Immunohistochemical supporting the appendiceal origin of pseudomyxoma peritonei in women. Int J Gynecol Pathol 1997, 16: 1-9（腹膜偽粘液腫で免疫組織化学検討による虫垂原発の同定方法）

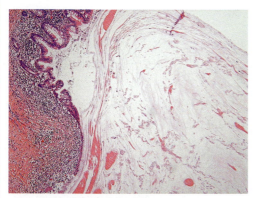

図1　低異型度虫垂粘液性腫瘍：虫垂内腔に著明な粘液の貯留を伴う低異型度粘液性腫瘍をみる．

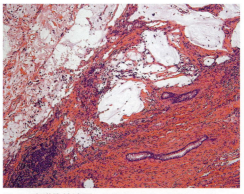

図2　腹膜偽粘液腫：腹腔内に粘液の貯留がみられ，腹膜に進展する低異型度粘液性腫瘍細胞をみる．

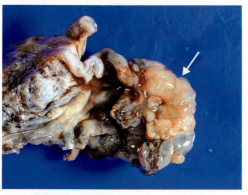

図3　卵巣転移の肉眼像：卵巣表面に粘液塊（矢印）をみる．

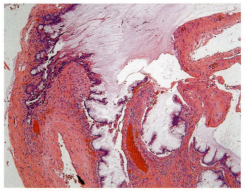

図4　卵巣転移の組織像：卵巣表面から実質内へ進展する低異型度粘液性腫瘍細胞をみる．

各論 G　その他の腫瘍カテゴリー
7　転移性卵巣腫瘍

エッセンス

- 消化管原発腺癌の転移の頻度が高い．
- 転移性卵巣腫瘍では，原発巣に先行して腫大した卵巣腫瘍として発見されることも多い．
- Krukenberg 腫瘍の定義は曖昧であるが，印環細胞が癌細胞の 10％以上を占める転移性卵巣腫瘍と定義すると，67％が胃癌の転移である．
- 粘液産生腫瘍や類内膜癌様像を呈する卵巣腫瘍では，転移か卵巣原発かの鑑別が肉眼や組織像のみでは困難なことも多く，時として免疫組織学的検討が鑑別に有用である．

I　基礎的事項

(1) 定義

　卵巣は女性生殖器の中でも他臓器原発の悪性腫瘍の転移を受けやすい臓器である．転移性卵巣腫瘍の頻度は欧米では全卵巣悪性腫瘍の 3～15％，わが国では 20％ほどに認められる．原発巣としては消化器，とくに結腸・直腸，胃，虫垂の頻度が高いが，造血器，乳腺，膵胆管系，肺，子宮，腎，膀胱などからの転移もしばしばみられる．軟部肉腫や悪性黒色腫の転移もまれながら認められる．両側性卵巣腫瘍の 20％が転移性であり，転移性卵巣腫瘍の 70％が両側性である．原発巣に先行して腫大した卵巣腫瘍が発見されることも多い．転移性卵巣腫瘍が卵巣の原発腫瘍と肉眼的にも組織学的にも酷似することがあり，卵巣腫瘍を診断する際には常に転移性腫瘍を考慮しなければならない[1~3]．

　卵巣への転移は，血行性，リンパ行性，播種性および直達性，いずれの経路においても成立する．卵巣転移の発症年齢は，閉経後に比べて閉経前に多くみられる．これは，閉経前は閉経後に比べて卵巣のサイズも大きく，血流やリンパ流が盛んであるからといわれている．また排卵による卵巣表面の破綻によって腹腔内の癌細胞が着床されやすいことにもよると考えられている[1~4]．

(2) Krukenberg 腫瘍

　1896 年に Krukenberg が，著しい紡錘形線維性結合織の増生を伴う，粘液産生の豊富な印環細胞を有する両側性の卵巣腫瘍の 6 例を fibrosarcoma ovarii mucocellulare として発表した[5]（図 1）．その後まもなく，本腫瘍は消化器癌の転移であることが明らかにされたが，Krukenberg 腫瘍の名称は消化器癌とくに胃癌の卵巣転移として広く周知されてきた．しかしその定義は今日でも曖昧である[2]．

　Krukenberg 腫瘍を，腫瘍細胞の 10％以上が印環細胞からなる転移性腫瘍と定義した際には，その 67％は胃癌の転移である[6]（図 2）．次いで虫垂，結腸・直腸，乳腺，回腸，胆管系などの順で原発巣がみられる．卵巣腫瘍が原発巣の癌よりも先に見つかる頻度が高く，卵巣腫瘍の術中時の迅速診断で原発巣の癌が診断されることもある．平均発症年齢は 45 歳で，40 歳以下も 43％にみられる．間質細胞の増生を伴って硬いことが多いが，浮腫が目立つこともある．腫瘍の大きさの平均は 10.4cm で，両側性は 63％であるが，対側卵巣が組織学的に詳細に観察されれば両側性の頻度はさらに高くなると予想されている[6]．

(3) 転移性卵巣腫瘍の病理学的特徴

　転移性卵巣腫瘍は定義で述べたごとく両側性のことが多いが，片側性のこともまれではない．割面は充実性で

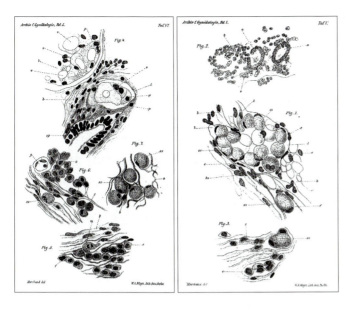

図 1　Krukenberg が著した fibrosarcoma ovarii mucocellulare：印環細胞と豊富な線維性間質からなる．リンパ管侵襲が認められる．Krukenberg は 1896 年に本腫瘍を卵巣の肉腫と考えた．

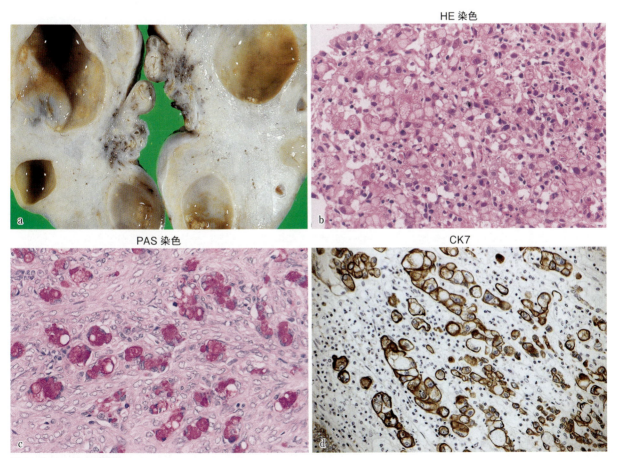

図 2　Krukenberg 腫瘍
a：両側性卵巣腫瘍で胃癌からの転移．割面では大小の嚢胞性病変を混じた充実性腫瘍で粘稠である．
b：HE 染色．印環細胞癌．
c：PAS 染色．印環細胞は PAS 染色陽性で豊富な細胞質内粘液を有する．
d：印環細胞は免疫組織学的に CK7 陽性を呈した症例．

多結節状のことが多く，出血壊死を有し，高悪性度の腫瘍の印象を受けることが多い．症例によっては多房性の嚢胞を形成し，卵巣の嚢胞状の境界悪性腫瘍や嚢胞腺癌との鑑別を要することもある．

　組織学的には，卵巣表面の粘液や腫瘍細胞の存在，結節ごとに異なる組織像を呈する多結節性分布，原発性卵巣腫瘍のどの組織型にも当てはまらない像，印環細胞の集簇巣，血管やリンパ管侵襲像，腫瘍内に正常卵胞が巻き込まれている像などの所見があれば原発性よりも転移性卵巣腫瘍を疑う．

　大腸癌（高分化～中分化腺癌），虫垂癌（粘液性癌），膵癌（膵管癌），子宮頸部腺癌などの卵巣転移は多囊胞性の腫瘍を形成することがあり，多くの例では卵巣原発の粘液性癌あるいは粘液性境界悪性腫瘍と肉眼や組織像が酷似している．卵巣原発の粘液性腫瘍は大半が片側性で13cm径以上を呈する．したがって転移性腺癌の根拠として，両側性の粘液性癌，および片側性の場合には10cm以下の小型の粘液性癌を目安にすると正しい診断が得られることが多い．

　原発巣の組織像が明らかな腺癌であっても，卵巣への転移像が境界悪性腫瘍様の分化した形態を示す部が混在することが珍しくない．この所見は転移先での悪性腫瘍の成熟現象maturation phenomenonで説明される（図3）．

大腸癌の卵巣転移：転移性腫瘍の10～33％が大腸癌で，最も多くみられる．発症年齢は平均50歳で，60％以上が両側性である．平均12.5cmの腫瘍径を有し，割面は充実部が主体であるが，嚢胞性変化や出血壊死を伴うことが多い（図4，5）．

　組織学的に高円柱状の癌細胞が管状，篩状，乳頭状構造を呈する．多くの症例では粘液産生が乏しいが，粘液産生細胞が豊富な転移像を示すこともある．卵巣原発の粘液性癌や類内膜癌に類似し，双方の鑑別が困難なことも多い（図6）．転移を疑う組織像として，先に述べた卵巣表面の小結節状病変，腫瘍細胞の多結節性病変，血管侵襲像などがあげられるが，これらに加えて，大腸癌の転移の特徴として汚濁壊死 dirty necrosis や管腔内の壊死が花輪模様 garland pattern を呈することもあげられる．血行性転移が多いと考えられている．

　免疫組織学的に，大腸癌の転移巣は原発部と同様にCK7陰性，CK20陽性，CDX2陽性のことが多い．一方，卵巣原発の非粘液性癌や類内膜癌はCK7が陽性でCK20とCDX2は陰性か軽度陽性のことが多く，鑑別の一助となる（図7，8）．

胃癌の卵巣転移：胃癌の卵巣転移の発症年齢は平均43歳で，その80％が両側性である．卵巣は腫大し充実性で，割面は黄色から白色を呈する．組織学的には印環細胞癌からなるKrukenberg腫瘍が多いが，腺管形成，索状形成型なども認められる（図9，10）．胃癌の卵巣転移はリンパ行性の転移が多いと考えられている．早期の胃癌症例にはリンパ節や他臓器への転移がなくても組織学的に卵巣内や卵巣門部のリンパ管に腫瘍細胞が認められる報告例がある．経路として胃周囲リンパ節から腹部大動脈周囲リンパ節，基靱帯リンパ節から卵巣門部に至るものや，骨盤腔へ播種された細胞がリンパ管へ浸潤して基靱帯リンパ節に浸潤する経路が考えられる．

　免疫組織学的にCK7陽性，CK20は陽性または陰性で，多くの卵巣癌と同様の染色態度を示し，免疫染色が卵巣癌との鑑別に有用であることは少ない．

虫垂癌の卵巣転移：虫垂の粘液性腫瘍の卵巣転移では，卵巣の粘液性腫瘍，とくに境界悪性腫瘍に酷似することがある．腹膜偽粘液腫 pseudomyxoma peritonei の多くは卵巣と虫垂に病変を伴うが，ほとんどの場合，虫垂原発で腹膜と卵巣への転移であることがわかってきた．例外として卵巣奇形腫由来の腹膜偽粘液腫がみられる（別項365頁参照）．

膵胆管系の腺癌の卵巣転移：好発年齢は56～63歳で，両側性が多い．充実性が多いが，時として多房性嚢胞状を呈し，卵巣原発の嚢胞性腫瘍と間違われることがある．組織学的には，高円柱状の粘液性腫瘍細胞が管状，嚢胞状に配列する．

　免疫組織学的には膵胆管系の腺癌はCK7陽性，CK20陽性のことが多く，卵巣癌との鑑別にはならないことが多い．deleted in pancreatic carcinoma, locus 4（*DPC4*）は癌抑制遺伝子で，膵管癌の60％で*DPC4*遺伝子異常がみられる．腺癌の卵巣転移が組織学的に疑われた際に，DPC4免疫染色の陰性化は膵癌転移の確証になるといわれている．

乳癌の卵巣転移：乳癌の転移は大半が5cm以下で，卵巣転移が原発巣よりも先に見つかる例はほとんどみられ

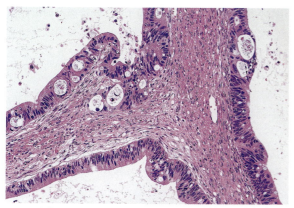

図3 腺癌の卵巣転移巣での成熟現象：粘液性境界悪性腫瘍に類似している．結腸腺癌が転移先で成熟現象を起こした症例．

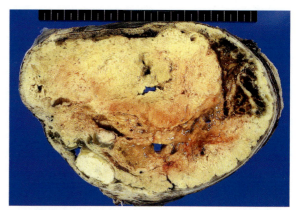

図4 直腸腺癌の卵巣転移（割面）：充実性で全体に変性・壊死傾向が顕著である．

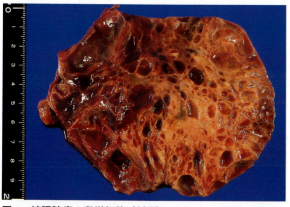

図5 結腸腺癌の卵巣転移（割面）：全体に大小の囊胞性変化が目立ち，卵巣原発の粘液性境界悪性腫瘍や粘液性癌との鑑別が問題となる症例．

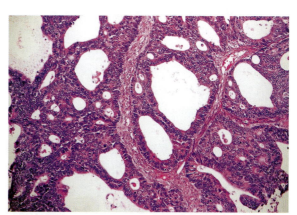

図6 結腸腺癌の卵巣転移：卵巣原発の類内膜癌に類似している．

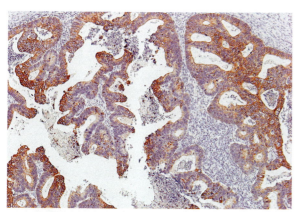

図7 結腸腺癌の卵巣転移：CK20免疫染色陽性症例．結腸癌の多くはCK20陽性，CK7陰性である．

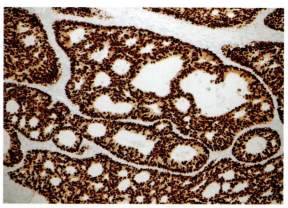

図8 結腸腺癌の卵巣転移：CDX2免疫染色陽性（図6と同一症例）．結腸癌の多くはCDX2陽性を呈する．

ない（図11）．組織像は原発巣と同様の浸潤性乳管癌や浸潤性小葉癌の像を呈する（図12）．乳管癌が卵巣の高異型度漿液性癌と鑑別を要することがあるが，高異型度漿液性癌は乳管癌に比して異型が強い．乳癌の転移は血管・リンパ管侵襲が目立つ例が多い．WT1やPAX8免疫染色は漿液性癌では陽性であるのに対し，乳癌では陰性であり，鑑別診断に有用である．なお卵巣の漿液性癌の80％はER陽性を示す．

その他の癌の卵巣転移：肺癌の卵巣転移はまれである．その44％は小細胞癌で，次いで腺癌の転移がみられ，扁平上皮癌の転移はさらに少ない．肺と一側の卵巣に肺型の小細胞癌がみられるときは，いずれが原発かの決定が困難なことも多い（図13）．

腎細胞癌は肺，骨，肝ほかへの遠隔転移を生じやすい癌であるが卵巣転移はまれである．腎細胞癌は血行性転移をきたしやすいが，腎細胞癌が50代以降に好発することを考えると，閉経後の卵巣の萎縮と卵巣への血流の減少が卵巣転移の少ないことの原因と考えられている．

悪性黒色腫の卵巣転移の報告がごくまれにみられる（図14）．メラニン色素を有する異型の目立つ腫瘍細胞が，胞巣状・索状に配列する．奇形腫由来の悪性黒色腫との鑑別が重要である．

婦人科系腫瘍の転移に関しては，卵管癌の10～15％は発見時にすでに卵巣に浸潤している．一方，卵巣漿液性癌の多くは卵管采の上皮内癌に由来することが明らかにされつつあり，他項で詳細に解説している．

卵巣の類内膜癌と子宮内膜の類内膜癌が共存するときは，いずれが原発か決定することが困難なことも多い（別項170頁参照）．

子宮頸癌の卵巣転移はまれではあるが，その中では腺癌，とくに内頸部腺癌の頻度が扁平上皮癌よりも多い．内頸部腺癌の卵巣転移の多くは粘液性の囊胞を形成する．免疫染色でp16がびまん性に陽性であればHPV関連の頸部腺癌の転移と考えられる．

II 関連事項

(1) 転移性腺癌と卵巣原発の粘液性腫瘍や類内膜腫瘍との免疫組織学的鑑別

卵巣の粘液性癌や類内膜癌に類似する組織像を呈する転移性腫瘍としては大腸腺癌，虫垂癌，膵癌，胆管癌，胃癌，子宮頸部腺癌などがあげられ，組織像のみでは転移性か原発性かの鑑別が困難な症例もみられる．その際の免疫組織学的鑑別に有用な抗体としてCK7, CK20, CDX2, ER, PRなどが広く使用されている[1,7]（**表1, 2**）．CK7のびまん性陽性像は卵巣原発を示唆する所見で，一方，大腸癌の転移ではCK20やCDX2が強く陽性を示す．DPC4, P16, PAX8なども原発巣の推定に役に立つ．PAX8はpaired box（PAX）familyに属する転写因子でミュラーMüller管への発生に重要な役割を果たしている．免疫染色では内頸部腺癌や卵巣の腺癌で陽性を示す．

大腸癌や虫垂癌の卵巣転移と，卵巣原発の粘液性腫瘍や類内膜腫瘍との鑑別に有用な新たな抗体としてSATB2抗体がトピックスとなっている[8]．special AT-rich sequence-binding protein（SATB2）は特定のATリッチDNAに結合する転写因子で，大腸癌や虫垂癌の卵巣転移では高率に陽性を示し（46例中36例），卵巣原発の粘液性腫瘍や類内膜腫瘍181例では陰性である．例外として奇形腫由来の粘液性腫瘍では陽性を呈している．

しかしいずれの抗体においても典型的な免疫組織学的表現型を示さない症例があり，免疫染色はあくまでも病理診断に至るための1つの補助的手法であることを忘れてはならない．

III 21世紀の新知見

従来は卵巣の粘液性腫瘍と考えられていた腫瘍の中には，他臓器の癌，とくに虫垂癌，膵癌などの転移の症例が含まれていることがわかってきた．結腸・直腸・虫垂・膵癌などの卵巣転移と卵巣原発の粘液性癌や類内膜癌との鑑別診断に従来のCK7やCK20, ERなどに加えて，近年CDX2, DPC4, SATB2などの各種免疫組織化学や遺伝子解析が補助的な役割を果たすようになってきている．そのような中でSATB2が結腸癌や虫垂癌の転移の新たなマーカーとして注目を集めてきている．

（八十嶋　仁，吉安可奈子，名方保夫）

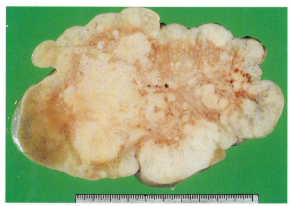

図9 胃癌の卵巣転移：表面は不規則な結節状で，割面は白色不透明な結節が癒合した像を呈する．

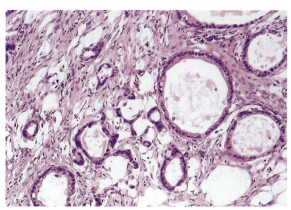

図10 胃癌の卵巣転移：管腔形成が目立つ症例．tubular Krukenberg腫瘍と呼ばれることもある．

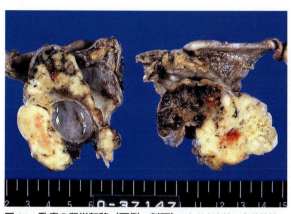

図11 乳癌の卵巣転移（両側，割面）：小型充実性，多結節性の腫瘍である．

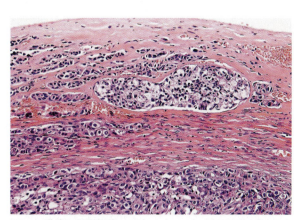

図12 乳癌の卵巣転移：肥厚した白のリンパ管や血管侵襲が目立つ．

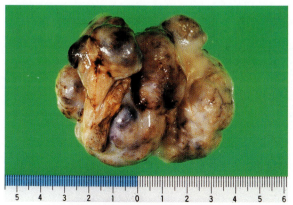

図13 肺小細胞癌の卵巣転移（割面）：多結節性の充実性腫瘍で，割面では表面近くの部分は白色不透明，中心部分は出血壊死による変化を認めた．

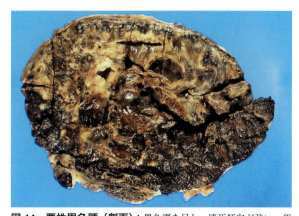

図14 悪性黒色腫（割面）：黒色調を呈し，壊死傾向が強い．組織学的にはメラニン色素を有する異型の目立つ腫瘍細胞からなっている．

表1 粘液性腫瘍像・類内膜腫瘍像を呈する卵巣腫瘍の免疫染色による原発巣の推定

	CK7	CK20	DPC4	P16	PAX8, ER, PR
卵巣	陽性[a] (CK7＞CK20)	75%症例 陽性[a]	陽性	陰性または 一部分陽性	類内膜腫瘍：陽性[b] 粘液性腫瘍：陽性は50%以下[b]
大腸	90%症例 陰性	陽性 (CK20＞CK7)	90%症例 陽性	陰性または 一部分陽性	陰性
虫垂	70～90%症例 陰性	陽性	陽性	陰性または 一部分陽性	陰性
膵胆管	陽性 (CK7＞CK20)	陽性または陰性	陰性症例は 50%以下[c]	陰性または 一部分陽性	陰性
胃癌	陽性または 陰性	陽性または陰性	陽性	陰性または 陽性	陰性
子宮頸部	陽性 (CK7＞CK20)	陰性または陽性	陽性	びまん性に 陽性[d]	PAX8：陽性，ER/PR：陰性

a：例外として奇形腫由来の粘液性腫瘍ではCK7陰性，CK20陽性となる．また非粘液性癌は陰性のことが多い． (文献1より作成)
b：卵巣原発の粘液性腫瘍は通常はER，PRともに陰性，一方類内膜腫瘍は通常はER，PR陽性を示す．
c：DPC4染色の陰性化は膵胆管系に比較的特異的であるが，陰性化がみられないからといって膵胆管系腫瘍の転移を否定することはできない．
d：HPV感染由来の癌はびまん性に陽性を示すが，HPV感染と関係がない腺癌では陰性である．

表2 卵巣粘液性癌（OMC）と大腸癌卵巣転移（mCRC）との免疫組織学的比較

	CK7		CK20		CDX2		MUC2		MUC5AC		CLDN18		ER	
	OMC	mCRC	OMC	mCRC	OMC	mCRC	OMC	mCRC	OMC	mCRC	OMC	mCRC	OMC	mCRC
－	0	14	5	0	5	0	12	2	3	13	3	14	18	16
1+	0	1	4	2	2	0	5	4	4	3	1	1	0	0
2+	1	0	3	2	5	0	1	8	5	0	3	0	0	0
3+	2	1	6	9	5	0	0	0	5	0	4	0	1	0
4+	16	0	1	3	2	16	1	2	2	0	8	0	0	0
total	19/19 (100%)	2/16 (12%)	14/19 (74%)	16/16 (100%)	14/19 (74%)	16/16 (100%)	7/19 (37%)	14/16 (87%)	16/19 (84%)	3/16 (19%)	16/19 (85%)	2/16 (12%)	1/19 (5%)	0/16 (0%)
P	＜0.0001		0.057		0.0473		0.0022		0.0001		＜0.0001		0.9999	

OMC：卵巣粘液性癌 ovarian mucinous adenocarcinoma，mCRC：大腸癌卵巣転移 metastatic colorectal carcinoma (文献7より引用)
－：0%，1+：1～4%，2+：5～14%，3+：15～50%，4+：50%～

文献

1) Vang R, Cheung ANY, Kommoss F, et al: Secondary tumours. In: WHO Classification of Tumours of Female Reproductive Organs (Kurman RJ, Carcangiu ML, Herrington CS, et al. eds.), 4th edition. IARC Press, Lyon. 2014, 83-86（転移性卵巣腫瘍の簡潔な総説）
2) Lerwill MF, Young RH: Metastatic tumors of the ovary. Blaustein's Pathology of the Female Genital Tract (Kurman RJ, Ellenson LH, Ronnett BM. eds.), 6th edition. Springer Verlag, New York, 2011, 929-997（転移性卵巣腫瘍に関する優れた教科書）
3) 清川貴子：転移性卵巣腫瘍．病理と臨床 2011, 29: 845-849（転移性卵巣腫瘍の総説と鑑別診断）
4) Yamanishi Y, Koshiyama M, Ohnaka M, et al: Pathways of metastases from primary organs to the ovaries. Obstet Gynecol Int 2011, 2011: 612817（卵巣への胃癌のリンパ行性転移，大腸癌の血行性転移を形態と免疫染色で示した）
5) Krukenberg FE: Fibrosarcoma ovarii mucocellulare (carcinomatodes). Archiv für Gynäkologie 1896, 50: 287-321（印環細胞と線維化からなる6例の原発性卵巣腫瘍の報告）
6) Kiyokawa T, Young RH, Scully RE: Krukenberg tumor of the ovary. A clinicopathologic analysis of 120 cases with emphasis on their variable pathologic manifestations. Am J Surg Pathol 2006, 30: 277-299（印環細胞が腫瘍細胞の10%以上を占めるKrukenberg腫瘍120例の臨床病理）
7) 前田大地：卵巣．第2部 腫瘍の鑑別に用いられる抗体．特集：免疫組織化学．診断と治療選択の指針．(深山正久，猪狩 亨，大橋健一 他 編）病理と臨床（臨時増刊号）2014, 32: 191-200（卵巣腫瘍の免疫組織化学について自身のデータを中心にした優れた総説）
8) Moh M, Krings G, Ates D, et al: SATB2 expression distinguishes ovarian metastases of colorectal and appendiceal origin from primary ovarian tumours of mucinous or endometrioid type. Am J Surg Pathol 2016, 40: 419-432（結腸・直腸・虫垂癌の卵巣転移と卵巣原発の粘液性癌や類内膜癌との鑑別にSATB2が有用である）

各論 H　腫瘍様病変，その他
1　妊娠黄体腫 pregnancy luteoma

エッセンス

- 帝王切開時に偶然見つかる卵巣の腫瘍類似病変．楔状切除で好酸性細胞質と中心性円形核がみられた場合には基本的に妊娠黄体腫と考え，それ以上の切除は避ける．
- 妊娠黄体とは時期と肉眼像で鑑別可能だが，顕微鏡像だけではステロイド細胞腫瘍などと鑑別が困難である．多発（1/2），両側（1/3）も報告がある．
- 分娩後自然消退するが，母体や女児に男性化を起こす場合がある．

I　基礎的事項

(1) 定義と予後

妊娠黄体腫 pregnancy luteoma は，妊娠後期の黄体化顆粒膜細胞に類似する過形成を示す反応性病変と考えられる．多くは帝王切開時に偶然見つかる．時に機能性で，女児では男性化を起こす場合（約1/4）が報告されている．

(2) 肉眼所見

妊娠末期に単発の卵巣腫瘤として偶然見つかることが多いが，多発（1/2），両側（1/3）も報告がある．平均6～7cm，場合によっては20cmの褐色の充実性，多嚢胞性，スポンジ状腫瘤（図1, 2）を示す．

(3) 病理組織所見

充実性，索状，濾胞状の配列を示し，中心性の核小体を伴う類円形核，好酸性の豊かな細胞質を示す（図3, 4）．

II　関連事項

(1) 妊娠黄体との鑑別（表1）

妊娠黄体（図5, 6）と妊娠黄体腫が混同される傾向があるが，妊娠黄体は妊娠初期に，妊娠黄体腫は妊娠末

表1　妊娠黄体と妊娠黄体腫の鑑別

		妊娠黄体	妊娠黄体腫
臨床所見	妊娠との関連	妊娠初期のち消退	妊娠末期，分娩後消退
	男性化	なし	時にあり
肉眼所見	肉眼像	中心に出血（線維化）と周囲の脳回状の黄体化細胞（黄色）	均一な茶褐色の結節
	大きさ	数cm	顕微鏡的～20cm
組織所見	組織パターン	脳回状の肥大した黄体	充実性～索状～濾胞状（とくに濾胞状は診断的）
	間質	線維化あり	線維化なし
	構成細胞	黄体化した顆粒膜細胞と莢膜細胞の二相性を示す	ほぼ均一な黄体化顆粒膜細胞　二相性は明らかでない
	分裂像	まれ	多数（時に異型分裂も）

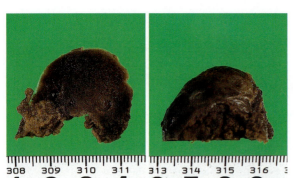

図1　妊娠黄体腫：茶褐色の結節状（右），割面（左）では，本症例はほぼ均一なやや硬いスポンジ状であった．

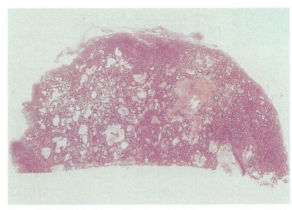

図2　妊娠黄体腫（ルーペ）：均一で多囊胞〜スポンジ状の割面を示すが，中心出血や壁の層構造は明らかではない．

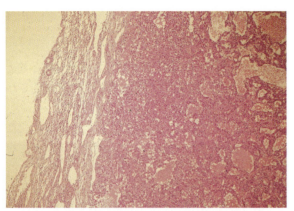

図3　妊娠黄体腫：漿膜近傍までほぼ均一な濾胞構造を示すが，二相性は示されない．

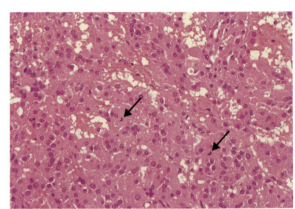

図4　妊娠黄体腫：強拡にて，核小体を伴う中心性の類円形核と好酸性の細胞質，濾胞状〜索状の増殖を示し，ステロイド産生細胞に共通の細胞像である．妊娠黄体腫は，分裂像（矢印）が目立つことが特徴である．

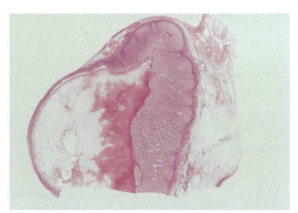

図5　妊娠黄体（ルーペ）：中心に出血（線維化）と周囲の脳回状の黄体化細胞（肉眼では黄色）を示す．大きな出血黄体の印象．

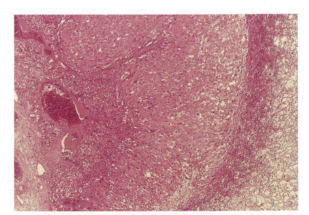

図6　妊娠黄体：中心出血（右）と，黄体化したやや胞体の広い顆粒細胞層（中心）と核が小型でやや密度の高い莢膜細胞層（左）と二相性が明らかである．

期に形成される．しかも，妊娠黄体では決してみられない所見として，妊娠黄体腫では男性化などの臨床症状の可能性があることなどから鑑別が必要である．

(2) ステロイド細胞腫瘍などとの鑑別

ライディッヒ Leydig 細胞腫と妊娠黄体腫は，好酸性細胞質で円形の中心核と細胞像がほぼ同様であり，ライディッヒ細胞腫は充実性，線維化など組織像がやや異なるも厳密な鑑別は困難である．Reinke 結晶はライディッヒ細胞腫の 1/3 程度にしか見つからず，あてにできない．しかもライディッヒ細胞腫の悪性の指標として重要視されている分裂像が妊娠黄体腫では多数見つかることから，悪性ライディッヒ細胞腫として誤認される可能性がある．黄体化莢膜細胞腫であれば明瞭な莢膜細胞の成分があるが，ないと区別は困難である．妊娠黄体腫もステロイド細胞腫瘍もマーカー的にはほぼ同様であり，免疫組織染色は鑑別には意義が乏しい．したがって，臨床経過から妊娠末期に偶然発見され，好酸性細胞質を示す悪性腫瘍（メラノーマ，神経肉腫など）や卵巣腫瘍の既往歴がなく，均一な脂肪の乏しいステロイド細胞腫瘍類似病変を示した場合は妊娠黄体腫と考えるのが自然である[1]．

(3) 黄体化過剰反応と妊娠黄体腫

黄体化過剰反応 hyperreactio luteinalis とは，hCG により両側黄体が多胞性に腫大する反応性変化で，多くは出産後に縮小する．母体に男性化（2～30％）を招くという点においても妊娠黄体腫と類似する非腫瘍性病変だが，黄体化過剰反応は，いずれの妊娠期間にも認め，両側卵巣の多嚢胞性病変（ぶどうの房状の肉眼像，ルテイン嚢胞の組織像）を示すなどの点で，鑑別は可能と思われる．ちなみに，黄体化過剰反応では胎児に及ぶ男性化の報告はない．現実的には，黄体化過剰反応か妊娠黄体腫であるかにかかわらず，いずれも捻転などの二次的な合併症がない限り過剰な手術を避けて，確認の生検程度にとどめて，分娩後の自然消退を待つ保存的治療が第一選択となる[2]．

III 21 世紀の新知見

人工授精による妊娠で，妊娠黄体腫によると考えられる男性化した双胎の症例報告がある．人工授精や減数手術と妊娠黄体腫の発生との関連は明らかではなく，画像上で卵巣腫瘤は認めなかったが，妊娠中の男性ホルモンの上昇と分娩後の低下が根拠となっている[3]．

（高橋秀史）

文献
1) Burandt E, Young RH: Pregnancy luteoma: a study of 20 cases on the occasion of the 50th anniversary of its description by Dr. William H. Sternberg, with an emphasis on the common presence of follicle-like spaces and their diagnostic implications. Am J Surg Pathl 2014, 38: 239-244（20例の妊娠黄体腫の病理組織像を検討し，ステロイド細胞腫瘍との鑑別で，濾胞状構造が診断的であると指摘）
2) Masarie K, Katz V, Balderston K: Pregcacy luteomas: clinical presentations and management strategies. Obstet Gynecol Surv 2010, 65: 575-582（妊娠黄体腫はまれな病態だが，産婦人科医は，帝王切開などで妊娠黄体腫に遭遇したときの適切な対応が必要）
3) Wadzinski TL, Altowaireb Y, Gupta R, et al: Luteoma of pregnancy associated with nearly complete virilization of genetically female twins. Endocr Pract 2014, 20: e18-e23（女性双生児の男性化を伴った妊娠黄体腫）

各論 H 腫瘍様病変，その他
2 間質莢膜細胞過形成 stromal hyperthecosis

エッセンス

- 間質莢膜細胞過形成は卵巣の間質細胞と黄体化細胞の増生を伴う病変である．
- 両側性の病変であり，門部などでも黄体化細胞の過形成がみられる．
- 黄体化細胞では男性ホルモンを過剰産生することが多い．

I 基礎的事項

(1) 定義と予後

　間質莢膜細胞過形成 stromal hyperthecosis は，卵巣の間質細胞の増生とともに黄体化細胞が種々の程度増生している病態である．男性ホルモン過剰やエストロゲン過剰を呈することがある．また，間質莢膜細胞過形成の患者では慢性的な性ステロイド過剰により子宮内膜増殖症または子宮内膜癌を合併することも多い．間質性莢膜細胞過形成は家族性に発症してくることもあり，糖尿病，黒色表皮腫 acanthosis nigricans と男性ホルモン過剰症を伴う場合は hyperandrogenism, insulin resistance and acanthosis nigricans (HAIR-AN) 症候群と呼ばれている．ごくまれにではあるが間質莢膜細胞過形成から莢膜細胞腫が発生してくることもある．

(2) 肉眼所見

　間質莢膜細胞過形成は原則的には両側性の病変であり，両側性の卵巣の腫大が認められ，時に7cmに達することがある．割面は硬く，灰白色を示すことが多く，一部では黄色の結節状の部位がみられることも多い．原則的に出血・壊死などは認められない．

(3) 病理組織所見

　紡錘形の間質細胞の著明な増生が認められており（図1），卵巣の表層から数cmに及ぶ厚さでみられることもある．この紡錘形の間質細胞のみが主体であり，黄体化細胞が認められない場合には間質過形成 hyperplasia stroma と呼ばれる．この間質細胞が膠原線維の過剰産生を伴わないで増生している中に，細胞質が淡明な黄体化細胞が孤在性にあるいは集塊を形成して認められる（図2, 3）．黄体化細胞は好酸性の細胞質を有して細胞内に脂肪をほとんど含まない場合もある．

　閉経期以前の患者であると，卵巣の外側における間質細胞の増生と，卵胞の拡張とその周囲の莢膜細胞の過形成を伴う，いわゆる多嚢胞性卵巣症候群 polycystic ovarian syndrome（PCOS）に伴う所見が合併していることも多い．このPCOSと間質莢膜細胞過形成は同一の病変の範疇に入るという考えもあるが，後者はあくまでも卵巣の間質の病変であり，卵胞のほうに病変の主体がある前者とは異なる．また，PCOSにみられる間質細胞の黄体化は閉鎖卵胞の場合も含めた莢膜細胞の増生による場合が多く，間質莢膜細胞過形成に伴う間質の黄体化細胞よりも小型の場合が多い．間質莢膜細胞過形成の場合にはその多くで門の領域の黄体化細胞（門細胞）の過形成 hilus cell hyperplasia も伴っていることが多く，原因はいまだにわかってはいないが，間質細胞の黄体化を生じさせやすい要因が卵巣全体にあるものと考えられる．

　重要な鑑別診断としていわゆる黄体化莢膜腫 luteinized thecoma があげられるが，間質莢膜細胞過形成が両側性であることが多いということと，背景の間質細胞で膠原線維の産生が認められることが黄体化莢膜腫の特徴であることから，鑑別診断は可能である．

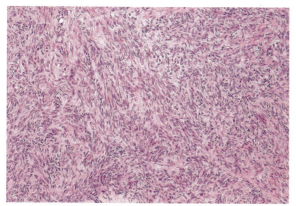

図1 間質莢膜細胞過形成：比較的豊富な間質細胞の増生とともに黄体化間質細胞が認められる．

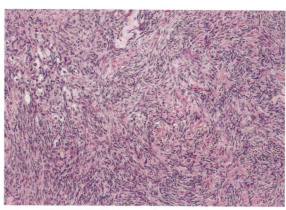

図2 間質莢膜細胞過形成：spindleな細胞の内部に淡明な細胞質を有するステロイド合成細胞が認められる．

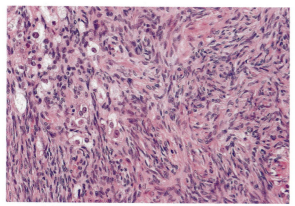

図3 間質莢膜細胞過形成：黄体化細胞はこの場合，細胞質に比較的豊富な脂質を有している．

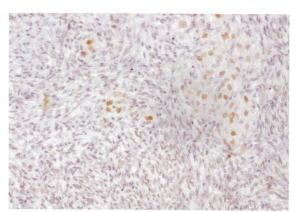

図4 間質莢膜細胞過形成のSF2の免疫組織化学：SF2は黄体化細胞で著明に認められているが，周囲の非黄体化細胞でも弱いながらも発現は認められる．

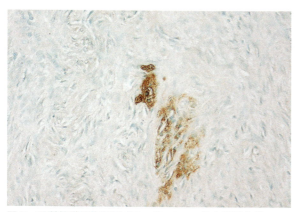

図5 間質莢膜細胞過形成の3β-HSDの免疫組織化学：3β-HSDの発現は黄体化細胞で認められている．

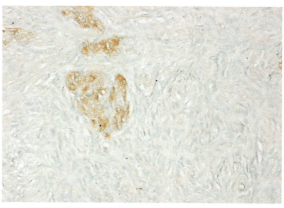

図6 間質莢膜細胞過形成のC17の免疫組織化学：C17の発現は黄体化細胞で認められている．

II 間質莢膜細胞過形成の内分泌学的特徴

　間質莢膜細胞過形成の卵巣では，ステロイド合成酵素の転写制御因子である steroid factor-1（SF-1）は黄体化細胞の核に著明にその発現が認められること以外に，間質細胞でも弱いながら比較的びまん性にみられることがある（図4）．これは間質莢膜細胞過形成の間質細胞がすでにステロイド合成を起こしやすい状態にあることも示している．また，黄体化細胞では P450scc，3β-HSD（ヒドロキシステロイドデヒドロゲナーゼ），P450c17 などの男性ホルモン産生に関与するステロイド合成酵素の発現が認められる（図5，6）．しかし，男性ホルモンを女性ホルモンに転換するアロマターゼの発現は認められず，間質莢膜細胞過形成の患者でエストロゲン過剰がみられる場合には，卵巣から過剰に分泌されたアンドロゲンが脂肪などの末梢組織でエストロゲンに転換されて生じてくることが考えられる．

III 21世紀の新知見

　近年ステロイドホルモン測定の進歩により間質莢膜細胞過形成で血中アンドロゲン過多による閉経期以降の患者が少なからず報告されている．

（笹野公伸）

文献
1) Sasano H, Fukunaga M, Rojas M, et al: Hyperthecosis of the ovary. Clinicopathologic study of 19 cases with immunohistochemical analysis of steroidogenic enzymes. Int J Gynecol Pathol 1989, 8: 311-320（間質莢膜細胞過形成の内分泌学的特徴を検討した論文）
2) Barbieri RL, Ryan KJ: Hyperandrogenism, insulin resistance, and acanthosis nigricans syndrome: a common endocrinopathy with distinct pathophysiologic features. Am J Obstet Gynecol 1983, 147: 90-101（HAIR-AN 症候群を記載した論文）
3) Atmaca M, Seven İ, Üçler R, et al: An interesting cause of hyperandrogenemic hirsutism. Case Rep Endocrinol 2014, 98722（卵巣の肥大を伴わない両側の hyperthecosis の患者で血中のアンドロゲンの動態を比較的詳細に検討した症例報告）

各論 H	腫瘍様病変，その他
3	**広汎性浮腫** massive edema

エッセンス

- 高度の間質浮腫によって卵巣が腫大する状態である．
- 片側性であることが多い．
- 男性化徴候を伴うことがある．
- 卵巣間質に蛋白成分を含む水溶液が貯留し，卵胞が散見される．黄体化間質細胞の増生を伴うことがある．様々な良性・悪性腫瘍に合併することがある．

I 基礎的事項

(1) 定義と概念

高度の間質浮腫によって片側あるいは両側卵巣が腫大する腫瘍類似病変で，既存の卵胞や黄体が介在する[1]．不完全な捻転による静脈ないしリンパ還流のうっ滞によって生じると考えられている．線維腫，線維腫症との関連が指摘されているが，これらと同一の病態に含まれるというよりは，別個の疾患であると考えられている．基礎疾患のない一次性と，囊胞や漿液性・粘液性囊胞腺腫や奇形腫，線維腫・莢膜細胞腫，線維腫症，多囊胞性卵巣，排卵誘発剤などの投与に伴って発生する二次性に分けることができる．

(2) 臨床像

10代～20代で好発するが，乳児期，閉経後に発生した例が報告されている．腹部腫瘤の触知，急激な腹痛を初発症状とする．性早熟，男性化徴候，メイグス Meigs 症候群がみられることがあるほか，血中 CA-125，LDH が上昇した例が報告されている．手術時には約半数の症例で卵巣の捻転が認められる．

(3) 肉眼像

卵巣は腫大し，最大径は平均10cm程度だが，30cmに達することもある．多くは片側性で，約10％の例では両側性である．片側性の場合は右側卵巣でみられることが多い．表面は平滑である．割面は粘液様ないし浮腫状で透明感があり，豊富な滲出液が認められる（図1）．出血がみられることもある．既存の黄体や白体，卵胞が散見される．

(4) 組織所見

組織学的には髄質および皮質深部において高度の組織間液の貯留によって間質の密度が著しく疎となる（図2）．皮質表層，白膜 tunica albuginea はしばしば保持されるほか（図3～5），卵胞や黄体，白体などの既存の構造物が随所で認められる．浮腫によって膠原線維と星形の間質細胞が離解し，既存の小血管が目立つようになる（図6）．うっ血，赤血球の血管外漏出のほか，男性化徴候がみられる症例では間質細胞の黄体化が目立つことがある．

(5) 鑑別診断

鑑別診断として浮腫を伴う線維腫・莢膜細胞腫，硬化性間質性腫瘍 sclerosing stromal tumor of the ovary (SSTO)，印環細胞癌などの癌腫の転移（クルケンベルグ Krukenberg 腫瘍）などがあげられる．

浮腫を伴う線維腫・莢膜細胞腫，SSTO は既存の白体や卵胞が介在することがない点で広汎性浮腫と区別される．とくに SSTO では間質細胞の密度が高く，泡沫状の細胞質を有する間質細胞が混在する領域の間に浮腫状の領域が介在することによって特徴的な分葉状外観を呈する点，血管周皮様の血管構築を示す点，などにより鑑別は比較的容易である．

胃などを原発巣とする印環細胞癌の卵巣転移は既存の構造がみられることがあるが，SSTO のように浮腫状の

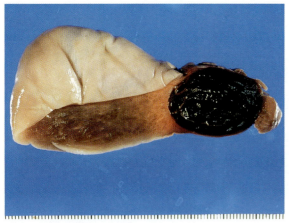

図1 広汎性浮腫のマクロ像：割面は充実性で，淡褐色調を呈しており，透明感がある．一部は出血性梗塞を伴っている．

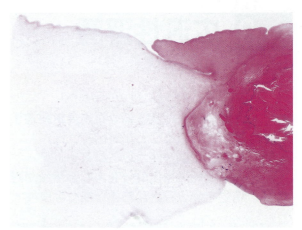

図2 広汎性浮腫（図1のルーペ像）：卵巣の左側2/3程度の領域が高度の浮腫によって明調となっている．

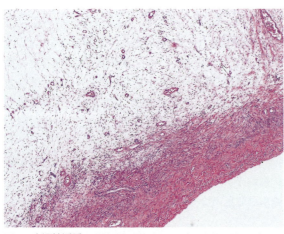

図3 広汎性浮腫：皮質側表面付近では既存の卵巣間質が残存しているが，深部側では高度の浮腫によって間質が著しく疎になっている．

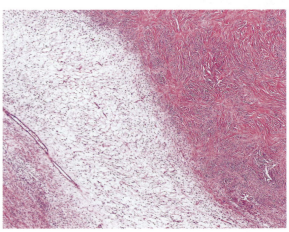

図4 広汎性浮腫：既存の卵巣間質と浮腫性間質の境界部．

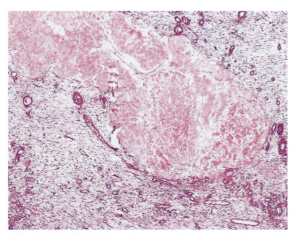

図5 広汎性浮腫：高度の浮腫によって疎となった間質内で白体が認められることから，卵巣であることがわかる．

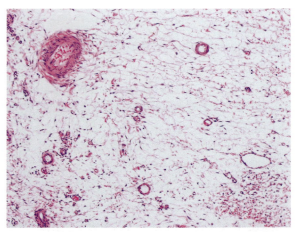

図6 広汎性浮腫：組織間液の貯留によって膠原線維，間質細胞が離解している．随所で小血管が認められる．印環細胞を含めて異型細胞は認められない．

領域と比較的間質細胞の密度が高い領域が混在し，印環細胞が存在する点で鑑別可能だが，腫瘍塞栓によって浮腫が高度となった場合は広汎性浮腫に類似することがあるため注意を要する．鑑別に苦慮する場合は粘液染色（アルシアンブルー染色，PAS反応），サイトケラチンに対する免疫組織化学染色が有用である．

(6) 治療と予後

良性疾患であるため，とくに若年女性では妊孕能を温存するために保存的治療が望ましいが，まれな病変であるため本疾患の可能性を想定して診断を確定することが困難で，実際には片側卵管卵巣全摘出術が施行されることが多い．したがって，画像診断が重要である．

II 関連事項・21世紀の新知見

広汎性浮腫と線維腫症の関係については議論のあるところで，結論が得られていない．しかし，両者は同じ病態の形態的スペクトラムに含まれる病変であると考える専門家もいる．その理由として両者の中間的な形態を示す症例の存在があげられる．いずれの病変も捻転や手術などによる局所的な組織傷害によって惹起されるが，後者はさらに血小板，マクロファージが活性化されて線維芽細胞の増殖を促す因子を産生する結果として発生するという仮説が提唱されている．すなわち，共通の刺激に対する異なる反応形態，異なる時相によって広汎性浮腫と線維腫症の組織発生が説明できる可能性が指摘されている[2]．

（三上芳喜）

文献
1) Kalstone CE, Jaffe RB, Abell MR: Massive edema of the ovary simulating fibroma. Obstet Gynecol 1969, 34: 564-571（Kalstoneらによる広汎性浮腫に関する最初の論文）
2) Veras EF, Crow JH, Robboy SJ: Non-neoplastic and tumor-like conditions of the ovary. In: Pathology of the Female Reproductive Tract (Mutter GL, Prat J, eds.), 3rd edition. Elsevier, Philadelphia, 2014, 535-563（広汎性浮腫と線維腫症の関係についての考察が記載されている最新の成書）

各論 H 腫瘍様病変，その他
4 多囊胞性卵巣症候群 polycystic ovary syndrome（PCOS）

エッセンス
- アンドロゲン過多症状，排卵障害，多発性卵巣囊胞のうち，2つ以上の症状を示す，最も頻度の高い内分泌疾患である．
- 無月経，不妊，男性化（多毛，痤瘡，脱毛）などの症状を呈する．
- 卵巣は白膜が肥厚し，皮質に1cm大までの囊胞が多発する．卵胞莢膜細胞過形成（follicular hyperthecosis）を伴うことが多い．
- 肥満，耐糖能異常，2型糖尿病，メタボリックシンドロームなどの合併が多い．

I 基礎的事項

(1) 定義と一般事項

1935年，無月経，多毛，肥満，多囊胞性卵巣を呈する7症例をSteinとLeventhalが初めて報告した．現在，男性ホルモン（アンドロゲン）過多症状，排卵障害，多発性卵巣囊胞を呈する症候群と理解されている．米国で500万人の女性が罹患し，年間5,000億円ものコストがかかっている．生殖年齢の女性の6〜20％に発症する，最も頻度の高い内分泌疾患である．

特徴的所見から多囊胞性卵巣が名称となっているが，病態は複雑で，定義，診断基準は統一されていない．NIH基準（1990年），Rotterdam基準（2003年），AE-PCOS学会基準（2006年）の3つが提唱されてきたが，2012年にNIHが大規模なワークショップを実施し，提言を発表した（表1）．3つの基準を統合する形で，①排卵障害，②男性ホルモン過多症状，③多囊胞性卵巣のうち，いずれか2つを有する場合にPCOSと診断し，どの症状を有するかを併記することが提唱された．また，類似の症状を呈する先天性副腎過形成，クッシングCushing症候群，高プロラクチン血症，甲状腺機能低下症，先端巨大症などの除外が必要である．

(2) 症状と合併症

初経以降に発症する排卵障害に関しては，無排卵や稀発排卵が認められ，無月経，稀発月経を呈し，不妊となる．男性ホルモン過多症状としては，多毛，痤瘡，男性型脱毛症などが認められる．free testosteroneの高値が最もあらわれやすい．多くの患者では，肥満，過体重，うつなどの精神症状を伴うことが多い．

合併症として，①慢性無排卵に関連する子宮内膜過形成ないし内膜癌，②メタボリックシンドローム（肥満，耐糖能異常ないし糖尿病，高コレステロール血症，心血管疾患），③睡眠時無呼吸症候群などがあり，評価と経過観察が必要である．

(3) 肉眼像および組織像

肉眼的には，通常両側性に，まれに片側性に卵巣が2〜5倍程度の円形に腫大する（図1〜3）．正常大の症例もある．卵巣表面は平滑で，線維性に肥厚して白色を呈する．皮質表層付近に，おおむね直径1cmまでの囊胞が多発する．

組織学的に，卵巣皮質表層（白膜）は膠原線維が主体で細胞成分に乏しく被膜様になり，壁が肥厚した血管を含む（図4）．多発する囊胞性病変は閉鎖卵胞であり通常の倍程度の数になる．内腔を黄体化していない顆粒膜細胞が裏打ちする．顆粒膜細胞の一部は剥離する．外側の内莢膜細胞は黄体化する（follicular hyperthecosis, 図5）．原始卵胞の数や形は通常と同等である．間質には黄体化を伴う間質莢膜細胞過形成（図6）が認められる．無排卵ないし稀発排卵のため，典型的には白体形成はない．しかし，黄体形成はない場合が多いものの1/3

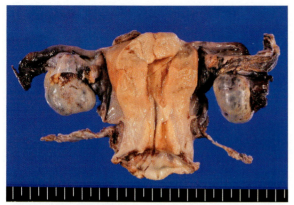

図1 PCOSの卵巣外観：両側の卵巣が腫大する．被膜は白色調で肥厚する．

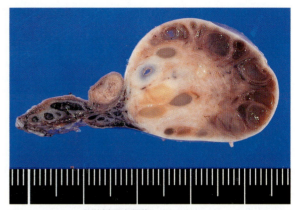

図2 PCOSの卵巣割面肉眼像：肥厚する白膜と，白膜下の皮質に径5mm程度までの嚢胞が多発する．

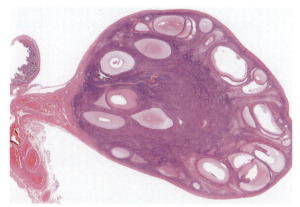

図3 PCOSの卵巣割面ルーペ像：肥厚する白膜下に漿液成分をいれる嚢胞が多発している．皮質深部から髄質も細胞成分が豊富で肥大している．

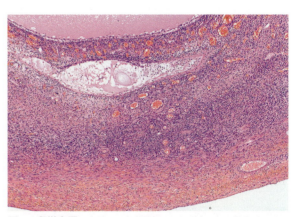

図4 卵巣表層：白膜から皮質外側は，細胞成分が比較的疎で膠原線維が増生，肥厚している．嚢胞壁の周囲には小血管の増生を伴う．

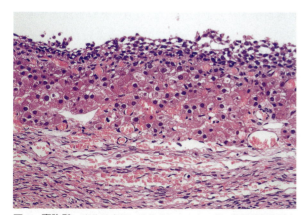

図5 嚢胞壁：嚢胞壁内側に黄体化していない薄い顆粒膜細胞層を認める．外側には細胞質が好酸性に腫大する黄体化を伴う内莢膜細胞を認める．

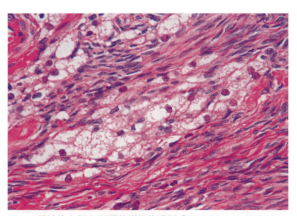

図6 黄体化を伴う間質莢膜細胞過形成：黄体化した間質細胞の細胞質は豊富で明るく淡明で空胞化，ないし好酸性化した胞体を有する．（藤井博昭先生ご提供）

4 多嚢胞性卵巣症候群

表1 多嚢胞性卵巣症候群（PCOS）診断基準の変遷とNIHの提言（2012年）

NIH 1990	Rotterdam 2003	AE-PCOS Society 2006
1. 慢性無排卵 　chronic anovulation 2. 男性ホルモン過多 　hyperandrogenism （2つの指標のいずれも満たす場合） ＊ただし，先天性副腎過形成など他の疾患を否定する	1. 無排卵もしくは稀発排卵 　oligo-and/or anovulation 2. 男性ホルモン過多 　hyperandrogenism 3. 多嚢胞性卵巣 　polycystic ovaries （3つのうちいずれか2つを満たす場合）	1. 男性ホルモン過多 　hyperandrogenism 2. 卵巣機能障害 　oligo-anovulation and/or 　polycystic ovarian morphology （2つの指標のいずれも満たす場合）

NIH Evidence-based Methodology Workshop on PCOS 2012（Recommendations）
1. 多嚢胞性卵巣症候群（PCOS）という名称は，疾患の本態を包括していないため，変更すべきである． 2. 診断基準に関しては，Rotterdam 2003が他の2つの基準を内包することから，推奨される．ただし，実際にどの基準を満たすかにより，下記の4群に分類することが望ましい． 　i. 男性ホルモン過多および排卵障害（androgen excess+ovulatory dysfunction） 　ii. 男性ホルモン過多および多嚢胞性卵巣（androgen excess+polycystic ovarian morphology） 　iii. 排卵障害および多嚢胞性卵巣（ovulatory dysfunction+polycystic ovarian morphology） 　iv. 男性ホルモン過多，排卵障害および多嚢胞性卵巣（androgen excess+ovulatory dysfunction+polycystic ovarian morphology） ＊NIHの提言には，このほかに検査法の向上や臨床および基礎研究の推進，multidisciplinaryな対策プログラムの必要性などが盛り込まれている．

この20年間で，NIH（1990年），Rotterdam（2003年），AE-PCOS Society（2006年）という3つの診断基準が発表され，PCOSの定義が混乱していた．2012年に米国NIHがワークショップを開催し，evidenceにもとづいた提言を発表した． （文献2より引用改変）

程度に認められる．卵巣門細胞巣（ライディッヒ細胞Leydigに相当）は健常卵巣よりも目立つ（図7）．

(4) 治療法

主としてアンドロゲン過多状態，黄体ホルモン（LH）過剰分泌に拮抗するホルモン療法が実施される（経口避妊薬，抗アンドロゲン薬）．以前は卵巣の楔状切除術が行われ，一過性の寛解をもたらしたが，現在ではほとんど行われていない．肥満，糖尿病やインスリン抵抗性は症状を悪化させることから，食事療法，運動療法，投薬などが適宜実施される．

II 関連事項

(1) ゲノム解析から明らかになったPCOS関連遺伝子

最近，1万人程度の中国漢族女性（Han Chinese）を対象とした全ゲノム関連解析 genome wide association study（GWAS）の結果が報告された．PCOSは，11の遺伝子座に存在する一塩基多型 single nucleotide polymorphisms（SNPs）と連鎖していた（表2）．PCOSとの関連が示された遺伝子には，LH，卵胞刺激ホルモン（FSH）の受容体（*LHCGR*，*FSHR*）をはじめ，下垂体からのゴナドトロピン分泌に関連するといわれる *DENND1A*，2型糖尿病との関連が示唆される *THADA*，*INSR*，*HMGA2* やインスリン分泌に関連する *YAP1* などが含まれていた．この結果から，視床下部・下垂体・卵巣間の一連のホルモン調節機構の異常と2型糖尿病を主体とする代謝障害がPCOSの本態と示唆された．

(2) 病因・病態メカニズム（図8）

PCOSの病態はいまだ不明な点が多いが，LH分泌の増加とそれに伴う卵巣の莢膜細胞における過剰なアンドロゲン合成が主体と考えられている．LH分泌の亢進とFSH分泌の低下は，視床下部からのゴナドトロピン放出ホルモン（GnRH）の分泌が高頻度になることで生じる．通常はLHが莢膜細胞の17α-hydroxylase（17α-OHase）を増加させ，FSHが顆粒膜細胞のアロマターゼを増加させることでエストロゲンが合成されるが，PCOSではLH分泌亢進とFSH分泌低下から，アンドロゲン過剰産生とエストロゲン合成抑制が起きる．過剰な卵巣アンドロゲンが，早期の卵胞閉鎖，多発卵胞嚢胞，持続性無月経を引き起こす．卵胞の成熟障害により黄体が形成されず，プロゲステロン分泌が低下する．エストロゲン，プロゲステロンの不足により下垂体へのフィードバックがかからず，LH過剰状態が持続する．

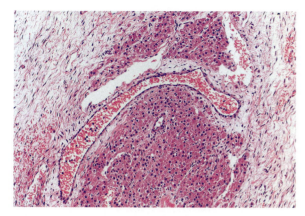

図7 卵巣門細胞巣：卵巣門の血管周囲に豊かな好酸性細胞質を有する卵巣門細胞の集簇を認める．

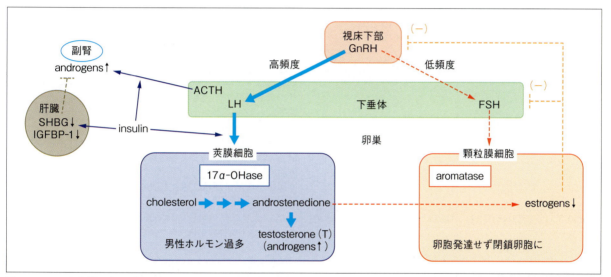

図8 PCOSの病態メカニズム：視床下部からのGnRH分泌頻度が高まり，LHの分泌が増加，FSHの分泌が低下する．LHは莢膜細胞におけるアンドロステンジオン，テストステロン産生を促進する．FSHが減少するために顆粒膜細胞でのアロマターゼ発現が減少し，エストロゲン合成が低下する．視床下部，下垂体へのフィードバックがかからず，LH過剰の状態が持続する．インスリンはLH，ACTHと協同して卵巣，副腎でのアンドロゲン合成を促進し，肝臓のSHBGを低下させ，アンドロゲン作用を強める．

PCOSでは，末梢性インスリン抵抗性などにより，高インスリン血症となることも病態に関与する．インスリンはLHと協同して莢膜細胞でのアンドロゲン産生を促進する．また，ACTHを介した副腎でのアンドロゲン産生も促進する．インスリンはさらに肝臓にも働きかけ，性ホルモン結合グロブリン（SHBG）の産生を抑制し，アンドロゲン作用を増強する．

III　21世紀の新知見

2012年のNIHワークショップによって，PCOSという疾患概念が整理され，一定のコンセンサスを得るに至った．

中国におけるGWASにより，PCOSの病態に関与する新たな遺伝子（*DENND1A*，*THADA*など）が明らかとなった．

（千葉知宏，寺戸雄一）

表2 漢民族女性における大規模 GWAS によって同定された PCOS 関連遺伝子

遺伝子座	一塩基多型 (allele)	オッズ比（p 値）	近接する遺伝子	遺伝子の機能，関連する生物学的経路	追試・関連報告
2p16.3	rs13405728 (G/A)	0.71 (7.55×10^{-21})	LHCGR	G 蛋白共役受容体で LH/hCG の受容体．プロラクチンシグナル，卵巣ステロイド産生，カルシウムシグナルに関与．	あり（欧州で有意差なし）
2p16.3	rs2268361 (T/C) rs2349415 (T/C)	0.87 (9.89×10^{-13}) 1.19 (2.35×10^{-12})	FSHR	G 蛋白共役受容体で FSH の受容体．卵巣ステロイド産生，cAMP シグナルに関与．	あり（欧州で有意差なし）
2p21	rs12468394 (A/C) rs13429458 (C/A) rs12478601 (T/C)	0.72 (1.59×10^{-20}) 0.67 (1.73×10^{-23}) 0.72 (3.48×10^{-23})	THADA	甲状腺腺腫で破壊されていた遺伝子として同定された．SNP が 2 型糖尿病とも遺伝学的に関連する．	あり（欧州で有意差あり）
9q22.32	rs4385527 (A/G) rs3802457 (A/G)	0.84 (5.87×10^{-9}) 0.77 (5.28×10^{-14})	C9orf3	M1 Zn aminopeptidase family 遺伝子．SNP が米国 African-American における前立腺癌放射線療法後の性機能障害に関連する．	
9q33.3	rs10818854 (A/G) rs2479106 (G/A) rs10986105 (C/A)	1.51 (9.40×10^{-18}) 1.34 (8.12×10^{-19}) 1.47 (6.90×10^{-15})	DENND1A	GEF として Rab GTPase を制御，小胞輸送に関与する．下垂体におけるゴナドトロピン放出に関与する．小胞体アミノペプチダーゼ 1（ERAP1）に結合，機能を抑制する．	あり（欧州で有意差あり）
11q22.1	rs1894116 (G/A)	1.27 (1.08×10^{-22})	YAP1	Hippo 経路の下流にある転写制御因子．細胞増殖，アポトーシスを制御して臓器サイズを調節する．インスリン分泌にも関与．	あり（欧州で有意差あり）
12q13.2	rs705702 (G/A)	1.27 (8.64×10^{-26})	RAB5B SUOX	RAB5B は Ras family で Ras シグナル，小胞輸送に関与する． SUOX はミトコンドリアで亜硫酸を硫酸に酸化する． 同遺伝子座は 1 型糖尿病とも関連する．ERBB3 に近接する．	あり（欧州で有意差あり）
12q14.3	rs2272046 (C/A)	0.70 (1.95×10^{-21})	HMGA2	DNA 結合ドメイン構造（HMG box）をもち，非ヒストン性のクロマチン蛋白として遺伝子発現を制御する．腫瘍，2 型糖尿病に関連する．	
16q12.1	rs4784165 (G/T)	1.15 (3.64×10^{-11})	TOX3	HMG box をもち，クロマチン構造を制御する．乳癌に関連する．	
19p13.3	rs2059807 (G/A)	1.14 (1.09×10^{-8})	INSR	インスリン受容体．インスリン代謝，インスリン抵抗性に関与．IRS 活性化，PI3K/Akt シグナル，卵巣ステロイド産生にも関与する．	
20q13.2	rs6022786 (A/G)	1.13 (1.83×10^{-9})	SUMO1P1	SUMO1 の偽遺伝子．隣接する ZNF217 遺伝子はテロメア機能障害によるアポトーシスを抑制する．	

（文献 9 より改変）

文献

1) Ehrmann DA: Polycystic ovary syndrome. Review. N Engl J Med 2005, 352: 1223-1236（PCOS 全般に関する総説）
2) NIH: Final report. NIH Evidence-based Methodology Workshop on Polycystic Ovary Syndrome, December 3-5, 2012. 〈http://prevention.nih.gov/workshops/2012/pcos/resource.aspx.〉（PCOS に関する evidence を集積したワークショップによって作成された提言）
3) Conway G, Dewailly D, Diamanti-Kandarakis E, et al ; ESE PCOS Special Interest Group: The polycystic ovary syndrome: a position statement from the European Society of Endocrinology. Eur J Endocrinol 2014, 171: 1-29.（2012 年の NIH からの提言を踏まえて欧州内分泌学会から出された PCOS に関する提言）
4) Blank SK, Helm KD, McCartney CR, et al: Polycystic ovary syndrome in adolescence. Ann N Y Acad Sci 2008, 1135: 76-84（PCOS 全般に関する総説）
5) 向井 清，真鍋俊明，深山正久 編：外科病理学 第 4 版．文光堂，東京，2006（外科病理学の標準的な教科書）
6) Kurman RJ, Hedrick Ellenson L, Ronnet BM eds.: Blaustein's Pathology of the Female Genital Tract. 6th edition. Springer, New York, 2011（婦人科病理学の教科書）
7) Welt CK, Duran JM: Genetics of polycystic ovary syndrome. Semin Reprod Med 2014, 32: 177-182（PCOS の最新の遺伝学的研究をまとめた総説）
8) Chen ZJ, Zhao H, He L, et al: Genome-wide association study identifies susceptibility loci for polycystic ovary syndrome on chromosome 2p16.3, 2p21 and 9q33.3. Nat Genet 2011, 43: 55-59（1 万人ほどの中国漢民族女性を対象とした大規模 GWAS 研究の報告第一弾）
9) Shi Y, Zhao H, Shi Y, et al: Genome-wide association study identifies eight new risk loci for polycystic ovary syndrome. Nat Genet 2012, 44: 1020-1025（1 万人ほどの中国漢民族女性を対象とした大規模 GWAS 研究の報告第二弾）

各論 I 卵管・腹膜の病変

1 卵管癌

エッセンス

- 卵管癌のうち最も頻度の高い組織型は高異型度漿液性癌で，類内膜癌がそれに次ぐ．
- 卵巣と同様の組織型の癌が発生し得るが，上記二者以外はまれである．
- 高異型度漿液性癌の前駆病変は漿液性卵管上皮内癌で，そのほとんどは卵管采に発生する．

I 基礎的事項

(1) 定義と予後

　卵管上皮から発生する浸潤癌である．高異型度漿液性癌 high-grade serous carcinoma（HGSC）の頻度が最も高く，卵管癌の60％以上を占め，類内膜癌がそれに次ぐ．まれな組織型として，未分化癌，低異型度漿液性癌，明細胞癌，粘液性癌，移行上皮癌，癌肉腫の報告がある[1]．

　卵巣，腹膜，卵管には共通の組織型の癌が発生し得るが，従来，その原発巣については病変の分布をもとに以下のように区別されてきた：①卵巣癌とは癌の主座が卵巣にあり，癌が卵巣実質を侵すか卵巣表層に存在するもの，②腹膜癌とは癌の主座が腹膜にあり，卵巣への浸潤を認めないか卵巣表層に限局するもの，③卵管癌とは，癌が卵管に存在し，卵巣や子宮には腫瘍がないかあっても明らかに卵管と無関係であるもの．この診断基準を用いると，卵管と卵巣の両者に癌を認める例のほとんどが卵巣癌と診断されることになり，卵管癌はまれな腫瘍と考えられていた（以下，古典的卵管癌）．しかし，近年，新たな知見にもとづく卵管癌の診断基準の変更と卵管の新たな切り出し法の導入により，肉眼的に腫瘍を認識できない卵管癌が診断されるようになり，卵管癌の頻度は従来考えられていたより高いことが明らかとなった（総論も参照のこと）．

　卵管癌における最も重要な予後因子は進行期である．癌が卵管采以外の卵管に限局する I 期では，筋層浸潤の有無で予後が有意に異なる．癌が卵管采に存在する場合，非浸潤癌であっても予後は浸潤癌 IC 期と同様である．骨盤リンパ節転移より傍大動脈リンパ節転移の頻度が高い．

(2) 肉眼所見

　卵管内腔に充満する癌によって卵管がソーセージ様に腫大するもの，癌が周囲臓器へ浸潤し卵管の構造が不明瞭化したもの，卵管に限局した腫瘤を形成するもの，卵管の割面でのみ腫瘤が確認できるもの，組織学的にのみ癌を確認できるものなど様々である（図1〜3）．卵管癌の好発部位は卵管遠位側である．両側性卵管癌の頻度は報告により3〜20％と異なる．

(3) 組織所見

HGSC：卵巣の HGSC と同様の像を呈する（図4〜6）．

類内膜癌：異型の軽度なものと高度の異型を示すものがある．前者の腫瘍細胞が紡錘形化を示しウォルフ管遺残を起源とする可能性がある女性付属器腫瘍 female adnexal tumor with probable Wolffian origin（FATWO）との鑑別を要することがある．腫瘍の主座が卵管粘膜，腺管の形成，扁平上皮への分化，免疫組織化学的に EMA 陽性，ER 陽性は類内膜癌を示唆する像である．高度の異型を示す類内膜癌は，しばしば HGSC との鑑別が問題となるが，近年二者は共通の遺伝子異常を示すことが明らかになった．

漿液性卵管上皮内癌 serous tubal intraepithelial carcinoma（STIC）：HGSC の前駆病変で，HGSC と同様の形

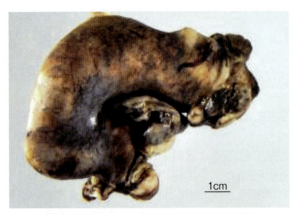

図1 卵管癌：卵管がソーセージ様に腫大した古典的卵管癌.

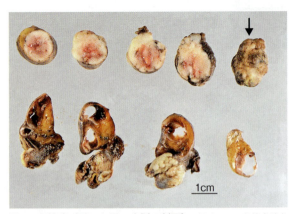

図2 卵管癌（図1と同一症例の割面）：割面では，卵管内腔を充満する灰白色充実性腫瘍を認める．卵管采の構造は消失し卵管は閉塞している（矢印）．下段には拡張した卵管中枢側と萎縮性卵巣を認める．

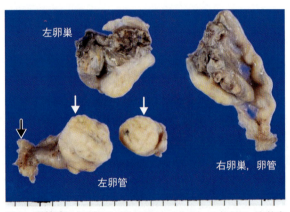

図3 卵管癌：左卵管采（黒矢印）から約2cm中枢側に，卵管内腔を充満する白色腫瘍を認める（腫瘍割面，白矢印）.

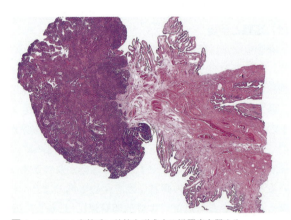

図4 HGSC：卵管采に結節を形成する浸潤癌を認める．

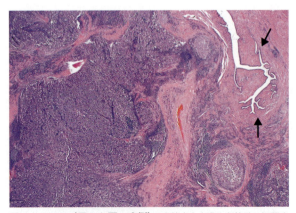

図5 HGSC（図3と同一症例）：卵管内を充満し卵管壁に浸潤する腫瘍を認める．近傍には既存の卵管構造もみられる（矢印）.

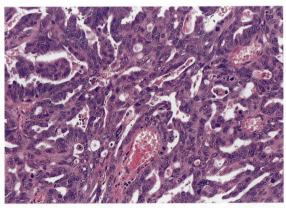

図6 HGSC（図3と同一症例）：高度の異型を示す腫瘍細胞が乳頭状構造やスリット状管腔を形成して浸潤性に増殖する．核分裂像もみられる．

態や形質を示す腫瘍細胞が，既存の卵管上皮を置換性に増殖する（図7～12）．腫瘍細胞は，N/Cが高く，線毛を欠き，核の重層化と極性の乱れ，高度の核異型と多形性を示し，核分裂像もみられる．腫瘍細胞の結合性が低下し，内腔に腫瘍細胞が剥離する像も特徴的である．ほとんどが TP53 異常および免疫組織化学的にp53の発現異常（びまん性強陽性ないし完全陰性）を示し，Ki-67標識率は15％を超える．WT-1およびERは陽性を示す（総論も参照のこと）．

　STICは，2007年にKindelbergerらによって記載，命名されたが，その際用いられたSEE-FIMと呼ばれる卵管の切り出し方法は，卵管采を長軸方向に細割し，残りの卵管を3～4mm間隔に卵管長軸に対して垂直に全割してすべてを標本として観察するものである[2]．STICないし初期卵管癌のほとんどは卵管采に局在することから，これらの診断には，少なくとも卵管采をSEE-FIM法に準じて切り出す必要がある（総論も参照のこと）．

　STICの鑑別診断として，反応性異型，下記のSTIC関連病変，腹膜に広がったHGSCや他臓器癌の卵管上皮内進展があげられる[3]．STICは，形態に加えて免疫組織化学を併用することでより診断精度が向上するとの報告があるが[4]，この点についてはさらなるデータの蓄積が待たれる．

II 関連事項

(1) STIC 関連病変

　正常卵管上皮は，線毛細胞と分泌細胞で構成されるが，HGSCおよびSTICは卵管分泌細胞と共通の形質を有する．卵管上皮層内に，細胞異型を欠く分泌細胞が30個以上連続する場合は，分泌細胞過剰増生 secretory cell outgrowth（SCOUT）と呼ばれる．SCOUTの中で，免疫組織化学的にp53強陽性を示すものはp53 signatureと呼ばれ，STICやHGSCと共通した TP53 変異を示すこともある．

　STICと診断するには核異型が不十分であるものの，免疫組織化学的にp53がびまん性強陽性を示す場合は，tubal epithelial atypia, serous tubal intraepithelial lesion（STIL）あるいは tubal intraepithelial transition（TILT）と呼ばれる．

　p53 signatureはSTICの前駆病変である可能性が示唆されているが，STIL/TILTとともに臨床的意義は不明な点が多く，日常診断でこれらの用語を用いるのは時期尚早である．

(2) 生殖細胞系列での BRCA 異常を示す女性の卵管癌

　生殖細胞系列での BRCA 異常を示す女性は，卵管癌のリスクが高く，生涯の発症リスクは60％に及ぶという報告がある．リスク低減卵巣・卵管摘出術検体の15～20％にSTICを含む微小な卵管癌が診断されるが，そのほとんどは卵管采に発生する．これらのうち浸潤癌の47％，STICの6％に再発を認めたという報告がある．

III 21世紀の新知見

　卵管HGSCの前駆病変であるSTICの概念が確立された．STICや微小な卵管癌のほとんどは卵管采に発生すること，従来卵巣や腹膜原発のHGSCとされてきたものの中には，実際には卵管癌が含まれていることが指摘されるに至ったことから，卵管癌の真の頻度は従来考えられてきたより高いと認識すべきである．

（清川貴子，岩本雅美）

文献
1) Alvarado-Cabrero I, Stolnicu S, Kiyokawa T, et al: Carcinoma of the fallopian tube: results of a multi-institutional retrospective analysis of 127 patients with evaluation of staging and prognostic factors. Ann Diagn Pathol 2013, 17: 159-164（多施設の古典的卵管癌127例についての解析で，組織型の分布と予後因子について述べられている）
2) Medeiros F, Muto MG, Lee Y, et al: The tubal fimbria is a preferred site for early adenocarcinoma in women with familial ovarian cancer syndrome. Am J Surg Pathol 2006, 30: 230-236（BRCA 異常の女性のリスク軽減卵管・卵巣摘出検体における卵管癌は卵管采に好発する．その診断に必要なSEE-FIM法という卵管の切り出し法についても述べられている）
3) Stewart CJ, Leung YC, Whitehouse A: Fallopian tube metastases of non-gynaecological origin: a series of 20 cases emphasizing patterns of involvement including intra-epithelial spread. Histopathology 2012, 60: 106-114（非婦人科癌が卵管上皮内に進展しSTICに類似した像を呈することがある）
4) Visvanathan K, Vang R, Shaw P, et al: Diagnosis of serous tubal intraepithelial carcinoma based on morphologic and immunohistochemical features: a reproducibility study. Am J Surg Pathol 2011, 35: 1766-1775（STICとその鑑別診断に有用な免疫組織化学について述べられている）

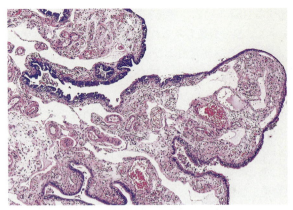

図7　STIC：卵管采を被覆する上皮の細胞密度が増加した領域（左上）を認める．

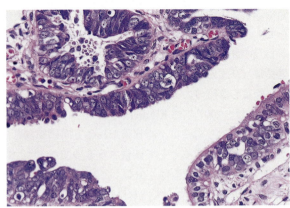

図8　STIC（図7と同一の症例）：既存の卵管上皮を置換して，N/Cが高く，線毛を欠き，異型の目立つ細胞が極性の乱れを示して増殖している．右下には既存の卵管上皮を認める．

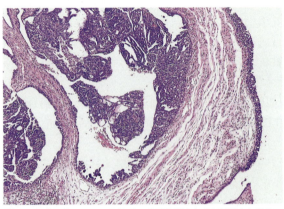

図9　HGSCとSTIC：卵管采に乳頭状構造を示す浸潤癌と既存の卵管采上皮を置換性に増殖するSTIC（右）を認める．

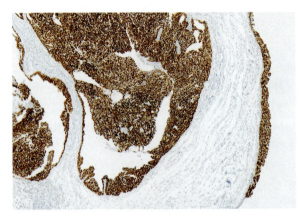

図10　HGSCとSTIC（図9と同一症例，p53）：浸潤癌およびSTICともにp53のびまん性強陽性像を示す．

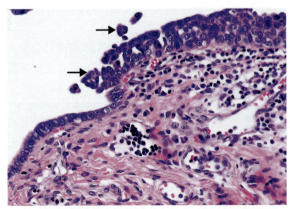

図11　STIC（図9と同一症例）：既存の卵管采上皮を置換性にN/Cが高く，線毛を欠き，異型の目立つ細胞が核の重層化を示し増殖する．結合性を失った細胞もみられる（矢印）．左下には単層に配列する異型を示さない卵管上皮を認める．

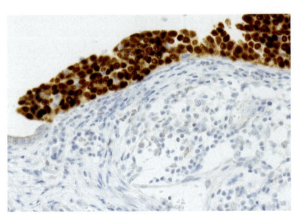

図12　STIC（図11とほぼ同一部位，p53）：STICはp53のびまん性強陽性像を示す．異型を示さない卵管上皮（左下）には発現異常を認めない．

こんな症例も

子宮広間膜原発の副腎遺残性腫瘍

　異所性副腎あるいは副副腎 adrenal rest は，adrenogenital ridge から副腎皮質の原基が出てきて後腹膜の部位に移動する経路で多く認められることがある．とくに腹腔や骨盤内腔には多くみられる．女性では子宮広間膜をよく検索してみると 25% で adrenal rest が認められるという報告もある．まれではあるが，この adrenal rest から腫瘍が発生することはよく知られている．われわれも 43 歳女性の子宮広間膜に発生した腫瘍を経験している[1]が，図 1～3 に示すように病理組織学的にも内分泌学的にも通常の副腎皮質腫瘍と付随副腎皮質が認められないことくらいしか差異はない．steroid factor-1（SF-1）はすべての細胞で発現し，ステロイド合成酵素も副腎皮質に比較的特有のデヒドロエピアンドロステロン・スルホトランスフェラーゼ（DHEA-ST）も含めて発現が認められ，性ステロイドに加えてコルチゾールなどのステロイドホルモンも産生し得る所見と考えられた．非常にまれではあるがこのような腫瘍も起こり得るということは，卵巣由来のステロイド細胞腫瘍などの鑑別診断の中に入れておく必要があるのではないかと考えられる．

（笹野公伸）

文献
1) Sasano H, Sato S, Yajima A, et al: Adrenal rest tumor of the broad ligament: case report with immunohistochemical study of steroidogenic enzymes. Pathol Int 1997, 47: 493-496（子宮広間膜原発の副腎遺残性腫瘍の症例報告）

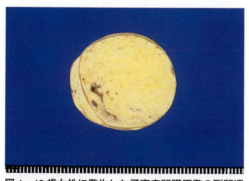

図1　43 歳女性に発生した子宮広間膜原発の副腎遺残性腫瘍：腫瘍の滑面は鮮明な黄色を呈しており副腎皮質腺腫の割面と変わりはない．

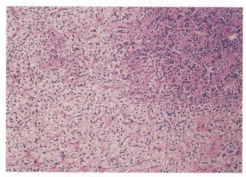

図2　図1と同一症例：腫瘍は細胞内に脂質を含む淡明な細胞質を含む細胞が主体であり，副腎皮質原発の腺腫とその病理組織所見は変わらない．

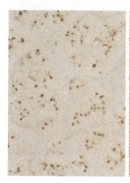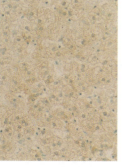

図3　図1と同一症例の SF-1 と 21-水酸化酵素（C21）の免疫組織化学
左：ほぼすべての腫瘍細胞で SF-1 が核に発現し，これらの細胞がステロイドホルモンを合成・分泌する性質のものであることを示唆している．
右：本来卵巣では発現しない C21 が腫瘍細胞では認められ，この腫瘍のステロイド合成が副腎皮質細胞により近いものであることが考えられる．

こんな症例も

線維形成性小型円形細胞腫瘍 desmoplastic small round cell tumor

約80%以上の症例は30歳以前の若年男子に発生し，明らかな原発臓器を同定できず，腹腔内に広範に播種性増殖を呈する予後不良な腫瘍である．開腹時にはすでに広範な播種をきたし，根治的切除は不可能な場合が多い．囊胞性変化や小石灰化巣を伴う（図1）．第11，第22染色体転座を示す症例や EWS キメラ遺伝子が検出される症例を認めることから，Ewing 肉腫や末梢性神経外胚葉性腫瘍との類似性が示唆されている．

組織学的には硬化性間質に区切られ，比較的細胞成分に富む大小の境界明瞭な腫瘍胞巣の形成を認める（図2）．個々の腫瘍細胞は小型裸核状で均一（図3左），核は円形〜類円形でクロマチンに富み，核小体は目立たない．約半数の症例で rhabdoid 細胞がみられる．免疫組織化学的には細胞骨格であるサイトケラチン，ビメンチン，デスミンの発現を認め，とくにデスミンは傍核領域（Golgi 野）に一致してドット状に陽性反応を認めることが特徴である（図3右）．

鑑別すべき疾患としては悪性中皮腫とカルチノイド，内分泌細胞癌があげられる．

（二階堂　孝）

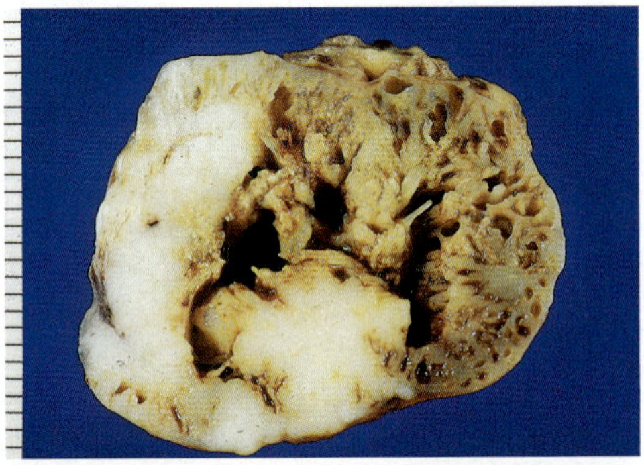

図1 desmoplastic small round cell tumor：大網にぶどう状に発生した8歳，男児例の腫瘍割面．基本的には乳白色充実性で，変性壊死に基づく二次的な囊胞性変化を呈している．

文献
1) Gerald WL, Miller HK, Battifora H, et al: Intra-abdominal desmoplastic small round-cell tumor. Report of 19 cases of a distinctive type of high-grade polyphenotypic malignancy affecting young individuals. Am J Surg Pathol 1991, 15: 499-513（詳細な臨床病理学的検討がなされた最初の報告例）

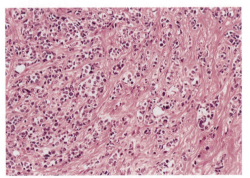

図2 desmoplastic small round cell tumor：硬化性間質に区切られて小型裸核状腫瘍細胞の索状浸潤増殖を認める．

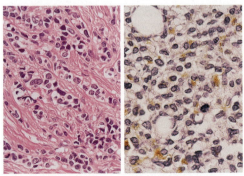

図3 desmoplastic small round cell tumor：軽度の核の大小は認めるものの，腫瘍細胞の形態はほぼ均一である（左）．免疫組織化学的に，傍核領域（Golgi 野）に一致してデスミンの発現を認めることが特徴像である（右）．

こんな症例も

腹膜の播種性脱落膜症

　妊娠に伴う腹膜の播種性脱落膜症は別名 diffuse peritoneal deciduosis として知られている．肉眼的に多発結節をつくるものはまれであるが，顕微鏡的な子宮外異所性脱落膜は妊娠末期の卵巣表面や大網に 90～100% 認められる．通常は無症状であるが，妊娠中の腹痛を主訴に虫垂切除されたり，帝王切開時に発見されることがある．一般に予後は良好である．

　組織学的には播種性脱落膜症は1層の中皮細胞に覆われた脱落膜化した大型の好酸性細胞よりなる大小の結節を形成している．

　免疫組織化学的に中皮細胞はサイトケラチンやカルレチニンが陽性を示し，脱落膜細胞はビメンチン，α-平滑筋アクチンおよびデスミンが陽性を示す．黄体ホルモン影響下に発生し，発生母地として多能性間葉系細胞由来とする説と，子宮内膜症由来とする説がある．肉眼的には癌や肉腫の腹膜播種や悪性中皮腫と，組織学的には脱落膜様中皮腫との鑑別や peritoneal leiomyomatosis との異同が問題とされている．

（高田明生）

文献
1) Zaytsev P, Taxy JB: Pregnancy-associated ectopic decidua. Am J Surg Pathol 1987, 11: 526-530（異所性脱落膜 10 例の解析と文献考察）
2) Büttner A, Bässler R, Theele C: Pregnancy-associated ectopic decidua (deciduosis) of greater omentum. An analysis of 60 biopsies with cases of fibrosing deciduosis and leiomyomatosis peritonealis disseminata. Pathol Res Pract 1993, 189: 352-359（大網脱落膜症 60 例の解析）
3) Malpica A, Deavers MT, Shahab I: Gross deciduosis peritonei obstructing labor: a case report and review of the literature. Int J Gynecol Pathol 2002, 21: 273-275（播種性脱落膜症の症例報告と文献考察）

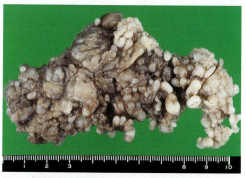

図1　播種性脱落膜症：妊娠 40 週，帝王切開時に切除された大網の一部．大小の淡黄白色結節が多発する．

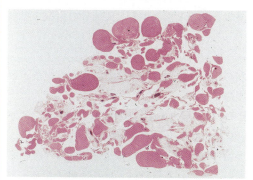

図2　播種性脱落膜症（ルーペ像）：直径 1 cm までの境界明瞭な異所性脱落膜の結節が多発する．

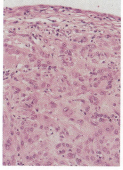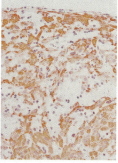

図3　播種性脱落膜症：1層の中皮に覆われた脱落膜細胞よりなる結節（左）．脱落膜細胞はビメンチン陽性を示す（右）．

各論I 卵管・腹膜の病変
2 中皮腫瘍 mesothelial tumors

エッセンス

- 腹腔原発悪性中皮腫は腹腔の中皮細胞より発生する悪性腫瘍である．男性の80％の症例は職業的石綿曝露歴がある．1/3は女性に発生するが，石綿との関連性は乏しい．
- びまん性，多発性病変ではしばしば両側卵巣にも腫瘍を認め，まれに卵巣に原発する．
- 増殖パターンとして上皮型，肉腫型，2相性型，脱落膜様型に分類され，卵巣原発では上皮様のことが多い．
- 高分化型乳頭状中皮腫は組織学的に異型性が乏しく，予後良好なことが多い．多発性腫瘍では悪性経過を示す症例もある．
- 鑑別診断として卵巣，腹膜原発の漿液性癌，florid reactive mesothelial hyperplasiaなどがあげられる．
- 腹膜中皮，中皮腫のマーカーとしてcalretininが，卵巣（卵管），腹膜由来の漿液性癌ではBer-EP4が有用である．また漿液性癌ではestrogen receptor (ER)が陽性，中皮腫，腺腫様腫瘍adenomatoid tumorでは陰性である．
- 卵巣，腹膜の漿液性腫瘍は卵管采部の上皮内癌由来とする説が有力である．

I 悪性中皮腫 malignant mesothelioma

(1) 概念

腹腔原発悪性中皮腫は腹腔の中皮細胞より発生する悪性腫瘍である．男性の80％の症例は職業的石綿曝露歴がある．1/3は女性に発生するが，石綿との関連性は乏しいとされている[1]．びまん性，多発性病変ではしばしば両卵巣にも腫瘍を認め，まれに卵巣に原発する[2]．

(2) 臨床的特徴

中〜高年者に好発する．腹部膨満感，消化管障害や体重減少などを主訴とする．大部分の症例で腹水を伴い，診断上細胞診が有用である．

(3) 病理学的特徴

肉眼像：壁側，増殖腹膜にびまん性ないし無数の結節や斑状の病変をみる．卵巣病変は両側性のことが多く，卵巣を取り囲む，表層性，卵巣実質への浸潤など発育様式が多彩である．

組織像：管状，乳頭状，胞巣状，充実性の増殖を示す（図1〜4）．腫瘍細胞は多稜性，円柱状，立方状，時にhobnail状で，中等量の好酸性細胞質を有する．空胞状，印環状の胞体を有する細胞もまれではない．細胞異型は通常軽度ないし中等度である．核分裂像はみられるが，多数ではない．間質は線維性である．腹膜原発の漿液性癌に比して乳頭状増殖は複雑ではなく，また芽出像は乏しい．乳頭状間質ではしばしば硝子化を示す．一部では高分化型乳頭状中皮腫様の像がみられ，小型の標本生検では注意を要する．増殖パターンとして上皮型（図1〜4），肉腫型，2相性型，脱落膜様型（図5）に分類されるが，通常混合像を認めることが多い．卵巣病変では上皮型のことが多い．中皮細胞下への浸潤や大網の脂肪織に分け入るような浸潤像や，壊死をしばしば認める．約1/3の症例では砂粒体を伴うが，漿液性腫瘍ほど顕著ではない．脱落膜様中皮腫 decidual mesotheliomaは女性の腹膜に発生し，卵巣原発腫瘍との鑑別が重要である．シート状の増殖と好酸性，すりガラス状の豊かな細胞

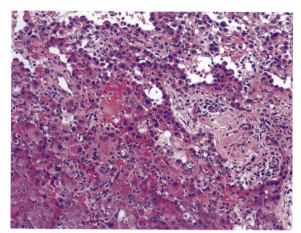

図1 腹膜悪性中皮腫（上皮型）：上皮様細胞のシート状，管状の増殖を示す．

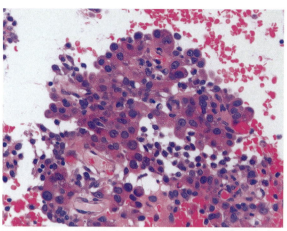

図2 腹膜悪性中皮腫（上皮型）：類円形核と好酸性細胞質を有する上皮様細胞の乳頭状増殖を示す．

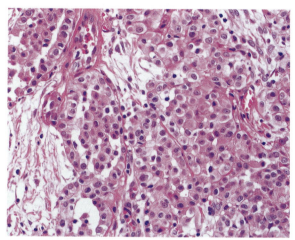

図3 腹膜悪性中皮腫（上皮型）：上皮様細胞の胞巣状，管状の増殖を示す．

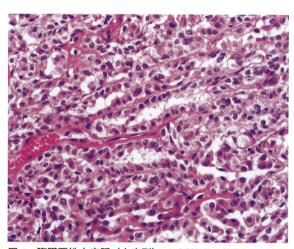

図4 腹膜悪性中皮腫（上皮型）：上皮様細胞の管状の増殖を示す．細胞異型は軽度である．

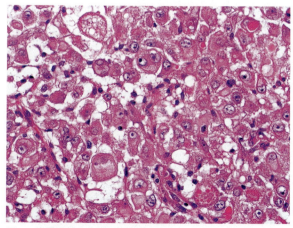

図5 腹膜悪性中皮腫（脱落膜様型）：好酸性で豊富な細胞質を有する脱落膜様細胞の胞巣状の増殖を示す．

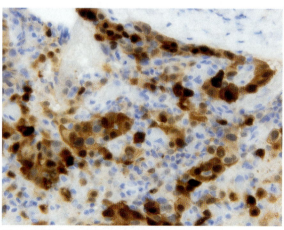

図6 腹膜悪性中皮腫（上皮型）：腫瘍細胞の核に calretinin 陽性をみる（免疫染色）．

質，大型核小体，多数の核分裂像が特徴的である（図5）．腹膜原発の肉腫型症例は胸膜症例より頻度が低い．acidic mucin（alcianophilic material）が陽性である．
免疫組織化学：EMA，CK7，CK5/6，calretinin（図6），D2-40（図7），thrombomodulin，が陽性である．CEA，BerEP4，Leu M1，ER，PgR，CA19-9，S100は陰性である[1,3,4]．

（4）予後
2相型は上皮型より予後不良である．予後良好な因子は60歳以下，低異型性，乏しい核分裂像，深部への浸潤を欠く，化学療法後の残存腫瘍がわずか，限局性病変である[1]．

II 高分化型乳頭状中皮腫 well-differentiated papillary mesothelioma

（1）概念
腹膜より発生し比較的予後良好な中皮腫瘍である．悪性中皮腫より頻度は低い．

（2）臨床的特徴
80％は女性に発生し生殖年齢層に多い．開腹時に腹膜病変として偶発的に見つかることが多い．時に腹痛や腹水を主訴とする．時に卵巣に発生する．

（3）病理学的特徴
肉眼像：通常は単発性，時に多発性である．2cm以下のことが多く，灰白色ないし白色の乳頭状，顆粒状病変である．
組織像：主に単調な乳頭状，時に乳頭状，管状，adenomatoid tumor様，分枝状，充実性のパターンを示す．線維性軸を伴う1層の乳頭状構造で，異型の乏しい扁平ないし立方状の中皮細胞が覆う（図8）．核分裂像はまれである．悪性中皮腫との鑑別が重要であり，多数のサンプリングが必要である．間質浸潤，充実性増殖，広範な細胞の重層化，核の腫大，中等度以上の核異型，多数の核分裂像をみる場合には悪性中皮腫が考えられる．
免疫組織化学：悪性中皮腫とほぼ同様である．

（4）予後
予後良好因子として孤在性，無症状，偶発性，2cm大以下，管状乳頭状の単一パターン，核異型が弱い，があげられる．多発性病変の場合には予後不良なことがある[1,5,6]．

III 鑑別診断とその関連病変

（1）高度中皮細胞過形成 florid mesothelial hyperplasia
組織学的な変化で，表層部での異型のない中皮細胞の管状，乳頭状の増生像をみる．卵巣実質浅層部では表層と並行する線状の増生，乳頭状，管状，胞巣状の増生をみる（図9）．間質の線維化を伴うことが多い[7]．

（2）中皮封入嚢胞 peritoneal inclusion cyst（良性嚢胞性中皮腫 benign cystic mesothelioma）
腹部の手術例，子宮内膜症の既往の女性にみられる傾向がある．腸間膜，腹膜，後腹膜，卵巣，子宮漿膜などでのincidental findingのことが多い．単発，多発性の単房性の嚢胞の形成で腹膜と付着する，または腹腔に浮遊する．嚢胞内壁は，1層の平坦ないし立方状の異型のない中皮細胞で覆われる[8]（図10）．真の腫瘍よりも反応性増殖性病変の可能性が高い．

（3）卵巣，腹膜原発の漿液性癌
通常高異型度と低異型度（LGSC）に分類され，両者は組織発生や臨床像が異なる独立した腫瘍と考えられている[7,8]．頻度はおよそ前者が95％，後者が5％である[7]．

高異型度では，組織学的に中等度以上の核異型を示す細胞の管状，不規則な乳頭状，篩状，充実性の増殖よりなり，スリット状の間隙がみられる（図11）．大型で奇怪な細胞，異型を含む多数の核分裂像（15/10HPF以上）や壊死が認められる．悪性中皮腫に比して異型性が高度である．分子生物学的特徴として高頻度でTP53変異がみられ，免疫組織学的なp53蛋白発現の検索は補助診断として有用である．一般に腹膜中皮，中皮腫のマーカーとしてcalretininが，卵巣（卵管），腹膜由来の漿液性癌ではBER-EP4が有用である[3,9]．漿液性癌ではER

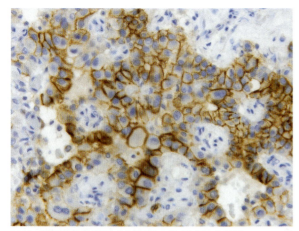

図7　腹膜悪性中皮腫（上皮型）：腫瘍細胞の細胞膜にD2-40陽性像をみる（免疫染色）.

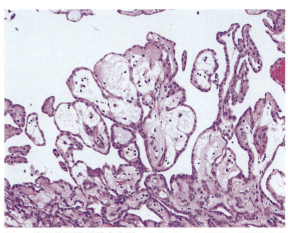

図8　高分化型乳頭状中皮腫：異型のない小型細胞の単調な乳頭状増殖を示す.

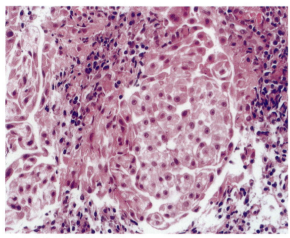

図9　高度中皮細胞過形成：異型のない類円形細胞の胞巣状，乳頭状の増生を示す.

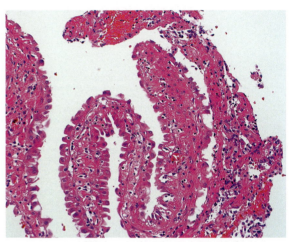

図10　中皮封入囊胞：1層の異型のない円柱状中皮細胞により囊胞内壁が被覆されている.

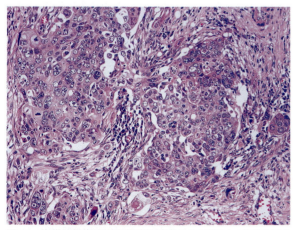

図11　腹膜原発高異型度漿液性腺癌：中等度以上の異型を示す細胞のシート状増殖とスリット状の間隙を示す.

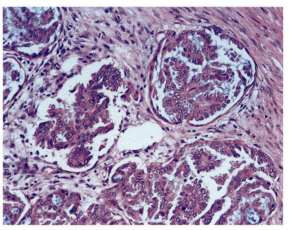

図12　腹膜原発低異型度漿液性腺癌：間質浸潤，乳頭状の増殖，その周囲の間隙が特徴的である.

2　中皮腫瘍

が陽性，中皮腫，adenomatoid tumor では陰性である[4]．

一方，低異型度では微小な乳頭状，顆粒状の発育を示し，壊死はまれ．砂粒体形成や石灰化を伴うことが多い．組織学的には小胞巣状，小乳頭状，管状，一部は充実性の増殖がみられ，細胞異型は軽度ないし中等度で，細胞は比較的均等大である．核分裂像は少ない（2-3/10HPF）（図 12）．特徴的所見として増殖巣周囲に間隙をみる（図 12）[8,10]．中皮腫ではこの所見はまれである．

(4) 類上皮性血管内皮腫　epithelioid hemangioendothelioma

上皮様細胞の胞巣状の増生，好酸性ないし淡明な細胞質，細胞質内の primitive な血管腔の形成，myxoid ないし chondromatous な間質が特徴的である．血管内皮マーカーが陽性で，約半数の症例では cytokeratin などの上皮性マーカーが陽性．

IV　21 世紀の新知見

依然として腹膜，卵巣の悪性中皮腫と漿液性癌の鑑別が容易ではない．またその漿液性癌の卵管采上皮由来説が浮上し，漿液性卵管上皮内癌 serous tubal intraepithelial carcinoma（STIC）が脚光を浴びている[11]．STIC を併存する高異型度漿液性癌を従来どおり主診断名を卵巣癌とすべきなのか，それとも STIC の存在をもって卵管癌とすべきか，今後のさらなる症例蓄積が必要である．

（福永眞治）

文献

1) Attanoos RL, Webb R, Dojcinov SD, et al: Value of mesothelial and epithelial antibodies in distinguishing diffuse peritoneal mesothelioma in females from serous papillary carinoma of the ovary and peritoneum. Histopathology 2002, 40: 237-244（びまん性腹膜中皮腫と卵巣，腹膜の漿液性癌の鑑別診断で calretinin と BER-EP4 の有用性を報告）
2) Ordóñez G: Value of estrogen and progesterone receptor immunostaining in distinguishing between peritoneal mesothelioma and serous carcinomas. Hum Pathol 2005, 36: 1163-1167（漿液性癌と中皮腫の鑑別で ER 染色が有用）
3) Malpica A, Sant'Ambrogio S, Deavers MT, et al: Well-differentiated papillary mesothelioma of the female peritoneum: a clinicopathologic study of 26 cases. Am J Surg Pathol 2012, 36: 117-127（26 例の高分化型乳頭状中皮腫の臨床病理学的な報告）
4) Clement PB, Young RH, Scully RE: Malignant mesotheliomas presenting as ovarian masses. A report of nine cases, including two primary ovarian mesotheliomas. Am J Surg Pathol 1996, 20: 1067-1080（腹膜，卵巣原発の悪性中皮腫について鑑別診断を含め記載）
5) Clement PB: Selected miscellaneous ovarian lesions: small cell carcinomas, mesothelial lesions, mesenchymal and mixed neoplasms, and non-neoplastic lesions. Mod Pathol 2005, 18（Suppl 2）: 113-129（病理診断で pitfall になりやすい卵巣，骨盤内，腹膜病変が簡潔に記載されている）
6) Daya D, Cheung A, N,Y, Khunamornpong S, et al: Mesothelial tumours. In: WHO Classification of Tumours of Female Reproductive Organs.（Kurman RJ, Carcangiu ML, Herrington CS, et al. eds.）IARC, Lyon, 2014, 90-91（最新版の WHO 分類で，婦人科腫瘍，腹膜病変の必読書．新しい概念が記載されている）
7) Clement PB, Young RH: Florid mesothelial hyperplasia associated with ovarian tumors: a potential source of error in diagnosis and staging. Int J Gynecol Pathol 1993, 12: 51-58（高度中皮細胞過形成について，その鑑別診断，pitfall について詳細に報告している）
8) Sawh RN, Malpica A, Deavers MT, et al: Benign cystic mesothelioma of the peritoneum: a clinicopathologic study of 17 cases and immunohistochemical analysis of estrogen and progesterone receptor status. Hum Pathol 2003, 34: 369-374（良性嚢胞性中皮腫，中皮封入嚢胞 17 例について臨床病理学的，免疫組織学的に検索している）
9) Comin CE, Saieva C, Messerini L: H-caldesmon, calretinin, estrogen receptor, and Ber-EP4: a useful combination of immunohistochemical markers for differentiating epithelioid peritoneal mesothelioma from serous papillary carcinoma of the ovary. Am J Surg Pathol 2007, 31: 1139-1148（中皮腫と卵巣漿液性癌の鑑別における免疫組織学的検索について記載し，その推奨されるパネルを解説している）
10) Malpica A, Deavers MT, Lu K, et al: Grading ovarian serous carcinoma using a two-tier system. Am J Surg Pathol 2004, 28: 496-504（卵巣漿液性癌を高異型度，低異型度に分類し，その発生，臨床病理学的差異について系統的に検索されている）
11) Kurman RJ, Shih IM: Molecular pathogenesis and extraovarian origin of epithelial ovarian cancer: sifting the paradigm. Hum Pathol 2011, 42: 918-931（漿液性卵巣癌に関して，その卵管上皮内癌由来について提言している）

欧文索引

A

Ad4 site 89
adenocarcinofibroma 138
adenosarcoma 217
adrenal rest 391
adrenogenital ridge 391
AFP 65, 263, 283, 293, 357
AFP-producing ovarian tumor 75
AFP産生胃癌 78
APOT 75
ARID1A 16, 70, 143, 188, 202
AT-rich interactive domain 1A 70
atypical proliferative tumor 97
atypical proliferative tumor, non-invasive micropapillary carcinoma 143
autoimplant 134

B

BerEP4 146
borderline Brenner tumor/atypical proliferative Brenner tumor 194
borderline tumor 97
BRAF 18, 143, 324
BRCA1/2 19
BRCA 139, 389
*BRCA*遺伝子変異 13, 36, 37
BRG1 348

C

c-Kit 288
CA19-9 145
CA125 145
CAIS 106
Call-Exner body（小体） 253, 343
calretinin 263
CD99 334
CD117 288, 344
CDX2 72
CEA 145
Charcot-Bottcher filament 267
CK20 145
clear cell adenofibroma 178
clear cell carcinoma 182
coelomic epithelium 190
CTNNB1 18, 143, 249
cytokeratin 190

D

D2-40 146, 288, 344

DAX1 103
deficient mismatch repair protein 207
DHEA 89
DHEA-ST 391
DICER1 83, 85, 265
DSD 103

E

EB 297
ECM 177
EGFR 91
embryoid body 297
endocervical-like 200
endocrine cell micronests 177
endometriosis related ovarian neoplasia 170
endosalpingiosis 134
epidermal growth factor receptor 91
ER 73, 145
ERα 90
ERBB2（*HER2*） 18
ERON 170
EWS-FlI1 334
exophytic growth 138

F

FATWO 387
FDG-PET 29
female adnexal tumor with probable Wolffian origin 387
FIGO進行期分類 2014 143
forkhead box L2 253
FOXL2 253
functioning stroma 150

G

GATA3 194
glial implant 321
grading 315
granulosa cell tumor 192
GST-μ 352

H

HAIR-AN 376
hCG 303
HDFCO 324
hepatocyte nuclear factor-1beta 184
heterologous 220
HGSC 50, 51, 52, 138, 196, 198, 387, 389
highly differentiated follicular carcinoma of ovarian origin 324

HNF-1β 70, 77, 145, 184
hobnail 211
hobnail細胞 44
homologous 220
hydroxysteroid dehydrogenase 86
hyperandrogenism, insulin resistance and acanthosis nigricans 376

I

implant 134
inhibin 71
inhibin-α 253, 263

K

KIT 288
KRAS 17, 143
Krukenberg腫瘍 48, 241, 366

L

Leydig cell tumor 275
Leydig細胞 92
LGSC 138
LOH分析 210
LTSP 233
luteinized thecoma 376
luteinized thecoma associated with sclerosing peritonitis 229
Luteinized thecoma associated with sclerosing peritonitis 233
Lynch症候群 2, 13

M

Müllerian duct 2
Maffucci症候群 85
malignant mixed Müllerian tumor 222
Meigs症候群 239
microcystic stromal tumor 247
microinvasive carcinoma 134
mitotically active cellular fibroma 227
mixed epithelial borderline tumor 200
mixed germ cell-sex cord-stromal tumour unclassified type 344
Mn-SOD 91
MOC31 146
MRI 22
mucinous cystadenoma 190
mucinous metaplasia 192
myeloid sarcoma 362

― N ―

NAC 110, 114
Nanog 344
naphtol-ASD-CLAE 362
neoadjuvant chemotherapy 110
neuroendocrine feature 207
NMDA受容体抗体脳炎 311
null cell pattern 68, 70

― O ―

Oct-1 344
OCT3 288
OCT3/4 109, 301
OCT4 288, 317
olaparib 36
ovarian rhabdoid tumor 346

― P ―

p16 145
p53 68, 70, 145
p53 signature 141
p63 194
P450c17 378
P450scc 378
PAIS 106
PAX8 72, 73, 74, 145
PCOS 376
PDPN 288
pelvic serous carcinoma 145
peptide YY 328
Peutz-Jeghers syndrome 267
PgR 145
PIK3CA 17, 188
PIK3 143
PJS 267
PLAP 288
PNET 334
polycystic ovarian syndrome 376
polyembryoma 297
POU5F1 288
PPP2R1A 143
PR 73
primitive neuroectodermal tumor 334
primordial germ cell 79
psammoma body 128, 184
pseudolobular pattern 239
pseudomyxoma ovarii 150
PTEN 17, 143
pTNM分類 61
PYY 328

― R ―

Reinke結晶 93, 275
retiform type 81

― S ―

sal-like protein 4 77, 146
SALL4 71, 74, 77, 146, 295
sarcomatous overgrowth 217
Schillar-Duval小体 293
sclerosing stromal tumor 239
SCOUT 136, 141, 389
SCT-NOS 275
SCTAT 285, 344
secretory cell outgrowth 136, 141
sectioning and extensively examining the fimbria 141
SEE-FIM 50, 51, 52, 141, 389
seromucinous borderline tumor 152, 200
serous tubal intraepithelial carcinoma 114, 141, 387
Sertoli cell tumor 261
Sertoli-Leydig cell tumors 261
Sertoli細胞 343
SET features 198
sex cord tumor with annular tubules 344
SF-1 71, 89, 277, 378
sieve-like pattern 352
signet-ring cell carcinoma 241
SMARCA4 348
SMARCA4/BRG1 85
solid pseudopapillary neoplasm 249
solid, pseudoendometrioid, transitional cell carcinoma-like morphology (SET) features 139
SOX9 103
SRY 103
StAR 86
steroid cell tumor not otherwise specified 275
steroid factor-1 89, 378, 391
steroidogenic acute regulatory protein 86
steroidogenic factor-1 71, 277
STIC 5, 50, 51, 52, 114, 141, 387
STIL(s) 141, 389
stromal hyperthecosis 376
stromal luteoma 275
surface papillary 138

― T ―

T1強調画像 22
T2強調画像 22
T細胞性リンパ芽球性リンパ腫 360
T細胞性リンパ腫 360
targetoid cell 184
TDF 103
teratoid carcinosarcoma 220, 223
testis determining factor 103
TGF 91
thecoma/fibroma with minor sex-cord element 255
thecomatosis 233, 235
TIL 111
TILT 141, 389
TNM分類 61
TP53 18, 141, 143
TSPY 109
tubal intraepithelial lesions in transition 141
tumor-infiltrating lymphocytes 111
tunica albuginea 379
two cell theory 88
TypeⅠ卵巣癌 16
TypeⅡ卵巣癌 18

― U ―

underdiagnosis 66
uroplakin 192

― V ―

vimentin 145

― W ―

Walthard結節 122
Walthard細胞巣 190
wild type pattern 70
Wolffian tumour 350
WT-1 (WT1) 68, 114, 145, 194
WT1 103

― X ―

XX精巣発生異常 106

― Y ―

YST 75

― α ―

α-fetoprotein 65, 263, 293

― β ―

β-catenin 249

和文索引

あ

悪性中胚葉性混合腫瘍　223
悪性中皮腫　394
悪性転化　336
悪性胚細胞腫瘍　305
悪性ブレンナー腫瘍　196
悪性卵巣甲状腺腫　322
悪性リンパ腫　26, 358
圧排性浸潤　154
アロマターゼ　86, 87
アンドロゲン　86, 108
アンドロゲン合成障害　106
アンドロゲン産生(性)腫瘍　251, 265
アンドロゲン受容体遺伝子　106
アンドロゲン不応症　106
アンドロステンジオン　89

い

胃癌の卵巣転移　368
異型子宮内膜症　160
異形成性性腺　83
異型増殖性腫瘍　97
移行上皮癌　196, 198
異所性　220
異所性成分　220, 261
遺伝子発現プロファイル　35
遺伝性乳癌卵巣癌　13, 37
印環細胞　48
印環細胞癌　241
印環細胞間質性腫瘍　244
印環細胞状　49
インプラント　101

う

ウォルフ管腫瘍　350

え

エストラジオール　86
エストロゲン　86, 108
エストロゲン過剰症　277
エストロゲン産生性腫瘍　251
エストロン　86

お

黄体　124
黄体化過剰反応　375
黄体化莢膜(細胞)腫　83, 376
黄体化細胞　92, 93
黄体期　89

か

横紋筋肉腫　83, 159, 339
オートインプラント　134
オリエ病　259

か

外莢膜細胞　87
外向性発育　138
化学療法　32
拡散強調画像　23, 26
仮性性早熟症　257
化生説　162
仮性半陰陽　106
家族性大腸腺腫症　247
顆粒膜細胞　87, 251
顆粒膜細胞腫　45, 192, 278
顆粒膜細胞腫成分　250
カルチノイド　326
間質莢膜細胞過形成　376
間質性黄体腫　273, 275
完全型アンドロゲン不応症　106
肝様癌　76
間葉系成分の過剰増殖　217

き

奇形腫　48, 320
奇形腫様癌肉腫　223
偽小葉構造　239
基底細胞母斑症候群　83, 85
ギナンドロブラストーマ　250, 280
機能性間質　92, 148, 150
機能性間質をもつ卵巣腫瘍　92, 108
偽封入体所見　184
球状硝子体　244
境界悪性腫瘍　97, 143
境界悪性ブレンナー腫瘍　100, 194
境界悪性ミュラー管混合上皮性乳頭状腫瘍　206
境界悪性明細胞腫瘍　178
莢膜細胞　87
莢膜細胞腫　45, 229, 241

く

空胞変性　111
クラインフェルター症候群　103

け

形質細胞腫　360
原始神経外胚葉性腫瘍　334
原始生殖細胞　118
原始胚細胞　79

こ

原始卵胞　122
検体採取（切り出し）　63
原発性卵巣小細胞癌　346

こ

高異型度漿液性(腺)癌　5, 42, 50, 56, 58, 110, 111, 138, 387
高異型度類内膜間質肉腫　214
硬化性間質性腫瘍　83, 239
硬化性腹膜炎　83
高カルシウム血症型　346
甲状腺様性カルチノイド　326, 328
高度中皮細胞過形成　396
広汎性浮腫　233, 379
高分化型乳頭状中皮腫　394
高分化型濾胞癌　324
合胞体栄養膜細胞　303
抗IV型コラーゲン抗体　345
骨盤(内)漿液性癌　145
古典的カルチノイド症候群　328
混合型上皮性間葉系腫瘍　217
混合上皮性境界悪性腫瘍　200

さ

サイトカイン　90
再発卵巣癌の治療　32
細胞栄養膜細胞　303
索状カルチノイド　326
索状性腺　103
砂粒(小)体　111, 128, 130, 184
三胚葉成分　223

し

子宮頸癌の卵巣転移　370
子宮内膜癌との合併　174
子宮内膜症　160, 182
子宮内膜症関連腫瘍　202
子宮内膜症性嚢胞　24, 53, 168
自己免疫疾患　233
自己免疫性脳炎　309, 311
シスター・ジョゼフ結節　147
若年型顆粒膜細胞腫　81, 82, 257
手術進行期分類　58
手術療法　31
術前化学療法　110
腫瘍内リンパ球　111
漿液性癌　29, 42, 68, 394
漿液性境界悪性腫瘍　25, 98, 147
漿液性腫瘍　42, 212
漿液性嚢胞性腫瘍　63

漿液性卵管上皮内癌　5, 50, 58, 114, 141, 398
漿液粘液性癌　202
漿液粘液性境界悪性腫瘍　99, 152, 200
漿液粘液性腫瘍　160, 206
小細胞癌　346
上皮性腫瘍　63
上皮増殖因子受容体　91
小龍包様　57
所属リンパ節　61
新カルチノイド症候群　328
神経膠播種　321
神経上皮ロゼット　315
神経内分泌形質　207
人工産物　64
腎細胞癌　370
浸潤性インプラント　33
迅速診断　63
侵入性浸潤　154

――― す ―――

膵組織　319
膵島　319
ステロイド細胞腫瘍　273, 275

――― せ ―――

性索間質性　285
性索間質性腫瘍　34, 45, 172, 278
性索腫瘍　344
成熟奇形腫　22, 23, 48, 83, 309, 336, 340
成熟卵胞・グラーフ卵胞　124
正常大卵巣癌　8
生殖腺　118
生殖堤　118
成人型顆粒膜細胞腫　251, 259
性腺異形成　105
性腺芽腫　342
精巣決定因子　103
成長因子　90
性分化疾患　103
石灰化巣　345
セルトリ細胞　283
セルトリ細胞腫　250, 261
セルトリ・ライディッヒ細胞腫
　45, 81, 261, 278, 283
セロトニン　328
線維形成性小型円形細胞腫瘍　392
線維腫　24, 45, 83, 236, 241
線維腫様成分　244
線維肉腫　236
腺癌線維腫　138
腺腫様腫瘍　354
染色体不安定性　20
腺肉腫　217
前立腺　320
前立腺癌　320
前立腺酸性ホスファターゼ陽性　328

――― そ ―――

粟粒状腹膜播種性病変　321

――― た ―――

胎芽性癌　299
体腔上皮　190
胎児性アンドロゲン過剰　106
大腸癌の卵巣転移　368
多重卵巣　126
多胎芽腫　297
脱落膜化機能不全説　164
ターナー症候群　103
多嚢胞性卵巣　382
多嚢胞性卵巣症候群　376, 382
多分化能マーカー　307
単純嚢胞　130
男性化症状　263
男性化徴候　92
男性ホルモン過多症状　382
淡明細胞　184
淡明細胞癌　111

――― ち ―――

虫垂癌の卵巣転移　368
中皮腫瘍　394
中皮封入嚢胞　396
治療効果判定　110

――― て ―――

低異型度漿液性(腺)癌　5, 42, 56, 138
低異型度虫垂粘液性腫瘍　365
低異型度類内膜間質肉腫　214
ディスジャーミノーマ
　46, 65, 287, 305, 330, 342
低分化な性索間質性腫瘍　278
デヒドロエピアンドロステロン・スルホトラ
　ンスフェラーゼ　391
転移性腫瘍　28, 57
転移性卵巣癌　114
転移性卵巣腫瘍　366
転写因子　74

――― と ―――

凍結切片　63
同所性　220
島状カルチノイド　326
トランスフォーミング増殖因子α　91

――― な ―――

内莢膜細胞　87
内頸部様　200
内軟骨腫症　257
内分泌細胞小胞巣　177
内膜症関連卵巣癌　164
内膜症関連卵巣腫瘍　170

内膜症性嚢胞　22, 63
捺印細胞標本　66

――― に ―――

肉芽腫反応　345
二次性腫瘍(転移性腫瘍)　48
二次卵黄嚢　80
二次卵胞　253
乳癌の卵巣転移　368
乳頭状過形成　136
妊娠黄体　373
妊娠黄体腫　108, 373
妊娠性絨毛癌　302
妊孕性温存手術　31

――― ね ―――

粘液化生　192
粘液性カルチノイド　326, 328
粘液性癌　43, 68, 141, 154
粘液性境界悪性腫瘍　24, 43, 98, 200
粘液性腫瘍　42, 67
粘液性嚢胞腺腫　190
粘液肉芽腫　148

――― の ―――

囊胞性奇形腫　63
囊胞性卵巣甲状腺腫　322
囊胞腺腫　354

――― は ―――

胚外組織　80
肺癌の卵巣転移　370
胚細胞腫瘍　6, 33, 81, 330
胚様体　308
排卵障害　382
白体　124
白膜　379
播種性脱落膜症　393
播種説　162
白血病　362

――― ひ ―――

微小浸潤　134, 150, 166
微小浸潤癌　134, 154
微小乳頭　132
非浸潤性インプラント　147
ヒドロキシステロイドデヒドロゲナーゼ
　378
非妊娠性絨毛癌　302
びまん型大細胞性B細胞性リンパ腫　360
表現型女性　342
表在性乳頭状　138
表層上皮　120
表層上皮性境界悪性腫瘍　33
表層上皮封入嚢胞　130
鋲釘状細胞　184

標的様細胞　184

--- ふ ---

腹腔内播種　29
副腎性器症候群　106
副副腎　391
腹膜インプラント　134
腹膜偽粘液腫　156, 311, 336, 365
腹膜膠腫症　315
腹膜甲状腺腫症　333
副卵巣　126
富細胞性線維腫　227
ブレンナー腫瘍　44, 212
プロゲステロン　86
分化能マーカー　308
分泌細胞過剰増生　141
分泌細胞増生　136
分類不能な混合型胚細胞・性索間質性腫瘍　344

--- へ ---

閉鎖卵胞　124, 255
壁在結節　150, 156, 159
ベバシズマブ　32
扁平上皮癌　210

--- ほ ---

ポイツ・イエーガー症候群　267
母斑性基底細胞癌症候群　227
ホルモン合成酵素　96
ホルモン産生　92
ホルモン産生卵巣腫瘍　108

--- ま ---

マイクロサテライト　317
マイクロサテライト不安定性　18
マフッチ症候群　259

--- み ---

未熟奇形腫　48, 75, 83, 311, 319, 339
未熟神経外胚葉性腫瘍　83
ミスマッチ修復蛋白　207
未分化胚細胞腫　75, 305, 330, 342
ミュラー化生　162
ミュラー管　2
ミュラー管混合腫瘍　206

--- め ---

メイグス症候群　227
明細胞(腺)癌　43, 57, 68, 141, 160, 182
明細胞境界悪性腫瘍　99
明細胞腫瘍　43
明細胞腺線維腫　178
免疫マーカーパネル　307

--- も ---

網状型(パターン)　81, 261, 263
門細胞　92, 94, 124, 273
門細胞腫　271

--- よ ---

予防的卵管卵巣摘出術　13

--- ら ---

ライディッヒ細胞　94
ライディッヒ細胞腫　261, 271, 275
ラインケ結晶　271
ラズベリー小体　44
卵黄嚢腫瘍　46, 48, 65, 75, 293, 305, 331
卵管　118, 124
卵管采　13, 57
卵管内膜症　134
卵精巣性DSD　106
卵巣　120

卵巣悪性黒色腫　340
卵巣偽粘液腫　148, 150
卵巣原発悪性リンパ腫　358
卵巣原発上衣腫　335
卵巣甲状腺腫　48, 322, 333
卵巣采　5
卵巣腫瘍　42
卵巣腫瘍・卵管癌・腹膜癌取扱い規約　臨床編(第1版)　58
卵巣上皮性腫瘍　211
卵巣粘液性癌　159
卵巣の未分化胚細胞腫　287
卵巣網　124, 354
卵巣類内膜境界悪性腫瘍　166
卵巣・卵管　118
卵胞　122
卵胞期　87

--- り ---

良性明細胞腫瘍　178
良性卵巣甲状腺腫　322
良性類内膜腫瘍　160
輪状細管を伴う性索腫瘍　267, 344

--- る ---

類肝細胞癌　357
類胎芽体　297
類内膜(腺)癌　43, 68, 139, 160, 211, 387
類内膜癌の組織学的grading　174
類内膜境界悪性腫瘍　98
類内膜腫瘍　43

--- O ---

3β-HSD　86, 378
17α-hydroxylase　86
17β-HSD type 1　89

検印省略

卵巣・卵管腫瘍病理アトラス 改訂・改題第2版

定価（本体 22,000円＋税）

2016年10月27日　第1版　第1刷発行

編　者　森谷　卓也・手島　伸一
　　　　もりや　たくや　てしま　しんいち
発行者　浅井　麻紀
発行所　株式会社 文光堂
　　　　〒113-0033　東京都文京区本郷7-2-7
　　　　TEL（03）3813-5478（営業）
　　　　　　（03）3813-5411（編集）

ⓒ森谷卓也ほか, 2016　　　　　　　印刷・製本：真興社

乱丁，落丁の際はお取り替えいたします．

ISBN978-4-8306-0478-2　　　　　　　　　　　Printed in Japan

- 本書の複製権，翻訳権・翻案権，上映権，譲渡権，公衆送信権（送信可能化権を含む），二次的著作物の利用に関する原著作者の権利は，株式会社文光堂が保有します．
- 本書を無断で複製する行為（コピー，スキャン，デジタルデータ化など）は，私的使用のための複製など著作権法上の限られた例外を除き禁じられています．大学，病院，企業などにおいて，業務上使用する目的で上記の行為を行うことは，使用範囲が内部に限られるものであっても私的使用には該当せず，違法です．また私的使用に該当する場合であっても，代行業者等の第三者に依頼して上記の行為を行うことは違法となります．
- JCOPY〈出版者著作権管理機構　委託出版物〉
本書を複製される場合は，そのつど事前に出版者著作権管理機構（電話 03-3513-6969，FAX 03-3513-6979，e-mail：info@jcopy.or.jp）の許諾を得てください．